教育部/中央财政支持高职院校专业发展项目
江苏省示范性高等职业院校专业建设项目
医学影像技术专业无界化教学系列教材

# 头颈部影像检查技术

TOU JING BU YINGXIANG JIANCHA JISHU

主　编　温　竞　江苏医药职业学院
吉玉刚　盐城市第一人民医院CT室

本书编委
（按姓氏笔画排序）

辛　春　江苏医药职业学院
肖　勇　盐城市第一人民医院MR室
汪丽娜　江苏医药职业学院
陈　烨　徐州市中心医院超声科
宋　淼　徐州市第二人民医院DSA室

江苏大学出版社
JIANGSU UNIVERSITY PRESS
镇　江

**图书在版编目(CIP)数据**

头颈部影像检查技术/温竞,吉玉刚主编. —镇江:江苏大学出版社,2017.11(2021.7 重印)
ISBN 978-7-5684-0523-2

Ⅰ.①头… Ⅱ.①温… ②吉… Ⅲ.①头部-疾病-影像诊断②颈-疾病-影像诊断 Ⅳ.①R445②R650.4

中国版本图书馆 CIP 数据核字(2017)第 262162 号

**头颈部影像检查技术**

主　　编/温　竞　吉玉刚
责任编辑/李经晶
出版发行/江苏大学出版社
地　　址/江苏省镇江市梦溪园巷 30 号(邮编:212003)
电　　话/0511-84446464(传真)
网　　址/http://press.ujs.edu.cn
排　　版/镇江文苑制版印刷有限责任公司
印　　刷/镇江文苑制版印刷有限责任公司
开　　本/787 mm×1 092 mm　1/16
印　　张/17.25
字　　数/394 千字
版　　次/2017 年 11 月第 1 版
印　　次/2021 年 7 月第 3 次印刷
书　　号/ISBN 978-7-5684-0523-2
定　　价/52.00 元

如有印装质量问题请与本社营销部联系(电话:0511-84440882)

# 前 言

20 世纪 70 年代以来，随着医学科学技术的飞速发展，X 线计算机断层成像（X-ray computed，CT）、核磁共振成像（magnetic resonance imaging，MRI）等现代影像技术相继崛起并迅速普及。现代医学影像不仅提供丰富的组织与器官的位置与形态，还能够使人们能够更全面深入地认识人体生理、生化和病理过程。目前各级医院对熟练掌握医学影像技术的工作人员需求量较大。

现在大部分教材是以医学影像解剖、医学影像检查技术、医学影像诊断来设计的，本系列教材以综合素质养成为主线，职业岗位能力为导向，将专业基础课程医学影像成像原理、X 线摄影化学及暗室技术、放射物理与防护、质量控制概要等整合为《医学影像基础概论》；在其基础上将原有的专业课程医学影像检查技术、医学影像解剖、医学影像诊断等构建为以人体头颈、胸、腹、盆、脊柱四肢为模块的专业核心课程教材：《头颈部影像检查技术》《胸部影像检查技术》《腹部影像检查技术》《盆部影像检查技术》和《脊柱与四肢影像检查技术》。本系列教材打破传统学科界限，将解剖、医学影像检查技术、医学影像诊断等学科知识精简优化、有机组合；重点放在各种医学影像检查技术操作及正常影像的解读，突出其应用性。

《头颈部影像检查技术》主要讲述中枢神经系统、五官、颈部的相关解剖（系统解剖、断层解剖和典型影像解剖）、影像检查技术（X 线、CT、MRI、超声）、常见病和多发病的影像诊断和鉴别诊断。本教材由温竞、辛春、吉玉刚、肖勇、汪丽娜、陈烨、宋淼等参与编写，在此谨向参编人员及所有支持、帮助、指导本书编写的同志表示由衷的感谢。

本书可作为高职高专医学影像技术专业的教学用书或者教学参考用书，也可供医学影像专业的研究工作者和从事医学影像技术的医生、医技人员参考。由于编者水平有限，书中疏漏在所难免，诚望广大读者批评指正。

编 者

2017 年 11 月

# 目 录

# 项目一

## 局部解剖、断层解剖

学 习 目 标

1. 掌握颅骨、脑实质、脑室系统、脑血管、五官等解剖结构；

2. 熟悉颈部软组织解剖结构；

3. 解剖是影像技术人员的重要学习、操作基础，必须熟练掌握才能拍摄出优质的影像图片，是本书的重点项目。

## 任务1　颅骨解剖

颅骨共23块，位于脊柱上方。除下颌骨和舌骨以外，各骨借缝或软骨牢固相连。颅骨分为脑颅骨和面颅骨。脑颅骨互相连接构成容纳脑的颅腔；面颅骨构成面部的支架，保护并支持感受器和消化系统、呼吸系统的起始部分（图1-1-1、图1-1-2）。

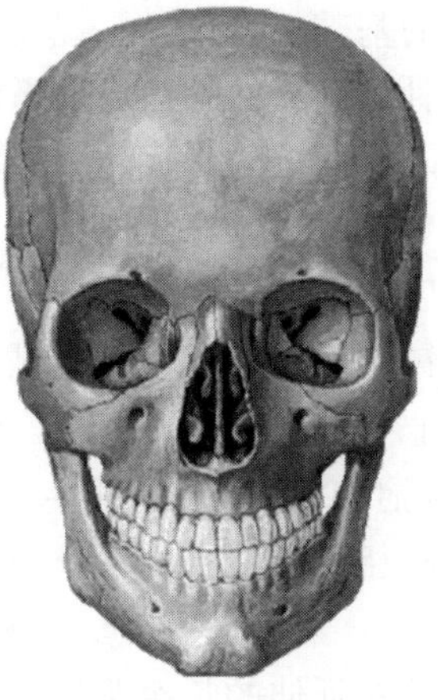

图1-1-1　颅骨正面观

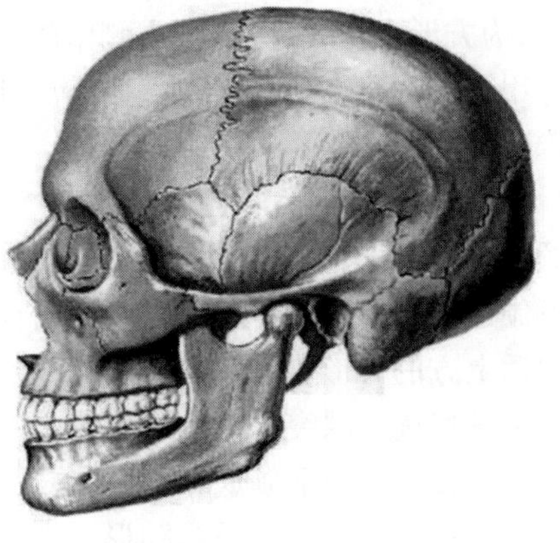

图1-1-2　颅骨侧面观

**（一）脑颅骨**

脑颅骨共8块，不成对的额骨、筛骨、蝶骨和枕骨，以及成对的颞骨和顶骨，共同围成颅腔。颅腔的顶呈穹隆形，称颅盖，由额骨、顶骨、枕骨构成。颅腔的底凹凸不平，由额骨、筛骨、蝶骨、枕骨和颞骨构成。

额骨，位于颅的前上方，分为额鳞、眶部和鼻部。额鳞下部有空腔，为额窦；眶部构成上壁；鼻部位于两侧眶部之间。

筛骨，为最脆弱的含气骨，位于两眶之间，构成鼻腔上部和外侧壁。其冠状切面呈“巾”字形，分别为水平板、垂直板和两侧的筛骨迷路。筛骨迷路内含筛窦，内侧面有两个卷曲小骨片，即上鼻甲和中鼻甲，筛骨迷路外侧壁骨质极薄，构成眶的内侧壁；水平板又称筛板，构成鼻腔的顶，有许多小孔，称筛孔，筛板的前方向上伸出部分称鸡冠；垂直板构成骨性鼻中隔的上部。

蝶骨，形似蝴蝶，位于颅底中央，分为中部的蝶骨体、伸向两侧的蝶骨大翼和小翼。蝶骨体内有含气的空腔，为蝶窦。

枕骨，位于颅的后下部，呈勺状，其前下部有枕骨大孔，枕骨大孔将枕骨分为前方的底部，后方的枕鳞部及两侧的侧部。

颞骨，参与构成颅底和颅腔侧壁，形状不规则，以外耳门为中心分为前上方的鳞部、前下方的鼓部和内侧的岩部。

顶骨，为外凸内凹的扁骨，呈四边形，位于颅顶中部，左右各一。

**（二）面颅骨**

面颅骨共有 15 块。成对的有上颌骨、腭骨、颧骨、鼻骨、泪骨及下鼻甲，不成对的有犁骨、下颌骨和舌骨。

上颌骨，构成颜面的中央部，上颌骨中部为体，内有较大的含气腔，称上颌窦。

腭骨，呈“L”形，位于上颌骨腭突与蝶骨翼之间，分水平板和垂直板两部，水平板组成骨腭的后部，垂直板组成鼻腔外侧壁的后部。

颧骨，位于眶的外下方，呈菱形，形成面颊的骨性突起。

鼻骨，为成对的长条形的小骨片，上窄下宽，为鼻背的基础。

泪骨，为方形小骨片，位于眶内侧壁的前部，与上颌骨的额突共同构成泪囊窝。

下鼻甲，为薄而卷曲的小骨片，附着于上颌体和腭骨垂直板的鼻面上，即鼻腔外侧壁的下部。

犁骨，为斜方形小骨片，位于鼻腔正中，组成鼻中隔后下方。

下颌骨，略呈马蹄形，分一体两支。下颌体，下缘圆钝，为下颌底；上缘构成牙槽弓，有容纳下颌牙根的牙槽。体外面正中下份向前为颏隆凸。前外侧面有颏孔。下颌支是由体伸向后上方的方形骨板，上端有两个突起，前方的称冠突，后方的称髁突，两突之间的凹陷为下颌切迹。髁突上端的膨大为下颌头，与下颌窝相关节，下颌头下方较细处是下颌颈。下颌支后缘与下颌底相交处，称下颌角。

舌骨，居下颌骨下后方，呈马蹄形。中间称体部，向后外延伸的长突为大角，向上的短突为小角。大角和体部可在体表触摸到。

**（三）颅的整体观**

1．顶面观

颅顶呈卵圆形，前窄后宽。各颅骨间借缝相连（图 1-1-3），额骨与两顶骨之间为冠状缝；两顶骨之间为矢状缝；两顶骨与枕骨之间为人字缝。

2. 后面观

可见人字缝、两侧顶骨的后部、枕鳞以及颞骨的乳突，枕鳞中央最突出部是枕外隆凸。乳突和枕外隆突是重要的骨性标志。

3. 内面观

颅盖内面凹陷，有许多与脑沟回对应的压迹与骨嵴。两侧有动脉及其分支的压迹。正中线上有一条浅沟为上矢状窦沟，沟两侧有许多颗粒小凹(图 1-1-4)。

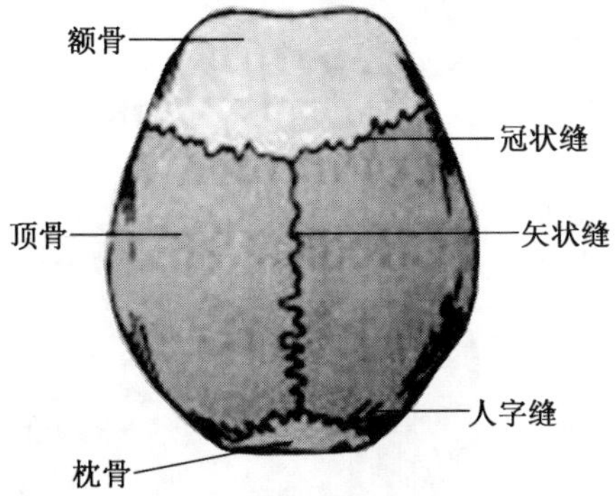


**图 1-1-3 颅骨顶面观**

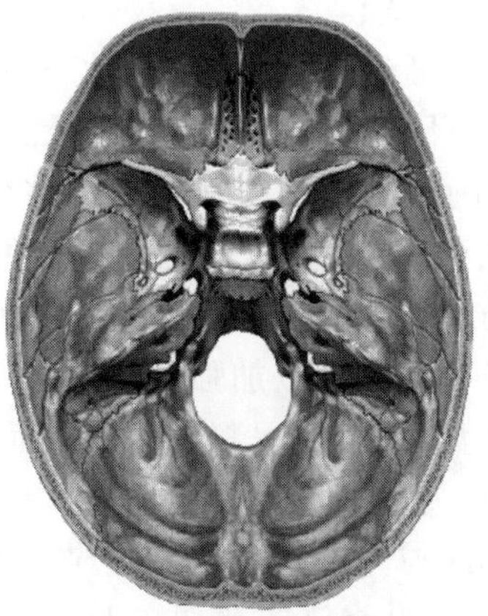

**图 1-1-4 颅骨内面观**

颅底内面高低不平，以蝶骨小翼后缘、颞骨岩部上缘和鞍背为界，分为三个阶梯状的窝，分别称颅前、中、后窝。颅前窝位置最高，颅后窝最低。

(1) 颅前窝：由额骨眶部、筛板和蝶骨小翼构成。正中线上由前至后，有额嵴、盲孔、鸡冠等结构。筛板上有筛孔通鼻腔。

(2) 颅中窝：由蝶骨体及大翼、颞骨岩部和鳞部构成。中央是蝶骨体，其上有垂体窝，前外侧有视神经管通入眶，视神经管口外侧有突向后方的前床突。垂体窝后方横位的骨隆起是鞍背。鞍背两侧角向上突起后为后床突。垂体窝和鞍背统称蝶鞍。蝶骨体两侧浅沟为颈动脉沟，后端续于颞骨岩部尖端的颈动脉管内口，颈内动脉经此通过。此处在蝶骨体与枕骨体之间有一个形状不规则的破裂孔。颅中窝两侧，又位于蝶骨大、小翼之间的眶上裂，向前通眶，有多条神经和血管通过。眶上裂后方由前向后排列有圆孔、卵圆孔和棘孔。脑膜中动脉自棘孔向外上方走行。颞骨岩部前面中央有弓状隆起，它与颞鳞之间的薄骨板为鼓室盖。颞骨岩部尖端的上面有一浅窝，称三叉神经压迹。

(3) 颅后窝：主要由枕骨和颞骨岩部后面构成。中央有枕骨大孔。枕骨大孔前上方的平坦斜面称斜坡；前外缘上有舌下神经管内口；后上方有一“十”字形隆起，其交汇处称枕内隆凸。枕内隆凸向上延续为上矢状窦沟，向两侧延伸的沟为横窦沟，此沟转向前下内改称乙状窦沟末端，终于颈静脉孔。颞骨岩部后面中央有内耳门，为内耳道的开口，有神经和血管通过。

4. 侧面观

脑颅骨侧面观可见的额骨、蝶骨、顶骨、颞骨和枕骨及面颅骨的颧骨和上、下颌骨

(图 1-1-5)。侧面中部有外耳门,其后方为乳突,前方是颧弓,两者在体表可触及。颧弓由颞骨的突起连接而成,以颧弓平面将颅侧面分为上方的颞窝和下方的颞下窝。颞窝前下部较薄,在额、顶、颞、蝶骨会合处最为薄弱,此处常构成"H"形的缝,称翼点。其内面有脑膜中动脉前支通过(常有血管沟)。

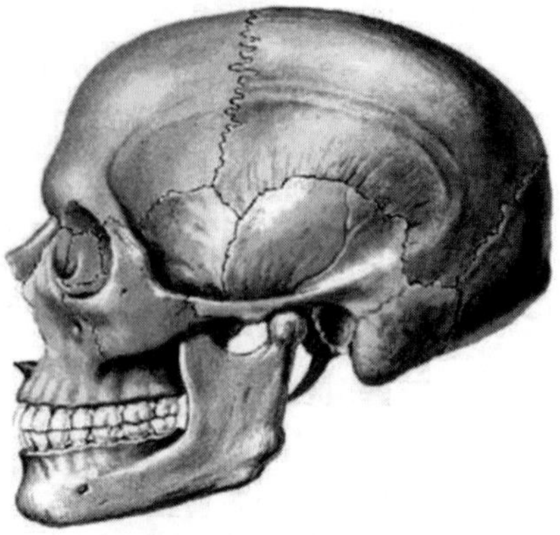

**图 1-1-5　颅骨侧面观**

颅骨颞下颌关节,又称下颌关节或颞颌关节,由下颌骨的下颌头与颞骨的下颌窝、关节结节构成。关节面表面覆盖的是纤维软骨。关节囊松弛,上方附着于下颌窝和关节结节的周围,下方附着于下颌颈,囊外有从颧弓根部至下颌颈的外侧韧带予以加强。囊内有纤维软骨构成的关节盘,关节盘呈椭圆形,上面如鞍状,前凹后凸,与关节结节和下颌窝的形状相对应。关节盘的周缘与关节囊相接,将关节腔分成上、下两部。关节囊的前部较薄弱,因此,下颌关节易向前脱位。

5. 前面观(图 1-1-6)

(1) 额区:为眶上的部分,由额鳞组成。两侧的隆起为额结节,结节下方有与眶上缘平行的隆起,称眉弓。左右眉弓间的平坦部,称眉间。眉弓与眉间都是重要的体表标志。

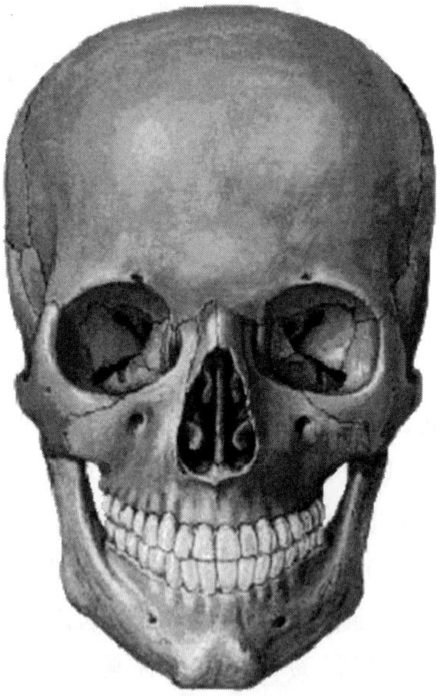

**图 1-1-6　颅骨前面观**

(2) 眶:是尖向后内、底(眶口)向前外的腔隙,容纳眼球及附属结构。眶口上缘内 1/3 交界处有眶上孔或眶上切迹;眶下缘中份下方有眶下孔。眶尖有一圆孔,为视神经管,通入颅中窝。眶上壁由额骨眶部及蝶骨小翼构成,与颅前窝相邻,前外侧份有一深窝,称泪腺窝,容纳泪腺。眶内侧壁最薄,由前向后为上颌骨额突、泪骨、筛骨眶板和蝶骨体,与筛窦和鼻腔相邻。前下份有一长圆形窝,称泪囊窝,容纳泪囊。此窝向下经鼻泪管通鼻腔。眶下壁主要由上颌骨构成,下方为上颌窦。下壁和外侧壁交界处后方有眶下裂,向后通颞下窝和翼腭窝。眶下裂中部有前行的眶下沟,经眶下管,开口于眶下孔。眶外侧壁较厚,由颧骨和蝶骨构成。外侧壁与上壁交界处的后份有眶上裂,向后通颅中窝。

(3) 骨性鼻腔:位于面颅中央,介于两眶和上颌骨之间,由犁骨和筛骨垂直板构成的骨鼻中隔,将其分为左右两半。骨性鼻腔上邻颅前窝,下邻口腔,两侧邻筛窦、上颌窦和眶,后方的开口为鼻后孔,通咽腔,前方的开口为梨状孔。鼻腔顶主要由筛板构成,有筛孔通颅前窝。底由骨腭构成,前端有切牙管通口腔。外侧壁由上而下有三个向下弯曲的骨片，称上鼻甲、中鼻甲、下鼻甲，每个鼻甲下方为相应的鼻道，分别称上、中、下鼻道。上鼻甲后上方与蝶骨之间的间隙，称蝶筛隐窝。中鼻甲后方有蝶腭孔，通翼腭窝。

（4）鼻旁窦：位于鼻腔的周围，并开口于鼻腔，有上颌窦、额窦、蝶窦及筛窦，均为同名骨内的含气腔隙（图 1-1-7）。

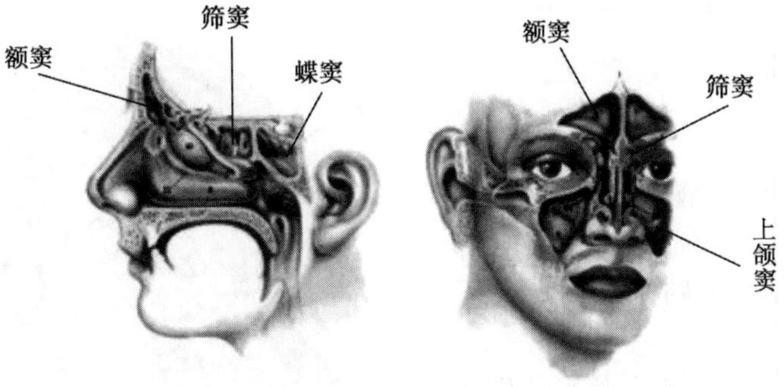


**图 1-1-7 鼻旁窦**

额窦：居眉弓深面，左右各一，窦口向后下，开口于中鼻道前部。

筛窦：又称筛小房，是筛骨迷路内蜂窝状小房的总称，分前、中、后筛窦，前、中筛窦开口于中鼻道，后筛窦开口于上鼻道。

蝶窦：居蝶骨体内，被中间的薄骨板分隔成左、右两腔，向前开口于蝶筛隐窝。

上颌窦：最大，在上颌骨体内。窦顶为眶下壁，底为上颌骨牙槽突，与第 1、2 磨牙及第 2 前磨牙紧邻。前壁的凹陷处称尖牙窝，骨质最薄。内侧壁即鼻腔外侧壁，窦开口于中鼻道。由于窦口高于窦底，直立位时不易引流。

**（四）新生儿颅骨的特征**

胎儿时期由于脑及感觉器发育早，而咀嚼和呼吸器官及鼻旁窦尚不发达，所以，脑颅比面颅大得多。新生儿面颅占全颅的 1/8，而成人为 1/4。额结节、顶结节和枕鳞都是骨化中心部位，发育明显，从颅顶观察，新生儿颅呈“五角形”（图 1-1-8）。颅顶各骨尚未完全发育，骨缝间充满纤维组织膜，在多骨交接处，间隙较大，称颅囟。前囟（额囟）最大，呈菱形，位于矢状缝与冠状缝交接处。后囟（枕囟）位于矢状缝与人字缝会合处，呈三角形。另外，还有顶骨前下角的蝶囟和顶骨后下角的乳突囟。前囟在 1 ~2 岁时闭合，其余各囟都在生后不久闭合。

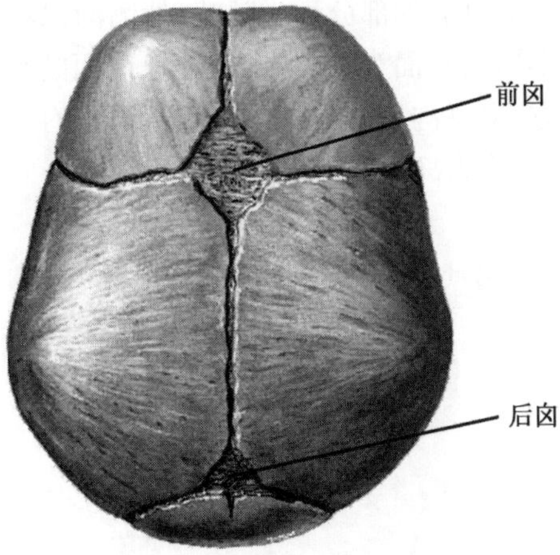


**图 1-1-8 新生儿颅骨顶面观**

# 任务2　颅脑、脊髓解剖

颅脑、脊髓分别位于颅腔和椎管内。

## 一、颅脑

1. 脑

可分为端脑（大脑）、小脑、间脑和中脑、桥脑（脑桥）、延脑（延髓）六部分，中脑、桥脑、延脑合称为脑干（图1-2-1）。

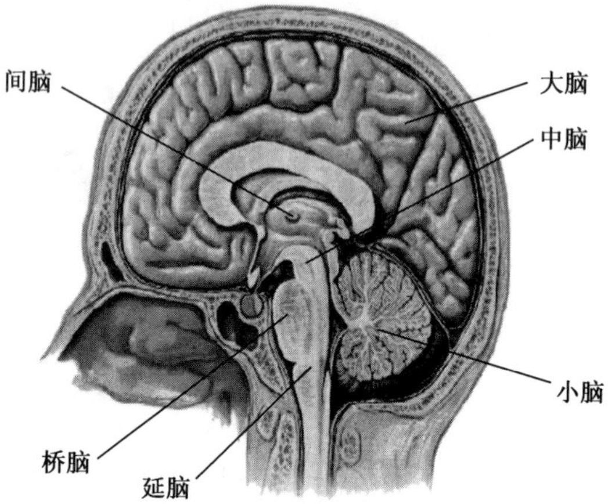

图1-2-1　脑

端脑又称大脑，两侧大脑半球借胼胝体连接而成，是脑的最高级部位。半球表面覆盖的灰质叫大脑皮质，是机体各种生命活动的最高中枢。大脑皮质深面的白质称为大脑髓质，在半球底部中央的白质中存在较大的灰质核团称为基底核，半球内部的空腔称为侧脑室。

每侧大脑半球以三个较大且恒定的沟分成5叶，这三个大脑沟分别是外侧沟，起自半球底面，转到外侧面，由前下方行向后上方；中央沟，起于半球后缘中点稍后方，斜行向前下方，下缘接近外侧沟，上端延伸至半球内侧面；顶枕沟，位于半球内侧面枕部，由前下方斜行向后上方，上端越过半球上缘延续到半球上外侧面。5叶：外侧沟上方和中央沟以前的部分称为额叶；外侧沟以下的部分称为颞叶；枕叶位于半球后部，其前界在半球内侧面为顶枕沟，在外上侧面的界限是顶枕沟至枕前切迹的连线；顶叶为外侧沟上方、中央沟后方、枕叶以前的部分；有一部分大脑皮质被埋于外侧沟的底部，呈三角形岛状，称为岛叶（图1-2-2、图1-2-3）。

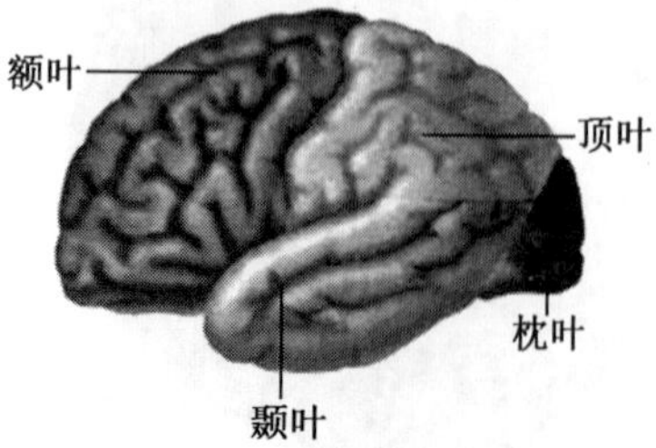

图1-2-2　大脑(1)

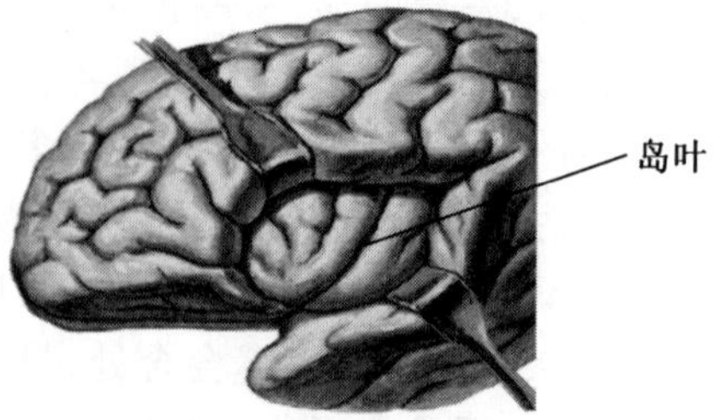

图1-2-3　大脑(2)

大脑半球背外侧面的主要沟回：中央沟的前方有与其平行的中央前沟，中央沟与中央前沟之间形成中央前回。自中央前沟前方的额叶上有上、下两条平行的额上沟和额下沟，此二沟将额叶背外侧面分出额上回、额中回和额下回。在外侧沟下方的颞叶上有与此沟平行的颞上沟和颞下沟，此二沟分别界定颞上回、颞中回和颞下回。颞上回的上缘一部分在胚胎发育的过程中翻入外侧沟，此部被几条短的横沟分成几条横回，称为颞横回。在中央沟的后方有与之平行的中央后沟，此沟与中央沟之间为中央后回。在中央沟的后方有一条与半球上缘近乎平行的顶尖沟。顶尖沟的上方为顶上小叶，下方为顶下小叶；由于外侧沟伸入顶下小叶，故又将其分为围绕外侧沟末端的缘上回和围绕颞上沟末端的角回，角回位于缘上回的后下方。

大脑半球内侧面的主要沟回：额、顶、枕、颞四叶都自背外侧面扩展至半球的内侧面。在纵切的半球内侧面上，可见由纤维组成的胼胝体。在胼胝体的上方，有两条与胼胝体大致平行的半环形沟，分别称胼胝体沟和扣带沟，后者末端转向背方，称边缘支；扣带沟与胼胝体沟之间为扣带回。在扣带回的上方，中央前、后回延至内侧面，称中央旁小叶。在顶枕沟下方有一从胼胝体后下方呈弓形向后走行至枕叶后端的距状沟，此沟的中部与顶枕沟相遇。距状沟与顶枕沟之间的部分称楔叶；距状沟下方的部分为舌回。

大脑半球底主要沟回：大脑半球底面可见额叶、枕叶和颞叶。在顶枕沟和胼胝体后端的下方，半球内侧面的胼胝体沟绕过胼胝体的后端，向前下方移行于脑底面的海马沟，延伸至颞叶底面的前端附近。海马沟的外方有与之平行的侧副沟，两沟之间的脑回称海马旁回，其前端弯曲称为钩。侧副沟的前端称为嗅脑沟。海马沟上方有呈锯齿状的窄条皮质，称齿状回，其一部分露于脑表面；由齿状回向内方的脑表面翻入侧脑室构成侧脑室下角底部，形成隆凸的海马；海马齿状回等构成海马结构。颞叶下方有与半球下缘平行的枕颞沟，此沟位于侧副沟的外侧并与之平行，侧副沟与枕颞沟间为枕颞内侧回。额叶底面在前方有纵行的嗅束，其前端膨大为嗅球，与嗅神经相连；嗅束向后扩大为嗅三角。嗅三角与视束之间前穿质。额叶底面还有不整齐的眶沟及眶沟之间的眶回（图 1-2-4）。

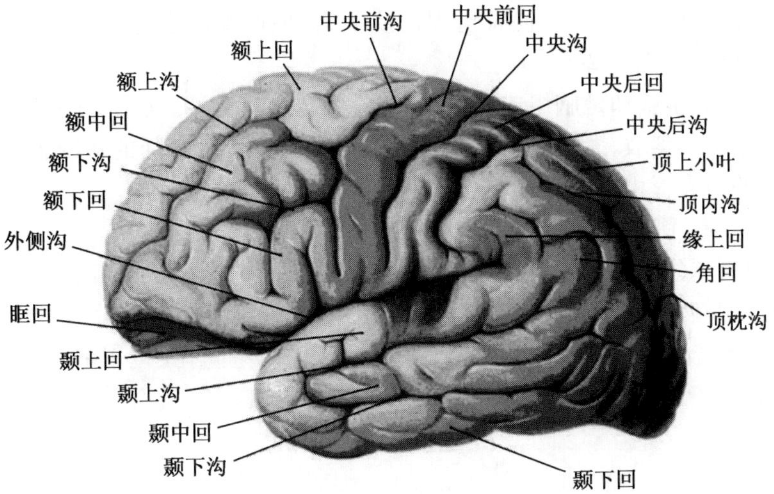


**图 1-2-4　大脑半球侧面观**

小脑位于颅后窝，在延脑和桥脑的背侧，后上方隔着小脑幕与端脑枕叶底面相对。小脑上面较平坦，盖以小脑幕，被大脑半球遮盖；下面中间部凹陷，容纳延脑。小脑中间缩窄的部分叫小脑蚓；两侧膨隆，称为小脑半球。靠近延脑背面的小脑半球向下膨隆，位置靠近枕骨大孔，称小脑扁桃体。当颅脑外伤、颅内血肿或颅内肿瘤等导致颅内压增高时，小脑扁桃体可嵌入枕骨大孔，产生小脑扁桃体疝（又称枕骨大孔疝），从而使延脑受压，导致呼吸、循环障碍，危及生命。

间脑位于中脑和端脑之间，两侧间脑之间窄腔称第三脑室。间脑的结构和功能十分复杂，是仅次于端脑的中枢高级部位。间脑可分为 5 个部分，背侧丘脑（丘脑）、后丘脑（丘脑后部）、上丘脑（丘脑上部）、下丘脑（丘脑下部）和底丘脑（丘脑底部）。

松果体为内分泌腺，又名脑上腺，产生褪黑激素，具有抑制生殖腺和调节生物钟等作用，为不成对、尖端向后的圆锥形体，位于间脑两上丘之间的沟内，16 岁以后，松果体钙化，可作为 X 线诊断颅内占位病变的定位标志。松果体隐窝为第三脑室向后的延伸。在松果体的下方有一断面上呈椭圆形的横行纤维称后连合，是间脑与中脑的分界标志。

下丘脑又称丘脑下部，位于背侧丘脑的下方，组成第三脑室侧壁的下半和底壁，上方借下丘脑沟与丘脑分界，前端达室间孔，后端与中脑被盖相续。下丘脑包括视交叉、灰结节、漏斗、乳头体。从脑底看，最前方是两侧视神经合成的视交叉，交叉后延续为视束；视交叉的前方连接终板，后方有灰结节，向下移行于漏斗，漏斗基部膨大称正中隆起，漏斗下端与垂体相接；乳头体是灰结节后方的一对圆形隆起。

垂体呈椭圆形，位于颅中窝、蝶骨体上面的垂体窝内。根据其发生和结构特点，垂体可分为腺垂体和神经垂体两大部分。腺垂体包括远侧部、结节部和中间部，前两部合称为垂体前叶；神经垂体包括神经部、漏斗部和正中隆起，其中神经部与腺垂体的中间部又合称为垂体后叶。垂体是机体内最复杂的内分泌腺，可分泌多种激素。垂体前叶分泌生长激素、促甲状腺激素、促肾上腺皮质激素、促性腺激素等。垂体后叶贮存和释放加压素和催产素（图 1-2-5）。

脑干由中脑、桥脑和延脑组成，向下经枕骨大孔连接脊髓，向上与间脑相连，延脑和桥脑前靠颅后窝的斜坡，背面与小脑相连，延脑、桥脑和小脑之间的室腔为第四脑室，它向下与脊髓的中央管相接续，向上连通中脑的大脑导水管。

2. 脑室系统（图 1-2-6）

左、右侧脑室分别位于左、右大脑半球内，并延伸至半球的各个叶，内含脑脊液。侧脑室分为前角（额角）、体部、下角（颞角）和后角（枕角）四部。侧脑室的脉络丛位于体部和下角内，是产生脑脊液的主要部位。侧脑室经左右室间孔（位于穹隆与丘脑前端之间）与第三脑室相通。

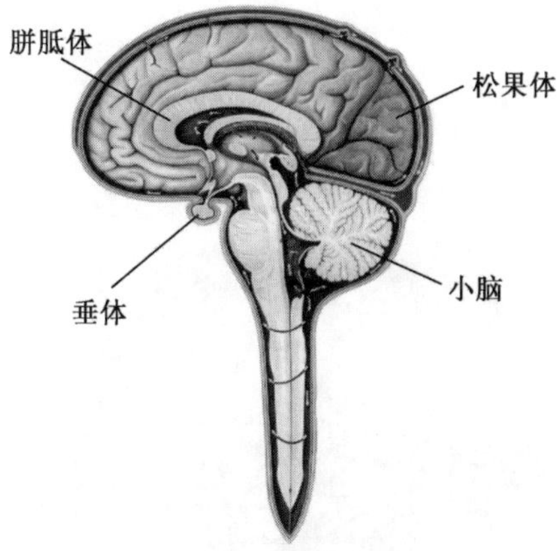


图 1-2-5　颅脑、脊髓

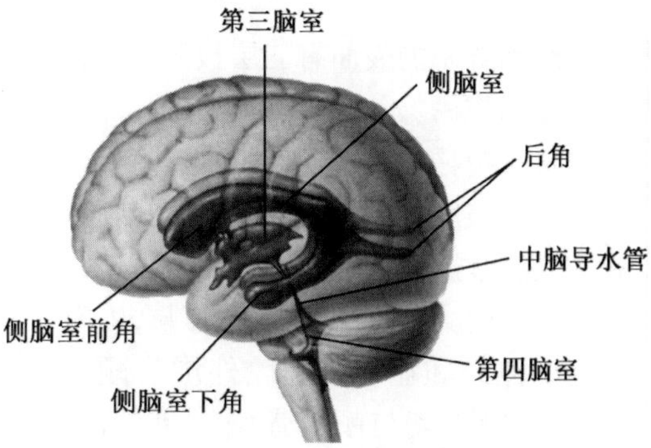


图 1-2-6　脑室系统

第三脑室是两侧丘脑和丘脑下部间狭窄的腔隙,前方借左、右室间孔与位于每侧大脑半球内的侧脑室相通,后方通中脑导水管。在间脑纵切面上,可看清第三脑室的四界: 前界为前连合和终板;底部由乳头体、灰结节、漏斗和视交叉形成;顶部为第三脑室脉络组织,顶部脉络组织由两侧向前下突入室腔,形成第三脑室脉络丛,在室间孔处与侧脑室脉络丛相连。

第四脑室位于延脑、桥脑和小脑之间。

## 二、脊髓的位置和外形

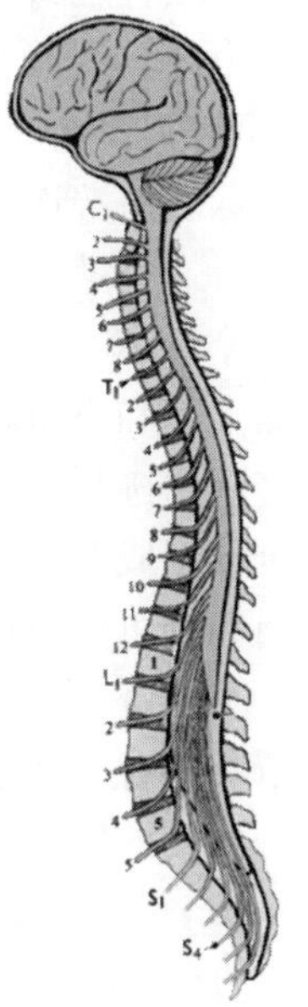

图 1-2-7　脊髓的位置和外形

脊髓位于椎管内,呈前后略扁的圆柱形,其上端在枕骨大孔处与延脑相连。成人脊髓下端平对第 1 腰椎下缘水平,全长约 45 cm(图 1-2-7)。

脊髓全长粗细不等,有两个梭形膨大,分别称为颈膨大和腰骶膨大。颈膨大自第 4 或第 5 颈节到第 1 胸节,腰骶膨大自第 1 腰节至第 3 骶节。颈膨大及腰骶膨大的形成是由于此处神经细胞和纤维数目增多所致,分别与上肢和下肢的出现有关。腰骶膨大向下急剧缩小,成为一个圆锥形的末端,称脊髓圆锥。自脊髓圆锥向下延为一根细长的无神经组织的终丝,止于尾骨背面的骨膜。

脊髓表面有数条纵行的沟或裂。在腹侧的正中线上有一条较深的前正中裂,在背面的中线上有一较浅的后正中沟。这两条纵沟将脊髓分为左右对称的两半。每一半脊髓的前外侧面和后外侧面又各有一条沟,分别为前外侧沟和后外侧沟。在延髓和胸髓上部,后正中沟与后外侧沟之间有一条较浅的后正中沟。每一个脊髓节的前根和后根的外侧端在椎间孔处合成一条脊神经,经过相应的椎间孔离开椎管。

## 三、脑和脊髓的被膜

脑和脊髓的表面有三层被膜，由外向内依次为硬膜、蛛网膜和软膜，有支持、保护脑和脊髓的作用。

1. 脑的被膜

脑的被膜由外向内依次为硬脑膜、蛛网膜和软脑膜（图1-2-8）。

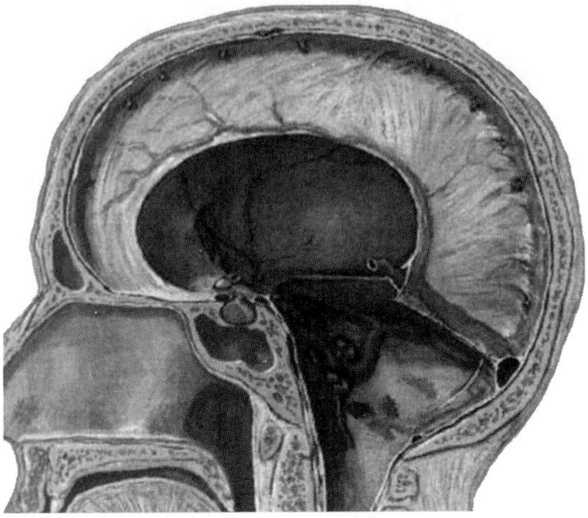

**图1-2-8　脑的被膜**

硬脑膜为厚而坚韧的双层膜，内有丰富的神经和血管走行。外层为颅骨内面的骨膜，其与颅盖骨联结疏松，易于分离，当硬脑膜血管损伤时，可在硬脑膜与颅骨之间形成硬膜外血肿。

由硬脑膜形成的结构：(1) 大脑镰，呈镰刀形伸入大脑纵裂，分隔两大脑半球。前端连于鸡冠，后端连于小脑幕的顶，下缘游离于胼胝体的上方。(2) 小脑幕，呈半月形伸入大脑横裂，分隔大脑和小脑。其后外侧缘附于枕骨横窦沟和颞骨岩部上缘，前内侧缘游离形成幕切迹。切迹与鞍背之间形成一环形孔，称小脑幕裂孔，内有中脑通过。小脑幕将颅腔不完全分割成上、下两部。当上部因颅脑病变引起颅内压增高时，小脑幕切迹上方的海马旁回和钩可受挤压而移位至小脑幕切迹，形成小脑幕切迹疝而压迫大脑脚和动眼神经。(3) 小脑镰，自小脑幕下面正中伸入两小脑半球之间。鞍膈，位于蝶鞍上方，前床突、鞍结节和鞍背上缘之间。

主要的硬脑膜窦：(1) 上矢状窦，位于大脑镰上缘内，前端起自盲孔，向后流入窦汇。(2) 下矢状窦，位于大脑镰下缘内，其走向与上矢状窦一致，向后汇入直窦。(3) 直窦，位于大脑镰与小脑幕连接处，由大脑大静脉和下矢状窦汇合而成，向后通窦汇。(4) 窦汇，由上矢状窦与直窦在枕内隆凸处会合扩大而成，向两侧移行为左、右横窦。(5) 横窦，成对，位于小脑幕后外侧缘附着处的枕骨横窦沟处，连接窦汇与乙状窦。(6) 乙状窦，成对，位于乙状窦沟内，是横窦的延续，向前下在颈静脉孔处出颅续为颈内静脉。(7) 海绵窦，位于蝶鞍两侧，为两层硬脑膜间的不规则腔隙。腔隙内有许多结缔组织小梁，因形似海绵而得名，两侧海绵窦借横支相连。

蛛网膜薄而透明，缺乏血管和神经，与硬脑膜之间有硬脑膜下隙，与软脑膜之间有蛛网膜下隙。蛛网膜下隙内充满脑脊液，脑蛛网膜下隙与脊髓蛛网膜下隙相通。

软脑膜薄而富有血管和神经，覆盖于脑的表面并伸入沟裂内。在脑室里软脑膜及其血管与该部的室管膜上皮共同构成脉络组织。脉络组织的血管反复分支成丛，连同其表面的软脑膜和室管膜上皮一起突入脑室，形成脉络丛。脉络丛是产生脑脊液的主要结构。

2. 脊髓的被膜由外向内依次为硬脊膜、脊髓蛛网膜和软脊膜

硬脊膜由致密结缔组织构成，厚而坚韧。上端附于枕骨大孔边缘，与硬脑膜相延续，在第 2 骶椎水平逐渐变细，包裹终丝，下端附于尾骨。硬脊膜与椎管内面的骨膜之间的间隙称硬膜外隙，内含疏松结缔组织、脂肪组织、淋巴管和静脉丛等。

脊髓蛛网膜为半透明无血管的薄膜，向上与脑蛛网膜相延续。脊髓蛛网膜与软脊膜之间有较宽阔的间隙，称蛛网膜下隙，两层膜之间有许多结缔组织小梁相连，间隙内充满脑脊液。脊髓蛛网膜下隙的下部，自脊髓下端马尾神经根部至第 2 骶椎水平扩大的马尾神经周围的蛛网膜下隙，称终池，马尾位于其内。

软脊膜薄而富含血管，紧贴脊髓表面，并延伸至脊髓沟裂中，在脊髓下端移行终丝。软脊膜在脊髓两侧，脊神经前、后根之间形成齿状韧带，其尖端附于硬脊膜。脊髓借齿状韧带和脊神经根固定于椎管内，并浸泡于脑脊液中，连同硬膜外隙内的脂肪组织和椎内静脉丛的弹性垫作用，使脊髓不易遭受因外界震荡而造成的损伤。

## 四、脑和脊髓的血管

### （一）脑的血管

1. 脑的动脉

脑的动脉来源于颈内动脉和椎动脉。左、右椎动脉在入颅后合并成一条基底动脉，故将脑的动脉分为颈内动脉系统和基底动脉系统。以顶枕沟为界，大脑半球的前 2/3 和部分间脑由颈内动脉供应，大脑半球的后 1/3 及部分间脑、脑干和小脑由椎动脉供应。动脉在大脑的分支可分为皮质支和中央支。皮质支营养大脑皮质及深面的髓质，中央支供应基底核、内囊及间脑等（图 1-2-9）。

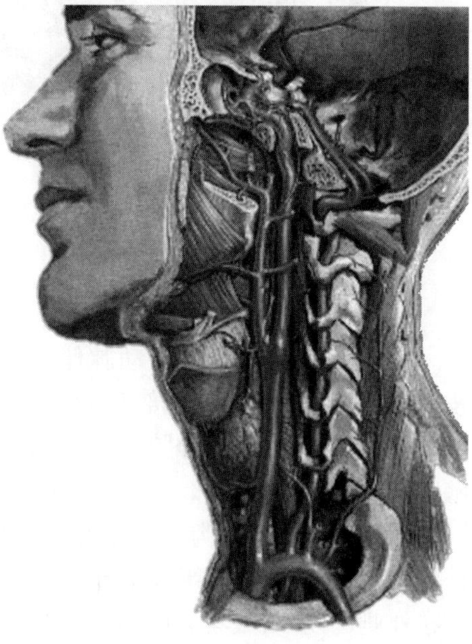

**图 1-2-9　脑的动脉来源**

颈内动脉起自颈总动脉，自颈部向上至颅底，经颈动脉管进入颅腔，紧贴海绵窦的内侧壁向前上，至前床突的内侧弯行向上并穿出海绵窦而分支。颈内动脉按走行分为 7 段，分别是颈段、岩段、破裂孔段、海绵窦段、床突段、眼段、交通段。颈内动脉供应脑的主要分支为大脑前动脉，在视神经上方向前内进入大脑纵裂，与对侧同名动脉借前交通动脉相连，后沿胼胝体沟向后行。大脑中动脉为颈内动脉的直接延续，向外进入外侧沟内，分为数条皮质支，营养大脑半球外侧面大部分和岛叶。脉络丛前动脉，沿视束下面向后外经大脑脚与海马旁回的钩之间进入侧脑室下角，终止于脉络丛。后交通动脉，在视束下面向后与大脑后动脉吻合，是颈内动脉系与椎-基底动脉系的吻合支。

椎动脉起自锁骨下动脉，向上穿第 6 至第 1 颈椎横突孔，经枕骨大孔进入颅腔，在脑桥与延髓交界处腹侧面，左、右椎动脉汇合成一条基底动脉。基底动脉沿脑桥腹侧面

的基底沟上行，至脑桥上缘分为左、右大脑后动脉两大终支。椎动脉的主要分支为脊髓前、后动脉，小脑下后动脉，基底动脉的主要分支为小脑下前动脉、迷路动脉、脑桥动脉、小脑上动脉、大脑后动脉（图 1-2-10）。

大脑动脉环（Willis 环）由两侧大脑前动脉起始段、两侧颈内动脉末段、两侧大脑后动脉借前、后交通动脉共同组成（图 1-2-11）。其位于脑底下方、蝶鞍上方，环绕于视交叉、灰结节及乳头体周围。此环使两侧颈内动脉系与椎-基底动脉系相交通。

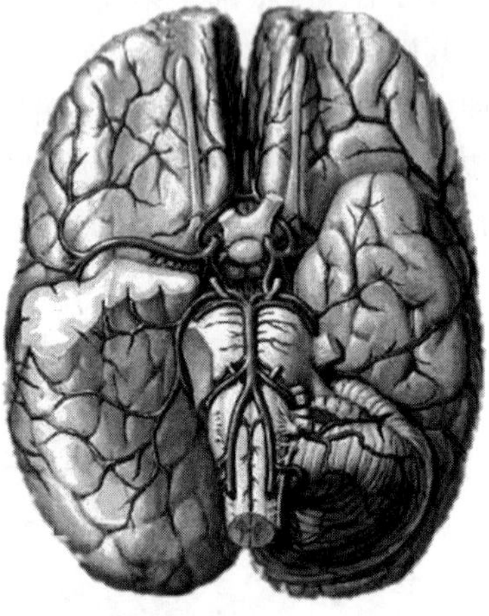

图 1-2-10　脑底动脉

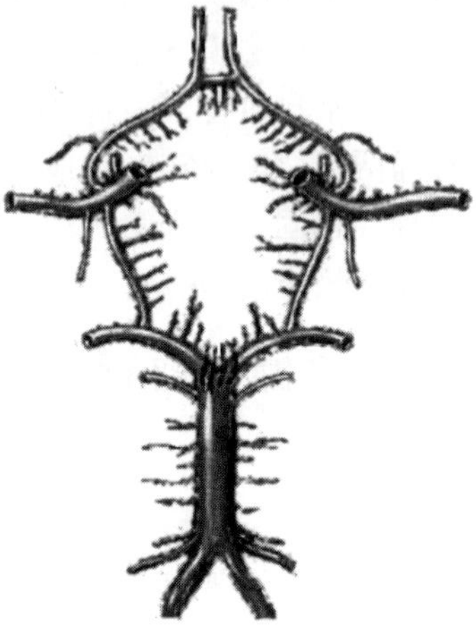

图 1-2-11　大脑动脉环

2. 脑的静脉

脑的静脉无瓣膜，不与动脉伴行，分为互相吻合的浅、深两组。浅组收集脑皮质及皮质下髓质的静脉血，直接注入邻近的静脉窦；深组收集大脑深部的髓质、基底核、间脑、脑室脉络丛等处的静脉血，最后汇成一条大脑大静脉注入直窦。两组静脉最终经硬脑膜窦回流至颈内静脉。

浅组以大脑外侧沟为界分为大脑上静脉、大脑下静脉、大脑中静脉。大脑上静脉在外侧沟以上，收集大脑半球上外侧面和内外侧面上部的血液，注入上矢状窦。大脑下静脉在外侧沟以下，收集大脑半球上外侧面下部和半球下面的血液，主要注入横窦和海绵窦。大脑中静脉又分为浅、深两组：大脑中浅静脉收集半球上外侧面近外侧沟附近的静脉，主干沿外侧沟向前下，注入海绵窦；大脑中深静脉收集脑岛的血液，与大脑前静脉和纹状体静脉汇合成基底静脉注入大脑大静脉。

深组包括大脑内静脉和大脑大静脉。大脑内静脉由脉络膜静脉和丘脑纹静脉在室间孔后上缘合成，向后至松果体后方，与对侧的大脑内静脉汇合成一条大脑大静脉。大脑大静脉收纳大脑半球深部髓质、基底核、间脑和脉络丛等处的静脉血，在胼胝体压部的后下方注入直窦。

**（二）脊髓的血管**

1. 脊髓的动脉

脊髓的动脉来源于椎动脉和节段性动脉。椎动脉发出脊髓前动脉和脊髓后动脉，它们在下行的过程中与节段性动脉的分支互相吻合。

2. 脊髓的静脉

脊髓的静脉较动脉多而粗。脊髓前、后静脉由脊髓内的小静脉汇集而成，通过前、后根静脉注入硬膜外隙的椎静脉丛。

## 五、脑脊液及其循环

脑脊液是充满脑室系统、蛛网膜下隙和脊髓中央管的无色透明液体。其内含多种浓度不等对的无机离子、葡萄糖、微量蛋白和少量淋巴细胞，对中枢神经系统起缓冲、保护、运输代谢产物和调节颅内压等作用。成人脑脊液总量平均约 150 mL，处于不断产生、循环和回流的平衡状态中。

脑脊液主要由脑室脉络丛产生，少量由室管膜上皮和毛细血管产生。侧脑室脉络丛产生的脑脊液经室间孔流至第三脑室，与第三脑室脉络丛产生的脑脊液一起经中脑导水管流入第四脑室，再汇合第四脑室脉络丛产生的脑脊液一起经第四脑室正中孔和两个外侧孔流入蛛网膜下隙，然后脑脊液再沿此隙流向大脑背面的蛛网膜下隙，经蛛网膜粒渗透到硬脑膜窦（主要是上矢状窦）内，回流入血液中。

## 六、血脑屏障

血脑屏障位于血液与脑、脊髓的神经细胞之间。其结构基础是脑和脊髓内的毛细血管为连续型，内皮细胞无窗孔，内皮细胞之间紧密连接封闭，使大分子物质不能通过，但水和某些离子却能通过；完整而连续的毛细血管基膜；毛细血管基膜外有星形胶质细胞突起形成的胶质膜。

# 任务3　五官、颈部解剖

## 一、眼

眼，大部分位于眶内，由眼球和辅助装置两部分组成。眼球的主要功能是接受光刺激，并将光波刺激转变为神经冲动，经视觉通路传导至大脑视觉中枢产生视觉。眼的辅助装置又称眼副器，位于眼球周围，包括眼睑、结膜、泪器、眼球外肌、眶筋膜和眶脂体等，对眼球有支持保护和运动等作用。

### （一）眼球

眼球由眼球壁和内容物组成，位于眶内，借筋膜与眶壁相连，眼球前面有眼睑保护，后面由视神经连于脑，周围附有泪腺、眼球外肌等，并有眶脂体垫衬（图 1-3-1）。眼球大致呈球形，前面的正中点称前极，后面的正中点称后极。在两极之间的中部，沿眼球表面所做的环形线称赤道（又称中纬线），通过前、后极之间的连线称眼轴。从瞳孔中央至视网膜中央凹的连线称视轴。眼轴与视轴成锐角相交。

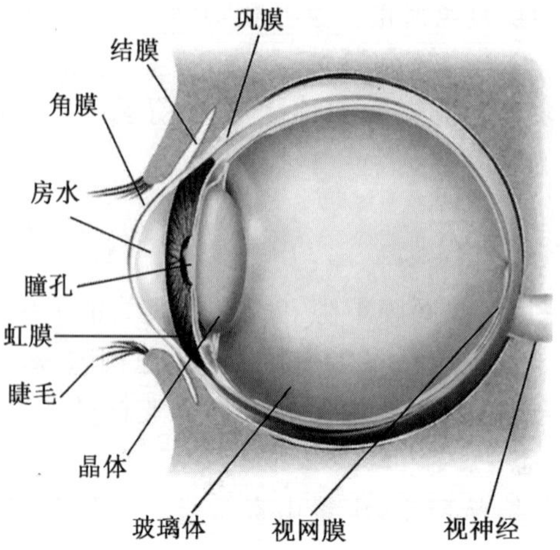


图 1-3-1　眼球

眼球壁由外向内可分为外膜、中膜和内膜三层。

外膜（纤维膜）由纤维结缔组织构成，致密强韧，具有保护内容物的作用，可分为角膜和巩膜两部分。角膜占外膜前 1/6，无色透明，有弹性，曲度较大，具有屈光作用，角膜内无血管，但有丰富的感觉神经末梢，对外来异物十分敏感。巩膜占外膜后 5/6，厚而坚韧，不透明，呈乳白色，其内表面有棕色色素。巩膜前缘与角膜相连接，后方与神经鞘相延续，并有多个小孔供神经血管出入。

中膜（血管膜）位于外膜的深面，含有丰富的血管和色素细胞，呈棕黑色，故又称色素膜或血管膜。中膜由前向后分为虹膜、睫状体和脉络膜三部分。虹膜位于中膜的最前部，呈冠状位的圆盘状薄膜，中央有圆形的瞳孔。虹膜含有两种平滑肌，一种环绕在瞳孔周围，称瞳孔括约肌，受副交感神经支配，可缩小瞳孔；另一种由瞳孔向周围呈放射状排列，称瞳孔开大肌，受交感神经支配，可扩大瞳孔。

内膜（视网膜）位于中膜的内面。视网膜由前向后可分为虹膜部、睫状体部和视部。虹膜部和睫状体部分别贴附于虹膜和睫状体的内面，其内层无感光细胞，故又称视网膜盲部。视网膜的色素层与脉络膜紧密相连，难以分离，但色素层与神经层之间连接疏松，病理情况下可造成二者分离，即视网膜剥离症。

**（二）眼球内容物**

眼球内容物包括房水、晶状体和玻璃体，均为无色透明、无血管的结构，具有折光作用，它们与角膜合称为眼的折光系统。

房水为无色透明的液体，充满于眼房内。晶状体位于虹膜后方和玻璃体前方，富有弹性，呈无色透明的双凸透镜状，内无血管和神经，其营养源自周围的房水。

晶状体是眼球调节折光的主要部位，晶状体的屈度随所视物体的远近不同而改变。当视近物时，睫状肌收缩，睫状突向前内伸延，使睫状小带松弛，晶状体因其自身弹性变凸，折光率增强，将物像聚焦于视网膜上。当视远物时，睫状肌松弛，使睫状小带紧张，晶状体变扁平，折光率降低，从而同样将物像聚焦于视网膜上。随着年龄的增长，晶状体弹性减弱，睫状肌逐渐萎缩，调节功能随之减退，出现视近物时模糊不清，称为远视。此外，由于外伤、代谢障碍等原因造成的晶状体混浊，称为白内障。

玻璃体为无色透明的凝胶状物质，填充于晶状体与视网膜之间，其形状与所在的腔隙一致。玻璃体除有屈光作用外，还有支撑视网膜并维持眼球形状等功能。玻璃体若出现混浊，则影响视力。

**（三）眼副器**

眼副器包括眼睑、结膜、泪器、眼球外肌、眶脂体和眶筋膜等结构，有保护、运动和支持眼球的作用。

眼睑遮盖于眼球的前方，有保护眼球、防止眼球受外伤和免受强光刺激等作用。眼睑分为上睑和下睑。上、下睑之间的裂隙称睑裂，睑裂两侧的上睑与下睑结合处别称睑内侧连合和睑外侧连合。睑裂的外侧端较锐利称外眦，内侧端较钝圆称内眦。

结膜为连接眼球和眼睑的半透明膜，表面光滑、柔软并有一定弹性，富有血管，覆盖在睑板内面和眼球前面。结膜炎时，结膜可明显充血；患沙眼时，在结膜上可形成滤泡。

泪器由泪腺和泪道组成。泪腺位于眼眶上壁前外侧的泪腺窝，泪腺分泌的泪液借瞬目活动涂抹于眼球表面，湿润和清洁眼角膜，且可冲洗异物。泪液中尚含溶菌酶和免疫球蛋白等，具有灭菌作用。

眼球外肌包括运动眼球的肌和运动眼睑的肌（图 1-3-2）。运动眼球的肌有 6 条，即 4 条直肌和 2 条斜肌。直肌包括上直肌、下直肌、内直肌和外直肌，它们都起自眶尖部视神经管周围的总腱环，向前分别止于眼球前部巩膜的上、下和内、外侧面。上直肌和下直肌收缩时可使眼球前极分别转向上内和下内。内直肌和外直肌收缩时使眼球前极分别转向内侧和外侧。斜肌有上斜肌和下斜肌。上斜肌也起于总腱环，在上直肌和内直肌之间前行，并以细腱穿过眶内侧壁前上方的滑车，再转向后外，经上直肌之下，止于眼球赤道后方的外侧面，收缩时可使眼球前极转向外下方。下斜肌起自眶下壁的前侧，经眼球下方向后外止于眼球赤道后方的外侧面，其作用是使眼球前极转向外上方。运动上睑的为上睑提肌，起自视神经管上壁向前止于上睑，作用为提上睑，开大睑裂。

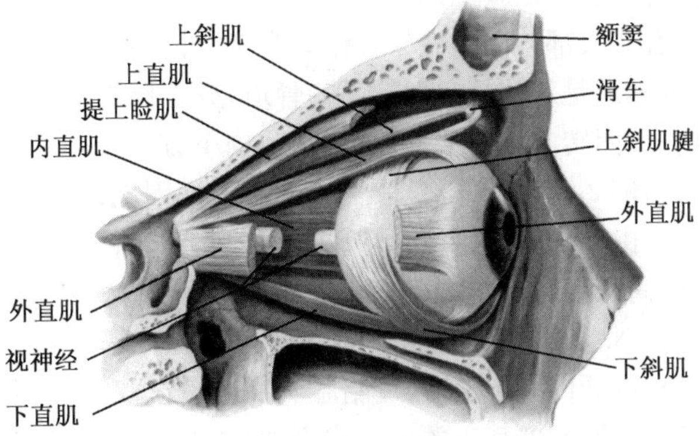


**图 1-3-2　眼外肌**

上睑提肌止于上睑皮肤、睑板和结膜上穹，其中止于上睑板上缘的部分称上睑板肌，此肌为平滑肌，由交感神经支配。故交感神经受损可出现上睑下垂（眼裂变窄）等体征。

眶脂体为充填于眶内各结构之间的脂肪组织团块，在眼球后方，位于视神经与眼球各肌之间，含量较多。眶脂体对眶内各结构起支持和保护作用。

眶筋膜包括眶骨膜、眼球鞘、肌筋膜鞘和眶隔。

## 二、耳

耳又称前庭蜗器或位听器，包括感受头部位置变动的前庭器和感受声波刺激的蜗器。前庭蜗器按部位可分为外耳、中耳和内耳三部分，外耳和中耳是声波的传导装置，内耳是位觉和听觉感受器所在的部位（图 1-3-3）。

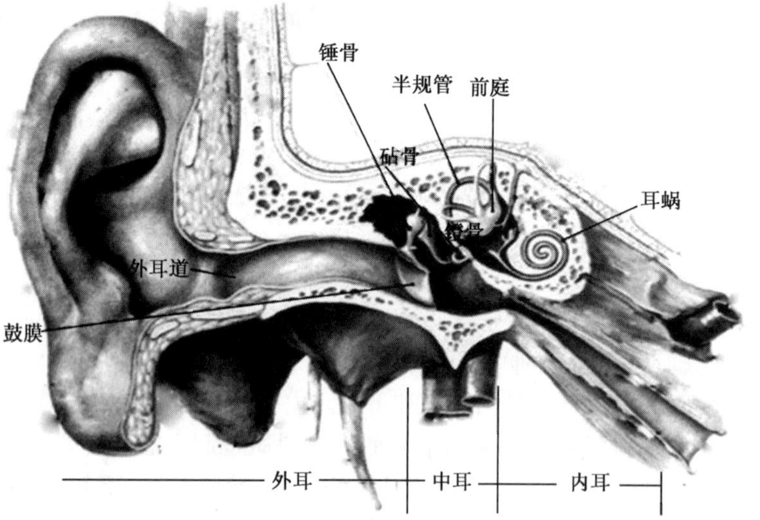


图 1-3-3　耳

### （一）外耳

外耳包括耳廓、外耳道和鼓膜三部分。

耳廓位于头部两侧，大部分以弹性软骨作为支架，外覆皮肤，皮下组织甚少，但含有丰富的血管神经。外耳道是从外耳门到鼓膜的管道，成人长约 2.5 cm。外耳道呈类“S”形弯曲，先趋向前内，继而转向后内上方，最后向前内下方。外耳道外侧 1/3 为软骨部，是耳廓软骨的延续；内侧 2/3 为骨部，是颞骨鳞部和鼓部围成的管道。两部交界处较狭窄，异物易嵌顿于此。由于软骨部可被牵动，故将耳廓牵向后上方，即可拉直外耳道，观察鼓膜。婴儿的颞骨尚未发育完全，其外耳道几乎全由软骨支持，短而狭窄，鼓膜近水平位，故检查鼓膜时，须将耳廓向后下方牵拉。

外耳道的皮肤薄，皮肤内含有毛囊、皮脂腺、耵聍腺及丰富的感觉神经末梢，皮肤与软骨膜和骨膜结合紧密，因而外耳道的炎症或疖肿，常有剧烈疼痛。耵聍腺能分泌黏稠的液体，称耵聍，干燥后成痂块，可随颞下颌关节的运动而向外脱落。如凝结成大块阻塞耳道,则称耵聍栓塞,可影响听力。

鼓膜位于外耳道底与中耳的鼓室之间,为椭圆形半透明的薄膜。鼓膜呈倾斜位,其外侧面朝向前下外方,与外耳道下壁成45°～50°的倾斜角,故外耳道的前壁和下壁较后壁和上壁长。婴儿鼓膜几乎呈水平位。鼓膜的边缘附着于颞骨鼓部和鳞部,其中心向内凹陷,称鼓膜脐,其内面为锤骨柄末端附着处。从鼓膜脐开始,有一条向前上方走行的白线,称锤纹,是锤骨柄透过鼓膜于表面所显的映像。锤纹上端向前、后分别形成锤骨前壁和链骨后壁。在两个皱襞之间,鼓膜的上 1/4 的三角形区为松弛部,薄而松弛,活体上呈浅红色;鼓膜的下 3/4 为紧张部,活体上呈灰白色,其前下方有一个三角形的反光区称光锥,中耳的一些疾患可引起光锥改变或消失。

**(二) 中耳**

中耳位于外耳与内耳之间,由鼓室、咽鼓管、乳头窦和乳突小房组成。

鼓室是颞骨岩部内一个不规则的含气小腔,位于鼓膜与内耳之间,在冠状切面上,略呈双凹凸镜状,向后外上方经乳突窦通乳突小房,向前内下方经咽鼓管通鼻咽部。鼓室腔除对向鼓膜部分外,还包括在鼓膜上方的部分称鼓室上隐窝。鼓室内含有听小骨、韧带、肌、血管和神经等,鼓室内面上及上述各结构均覆以黏膜,并与咽鼓管乳突窦的黏膜相延续。

鼓室可分为6个壁:(1) 上壁,即盖壁,由颞骨岩部的鼓室盖构成,为一层薄骨板,分隔鼓室与颅中窝。中耳炎可能侵犯此壁,引发颅内感染。(2) 下壁,即颈静脉壁,是构成颈静脉窝的一层薄骨板,分隔鼓室和颈内静脉。该壁偶尔出现部分的先天性缺损,此时鼓室仅借黏膜和纤维结缔组织与颈静脉球相隔。对这种患者施行鼓室手术时,极易伤及颈静脉球而导致严重出血。(3) 前壁,即颈动脉壁,为颈动脉管的后外壁,亦甚薄,分隔鼓室与颈内动脉。前壁上部有鼓膜张肌半管和咽鼓管的开口。(4) 后壁,即乳突壁,上部有乳突窦的开口,鼓室借乳突窦向后通入乳突内的乳突小房。中耳炎易由此侵入乳突小房,引发乳突炎。乳突窦口的内侧壁有外半规管口,乳突窦口的下方有锥隆起,内藏镫骨肌。面神经管由鼓室内侧壁经锥隆起上方转至后壁,然后垂直下行,出茎乳孔。(5) 外侧壁,即鼓膜壁,大部分由鼓膜构成。鼓膜的上方为颞骨鳞部构成的骨性部分,是鼓室上隐窝的外侧壁。(6) 内侧壁,即迷路壁,是内耳前庭的外侧壁。该壁中部有一圆形隆起,称岬,由耳蜗第 1 圈的隆凸形成。岬的后上方有一卵圆形小孔称前庭窗,或称卵圆窗,被镫骨底及其周缘的韧带所封闭。岬的后下方有一圆形小孔称蜗窗,或称圆窗,有膜封闭,称第二鼓膜。在鼓膜穿孔时,此膜可直接受到声波的振动。在前庭窗后上方有一弓形隆起称面神经管凸,内藏面神经,此管壁骨质甚薄,甚至阙如,中耳的炎症或手术易累及面神经。鼓室内含有三块听小骨、两块肌及一根神经。听小骨有 3 块,即锤骨、砧骨和镫骨。

咽鼓管是连通鼻咽部与鼓室的一条管道,长 3.5～4.0 cm,其作用是保持鼓膜内外压力的均衡,以利于鼓膜的振动。咽鼓管可分为两部:前内下 2/3 为软骨部,咽鼓管软骨为一向外下开放的槽,由结缔组织封闭形成管,以咽鼓管咽口开口于鼻咽部侧壁;后外上 1/3 为骨部,即咽鼓管半管,以咽鼓管鼓室口开口于鼓室前壁。两部交界处管腔最为狭窄,仅1～2 mm,称咽鼓管峡。咽鼓管咽口和软骨部平时处于关闭状态,仅在吞咽时开放。小儿咽鼓管较成人短而宽,接近水平位,因而咽部感染易经咽鼓管侵入鼓室导致中耳炎。

乳突窦是鼓室上隐窝后方的腔隙,向前以乳突窦开口于鼓室后壁上部,向后下与乳突小房相通。乳突小房为颞骨乳突内的许多含气小腔,大小不等,形态不一,互相连通。乳突小房和乳突窦内均衬以黏膜,并与鼓室黏膜相延续,因此,中耳炎可经乳突窦向乳突小房蔓延,引起乳突炎。

**(三) 内耳**

内耳埋藏于颞骨岩部的骨质内,位于鼓室与内耳道底之间,由构造复杂的弯曲管道组成,故又称迷路,是位觉和听觉感受器的部位。迷路可分为骨迷路和膜迷路。骨迷路是由骨密质围成的不规则腔隙;膜迷路是套在骨迷路内的密闭的膜性管腔或囊。骨迷路包括耳蜗、前庭、骨半规管,它们互相通连,依次由前内向后沿颞骨岩部的长轴排列。前庭位于骨迷路的中部,为一不规则、近似椭圆形的腔隙,向前以一大孔通耳蜗,向后以五个小孔通三个骨半规管,按照其位置可分为外侧壁与内侧壁。外侧壁即鼓室的内侧壁,有前庭窗和蜗窗。内侧壁即内耳道底的后部,有神经穿行的小孔。

骨半规管位于骨迷路后部、前庭的后外方,是三个互相垂直的半环形小管。按其位置可分为前骨半规管、后骨半规管和外骨半规管。前骨半规管弓向上方,埋于弓状隆起的深面,与颞骨岩部的长轴垂直;外骨半规管弓向外侧,当头前倾30°时,呈水平位;后骨半规管弓向后外方,与颞骨岩部的长轴平行。每个骨半规管都有一端膨大,称壶腹骨脚,脚上膨大部分称骨壶腹;另一端则不膨大,称单骨脚。前、后骨半规管的单骨脚合成一个总骨脚,故三个骨半规管以五个孔开口于前庭。

耳蜗位于骨迷路前部,前庭的前内方,形如蜗牛壳。耳蜗的尖朝向前外,称蜗顶;耳蜗的底朝向后内,对向内耳道底,称蜗底。耳蜗由中央的蜗轴和环绕蜗轴外周的蜗螺旋管构成。蜗螺旋管是中空的骨密质围成的骨管,起于前庭,环绕蜗轴旋转约两圈半,以盲端终于蜗顶,蜗轴是蜗顶至蜗底之间的椎体形骨松质,内有蜗神经和血管穿行。

膜迷路是套在骨迷路内的封闭的膜性管腔或囊,借纤维束固定于骨迷路的壁上。包括椭圆囊、球囊、膜半规管和蜗管。它们互相通连,其内充满内淋巴液。

膜半规管套于同名骨半规管内,形状与骨半规管相似,但其管径细小,仅为骨半规管的1/4～1/3。在骨壶腹处膜半规管也有相应的膜壶腹,其壁上有上皮隆起,称壶腹嵴,是位觉感受器,能感受头部旋转变速运动的刺激。

蜗管位于蜗螺旋管内,介于骨螺旋板与蜗螺旋管外侧壁之间。一端起自前庭,借连合管与球囊相连;另一端为细小的盲端,终于蜗顶。蜗管在横切面上呈三角形,有三个壁:上壁为蜗管前庭壁(又称前庭膜),分割前庭阶与蜗管;外侧壁为蜗螺旋管内骨膜的增厚的部分,该处上皮深而富有血管,称血管纹,一般认为与产生内淋巴液有关;下壁为蜗管鼓壁(又称基底膜或螺旋膜),分割鼓阶与蜗管。基底膜上有螺旋器又称Corti器,为听觉感受器。

### （四）内耳道

内耳道是颞骨岩部后面中部的骨性管道，起自内耳门，终于内耳道底，长约10 mm，内有前庭蜗神经、面神经和迷路动脉穿行。

## 三、鼻

鼻是呼吸道的起始部，又是嗅觉器官，分为外鼻、鼻腔和鼻旁窦三部（图1-3-4）。

### （一）外鼻

外鼻位于面部中央，呈三棱锥体形，外鼻上端与额相连的狭窄部分称鼻根，向下延续为鼻背，末端称鼻尖，鼻尖两侧扩大称鼻翼。呼吸困难的患者有鼻翼煽动的症状。从鼻翼向外下至口角的浅沟称鼻唇沟，面瘫患者瘫痪侧鼻唇沟变浅或者消失。外鼻以鼻骨和软骨为支架，外覆皮肤，内附黏膜。外鼻可分为骨部和软骨部（图1-3-4）。

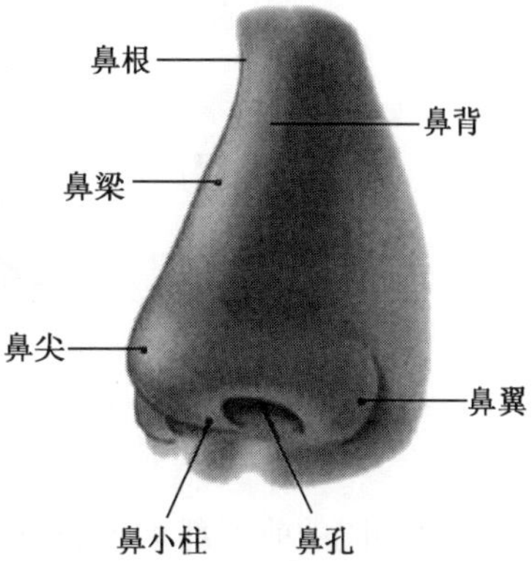

图1-3-4 外鼻

### （二）鼻腔

鼻腔是以骨性鼻腔为基础，内面附有黏膜，外面覆以皮肤构成（图1-3-5）。鼻腔被鼻中隔分为左、右两半。鼻中隔由犁骨、筛骨垂直板和鼻中隔软骨等覆以黏膜组成。鼻腔向前经鼻孔通外界，向后经鼻后孔通鼻咽。每侧鼻腔以一弧形隆起的鼻阈为界分为前、后两部，前部称为鼻前庭，后部称为固有鼻腔。鼻前庭由鼻翼围成，内衬以黏膜，生有鼻毛，它有阻挡灰尘吸入的作用。固有鼻腔由骨性鼻腔覆以黏膜构成。鼻中隔是两侧鼻腔的共同内侧壁，垂直并偏向左侧，所以两侧鼻腔不对称（图1-3-6）。

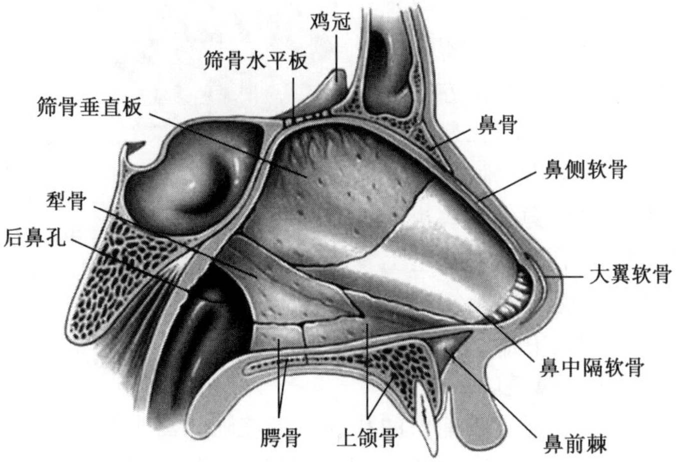

图1-3-5 鼻腔

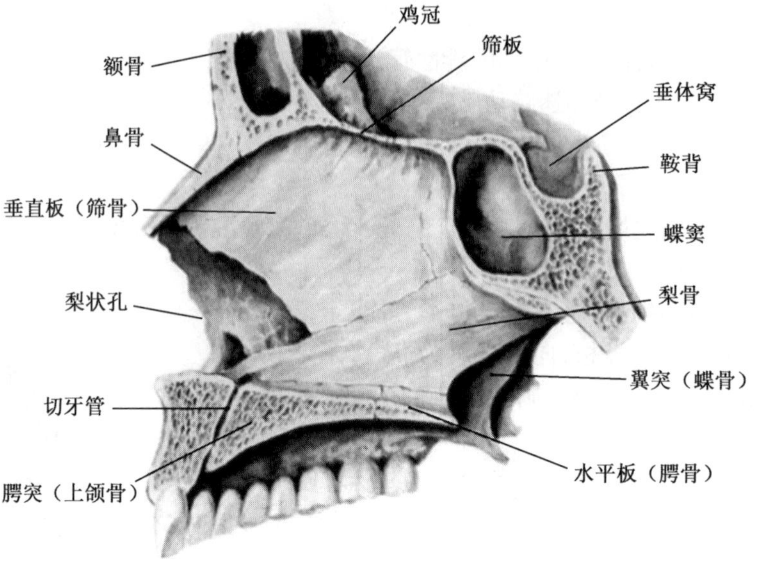


**图 1-3-6　骨性鼻中隔**

鼻中隔的前下部黏膜较薄，内有丰富的血管吻合丛，容易出血，故称为易出血区即Little 区，约 90% 的鼻出血发生于此处。在外侧壁上可见三个鼻甲突向鼻腔，分别称上、中、下鼻甲，三个鼻甲下方各有一裂隙分别称上、中、下鼻道。在上鼻甲的后上方与鼻腔顶壁间有一凹陷称蝶筛隐窝。上、中鼻道及蝶筛隐窝分别有鼻旁窦的开口，下鼻道前部有鼻泪管的开口。鼻腔顶壁邻接颅前窝，当颅前窝（筛板）骨折时，血液和脑脊液可从鼻腔流出。

鼻旁窦是位于鼻腔周围的颅骨内且开口于鼻腔的含气空腔。腔内衬以黏膜并与鼻腔黏膜相移行，能调节吸入空气的湿、温度，对发音起共鸣作用（图 1-3-7）。鼻旁窦包括上颌窦、筛窦、额窦和蝶窦四对。额窦，位于额骨眉弓的深部，左右各一，底向下、尖向上，呈三棱锥形，额窦口位于窦底部，开口于中鼻道。眶的内上角为额窦底部，骨质最薄，急性额窦炎时此处有压痛。筛窦，位于鼻腔外侧壁上方与两眶之间，由筛骨迷路的小气房组成，可分为三组，前筛窦、中筛窦开口于中鼻道，后筛窦开口于上鼻道。蝶窦，位于蝶骨体内，左右各一，各通过其前壁的孔开口于蝶筛隐窝。上颌窦，是鼻旁窦中最大的一个，位于上颌骨体内，开口于中鼻道。因开口位于其内侧壁最高处，远高于窦底，故引流不畅，同时窦腔大，窦底邻上颌磨牙牙根，此处骨质薄，有时牙根可突入窦内，仅以黏膜与窦相隔，故牙与上颌窦炎症均可互相累及，由于这些解剖学关系，鼻旁窦的炎症

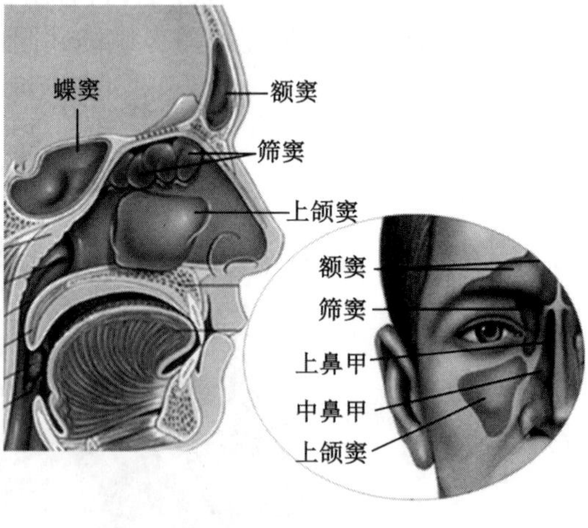


**图 1-3-7　鼻窦**

中以上颌窦炎为多见。

## 四、咽

咽是一个前后略扁的漏斗形肌性管道，位于颈椎的前方，上起颅底，向下于第 6 颈椎下缘平面移行于食管，全长约 12 cm。咽有前壁、后壁和侧壁，后壁扁平，贴近上 6 个颈椎体；前壁不完整，分别与鼻腔、口腔和喉腔相通。咽腔是消化道与呼吸道的共同通道，以软腭和会厌上缘为界，自上而下依次为鼻咽、口咽和喉咽(图 1-3-8)。

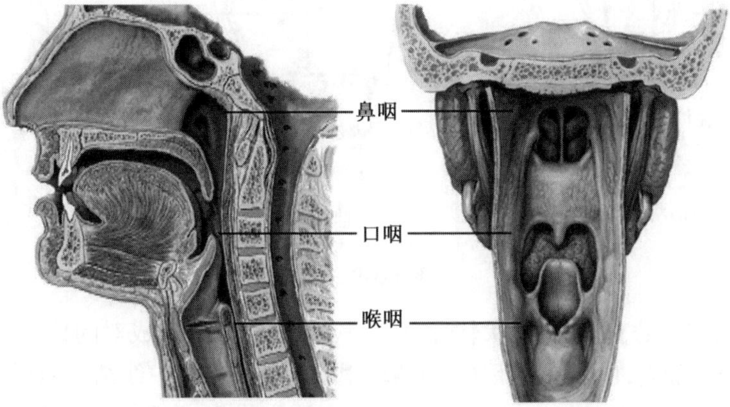


**图 1-3-8 咽**

鼻咽位于鼻腔的后方，上达颅底，下至软腭平面，向前鼻后孔与鼻腔相通。鼻咽部两侧壁上，相当于下鼻甲后方 1 cm 处，有咽鼓管咽口，咽腔借此经咽鼓管与中耳鼓室相通。该口的前、上、后方的半环形隆起称咽鼓圆枕，它是寻找咽鼓口的标志。在咽鼓管口附近黏膜内的淋巴组织称咽鼓管扁桃体。圆枕的后方有一凹陷称咽隐窝，是鼻咽癌的好发部位。上壁后部的黏膜内有丰富的淋巴组织聚集，称咽扁桃体。

口咽位于口腔后方，软腭与会厌上缘之间，向前经咽峡与口腔相通，上续鼻咽部，下通喉咽部。口咽的前壁主要为舌根后部，口咽侧壁上有腭扁桃体。腭扁桃体位于腭舌弓与腭咽弓之间的扁桃体窝内，由淋巴组织构成，其内侧面朝向咽腔，表面有黏膜被覆，黏膜内陷形成 10～20 个小凹，称扁桃体小窝，细菌易在此存留繁殖，形成感染病灶。腭扁桃体外侧面和前后面均被结缔组织构成的扁桃体囊包绕，囊与咽壁连接疏松，故扁桃体切除时，易于剥离。咽扁桃体、咽鼓管扁桃体、腭扁桃体和舌扁桃体等共同围成咽淋巴环，对呼吸道和消化道有防御功能。

喉咽位于喉的后方，上起会厌上缘平面，下至第 6 颈椎体下缘平面与食管相续，向前经喉口通喉腔。喉咽是咽腔最狭窄的部分，在喉口两侧各有一个深沟，称梨状隐窝，常为异物滞留部位。

## 五、喉

喉既是呼吸的通道，又是发音的器官，主要由喉软骨和喉肌组成(图 1-3-9)。喉位于颈前、中部，在舌骨下方，上通喉咽部，下接气管，上界为会厌上缘，下界是环状软骨下缘。成年人的喉在第3～6颈椎之间。女性略高于男性，小儿比成人高，老年人则较低。喉的活动性较大，可随吞咽和发音而上下移动。

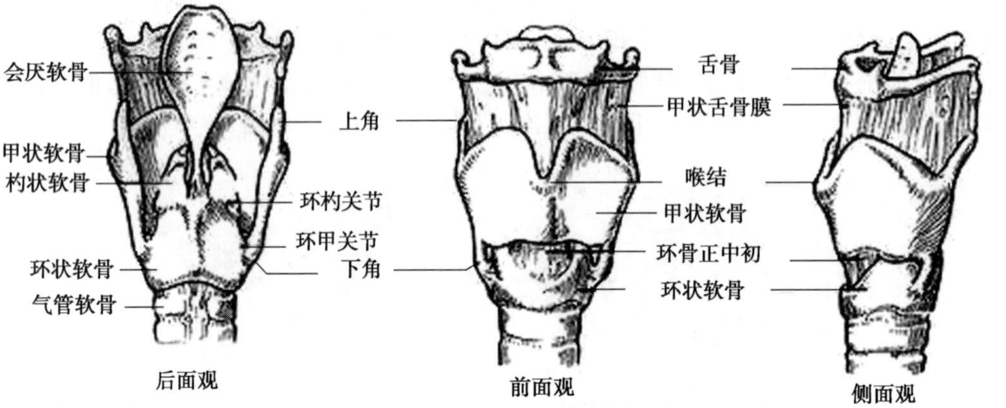


图1-3-9　喉

喉软骨构成喉的支架，由甲状软骨、环状软骨、会厌软骨和成对的杓状软骨等构成。

甲状软骨：最大，位于舌骨下方，由两块甲状软骨板在正中线结合而成，位于环状软骨与会厌软骨之间，构成喉的前壁和侧壁。融合处称前角，前角上端向前突出，称喉结。喉结上方有呈“V”形的切迹，称上切迹。左、右软骨板的后缘游离并向上、下发出突起，分别称上角和下角。

环状软骨：位于甲状软骨下方，向下连接气管，是呼吸道中唯一完整的软骨环，对维持呼吸道的通畅有重要作用，损伤后易引起喉狭窄。环状软骨弓平对第6颈椎。

会厌软骨：形似树叶，下端狭细附于甲状软骨前角的内面，上端宽阔而游离，外覆黏膜构成会厌，位于舌骨体后方。会厌位于喉口的前方，当吞咽时，喉升高，会厌盖住喉口，可防止食物误入喉腔。

杓状软骨：成对，位于环状软骨板上方，形似三棱锥体，尖向上、底朝下与环状软骨板上缘构成关节，底部有两个突起，向前方的为声带突，有声韧带附着，向外侧的称肌突，有喉肌附着。

喉腔借两个裂隙分为三部分：从喉口至前庭裂之间的部分为喉前庭，成上宽下窄的漏斗状，前襞中央部有会厌软骨柄附着，其上方呈结节状隆起处称会厌结节。前庭裂与声门裂之间的部分为喉中间腔，是喉腔中容积最小的部分，喉中间腔经前庭襞与声襞之间的裂隙向两侧突出的腔隙称喉室。声门裂以下的部分称声门下腔，上窄下宽，略呈圆锥形。

## 六、口腔

口腔为消化管的始端，向前经口裂与外界相通，向后借咽峡与咽相通。口腔分为前壁、侧壁、上壁和下壁。前壁为上、下唇，两侧壁为颊，上壁为腭，下壁为封闭口腔底的软组织。口腔内有牙、舌等器官。口腔借上、下牙弓（包括牙槽突和牙列）和牙龈分为口腔前庭和固有口腔两部分。

腭是口腔的上壁，分隔口腔和鼻腔，包括前2/3的硬腭及后1/3的软腭。硬腭以骨腭为基础，表面覆以黏膜，黏膜厚而致密，与骨膜紧密相贴。软腭是硬腭向后延伸的柔软部分，由横纹肌和黏膜构成。其后部斜向后下为腭帆。腭帆后缘游离，中部有垂向下方的突起称腭垂或悬雍垂。自腭帆向两侧各向下方分出两条黏膜皱襞，前方的一对为腭舌弓，延续于舌根的外侧，后方的一对为腭咽弓，向下延至咽侧壁。腭垂、腭帆游离缘、两侧的腭舌弓及舌根共同围成咽峡，它是口腔和咽的分界。软腭在静止状态时垂向下方，吞咽或说话时，软腭上提，贴咽后壁，将口咽与鼻咽隔开。

舌位于口腔底，其基本结构是骨骼肌和表面覆盖的黏膜。舌分舌体和舌根两部分，二者之间在舌背以向前开放的“V”形界沟为界。舌体占舌的前2/3，其前端称舌尖。舌的上面为舌背。舌下面中线处有连于口腔底的黏膜皱襞，称舌系带。舌系带根部两侧各有一小黏膜隆起，称舌下阜，是下颌下腺管和舌下腺大管的开口。由舌下阜向后外侧延续成带状的黏膜皱襞称舌下襞，其深面有舌下腺。舌下腺小管开口于舌下襞表面。

牙嵌于上、下颌骨的牙槽内，是人类最坚硬的器官（图1-3-10）。

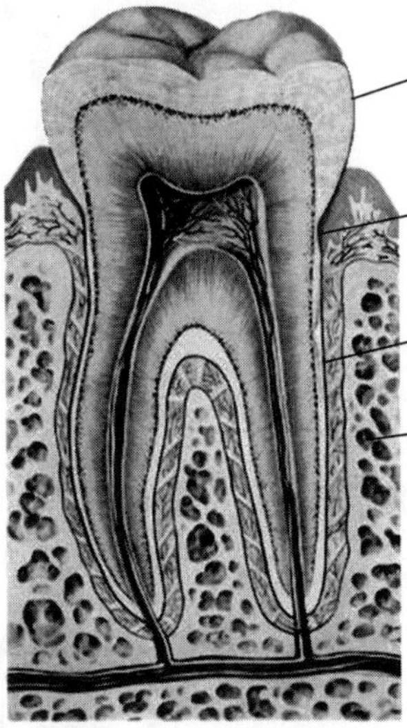


**图1-3-10　牙**

每个牙在外形上可分为三部分：暴露在口腔内的称牙冠；嵌在牙槽内的称牙根；牙冠与牙根之间缩细的部分称牙颈。牙冠内部的腔隙称牙冠腔。牙根内的细管称牙根管，牙冠腔与牙根管合成牙腔，其内容纳牙髓。牙髓由牙的神经、血管和结缔组织构成，其中血管和神经由牙根尖孔出入。牙组织除了牙腔内的牙髓外，还包括牙质、釉质、牙骨质。牙质构成牙的主体。在牙冠部牙质表面覆有坚硬洁白的釉质，在牙颈和牙根部牙质的表面覆有牙骨质。

牙周组织包括牙周膜、牙槽骨和牙龈三部分，具有保护、固定和支持牙的功能。牙周膜是介于牙根与牙槽骨之间的致密结缔组织，使牙根固定在牙槽内。牙槽骨属于上、下颌骨的牙槽突。牙龈是口腔黏膜覆盖在牙颈及牙槽突的部分，血管丰富，呈淡红色，直接与牙槽骨的骨膜紧密相连。

牙是对食物进行机械加工的器官，并有协助发音的作用。人类的牙适应不同功能需要具有不同的形态特点，可分为切牙、尖牙、前磨牙和磨牙。切牙牙冠呈凿形，尖牙牙冠呈锥形，它们都只有一个牙根。前磨牙牙冠呈方圆形，其嚼面有2个尖，一般也只有1个牙根。磨牙牙冠最大，呈方形，牙面有4～5个尖，上颌磨牙有3个牙根，而下颌磨牙只有2个牙根。

在人的一生中，先后有2副牙齿。第1副牙称乳牙，一般在出生后6个月开始萌出，到3岁出齐，共20个，6岁开始脱落更换。约在6～7岁第1磨牙萌出，12～14岁逐步出全并替换全部乳牙。但第3磨牙往往在18～28岁或更晚的时间才萌出，故又称迟牙或智牙,有的人终生不出此牙。因此恒牙数 28 ~ 32 均属正常。

乳牙上、下颌左右各 5 个,共 20 个。恒牙上、下颌左右各 8 个,共 32 个。临床上为了记录牙的位置,以被检查者的方位为准,以“十”字记号划分四区表示左、右侧,上、下颌的牙位,并以罗马数字Ⅰ ~ Ⅴ表示乳牙,用阿拉伯数字 1 ~ 8 表示恒牙,如 Ⅳ 表示右上颌第 1 乳磨牙,7 表示左上颌第 2 恒磨牙(图 1-3-11)。

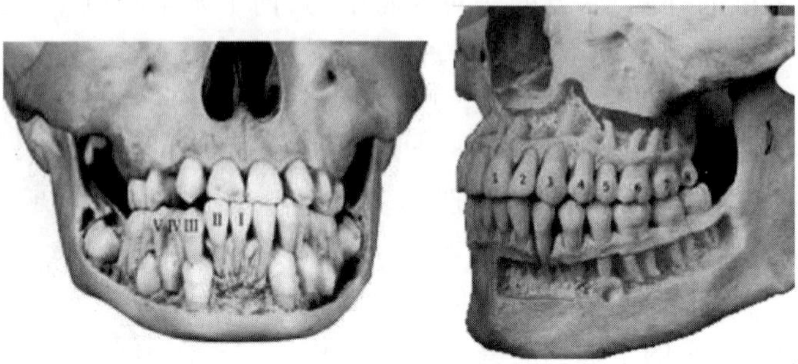

**图 1-3-11　乳牙和恒牙的标识**

口腔腺又称唾液腺,分泌唾液,有清洁和帮助消化食物的功能,可分为大、小两种(图 1-3-12)。小唾液腺甚多(如唇腺、颊腺、腭腺),大唾液腺有 3 对。

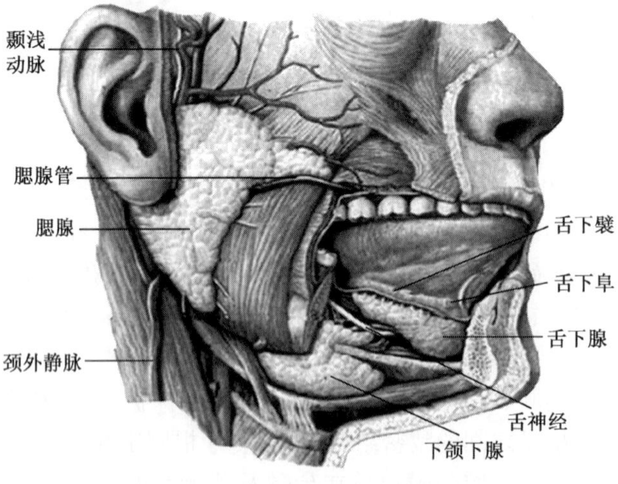


**图 1-3-12　腮腺、下颌下腺及舌下腺**

腮腺是最大的一对大唾液腺,呈不规则的三角形,位于耳廓的前下方,上达颧弓,下至下颌角附近,向深层深入下颌至于胸锁乳突肌之间。腮腺管由腮腺前缘穿出,在颧弓下方一横指处横过交集表面,在咬肌前缘弯向内侧,斜穿颊肌,开口于平对上颌第 2 磨牙的颊黏膜上的腮腺管乳头处。

下颌下腺呈卵圆形,位于下颌体内面的下颌下腺凹内,其腺管沿舌下腺内侧前行,开口于舌下阜。

舌下腺为最小的一对大唾液腺,位于口腔底,舌下壁深面。腺管分为大、小两种,小管有 5 ~ 15 条，开口于舌下壁；大管只有一条，常与下颌下腺管共同开口于舌下阜。

## 七、颈部

胸锁乳突肌斜位于颈部两侧，大部分为颈阔肌所覆盖，是一对强有力的肌，于体表可见其轮廓。起自胸骨柄前面和锁骨的胸骨端，两头会合斜向后上方，止于颞骨的乳突（图 1-3-13）。

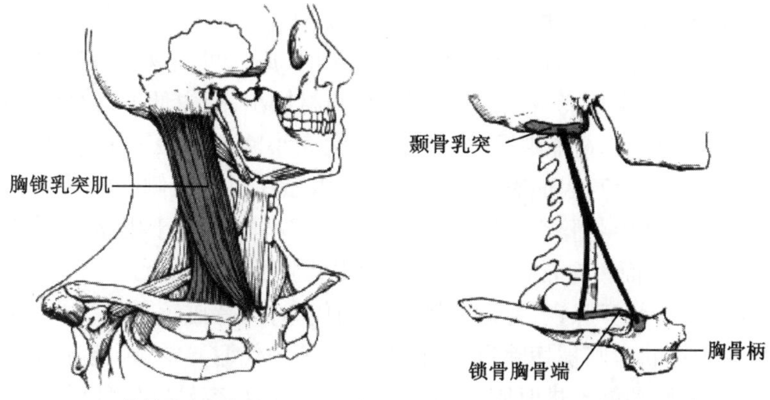


(a) 胸锁乳突肌位置　　(b) 胸锁乳突肌的起止点

**图 1-3-13　胸锁乳突肌**

甲状腺位于颈前区，呈“H”形，可分为左、右两个侧叶和中间连接两侧叶的峡部。两侧叶贴附在喉和气管上部的侧面，上达甲状软骨中部，下抵第 6 气管软骨环。峡部多位于第 2 ~ 4 气管软骨环的前面，有时自峡部向上伸出一个细长的锥状叶，长者可上至舌骨平面（图 1-3-14）。

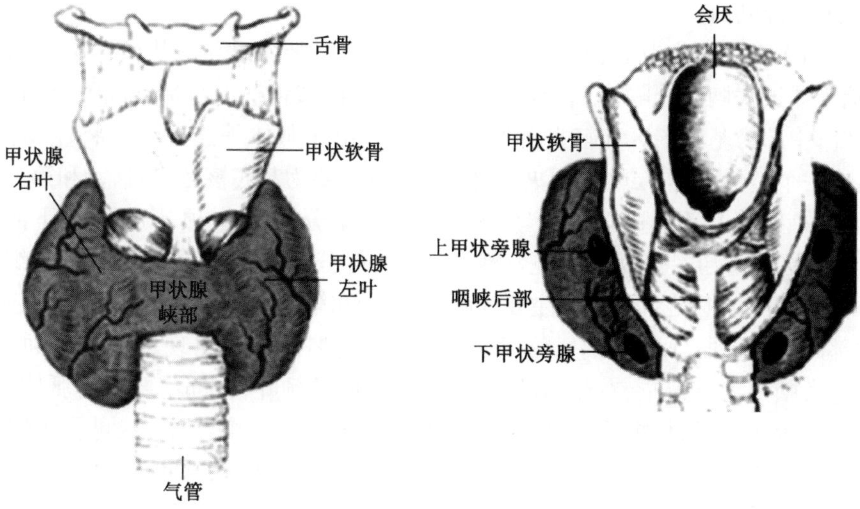


(a) 正面观　　(b) 背面观

**图 1-3-14　甲状腺**

甲状腺表面覆有两层被膜：内层为纤维囊，是甲状腺真正的被膜，包裹着腺组织，并伸入腺实质内，将腺体分隔成若干小叶；外层是来自颈深筋膜的气管前筋膜，称甲状腺鞘，即假被膜。两层被膜之间有一定间隙，含有丰富的血管吻合和上、下甲状旁腺等。甲状腺借深筋膜在侧叶的内侧和峡的后面，与甲状软骨、环状软骨和气管环的软骨膜相连接，将腺体固定在喉及气管壁上，因此甲状腺可随吞咽而上下移动。

甲状腺分泌的激素称甲状腺素，主要作用是调节机体的新陈代谢，促进机体的生长发育。甲状腺素分泌过多时，可引起突眼性甲状腺肿，患者常有心跳加速、神经过敏、体重减轻及眼球突出等症状。而甲状腺素分泌不足时，成人可出现黏液性水肿，患者皮肤变厚，毛发脱落并伴有性功能减退；小儿则出现身材矮小，智力低下，称呆小症。

甲状旁腺为上下两对扁椭圆形的小体，形状大小略似绿豆并有个体和年龄差异。活体上呈棕黄色或淡红色，表面有光泽。甲状旁腺贴在甲状腺侧叶的后面，甲状腺真假被膜之间，也可埋藏在甲状腺组织中。上面一对较为恒定，位于甲状腺侧叶后缘上、中1/3交界处的后方；下面一对常位于侧叶后缘、甲状腺下动脉附近。

甲状旁腺分泌甲状旁腺素，能调节钙和磷的代谢，维持血钙平衡。当甲状旁腺素分泌不足，或因手术甲状旁腺被切除过多时，即产生钙的代谢异常，可能导致手足抽搦症，甚至死亡。甲状旁腺功能亢进时则可引起骨质过度吸收，容易发生骨折。

# 任务4　断层解剖

## 一、头部结构的断面解剖学特点

### （一）颅部断面

颅部的横断层面分为上、中、下三部分。上部为胼胝体干和尾状核体出现以上的层面，大脑半球被大脑镰分隔为左、右两部分，以中央沟和顶枕沟将端脑断面分为额叶、顶叶和枕叶；中部为基底核区和脑室等所在的层面，由胼胝体等连合纤维将左、右侧大脑半球连成一个整体，不同层面的中央区之间的差异主要为基底核区、侧脑室和第三脑室等位置、形态的变化，层面周边以中央沟和外侧沟将端脑分为额叶、顶叶和颞叶；下部是自鞍上池以下的层面，脑组织被大脑外侧窝池和小脑幕等分为数块，随层面下移脑组织逐渐减少，不同层面的中央区之间的差异主要为脑池、脑干和第四脑室等位置和形态的变化。

颅部的冠状层面分为前、中、后三部分。前部为胼胝体膝出现以前的层面，纵行的大脑镰将大脑半球分为左、右侧两部分，主要为端脑的额叶；中部主要为胼胝体、基底核区和脑室等所在的层面，胼胝体将左、右侧大脑半球连成一个整体，不同层面的中央区之间的差异主要为基底核区和脑室系统等位置和形态的变化，层面周边以中央沟和外侧沟将端脑分为额叶、顶叶和颞叶；后部为胼胝体压部以后的层面，大脑镰和小脑幕将脑组织分隔为三部分，以顶枕沟将幕上结构分为顶叶和枕叶。

颅部的矢状层面分为左侧、中部、右侧三部分。左侧部为基底核出现以前的层面，以较深的外侧沟和中央沟将端脑分为额叶、顶叶和颞叶；中部为基底核区和脑室所在的层面，以正中矢状面形成对称关系，不同层面的中央区之间的差异主要为基底核区和脑室系统等位置、形态的变化，层面周边以中央沟和顶枕沟将端脑分为额叶、顶叶和枕叶；右侧部的结构与左侧部基本相同，且呈对称性分布。

**（二）主要脑沟回在横断层面上的识别方法**

中央沟在颅部横断层面上可依据以下特征辨认：（1）沟的深度：中央沟较深，自外侧向内侧延伸，并可有两条沟（中央前、后沟）与之相伴行；（2）中央前、后回的厚度：中央前回较中央后回宽厚，两者之间的沟即为中央沟；（3）沟的位置：以听眶线或听眦线为基线的横断层面上，中央沟位于大脑半球上外侧面的前 2/5 与后 3/5 交界处。

中央沟前方为额叶，后方是顶叶；中央前回前方仅有一个脑回时为额上回，有两个脑回时为额上回（前方）和额中回（后方），有三个脑回时则自前向后分别为额上回、额中回和额下回。

外侧沟在颅部横断层面上可依据以下特征辨认：（1）岛叶皮质：颅部横断层面上出现岛叶皮质后，与岛叶皮质呈垂直位的脑沟即为外侧沟；（2）蝶骨大翼：在颅前、中窝交界处的颅侧壁上，伸向颅腔内的突起为蝶骨大翼的断面，与该突起相对应的脑沟则为外侧沟。横断层面上的外侧沟前方为额叶，后方是颞叶，颞上、中、下回在颞叶内自前向后依次排列。

**（三）中脑的横断层面解剖学特点**

在颅部横断层面上，中脑可分为四部分，自前向后依次为：（1）大脑脚底：位于黑质的前方，其中间 3/5 有锥体束经过，内、外侧 1/5 分别有额桥束和顶枕颞桥束经过。（2）黑质：纵贯中脑全长，其背侧致密呈黑色；腹侧呈淡红色，含有大量的铁。（3）中脑被盖：在中脑上份的横断层面上，中脑被盖内有浑圆的红核。（4）顶盖：中脑上、下份的层面分别为上丘和下丘，前者参与视觉反射，后者与听觉反射和听觉传导有关。

**（四）第四脑室的横断层面解剖学特点**

在颅部横断层面上，第四脑室可分为上、中、下三部分。第四脑室的上部近似呈五角形，其前方为脑桥，后外侧是小脑上脚和齿状核；第四脑室的中部主要呈五角形，也可见三角形或新月形，在 CT 图像上常表现为凹面朝后的新月形或马蹄形低密度区；第四脑室的下部常呈菱形或三角形，其前方是延髓，后方为小脑扁桃体。

**（五）小脑幕的横断层面解剖学特点**

小脑幕在横断层面上的形态可因层面高低不同而有差异，了解小脑幕的形态特点有助于正确判断幕上结构或幕下结构。在经窦汇以上的横断层面上，小脑幕与大脑镰后端连成 Y 形，由于大脑镰与小脑幕的交接处自前上斜向后下，因此层面偏高时小脑幕被切得少，而大脑镰被切得多，两者连接成长 Y 形；当层面偏低时则呈宽 Y 形。在经窦汇的横断层面上，大脑镰已消失，小脑幕直接与后方的窦汇相连接成 V 形。V 形和 Y 形“杯口”内的脑组织为幕下结构，主要是小脑上蚓和小脑上池；“杯口”之外是幕上结构，主要为端脑枕叶。在经窦汇以下的横断层面上，小脑幕呈 M 形（即双峰形），随层面下移则呈“八”字形。M 形两峰之间的脑组织为幕下结构，两峰以外则为幕上结构。“八”

字形以前的脑组织为幕上的端脑枕叶,“八”字形以后则为幕下的小脑。

## 二、横断面解剖

### (一) 头部的横断面解剖

1. 经中央旁小叶上方的横断层面

颅腔内的左、右侧大脑半球被大脑镰相分隔,大脑镰的前、后端分别有上矢状窦的断面,多呈三角形。大脑半球上外侧面的中部可见中央沟,其前方有中央前回、中央前沟和额上回,后方有中央后回、中央后沟和顶上小叶。大脑半球内侧面的中部可见中央旁小叶,其前方是额内侧回,后方是楔前叶(图 1-4-1)。

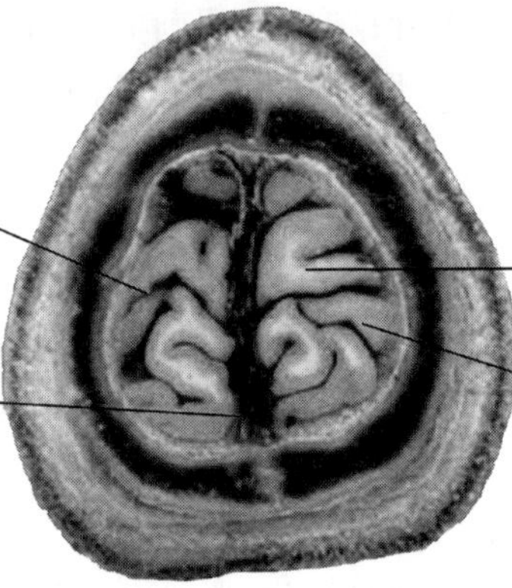


**图 1-4-1　经中央旁小叶上方的横断层面**

2. 经中央旁小叶的横断层面

左、右侧大脑半球的断面较上一层面明显增大,仍被大脑纵裂内的大脑镰所分隔。大脑内侧面自前向后为额内侧回、中央旁小叶和楔前叶,与大脑镰之间的纵行裂隙为大脑纵裂池;大脑半球上外侧面自前向后为额上回、额中回、中央前回、中央沟、中央后回和顶上小叶。中央旁小叶位于内侧面中部偏后、中央旁沟与扣带沟缘支之间,以中央沟的延长线为标志将其分为前、后两部分(图 1-4-2)。

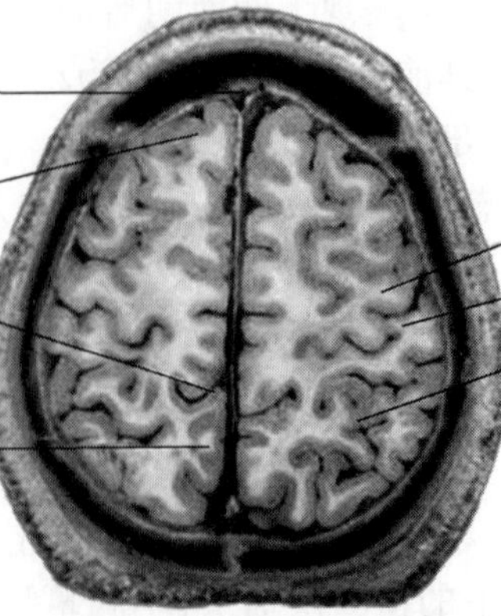


**图 1-4-2　经中央旁小叶的横断层面**

3. 经中央旁小叶下方的横断层面

大脑镰分隔左、右侧大脑半球，大脑半球上外侧面自前向后为额上回、额中回、中央前回、中央沟、中央后回和顶下小叶的缘上回、角回，大脑半球内侧面自前向后为额内侧回、中央旁小叶和楔前叶。左、右侧顶内沟的走行基本对称，均起自中央后沟，呈连续性行向后内侧，将顶叶分为顶上小叶和顶下小叶（图 1-4-3）。

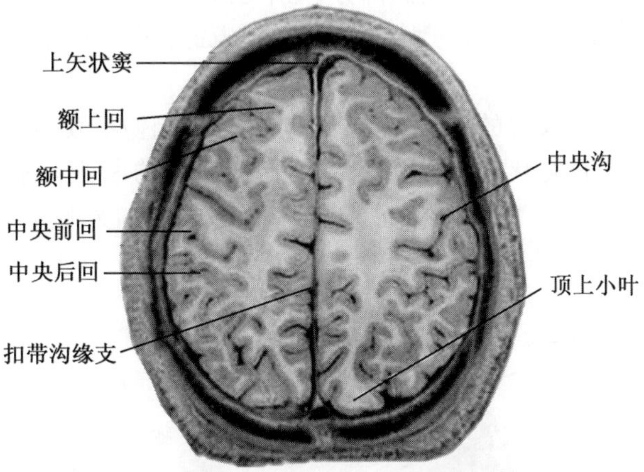


**图 1-4-3　经中央旁小叶下方的横断层面**

4. 经半卵圆中心的横断层面

左、右侧大脑半球的髓质断面增至最大，近似呈半卵圆形，故名半卵圆中心。大脑半球上外侧面自前向后为额上回、额中回、额下回、中央前回、中央沟、中央后回、缘上回、角回和顶上小叶，大脑半球内侧面自前向后为额内侧回、扣带回和楔前叶。半卵圆中心的纤维主要为髓纤维，在 CT 图像上呈低密度区，在 MRI $T_1$ 加权像上呈高信号亮区（图 1-4-4）。

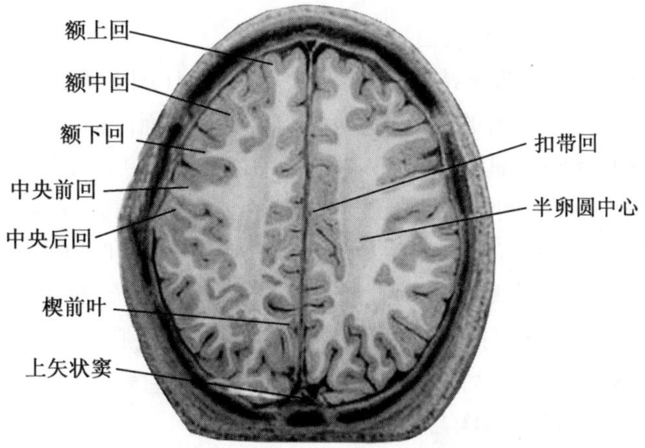


**图 1-4-4　经半卵圆中心的横断层面**

5. 经侧脑室顶部的横断层面

此层面以胼胝体为界分为前、中、后三部分(图 1-4-5)。

前部：位于胼胝体以前的部分，大脑纵裂内有大脑镰前份及其两侧的大脑纵裂池。大脑半球内侧面可见扣带沟和扣带回，大脑半球上外侧面自前向外依次为额上、中、下回。

中部：位于胼胝体前、后端之间的部分，正中线上可见分隔侧脑室中央部的透明隔，室腔的外侧壁出现尾状核体断面。大脑半球上外侧面上可见中央前、后回，二者之间的中央沟较明显。

后部：位于胼胝体以后的部分，大脑纵裂内有大脑镰后份及其两侧的大脑纵裂池，大脑镰的前端有下矢状窦断面，后端有上矢状窦的断面。胼胝体后方有扣带回、扣带沟、楔前叶和楔叶。大脑半球上外侧面自内侧向外侧有枕上回、角回和缘上回。

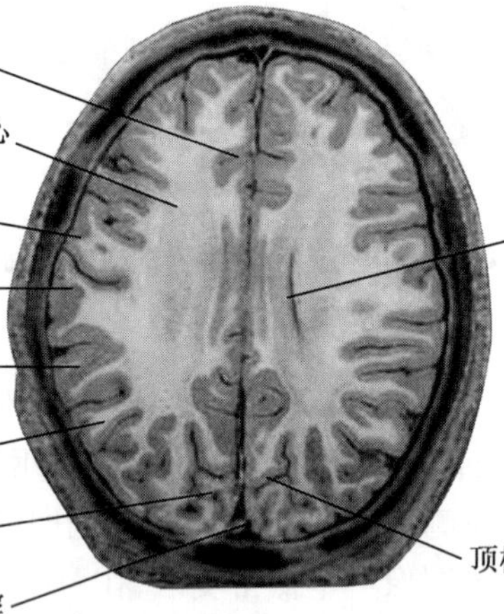


**图 1-4-5　经侧脑室顶部的横断层面**

6. 经侧脑室中央部的横断层面

此层面以胼胝体膝、压部为界，分为前、中、后三部分(图 1-4-6)。

前部：位于胼胝体膝以前的部分，主要结构与上一层面的前部基本相同。

中部：位于胼胝体膝与胼胝体压部之间。正中线上可见连于胼胝体膝后方的透明隔，有时可见两侧透明隔之间的透明隔腔(第五脑室)；透明隔后方为穹隆。侧脑室前角的外侧壁上出现尾状核头，穹隆两侧为背侧丘脑。尾状核头和背侧丘脑的外侧为内囊，内囊与岛盖之间自内侧向外侧依次为豆状核壳、外囊、屏状核、最外囊和岛叶。穹隆两侧和胼胝体压部前外侧的腔隙为侧脑室三角区，内有侧脑室脉络丛。

后部：位于胼胝体压部以后的部分，除胼胝体压部与直窦之间有大脑大静脉的断面外，大脑半球内侧面的脑回、脑沟与上一层面基本相同。

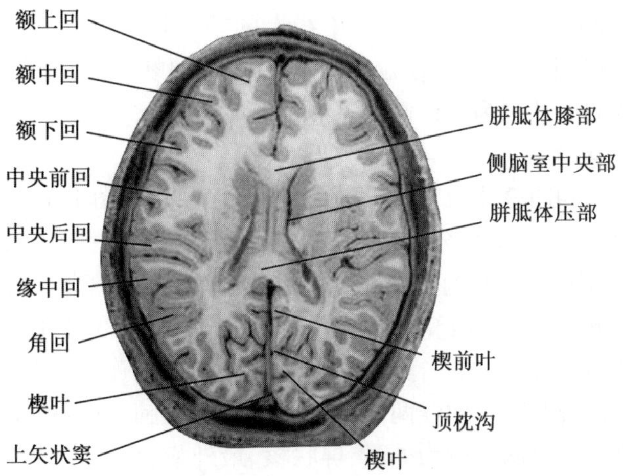


**图 1-4-6　经侧脑室中央部的横断层面**

7．经室间孔的横断层面

此层面以胼胝体膝、压部为界，分为前、中、后三部分（图 1-4-7）。

前部：位于胼胝体膝和外侧沟的前方，主要结构与上一层面基本相同。

中部：位于胼胝体膝与胼胝体压部之间。前 1/3 内侧主要为侧脑室前角，呈“)(”形，由胼胝体膝、透明隔、穹隆柱和尾状核头围成，侧脑室前角向后绕穹隆柱经室间孔连通第三脑室。中 1/3 内侧主要为第三脑室和背侧丘脑，第三脑室后份的两侧可见大脑内静脉。背侧丘脑位于第三脑室外侧，背侧丘脑和尾状核头外侧是“><”形的内囊，再向外侧依次为苍白球、壳、外囊、屏状核、最外囊、岛叶皮质和岛盖。岛叶皮质与岛盖之间为大脑外侧窝池，内有大量中动脉及其分支的断面。该层面的岛盖主要由颞上回组成。后 1/3 主要结构为侧脑室三角区，视辐射自内囊后肢绕侧脑室三角区行向后内侧，投射至距状沟周围皮质；听辐射自内囊后肢向前外侧投射至颞横回。在侧脑室三角区前方、背侧丘脑后外侧和视辐射根部之间可见尾状核尾的断面。

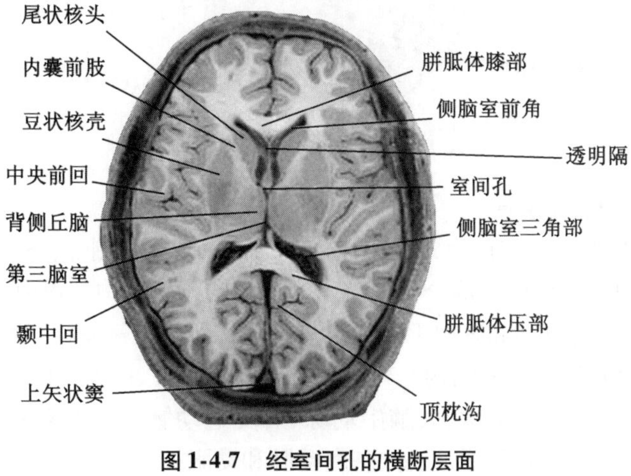


**图 1-4-7　经室间孔的横断层面**

后部：位于胼胝体压部以后的部分，中线上的“V”形结构为小脑幕顶，其后端为直窦，再向后为大脑镰及上矢状窦。小脑幕外侧为扣带回峡，后方是距状沟和舌回，最后为楔叶。大脑半球的后外侧为枕外侧回、颞中回和颞上回。

8. 经下丘的横断层面

此层面以外侧沟和四叠体池为界分为前、中、后三部分（图 1-4-8）。

前部：位于外侧沟以前的部分。大脑纵裂向后到达第三脑室的前方，大脑纵裂两侧有扣带回、额上回和额下回。外侧沟内为大脑外侧窝池，较宽阔，内有大脑中动脉的断面。

中部：位于外侧沟后方和四叠体池前方之间。第三脑室位于中部的前份，其前外侧有尾状核头和豆状核壳，前方的横行纤维为前连合，向外侧连于两侧颞叶。第三脑室后方的中线上有中脑水管断面。中线两侧自前向后可见大脑脚底、黑质、红核和下丘的断面。豆状核壳外侧自内侧向外侧为外囊、屏状核、最外囊、岛叶、外侧沟及其内的大脑中动脉，再向外侧为颞盖，其前份为颞上回，后份为颞中回。下丘的后方及两侧为四叠体池，其外侧的颞叶内出现侧脑室下角，下角底壁上的隆起为海马，其前方似鸭嘴状的突起为海马伞断面。海马后内侧突出的脑回为海马旁回。

后部：位于四叠体池以后的部分。下丘的后方有小脑蚓，小脑蚓两侧为“V”形的小脑幕断面，幕后方是直窦、大脑镰及上矢状窦。大脑镰两侧自内侧向外侧依次为枕颞内侧回、枕颞沟和枕颞外侧回。

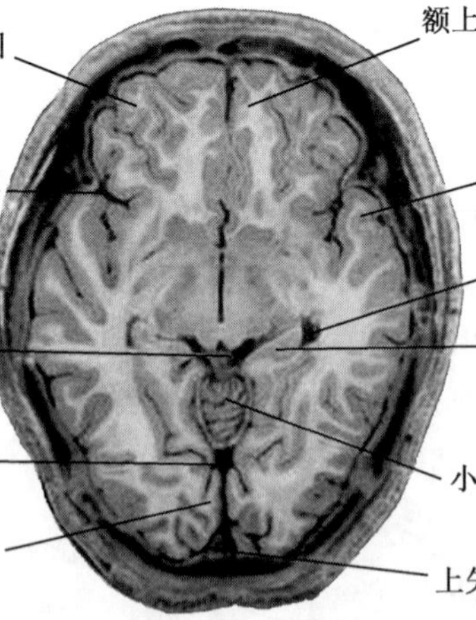


**图 1-4-8　经下丘的横断层面**

9. 经视交叉的横断层面

此层面以视交叉和小脑幕为界，分为前、中、后部和左、右侧部（图 1-4-9）。

前部：位于视交叉以前的部分。视交叉为横行的条状结构。正中线的前端有鸡冠，后端有交叉池，两侧为直回和眶回下缘。鸡冠的前外侧可见额窦，两侧可见眼球上缘。

中部：主要显示鞍上池的结构。鞍上池位于蝶鞍上方，由前方的交叉池和后方的脚间池组成，有视交叉和颈内动脉、大脑中动脉、后交通动脉。在视交叉和脑桥基底部之间自前向后依次有漏斗、乳头体、鞍背、基底动脉和动眼神经等。

后部：位于鞍部后方和小脑幕切缘的内侧，主要结构为脑桥和小脑的断面。脑桥被盖部后方的腔隙为第四脑室上部。大脑后动脉在脑桥两侧自前向后绕行。脑桥后方为小脑半球及蚓部。蚓部的后方为直窦汇入窦汇处，向两侧延续为横窦。

左、右侧部：位于蝶鞍和小脑幕外侧的部分，主要为端脑颞叶的结构，可见其内的侧脑室下角、内侧的海马旁回和钩，小脑的后方有部分颞叶皮质与颞叶相连。

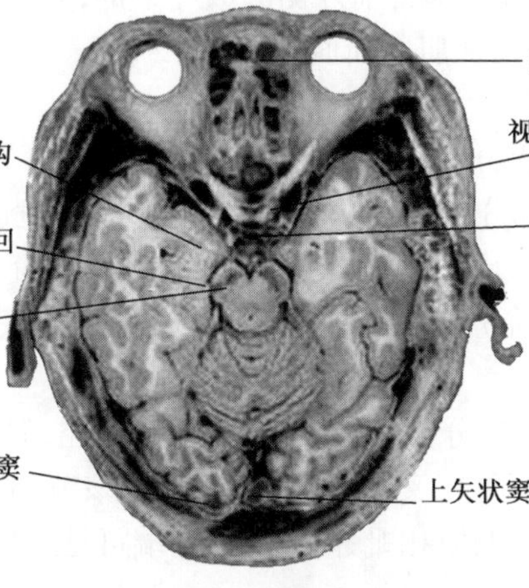


**图 1-4-9　经视交叉的横断层面**

10. 经垂体的横断层面

此层面可分为前、中、后部和左、右侧部(图 1-4-10)。

前部：位于蝶鞍以前的部分，主要结构是鼻腔和眶腔。鼻腔的中部是鼻中隔，鼻中隔与筛窦之间的狭窄裂隙为鼻道上部。眶腔的前份内有眼球，眼球内的双凸透镜状结构为晶状体。眼球后方连有长条状的视神经，其内、外侧分别为内直肌和外直肌，视神经与眼球外肌之间填充有眶脂体。

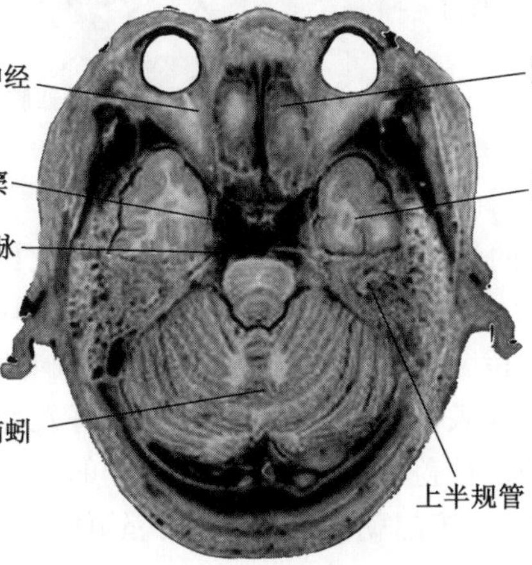


**图 1-4-10　经垂体的横断层面**

中部：位于前床突和鞍背之间。前床突内侧有颈内动脉的断面，蝶鞍内有垂体。蝶鞍两侧，海绵窦、动眼神经和滑车神经穿行其中。

后部：位于鞍背和斜坡后方、两侧小脑幕之间。脑桥位于后部的前份，脑桥基底部与斜坡之间为桥池，内有基底动脉通过。小脑半球占据后部的大部分，两侧小脑半球之间的狭窄部为蚓部。

左、右侧部：即蝶鞍两侧和小脑幕前外侧的颞叶下部，双侧乳突上部乳突小房。侧脑室下角已消失，颅骨外侧可见颞肌的断面。

11. 经内耳道的横断层面

此层面以蝶窦和颞骨为界分为前、中、后三部分（图 1-4-11）。

前部：位于蝶窦以前的部分，主要结构为鼻腔和左、右侧眶腔。正中线上为鼻中隔。鼻腔外侧壁的后、前份分别有上鼻甲和中鼻甲，鼻甲的外侧为筛窦。眶腔位于鼻腔外侧，呈尖向后方的三角形，其前份有眼球下壁的断面。眶的后份有眶脂体、眼球外肌和眼静脉等。

中部：为蝶窦及其两侧的部分。蝶窦多呈左、右侧两腔，偶有三腔者。蝶窦两侧为颞极下部。颞叶与蝶窦之间可见三叉神经节的断面，在该节的内侧可见颈内动脉行于破裂孔内。颞极外侧隔蝶骨与颞肌相毗邻，颞肌的前端可见三角形的颧骨断面。

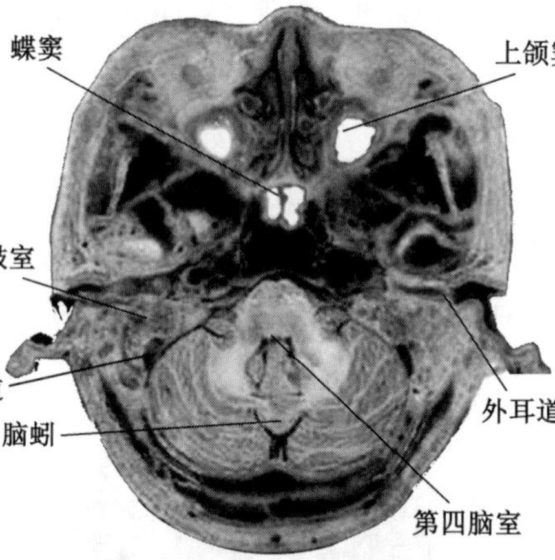


图 1-4-11　经内耳道的横断层面

后部：位于颞骨后方的颅后窝内。在颞骨岩部断面上可见内耳道及其内的迷路动脉、面神经和前庭蜗神经。内耳道前外侧的骨性空腔为中耳鼓室，其后方为乳突小房。颞骨岩部内侧半后方与脑桥、绒毛之间的腔隙为脑桥小脑角池，内有面神经、前庭蜗神经和迷路动脉斜向前外侧穿入内耳道，是听神经瘤的好发部位。在脑桥基底沟内可见基底动脉。第四脑室由脑桥被盖部、小脑蚓部和两侧的小脑中角围成。齿状核位于第四脑室后外侧的小脑髓质内，核门朝向前内侧，紧邻第四脑室，故此核处出血易入第四脑室。

12. 经枕骨基底部的横断层面

此层面以翼腭窝和枕骨基底部为界分为前、中、后三部分(图1-4-12)。

前部：位于翼腭窝以前的部分，主要结构为鼻腔和上颌窦。由筛骨垂直板、鼻中隔软骨和犁骨构成鼻中隔，鼻腔外侧壁的前份有下鼻甲和鼻泪管断面。上颌窦呈三角形，位于下鼻甲外侧。

中部：位于鼻腔和上颌窦的后方、枕骨基底部的前方。鼻腔后方的中线上有犁骨，其两侧为蝶骨翼突。翼突前方与上颌窦之间的腔隙为翼腭窝，窝内充满脂肪组织，其间有上颌动脉和翼腭神经结等。颞突外侧有翼外肌的起始处，颞肌位于翼外肌的外侧，其内有白色的颞腱膜。翼外肌和颞肌的后方为关节结节，关节结节后方是颞下颌关节，可见关节腔和下颌头的断面。此关节的内侧和颈动脉管外口的前方有脑膜中动脉断面。

后部：位于枕骨基底部后方，有后外侧颞骨乳突部和后部颅后窝内的结构。枕骨基底部两侧可见颈动脉管及其内的颈内动脉，后方为颈静脉孔。颅后窝内的主要结构有延髓、椎动脉、小脑半球。

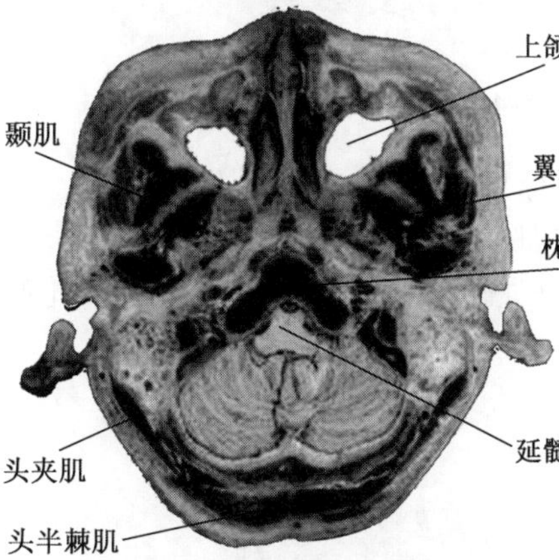


**图1-4-12 经枕骨基底部的横断层面**

13. 经寰枕关节的横断层面

此层面以鼻咽和下颌颈为界分为前、中、后三部分(图1-4-13)。

前部：主要由鼻腔和上颌窦组成。鼻腔内的主要结构有鼻中隔软骨和下鼻甲，鼻腔外侧是三角形的上额窦断面。

中部：为上颌窦后壁后方和下颌颈前方的部分，包括颞下窝、翼腭窝和鼻咽。鼻咽位于鼻腔的后方，其侧壁前份的裂口为咽鼓管咽口，后方的隆起为咽鼓管圆枕，内有咽鼓管软骨。咽鼓管圆枕与咽后壁之间的为咽隐窝。腭帆张肌位于咽鼓管咽口外侧，腭帆提肌位于咽鼓管软骨后外侧。在腭帆提肌与翼外肌之间有下颌神经和脑膜中动、静脉通过，二者的后外侧为腮腺。颞肌外侧有冠突和咬肌的断面。

后部：位于下颌颈和鼻咽以后的部分。以寰椎为中心，寰枕关节的关节面呈弧形。在寰椎的左、右侧块之间有椭圆形的齿突。寰枕关节的前外侧有头前直肌，该肌与咽后壁之间有头长肌的断面。颈内动、静脉位于寰枕关节的前外侧,寰枕关节的后外侧有椎动、静脉。椎管内有脊髓及其被膜。在颈内动、静脉和椎动、静脉可见头外侧直肌的断面。寰椎的后方及两侧有项肌。中线处有头后小直肌,其外侧为头后大直肌、头上斜肌、头半棘肌和头夹肌。头夹肌前份的内侧有二腹肌后腹和头最长肌。

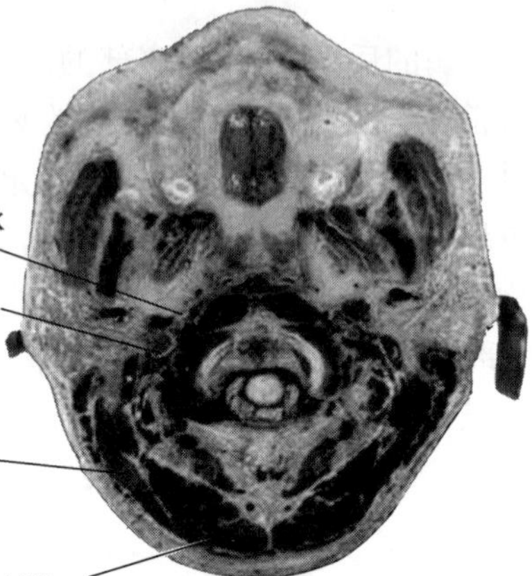


**图 1-4-13　经寰枕关节的横断层面**

14. 经寰枢正中关节的横断层面

此层面可分为前、中、后三部分(图 1-4-14)。

前部：主要由口腔的上颌牙槽突和软腭组成。两侧为颊肌和颊脂体,前方有口轮匝肌的断面。

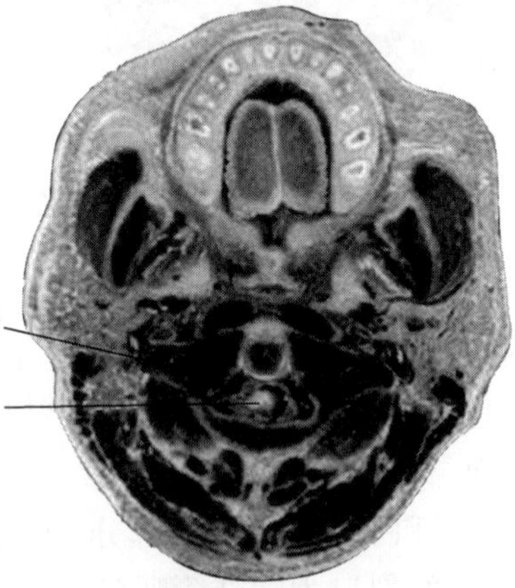


**图 1-4-14　经寰枢正中关节的横断层面**

中部：以鼻咽为中心,咽的前方有软腭,中线两侧横行的肌纤维为腭帆张肌,其外侧为翼内肌和下颌支,下颌支前缘的内侧为颞肌。下颌支的外侧有咬肌,其后方及后内侧有腮腺。靠近腮腺前缘处有颞浅动、静脉和上颌静脉通过。鼻咽的后方及两侧为咽缩肌。咽侧壁与腮腺之间的区域为咽旁间隙,该间隙的后部可见颈内动、静脉,颈内动、静脉的后内侧自前向后有舌咽神经、迷走神经和副神经，舌下神经位于颈内动、静脉之间，颈内动、静脉与腮腺之间有茎突和茎突咽肌，颈内静脉与腮腺之间有二腹肌后腹。

后部：以寰椎为中心，在中线上有寰枢正中关节，可见枢椎齿突和寰椎的前弓、侧块，寰椎横韧带位于齿突后方。侧块的外侧有横突，二者之间有椎动、静脉通过。寰枢正中关节后方呈新月形，凹面向前的骨为寰椎后弓，二者之间为椎管，内有脊髓及其被膜、椎内静脉丛和神经根。前弓的前方有头长肌和头前直肌，外侧可见两个神经节的断面，前方为迷走神经下神经节，后方为交感神经颈上神经节。咽旁间隙内的颈内动、静脉位于神经节的后外侧。寰椎后弓的后方及两侧与上一层面基本相同，头后小直肌消失，胸锁乳突肌出现。

15. 经枢椎椎体上方的横断层面

此层面以口咽为界，分为前、中、后三部分（图 1-4-15）。

前部：为腭垂以前的部分。口腔的前方有口轮匝肌，两侧有颊肌、颊脂体、上颌牙槽突和硬腭，后方为软腭。在腭垂两侧有腭扁桃体的断面。

中部：以口咽为中心，其前方有软腭和腭扁桃体，后方为咽后壁，两侧有咽旁间隙、翼内肌、下颌支和咬肌。咽旁间隙的前外侧为翼内肌和腮腺，后内侧为椎前筋膜，内侧为咽侧壁，间隙的后部内有重要的神经、血管通过，鼻咽癌和腮腺肿瘤均可侵犯该间隙的神经、血管，导致相应的临床症状。腮腺的内侧有下颌后静脉和颈外动脉，此动脉的后方有二腹肌后腹。

后部：位于口咽和腮腺以后的部分，以枢椎为中心。椎体与椎前筋膜之间为椎前间隙，内有颈长肌、头长肌和颈交感干。椎体两侧的横突孔内有椎动、静脉，横突外侧有肩胛提肌的断面。枢椎椎弓的后方有头下斜肌和头后大直肌，二肌的后方及外侧有头半棘肌、头夹肌、斜方肌和胸锁乳突肌。头最长肌位于头半棘肌与头夹肌之间。

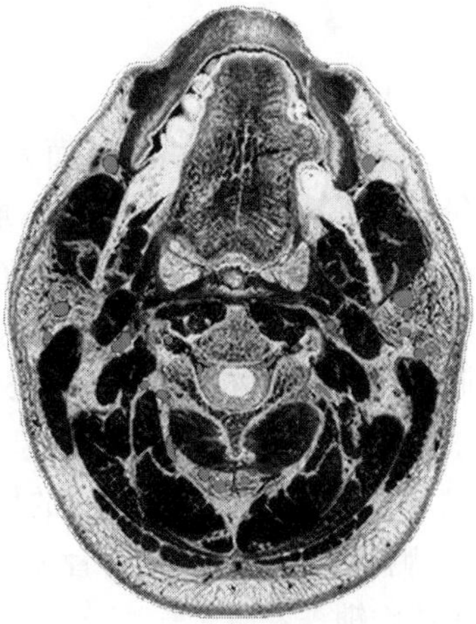

**图 1-4-15　经枢椎椎体上方的横断层面**

**（二）颈部的横断面解剖**

颈部的横断层面，上接颅底横断层面，下连胸部横断层面。

1. 经舌骨大角的横断层面

本层面经舌骨大角，主要显示第 3 颈椎及毗邻骨骼肌、喉咽、颈动脉鞘等结构（图 1-4-16）。层面大部分为颈部支持性结构所占据，颈部脏器、血管位于层面前部。

颈部脏器：本层面仅占据前份中部较狭小区域。椎体前方狭长的大腔隙为喉咽，其向前延续的狭小腔隙为喉前庭最上份。喉前庭前壁可见会厌软骨；喉咽的后壁有咽中缩肌、咽下缩肌和茎突咽肌，头长肌与咽缩肌之间有舌骨大角或甲状软骨上角的断面。

颈部血管、神经干：在椎体前外侧，头长肌与胸锁乳突肌之间可见颈深筋膜中层包绕颈内动脉、颈内静脉和迷走神经形成的颈动脉鞘，此鞘周围的结缔组织间隙上起自颅底、下达前纵隔，间隙内的积脓或积血可向下蔓延至纵隔。中斜角肌与胸锁乳突肌之间有数个颈外侧深淋巴结。

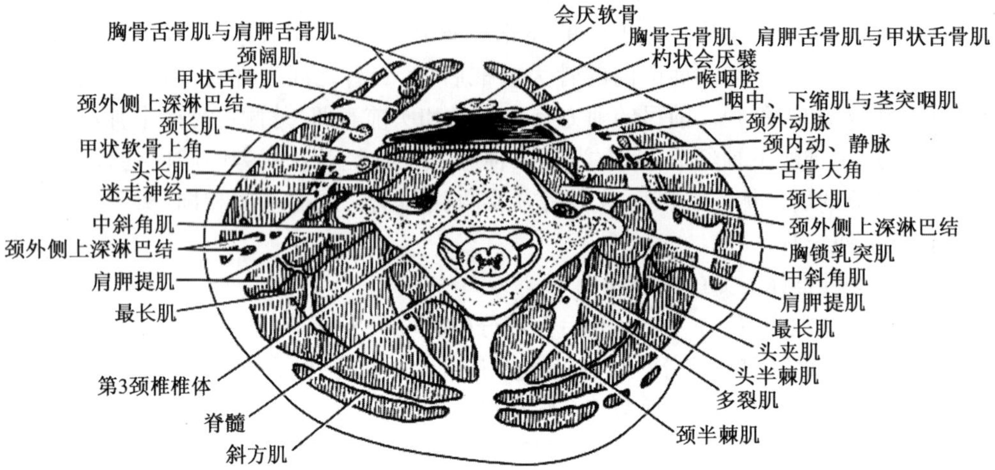


**图 1-4-16　经舌骨大角的横断层面**

支持性结构：占据层面大部分，其中第 3 颈椎位于层面的中心位置。椎体居椎骨前份，与后份的椎弓围成近似三角形椎孔，椎孔内容纳颈髓及其附属结构。本图椎弓伸向两侧的横突上未见横突孔，但在椎弓根前外侧可以见到椎动、静脉。运动头、颈部的肌围绕第 3 颈椎排列，位于椎体前方的是颈深肌内侧群，即颈长肌和头长肌，合称为椎前肌；位于横突外侧者是颈深肌外侧群，即斜角肌群，本层面仅见前斜角肌和中斜角肌；位于椎骨后外侧、棘突两侧的是竖脊肌，有颈半棘肌、多裂肌、头半棘肌、头夹肌和最长肌等。层面上位置较表浅的肌由后向前依次是斜方肌、肩胛提肌、胸锁乳突肌、颈阔肌、胸骨舌骨肌、肩胛舌骨肌和甲状舌骨肌。封套筋膜包绕斜方肌，向前延续又分别包绕胸锁乳突肌。

2. 经甲状软骨上缘的横断层面

本层面经甲状软骨上缘，约平第 4 颈椎椎体上部，主要显示颈椎及毗邻骨骼肌、喉咽、喉口、喉前庭、颈动脉鞘等结构（图 1-4-17）。层面大部分为颈部支持性结构所占据，颈部脏器、血管位于层面前部。

颈部脏器：本层面仍仅占据前份中部较狭小区域。层面显示椎体前狭长的大腔隙为喉咽，其矢状径、横径均较上一层面略有增加，喉咽前方与之连通的较小腔隙为喉前庭，喉前庭与喉咽通连处即喉口；喉口两侧是杓状会厌襞；喉前庭前壁为会厌，更前方是甲状软骨上缘，本层面甲状软骨为不连续软骨板，呈“八”字形位于前正中线两侧。喉咽的后壁有咽中缩肌、咽下缩肌，头长肌与咽缩肌之间可见甲状软骨上角。

颈部血管、神经干：在椎体前外侧，头长肌与胸锁乳突肌之间可见颈动脉鞘，鞘内颈内动脉位于内侧，颈内静脉居外侧，二者之间的后方为迷走神经。肩胛提肌与胸锁乳突肌之间有数个颈外侧深淋巴结。

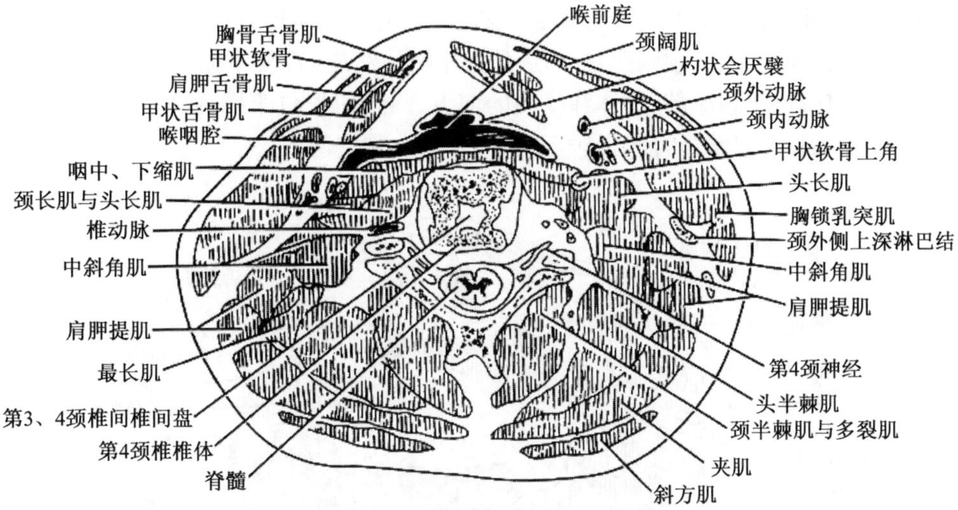


**图 1-4-17　经甲状软骨上缘的横断层面**

支持性结构：占据层面大部分，其中第 4 颈椎位于层面的中心位置。椎体居椎骨前份，椎体中央可见第 3、4 颈椎间椎间盘，椎体与椎弓围成近似三角形的椎孔，椎孔内容纳颈髓及其附属装置，与颈髓联系的神经根丝走向两侧，并经椎间孔出椎孔；椎弓伸向两侧的横突上有横突孔，孔内可见椎动、静脉。颈深肌内侧群（颈长肌和头长肌）位于椎体前方；颈深肌外侧群（即斜角肌群）位于横突外侧，本层面可见前斜角肌和中斜角肌；竖脊肌位于椎骨后外侧、棘突两侧，有颈半棘肌、多裂肌、头半棘肌、头夹肌和最长肌等。斜方肌、肩胛提肌、胸锁乳突肌、颈阔肌、胸骨舌骨肌、肩胛舌骨肌和甲状舌骨肌的位置表浅、由后向前排列；封套筋膜包绕斜方肌和胸锁乳突肌，与上一层面比较，胸锁乳突肌位置逐步前移。

3. 经甲状软骨中份的横断层面

本层面经甲状软骨中份，约相当于第 4 颈椎椎体中下份，主要显示甲状软骨、喉前庭、喉咽、颈动脉鞘、第 4 颈椎和毗邻骨骼肌。本层面颈部脏器占据区域较上一层面明显增大（图 1-4-18）。

颈部脏器：位于层面前部，占据区域较前一层面明显增加。喉咽为第 4 颈椎椎体前方的狭长大腔隙，其两侧向前的深谷为梨状隐窝，是异物易滞留的部位，咽后壁可见厚实的咽下缩肌。喉咽前方为喉前庭，二者以喉后壁、咽前壁分隔，喉后壁内可见杓状软骨断面；喉腔呈横径短、矢状径长的梭形。甲状软骨板呈连续“Λ”形，位于咽、喉的前外侧，是影像诊断中指示喉腔位置的标志；甲状软骨板前外侧有胸骨舌骨肌、肩胛舌骨肌和甲状舌骨肌；更表浅还有颈阔肌和胸锁乳突肌。

大血管、神经干：在甲状软骨后缘，头长肌与胸锁乳突肌之间可见颈动脉鞘，鞘内有颈总动脉、颈内静脉和迷走神经。

支持性结构：占据层面后 2/3。第 4 颈椎位于层面中央，可见椎体、椎弓、椎孔、颈髓及附属结构，横突孔，椎动、静脉等结构。椎孔仍呈三角形，但横径较前一层面增大。

围绕颈椎和颈部脏器周围的主要为颈肌。斜方肌、肩胛提肌属背肌，位于层面后外侧及两侧的浅层；胸锁乳突肌、颈阔肌位于层面前外侧的浅层；舌骨下肌群贴附于甲状软骨的表面。椎前肌位于颈深部、椎体和横突的前方，斜角肌群位于横突外侧，颈半棘肌、多裂肌、头半棘肌和夹肌等竖脊肌仍居于椎板后外侧、棘突两侧。

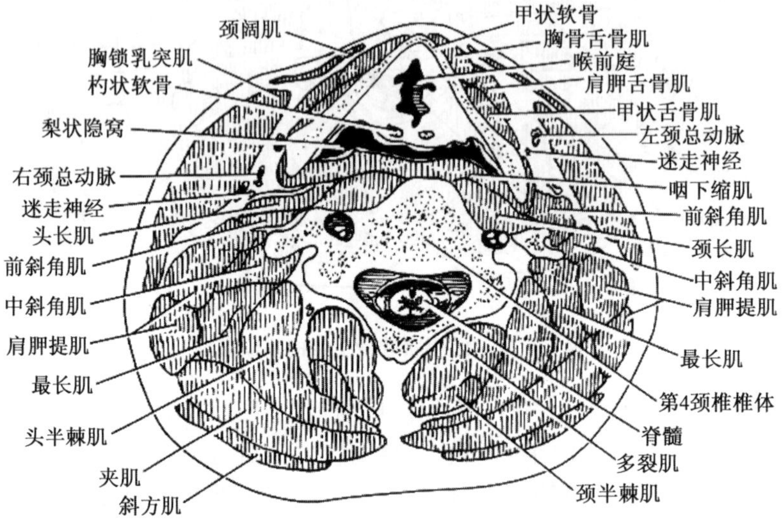


**图 1-4-18　经甲状软骨中份的横断层面**

4. 经甲状软骨下缘的横断层面

本层面经甲状软骨下缘，平第 4、5 颈椎间椎间盘，主要显示声门裂、声襞、甲状腺上极、颈动脉鞘及内容、第 4 颈椎及毗邻结构等（图 1-4-19）。

颈部脏器：位于层面前部，约占层面前 1/3。喉咽居于椎体前方，腔隙矢状径急剧缩小，至喉咽内腔呈裂缝样，横径也较上一层面减小，咽后壁的咽缩肌肉眼已难辨认。咽前方为喉，环状软骨板上缘断面呈弧形，居于喉的后部，杓状软骨呈“八”字形位于环状软骨板两侧缘的前外侧，更外可见也呈“八”字形的甲状软骨板断面，位于杓状软骨之间及前方的裂隙为声门裂，是喉腔最狭窄的部位；声门裂处的黏膜下组织较疏松，炎症时易水肿，也是喉癌的好发部位；小儿喉较小，常因水肿而引起喉阻塞，出现呼吸困难。声门裂两侧的白色结构为声襞，更外侧位于甲状软骨与杓状软骨之间的骨骼肌为甲杓肌。甲状软骨前方及两侧有胸骨舌骨肌、肩胛舌骨肌及其深面的甲状舌骨肌。肩胛舌骨肌后方有甲状腺侧叶，其外侧有胸锁乳突肌覆盖。

大血管、神经干：颈动脉鞘及内容物位于前斜角肌、胸锁乳突肌和甲状腺侧叶（或甲状软骨板后缘）之间。

支持性结构：占据本层面后 2/3。本层面的结构排列与上一层面基本相同。其变化为椎体处可见第 4、5 颈椎间椎间盘；横突孔后移；胸锁乳突肌肥厚、位置前移；斜方肌有外延趋势；斜角肌群体积增大，前斜角肌前移，与中斜角肌和后斜角肌之间出现细微间隙。

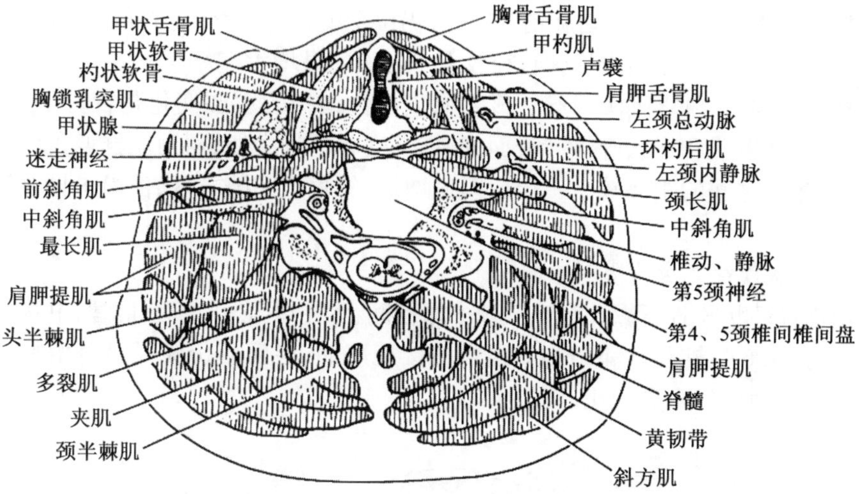


**图 1-4-19　经甲状软骨下缘的横断层面**

5. 经环状软骨的横断层面

本层面经环状软骨，约平第 5 颈椎椎体下份，主要显示环状软骨、声门下腔、甲状腺侧叶、颈动脉鞘及内容、第 5 颈椎及毗邻结构等（图 1-4-20）。

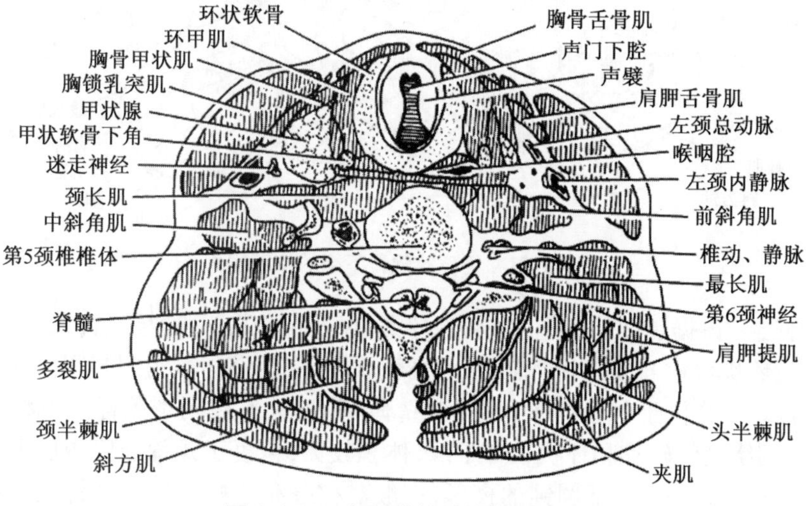


**图 1-4-20　经环状软骨的横断层面**

颈部脏器：占据层面前 1/3。喉为本层面颈部脏器的中心结构，在第 5 颈椎椎体前方有粗大、"U"形环状软骨的剖面，因层面未及环状软骨弓上缘，故层面上环状软骨并未呈环形，环状软骨内腔有声襞及声门下腔。环状软骨外侧有环甲肌的断面。环甲肌前外侧有胸骨舌骨肌、胸骨甲状肌和肩胛舌骨肌的断面。最外侧为宽厚的胸锁乳突肌断面。环状软骨与第 5 颈椎椎体之间为喉咽，本图椎体左前方的喉咽腔部分较明显，而前方及右前方的部分甚不明显。甲状腺侧叶位于环甲肌、前斜角肌与舌骨下肌群（胸骨甲状肌、肩胛舌骨肌）之间。在甲状腺侧叶与喉咽之间有甲状软骨下角断面。

颈部大血管、神经干：颈动脉鞘及内容，仍位于甲状腺侧叶、前斜角肌和胸锁乳突肌之间；鞘内的颈总动脉和颈内静脉管径较上一层面明显增大。

支持性结构：占据层面后2/3。该层面支持性结构的主要变化是舌骨下肌群覆盖于环状软骨、环甲肌和甲状腺侧叶表面，胸锁乳突肌更近中线，斜角肌群增大，前斜角肌与中、后斜角肌之间的距离较上一层面明显增加，斜角肌间隙显现，但尚未见血管、神经通行。

6. 经环状软骨下缘的横断层面

本层面经环状软骨下缘和第6、7颈椎间椎间盘，主要显示气管、食管、甲状腺、颈动脉鞘及内容、第6颈椎及毗邻结构。因层面接近肩部，层面后份横径显著增加，此层面形态较上一层面出现明显变化（图1-4-21）。

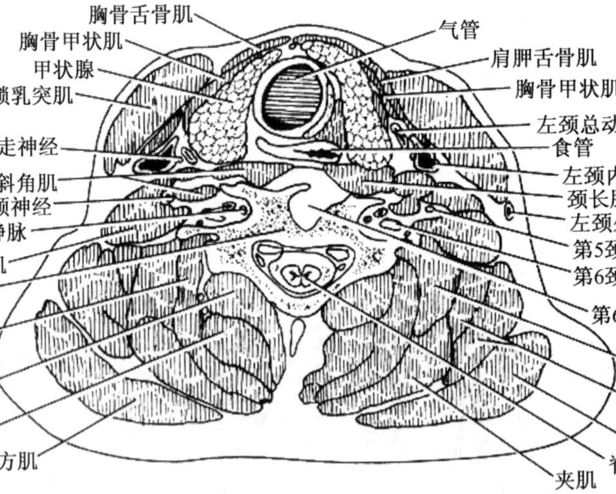


**图1-4-21　经环状软骨下缘的横断层面**

颈部脏器：占据层面前1/3。气管位于颈部脏器的中心，喉与气管在本层面交接。气管左壁为环状软骨下缘，右壁和前壁为气管软骨环，后壁为软组织封闭。咽与食管在本层面交接。食管位于气管与椎体之间，壁薄、管腔呈不规则裂隙样。甲状腺侧叶呈“八”字形，围绕气管软骨和环状软骨下缘，体积较大，包裹于颈深筋膜中层形成的甲状腺假囊内，呈前部锐薄、后部圆钝的楔形，一般对称分布。峡部位于气管软骨环的前方（本层面尚未出现），联系左、右侧叶。甲状腺前邻舌骨下肌群（胸骨舌骨肌、胸骨甲状肌和肩胛舌骨肌），内侧贴近气管、食管，后外侧有颈总动脉、颈内静脉、迷走神经、喉返神经和颈交感干等。甲状腺肿大时可压迫毗邻诸结构，发生呼吸困难、咽部不适和声音嘶哑等症状。

颈部大血管、神经干：颈动脉鞘及内容仍位于甲状腺侧叶、前斜角肌和胸锁乳突肌之间，血管管径显著增大。

颈部支持结构：占据层面后2/3。椎体左前份被第6、7颈椎间椎间盘占据，椎孔横径较上一层面增大，横突孔内的椎动、静脉管径较大。斜角肌群进一步增大，前斜角肌与中斜角肌之间的斜角肌间隙内可见颈神经根通行。胸锁乳突肌更近前正中线、斜方肌外延并急剧肥厚。层面的其他支持性结构同上一层面。

## 三、冠状断面解剖

### (一) 头部的冠状层面

头部的冠状层面均可分为上、下两部分,上部为脑颅,有脑及其被膜等;下部为颌面或颈部,有眶腔、鼻腔、口腔、咽和脊柱颈段等。

1. 经鸡冠的冠状层面(图 1-4-22)

上部:为颅腔内的结构。正中线上有大脑镰,其上端连于上矢状窦,下端连于鸡冠。鸡冠两侧的筛板与额叶下面之间有嗅球。大脑镰两侧为大脑半球额极的冠状断面,层面的上部为额上回,下部为额中回。

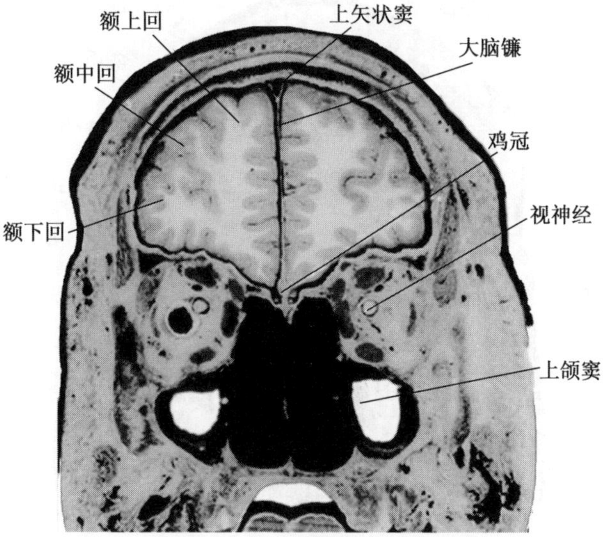


**图 1-4-22　经鸡冠的冠状层面**

下部:由眶腔、鼻腔和口腔组成。眶腔:容纳眼球后半部及其周围的眼球外肌和眶脂体。眼球的内侧有内直肌,内上方为上斜肌,上方为上直肌和上睑提肌,外侧有外直肌,外上方有泪腺,下方有下直肌和下斜肌。眼球和眼球外肌之间充填有眶脂体。上斜肌内侧隔薄的骨板邻额窦,内直肌内侧隔薄的骨板邻筛窦。鼻腔和鼻旁窦:鼻腔中间为鼻中隔,向右弯曲。鼻中隔的上部为筛骨垂直板,两侧为左、右侧鼻道。鼻腔外侧壁自上而下有中鼻甲、中鼻道、下鼻甲和下鼻道。中鼻甲自筛板垂直向下,其外下方为中鼻道,内有筛泡。筛泡的下方有呈钩状的下鼻甲,下鼻甲的下方为下鼻道。鼻腔下部的两侧有上颌窦,其上壁为眶下壁,壁内有眶下管及其眶下神经、血管。鼻腔的外上方有额窦和筛窦。口腔:上方为硬腭,下方为下颌体的断面,中间为舌的断面,两侧有颊肌和口轮匝肌。

2. 经上颌窦的冠状层面(图 1-4-23)

上部：大脑镰分隔左、右侧大脑半球，其上端连上矢状窦。在大脑半球的上外侧面上有额上回、额中回和额下回；内侧面的中部出现扣带回和大脑前动脉的分支；底面靠近筛板的上方有嗅束和嗅沟，嗅沟的内侧为直回，外侧为眶回。

下部：主要结构是眶腔、鼻腔、鼻旁窦和口腔。眶腔：视神经位于眶腔的中央，为白色的圆形断面，其周围有硬脑膜包裹。视神经的内侧自内上向外下依次为上斜肌、内直肌和下直肌，上方为上直肌和上睑提肌。在上睑提肌与眶上壁骨膜之间有额神经，上直肌的下方及内侧有眼动脉和眼上静脉。视神经的外侧有外直肌和泪腺。视神经周围充填有眶脂体。眶外侧壁的外侧有颞肌的断面。鼻腔和鼻旁窦：主要结构与前一层面基本相同，但额窦消失。口腔：主要结构与前一层面基本相同，下壁出现颏舌肌和二腹肌前腹的断面。

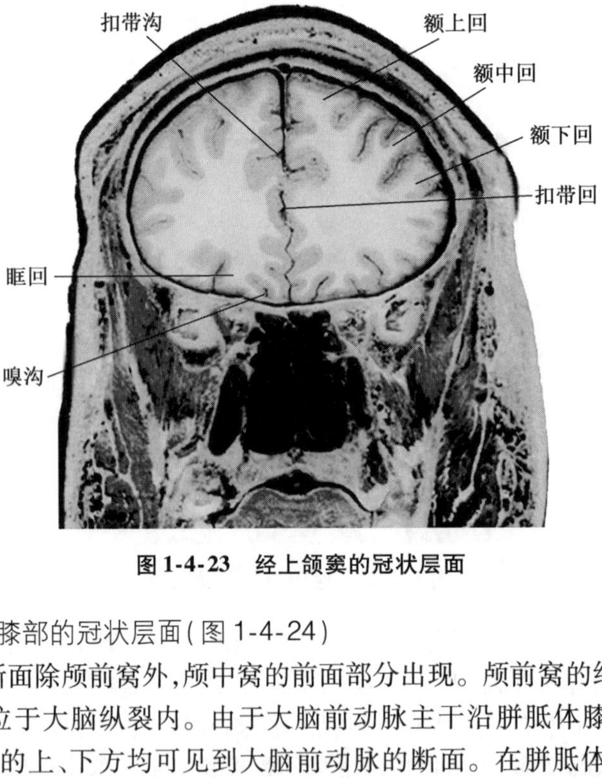


**图 1-4-23　经上颌窦的冠状层面**

3. 经胼胝体膝部的冠状层面(图 1-4-24)

上部：颅腔断面除颅前窝外，颅中窝的前面部分出现。颅前窝的结构：大脑镰及其上端的上矢状窦位于大脑纵裂内。由于大脑前动脉主干沿胼胝体膝的下、前、背侧绕行，故在胼胝体膝的上、下方均可见到大脑前动脉的断面。在胼胝体膝的上方有扣带回、扣带沟和额内侧回。大脑半球上外侧面和底面的结构与前一层面基本相同。在胼胝体膝两侧的白质中，三角形的腔隙为侧脑室前角。颅中窝的结构：位于鼻腔两侧的颅前窝下方，可见颞极的断面。

下部：主要结构有眶尖、鼻旁窦和口腔等。眶尖：位于颞极内侧和鼻腔上外侧。眶尖内白色卵圆形的视神经断面位于内侧，其外下方可见眼动脉和眼上静脉。眼动脉的外侧有滑车神经、动眼神经、眼神经和展神经等。眶尖内有蝶窦，内下方有筛窦。鼻腔和鼻旁窦：鼻腔位于层面的中央部，鼻中隔近似呈垂直位。鼻腔外侧壁上有上、中、下鼻甲和相应的上、中、下鼻道，上鼻甲的外侧为筛窦。鼻腔的外侧有上颌窦后壁。上颌骨的外侧有颞肌、下颌支、颧弓和咬肌等。在颞肌与翼内肌之间有上颌动脉的断面。口腔：口腔的顶壁和下壁与前一层面基本相同。舌下腺的内侧有舌下动、静脉。颊肌的外侧有颊动、静脉和颊神经等。

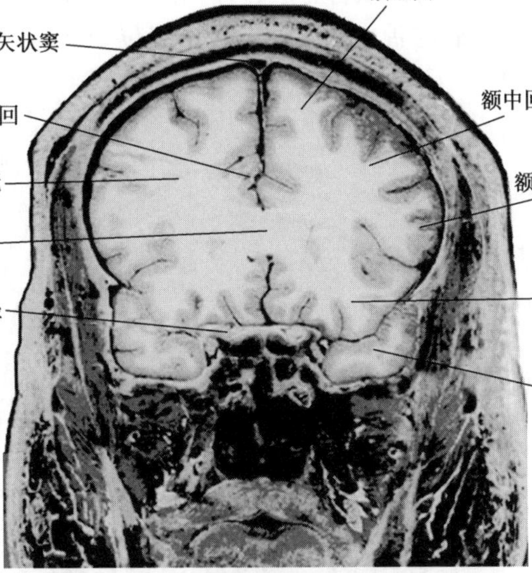


**图 1-4-24　经胼胝体膝部的冠状层面**

4. 经视交叉的冠状层面(图 1-4-25)

上部：大脑纵裂内有大脑镰，其上端连于上矢状窦，下端的两侧有大脑前动脉、扣带回、扣带沟和额内侧回的断面。大脑半球上外侧面自上而下有额上回、额中回、中央前回和中央后回，外侧沟内有大脑中动脉的断面，颞叶上有颞上回、颞中回和颞下回。透明隔两侧呈三角形的腔隙为侧脑室前角，其顶为胼胝体；内侧壁的上部为透明隔，下部为隔核，底为伏隔核；外侧壁为尾状核头和豆状核壳，两核之间的白质为内囊。在壳与岛叶之间的白质内有屏状核。视交叉与蝶鞍之间的腔隙为鞍上池，池内有颈内动脉前床突上段，颈内动脉向外侧发出大脑中动脉，向前发出大脑前动脉。蝶鞍的上方有垂体，两侧的海绵窦内可见颈内动脉海绵窦段。海绵窦外侧壁自上而下有动眼神经、滑车神经、眼神经和上颌神经穿行。在颈内动脉海绵窦段的外侧有展神经和三叉神经节，此节发出下颌神经向下穿卵圆孔出入颅。蝶鞍下方可见部分蝶窦的断面。

下部：由鼻咽、颞下窝和口腔组成。鼻咽：咽隐窝后壁尚存在，两侧有咽鼓管的断面。咽鼓管软骨部的内侧壁为软骨，外侧壁为结缔组织，其管腔处于关闭状态，呈凹面朝向外侧的新月形裂隙。咽鼓管的内下方有腭帆提肌，外侧有腭帆张肌。咽隐窝外上方与破裂孔相邻。

颞下窝：下颌神经出卵圆孔后向外下行于翼外肌与翼内肌之间，发出下牙槽神经经翼下颌间隙进入下颌管。翼外肌的断面呈三角形，横行向外侧止于下颌颈。翼内肌呈梭形，斜向外下方，止于下颌角内面。翼外肌下方与下颌支之间有下牙槽动、静脉和上颌动脉通过。翼外肌与下颌神经之间有脑膜中动、静脉通过。下颌支外侧有咬肌和腮腺的断面。口腔：腭帆与翼内肌之间连于舌的弧形肌束为腭舌肌，口腔下壁的肌较多，有舌两侧的舌骨舌肌和舌下方的颏舌骨肌，再向下为U形的下颌舌骨肌，其两端连于下颌体。舌动脉位于舌骨舌肌与舌内肌之间。舌下腺位于下颌舌骨肌与舌骨舌肌之间，下颌下腺和面动、静脉位于下颌舌骨肌与下颌体之间。

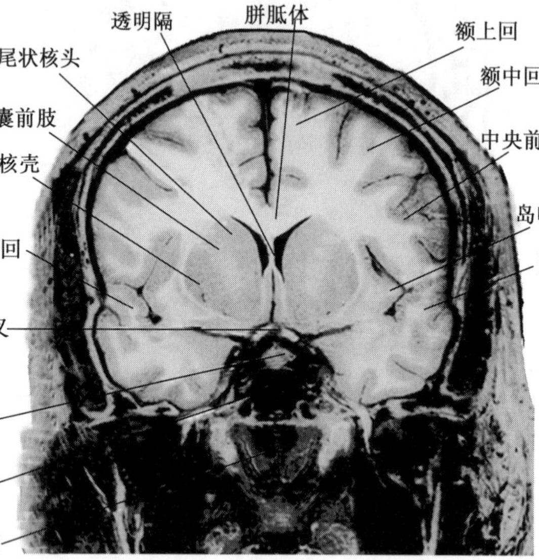


**图1-4-25 经视交叉的冠状层面**

5. 经颞下颌关节的冠状层面（图1-4-26）

上部：大脑半球的上外侧面、内侧面和大脑纵裂内的结构与前一层面基本相同。颞叶底面有枕颞外侧回、枕颞内侧回和靠近脑桥的海马旁回、钩。侧脑室下角及其底壁上的海马清晰可见。胼胝体下方和透明隔两侧呈三角形的腔隙为侧脑室中央部，其顶为胼胝体，下壁为背侧丘脑和穹隆柱，内侧壁为透明隔、外侧壁为尾状核体。穹隆柱与背侧丘脑之间的裂隙为室间孔。两侧背侧丘脑之间的纵行裂隙为第三脑室。

豆状核位于背侧丘脑外侧和尾状核体的外下方，呈尖伸向内侧的楔形，其外侧1/3为豆状核壳，内侧2/3为苍白球。尾状核体与豆状核之间的白质为内囊前肢，自内下斜向外上。壳与岛叶皮质之间自内侧向外侧依次为外囊、屏状核和最外囊。外侧沟内可见大脑中动脉的断面，外侧沟的上、下方分别为顶盖和颞盖。颞叶与背侧丘脑之间的扁圆形断面为视束。脑桥基底部位于两侧颞叶之间，其下方有基底动脉和小脑下前动脉通过，上方有大脑后动脉和动眼神经通过。脑桥与海马旁回之间被小脑幕分隔。三叉神经节位于颞骨岩部内侧的硬脑膜下方。

下部：枕骨基底部的外侧为颞骨岩部，其内侧端有颈动脉管内口的断面，外侧端有颞下颌关节窝,窝内有颞下颌关节盘、下颌头和颞下颌关节间隙。下颌颈的内侧有翼外肌,下颌角的内侧有翼内肌,下颌角和翼内肌的下方有下颌下腺。下颌下腺的外下方有面动脉。在翼外肌与翼内肌之间有上颌动、静脉通过。枕骨基底部的下方有头长肌,头长肌与下颌支之间有弯曲的颈内动、静脉,下颌支的外侧有腮腺。咽腔位于左、右侧下颌下腺之间,内有会厌的断面,外下方有舌骨体的断面。咽腔外上方有长条形的茎突舌骨肌,其与下颌下腺之间有下颌下淋巴结。

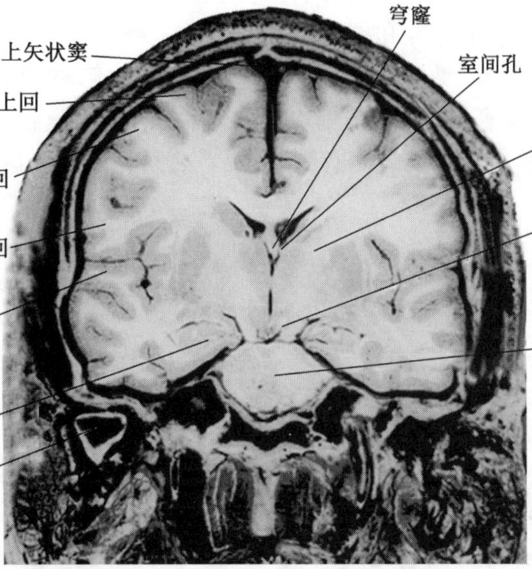


**图 1-4-26　经颞下颌关节的冠状层面**

6. 经外耳道的冠状层面(图 1-4-27)

上部:以小脑幕为界分为小脑幕上部和小脑幕下部。

小脑幕上部(幕上部):大脑纵裂内有大脑镰和大脑前动脉及其分支,大脑镰的上端连于上矢状窦,下端到达胼胝体。大脑半球的内侧面有扣带回和扣带沟,此沟上方有中央旁小叶;上外侧面自上而下有中央前回、中央后回、顶上小叶和顶下小叶的缘上回。额叶与颞叶之间为外侧沟,内有大脑中动脉及其分支。外侧沟的下方为额叶,颞外侧面自上向下为颞上回、颞中回和颞下回,颞上回伸向外侧沟的部分为颞横回。颞叶底面自外侧向内侧有枕颞外侧回、枕颞内侧回和海马旁回等。在颞叶内,海马旁回上方有狭窄的腔隙为副脑室下角,其底壁上有与海马旁回相连的海马。脑桥与海马旁回之间可见大脑后动脉的断面。在中线上、透明隔的上端连胼胝体,下端连于穹隆体,其下方为第三脑室。透明隔两侧的腔隙为侧脑室中央部,其顶壁为胼胝体、下壁为背侧丘脑,内侧壁为透明隔和穹隆体,外侧壁为尾状核体。中线上的第三脑室呈上窄下宽的裂隙状,背侧丘脑位于第三脑室侧壁,其下方有红核和黑质。底丘脑核位于红核的外上方。尾状核和背侧丘脑外侧的白质板为内囊,内囊的外侧为豆状核,豆状核外侧的结构与前一层面基本相同。

小脑幕下部(幕下部):主要结构有脑桥和延髓。三叉神经根附着于脑桥基底部与小脑中脚连接处,脑桥断面内有呈倒“八”字形的锥体束,其向下进入延髓的锥体。脑桥下部移行于延髓,其前方的中线两侧有椎动脉断面。脑桥小脑角池内可见面神经、前庭蜗神经和迷路动脉向外侧穿入内耳门。

下部:主要有颞骨岩部、寰枕关节和寰枢关节等。

颞骨岩部:中份有中耳鼓室,呈不规则的腔隙;鼓室的外侧壁为鼓膜,内侧壁有三个半规管的断面,鼓室的内前方有颈动脉管及其内的颈内动脉,内下方有颈内静脉,此静脉的内侧有舌咽神经、迷走神经和副神经。

寰枕关节和寰枢关节:颞骨岩部与枕骨基底部相连接,枕骨髁与寰椎的上关节面构成寰枕关节。齿突位于寰椎的左、右侧块之间,齿突两侧为寰枢正中关节,此关节的外侧有颈内动、静脉。颈内静脉的外侧有腮腺,两者之间为二腹肌后腹的断面。

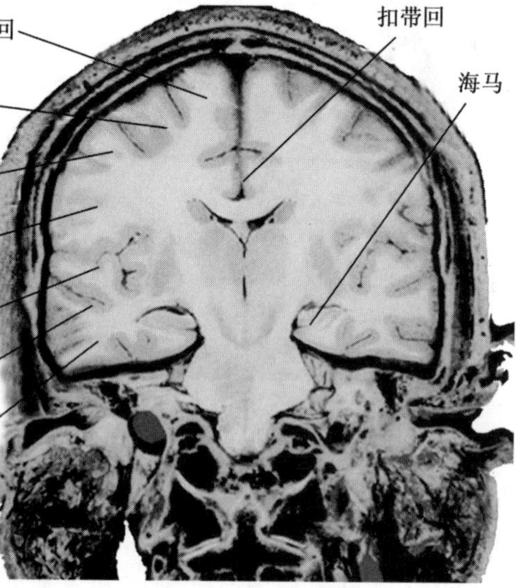


**图 1-4-27　经外耳道的冠状层面**

7. 经小脑中脚的冠状层面(图 1-4-28)

以小脑幕为界分为小脑幕上部和小脑幕下部。

幕上部:大脑半球的上外侧面、颞叶底面和大脑纵裂内的结构与前一层面基本相同。胼胝体下方和透明隔两侧有侧脑室,其顶为胼胝体,下壁为背侧丘脑和穹隆体,内侧壁为透明隔,外侧壁为尾状核体。两侧透明隔之间有透明隔腔,透明隔下端的两侧为穹隆体,其下方为窄隙状的第三脑室。背侧丘脑与尾状核体外侧的白质板为内囊。侧脑室有中央部的断面近似长方形,侧脑室下角的顶壁内有一与海马相对应的卵圆形灰质团块为尾状核尾。第三脑室下方为中脑的大脑脚,其两侧的腔隙为环池,内有大脑后动脉及其分支的断面。在大脑脚上端的两侧和背侧丘脑外下方有两个椭圆形的灰质团块,位于内侧者为内侧膝状体,位于外侧者为外侧膝状体。环池两侧和小脑幕切迹上方有海马旁回的断面。

幕下部：主要结构为脑桥、延髓和小脑。小脑幕起自颞骨岩部，自外下斜向内上，其内上缘形成小脑幕切迹，靠近中脑的大脑脚。小脑幕分隔海马旁回与小脑。小脑中脚如翼状，向后外侧伸向小脑半球。延髓向下移行为脊髓，椎动脉位于延髓两侧，枕骨大孔围绕于延髓与脊髓的交界处。

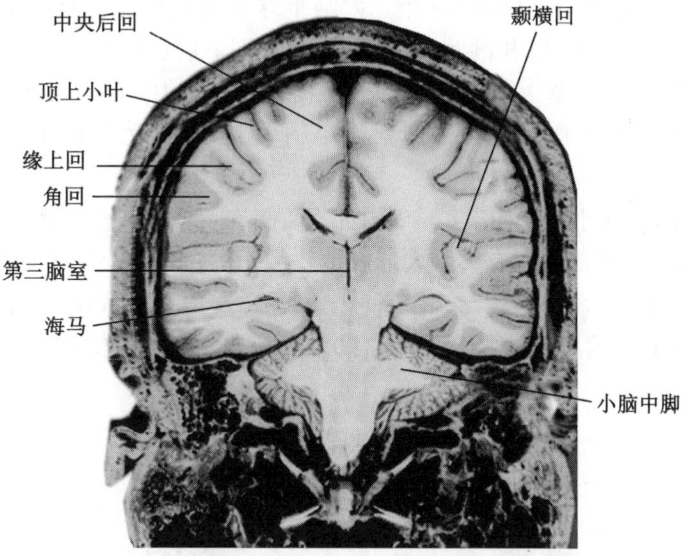


图 1-4-28　经小脑中脚的冠状层面

8. 经基底动脉的冠状层面(图 1-4-29)

以小脑幕为界分为小脑幕上部和小脑幕下部。

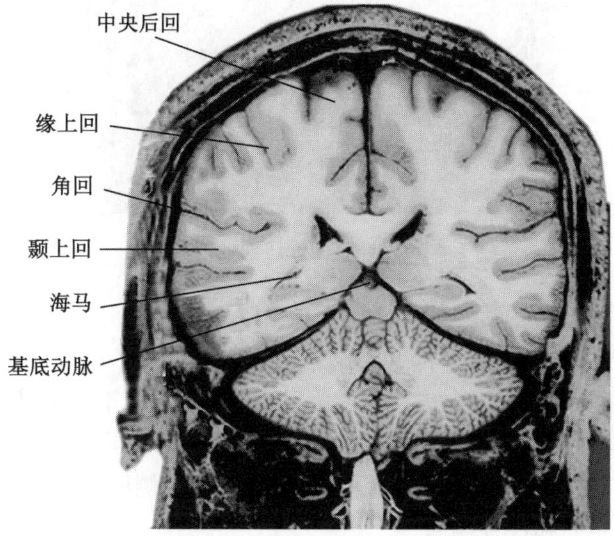


图 1-4-29　经基底动脉的冠状层面

9. 经胼胝体压部的冠状层面(图 1-4-30)

以小脑幕为界分为小脑幕上部和小脑幕下部。

幕上部：胼胝体压部较前一层面变薄，其上方的大脑纵裂内有大脑镰；大脑镰的上端连于上矢状窦及外侧陷窝，下端连于下矢状窦。大脑镰两侧的大脑半球内侧面可见扣带回、扣带沟、顶下沟和楔前叶。大脑半球上外侧面自上向下有中央后回、顶上小叶、顶下小叶(缘上回)和颞叶后部的颞中、下回。胼胝体压部的两侧有侧脑室后角，多呈卵圆形，其内侧壁上部有一突起为后角球；压部的下方有大脑大静脉、大脑后动脉和小脑上动脉的断面。海马旁回紧贴小脑幕上方，靠近下脑幕切迹边缘和大脑大静脉。

幕下部：左、右侧小脑幕向上汇合成伞状，两侧连于横窦。小脑蚓两侧为小脑幕切迹，其上方与胼胝体压部之间有大脑大静脉池。颅后窝主要被小脑半球所占据，小脑蚓连接左、右侧小脑半球。小脑蚓与小脑半球之间的白质内有齿状核，其锯齿状的灰质围成囊袋状，开口于小脑蚓。小脑谷两侧有突向下方的小脑扁桃体，靠近枕骨大孔的边缘。

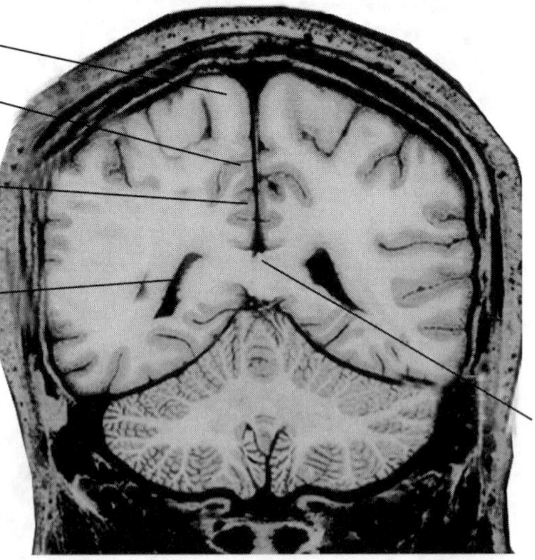


**图 1-4-30　经胼胝体压部的冠状层面**

10. 经小脑蚓的冠状层面(图 1-4-31)

以小脑幕为界分为小脑幕上部和小脑幕下部。

幕上部：大脑纵裂内有正中矢状位的大脑镰，其上端连于上矢状窦及外侧陷窝，在大脑半球内侧面的下部有一较深的横行裂隙为距状沟，此沟下方为舌回，上方有楔叶、顶枕沟和楔前叶。舌回的下外侧有枕颞内侧回和枕颞外侧回。大脑半球上外侧面自上而下有顶上小叶、角回和枕外侧回。

幕下部：小脑幕近似呈水平位，与大脑镰相连接，其外侧端的横窦呈三角形。幕下部主要有小脑半球和小脑蚓。

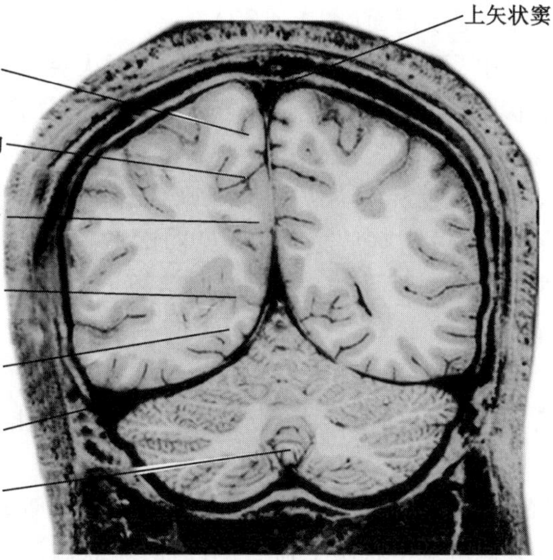


图 1-4-31　经小脑蚓的冠状层面

11. 经距状沟的冠状层面(图 1-4-32)

大脑镰上端连于上矢状窦,下端与小脑幕相连接。大脑半球内侧面的中部有横行裂隙状的距状沟,其下方为舌回,上方为楔叶。大脑半球上外侧面主要为枕外侧回。小脑幕下方仅有小部分的小脑半球。横窦位于小脑半球外上方,枕内嵴分隔左、右侧小脑半球。

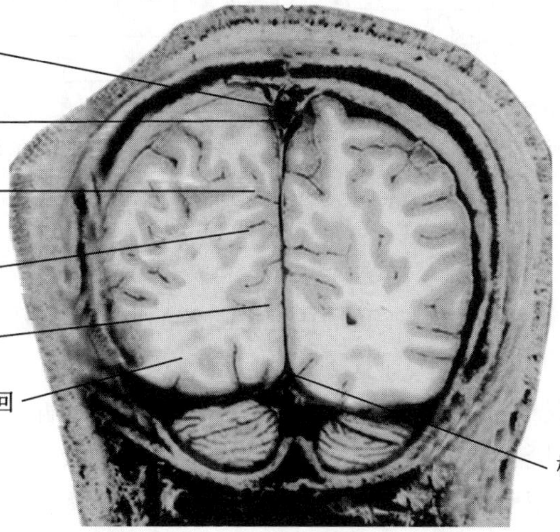


图 1-4-32　经距状沟的冠状层面

**(二)颈部的冠状断面解剖**

颈部的冠状层面,主要是为了观察咽部、喉部、甲状腺等结构,所以选择咽、喉部的两个冠状剖面作代表。

1. 经甲状腺峡部的冠状层面(图1-4-33)

该层面可分为上、中、下三部分。上部为颅底的冠状层面,下部为胸上部的冠状层面,中部为颈部的冠状层面,主要显示前庭襞、声襞、喉室、气管、甲状腺峡部、胸骨舌骨肌和锁骨等。

该层面可显示喉的全貌。中央纵行不规则的裂隙为喉腔,其中、上部向两侧扩展的腔隙为喉室;喉室上份与喉腔之间,可见向喉腔内突出的一对皱襞为前庭襞,喉室下份向喉腔内突出的皱襞为声襞,较前庭襞更明显地突入喉腔内,前庭襞以上部分为喉前庭,喉前庭上宽下窄略呈漏斗状,两侧有甲状软骨板的断面,其外侧有甲状舌骨肌和胸骨舌骨肌的断面;声襞以下为声门下腔,上窄下宽略呈圆锥形,其下部两侧可见环状软骨断面;前庭襞和声襞之间为喉中间腔,其向两侧的突出部即喉室。

甲状腺(峡部)的断面位于声门下腔下方。上邻第1气管软骨、声门下腔和环状软骨,在环状软骨断面外侧可见甲状腺上血管的断面;甲状腺两侧有胸骨甲状肌、胸骨舌骨肌和胸锁乳突肌的断面;下方和下外侧毗邻胸骨甲状肌、锁骨。

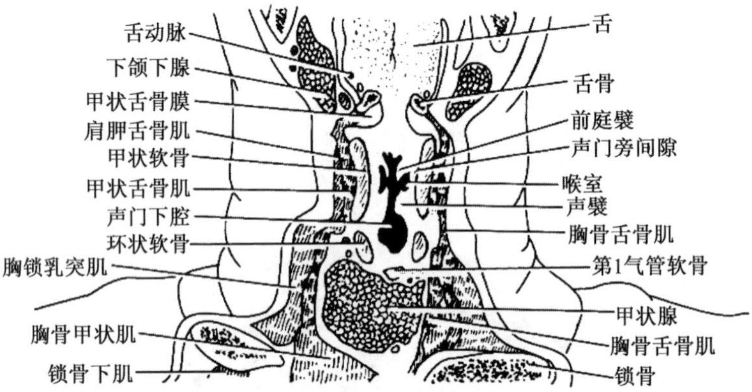


**图1-4-33 经甲状腺峡部的冠状层面**

2. 经甲状腺侧叶后部的冠状层面(图1-4-34)

本层面上自下颌支,下至锁骨平面,中间为咽腔的断面,主要显示口咽、喉咽、咽缩肌、颈动脉鞘及内容、甲状腺侧叶、气管等结构。

口咽位于层面上份中部,可见腭垂、舌根和舌扁桃体。口咽下方可见会厌、喉口,后者由会厌上缘、杓状会厌襞和杓间切迹所围成,在喉的两侧及下方喉咽,喉咽下份两侧的凹窝为梨状隐窝,咽断面两侧自上而下有咽上缩肌、咽中缩肌和咽下缩肌,会厌上缘平面、咽侧壁外侧可见甲状腺上血管或颈外动脉断面,更外侧毗邻颈外侧深淋巴结。甲状腺侧叶位于层面下部,呈三角形,内侧上方毗邻梨状隐窝、下方毗邻气管,外侧毗邻颈部大血管、神经干。

该层面的两侧、咽侧壁与胸锁乳突肌之间可见颈动脉鞘,颈总动脉居内侧,颈内静脉居外侧,迷走神经位于两者后方。层面右侧下部、甲状腺侧叶与前斜角肌之间可见锁骨下动脉第1段及其分出的椎动脉。

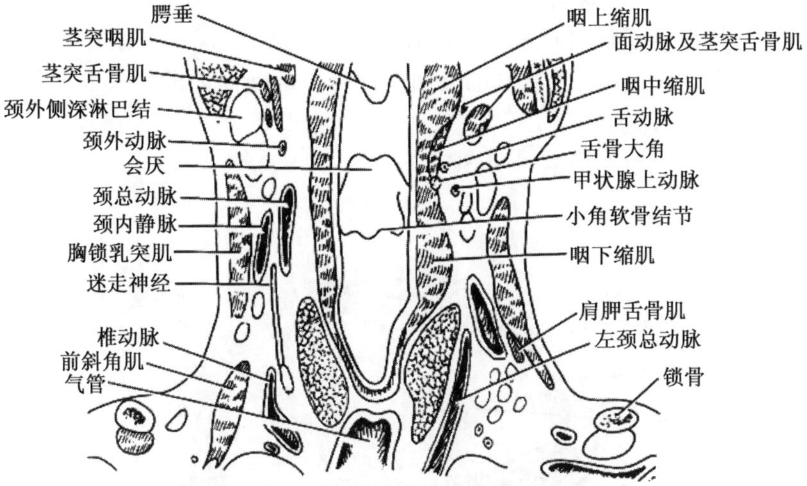


**图1-4-34　经甲状腺侧叶后部的冠状层面**

## 四、矢状断面解剖

### (一) 头颅的矢状断面解剖

头部的结构左右对称,故选取头部的正中矢状层面及其左侧的层面进行观察。每个层面均可分为两部分,即颅内部(上部)和颅外部(下部)。

1. 经鼓室的矢状层面(图1-4-35)

幕上部：以外侧沟为界将大脑半球分为上、下两部分,外侧沟内有大脑中动脉及其

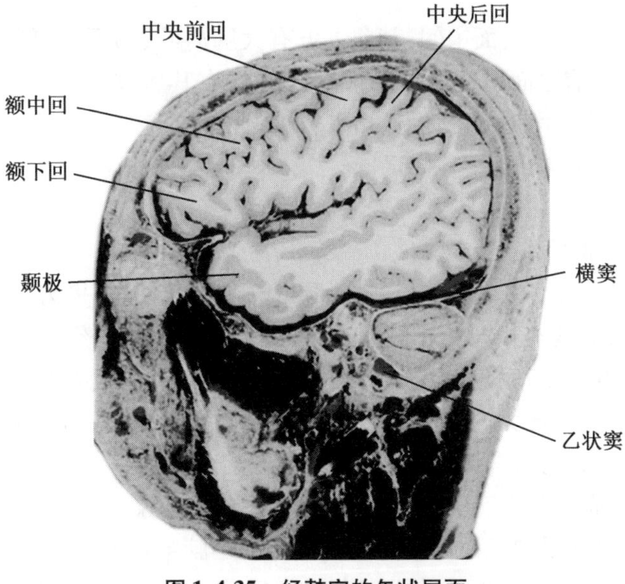


**图1-4-35　经鼓室的矢状层面**

分支。上部的前份有额叶的额中回，后份有中央前回、中央沟、中央后回和顶下小叶。

下部主要为颞叶，其前份为颞极，后份为枕叶。

幕下部：小脑幕连于枕骨横窦沟和颞骨岩部上缘之间，其后端有横窦。小脑幕下方有小脑半球，小脑半球下方有乙状窦的断面。颞骨岩部断面内的中耳鼓室位于前下方，半规管位于鼓室的后上方。

2. 经豆状核的矢状层面（图 1-4-36）

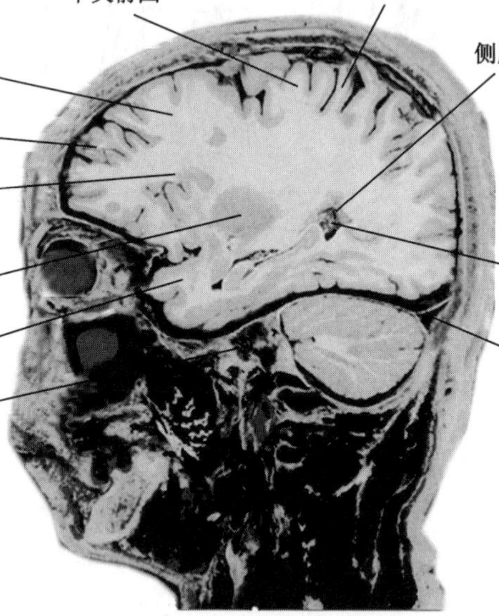


**图 1-4-36　经豆状核的矢状层面**

幕上部：豆状核位于层面中间，其前上方有大脑岛叶、额下回、额中回，其上方的中央前回、中央后回较前层面所及渐小，侧脑室三角区在其后方。

幕下部：小脑前方可见颅内动脉，后上方可见横窦。

3. 经海马的矢状层面（图 1-4-37）

（1）颅内部

分为幕上部和幕下部。

幕上部：外侧沟的上方是额叶，后方为顶叶。中央前回、中央沟、中央后回和顶上小叶的位置与上一层面基本相同。外侧沟上方的白质内有尾状核头，其位置靠前且颜色较深，苍白球的位置稍后，颜色较浅。侧脑室三角区前方的灰质团块为背侧丘脑枕，其与豆状核之间的白色纤维为内囊后肢。外侧沟的下方有颞叶、内侧脑室下角及其底壁上的海马，海马的前方为海马旁回、钩；颞叶向后连于枕叶。

幕下部：小脑幕后端连于横窦，向前到达颞骨岩部上缘。小脑半球周边部的灰色结构为小脑皮质，中央部呈白色的区域为小脑髓质。小脑半球的前方有前庭蜗神经、迷路动脉和面神经。颞骨岩部尖端的前方有三叉神经节，向后与三叉神经根相连。三叉神经根与小脑半球之间为脑桥小脑角池；三叉神下方有圆形的颈动脉管，内有颈动脉通过。

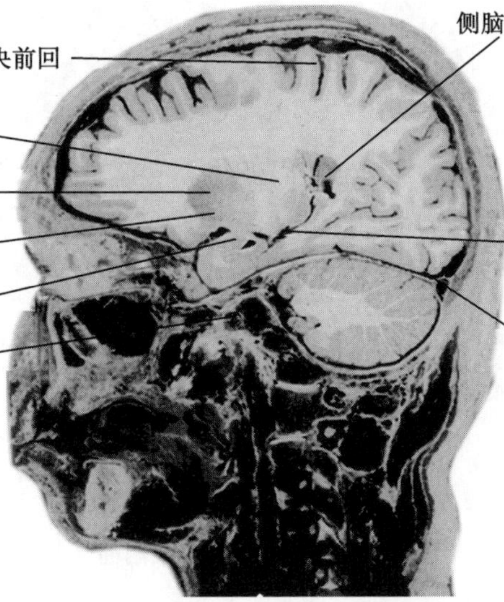


**图 1-4-37　经海马的矢状层面**

（2）颅外部

以颈椎椎体前缘为界分为前、后两部分。

前部：主要有眶、上颌窦和口腔。眶位于上方，其前份有部分眼球壁，眶尖处有视神经和眼球外肌的断面，其余为眶脂体。上颌窦位于眶下方，呈四边形。最下方为口腔，主要结构为其上、下壁，上壁由上颌骨牙槽突和腭构成，下壁由下颌骨牙槽突和口腔底构成。口腔内有舌的断面，舌的下方有舌下腺、颏舌骨肌、下颌舌骨肌和二腹肌等，颏舌骨肌的后方有舌骨断面。

后部：脊柱颈段自上而下有枕骨髁、寰椎侧块和枢椎的上关节面等。寰枕关节和寰枢关节清晰可见。寰椎侧块的后面与后弓的上面形成切迹，此为椎动脉沟的断面，椎动脉行于此沟内，此动脉的后方有斜向后上的头后大直肌，该肌后方有头半棘肌和头夹肌。枢椎椎体的后方有头下斜肌，枢椎椎体的前方有头长肌和颈长肌。

4. 经垂体的矢状层面（图 1-4-38）

幕上部：主要有端脑和间脑，端脑前半部为额叶，后半部有楔叶和枕叶。大脑髓质深部宽厚的横行纤维为胼胝体。胼胝体压部前方的灰质团块为背侧丘脑，胼胝体膝部下方的灰质团块为尾状核，胼胝体与背侧丘脑之间的腔腹为侧脑空，背侧丘脑与尾状核之间的白质为内囊。

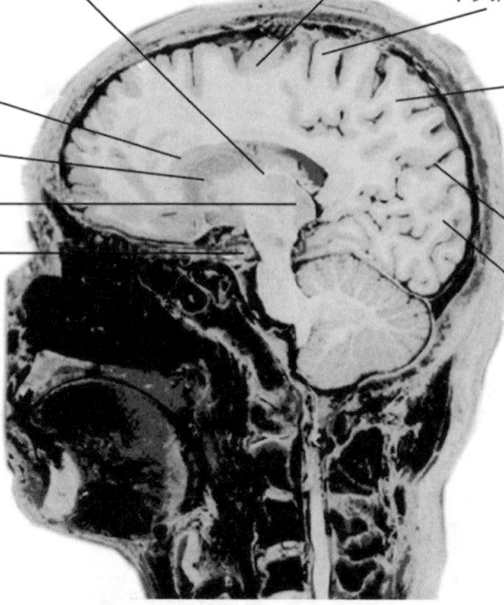


**图 1-4-38　经垂体的矢状层面**

5．经头部正中矢状层面(图 1-4-39)

(1) 颅内部

与小脑幕和胼胝体为界,分为上、下两部分。

上部:大脑半球内侧面的脑沟、脑叶、脑回和血管显示清晰,可见中央沟、扣带沟、胼胝体沟、顶枕沟和距状沟等,借助脑桥可分出额上回、中央旁小叶、楔前叶、楔叶、扣带回和舌回等。

下部:可分为胼胝体下部和小脑幕下部。

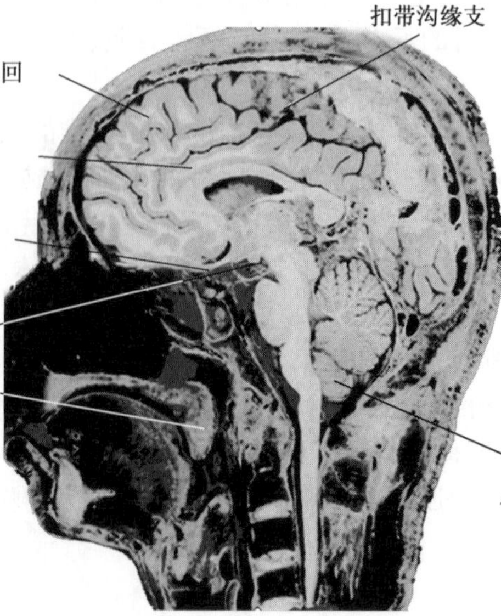


**图 1-4-39　经头部正中矢状层面**

胼胝体下部：胼胝体分为胼胝体嘴、膝、干和压部，透明隔位于胼胝体和穹隆之间，室间孔位于穹隆柱与背侧丘脑之间，穹隆体沿背侧丘脑和胼胝体之间向后下方延续为穹隆脚。室间孔的前方有前联合；下丘脑沟位于室间孔与中脑水管之间，其上方有丘脑间联合。前连合前方的胼胝体嘴与视交叉之间的薄板样结构为终板。穹隆体后方的胼胝体与穹隆之间的腔隙称穹隆室（第六脑室），第三脑室脉络丛位于背侧丘脑的背侧面与内侧面的交界处，大脑内静脉与之伴行。此静脉起自室间孔，向后经过松果体上方到达胼胝体压部的下方，与对侧的大脑内静脉汇合成大脑大静脉。大脑大静脉与松果体周围的腔隙为大脑静脉池，该池经胼胝体压部下方向前上连通帆间池，向下延续为四叠体池。背侧丘脑和内侧面为第三脑室，借下丘脑沟分为上、下两部。乳头体的前方有视交叉漏斗和灰结节，后方为大脑的中脑脚，乳头体下方至脑桥上缘之间为脚间池，内有动脉神经及血管。视交叉周围有交叉池。脑桥基底部与枕骨斜坡之间为桥池，内有沿基底沟上行的基底动脉。

小脑幕下部：小脑幕自横窦沟向前到达胼胝体压部下方，与水平面约呈 45°。大脑小脑幕连接处为直窦，向后下汇入窦汇。小脑位于小脑幕下方，小脑半球前下方突出部分为小脑胼胝体。枕骨大孔上方的延髓与小脑之间为小脑延髓池；小脑与小脑幕为小脑上池，向前上连通四叠体池。四叠体位于中脑背面的上、下丘脑后方；脑桥与延髓背面的凹窝为菱形窝，小脑与菱形窝之间构成第四脑室，向上连通中脑水管，向下连通脊髓中央管。第四脑室的脑脊液借第四脑室的正中孔和两个外侧孔通向蛛网膜下隙。

（2）颅外部

以椎体前缘分为前、后两部分。

前部：主要由鼻腔、口腔和咽腔组成，鼻腔内可见部分鼻中隔和鼻腔外侧壁的结构。鼻腔上方的额骨内有额窦，后上有蝶骨体，内有蝶窦。口腔顶的前方为硬腭，后方为软腭。口腔内有舌的断面，舌的前下方和下颌体之间有舌下腺。口底肌有颏舌骨肌和下颌舌骨肌。舌根与会厌连接处下方的圆形骨断面为舌骨体。咽腔位于鼻腔、口腔的后方及脊柱的前方，呈前后稍短的肌性管道。鼻腔的后方为鼻咽，可见咽隐窝、咽鼓管圆枕、咽鼓管咽口和咽扁桃体。口腔的后方为口咽，后腔的后方为喉咽，舌根与会厌相邻。

后部：由椎管和项肌组成。椎体前方有头长肌、颈长肌和前纵韧带。枢椎椎体与第 3 颈椎椎体之间有椎间盘断面。椎管内有硬脊膜、脊髓和颈神经根等。寰椎后弓与枕骨之间有头后小直肌，其后下方有头半棘肌。

**（二）颈部的矢状断面解剖**

颈部以正中矢状面为标准层面（图 1-4-40），颈部仅选择该层面进行描述。该层面上位于中线位置的是颈部支持性结构，即脊柱颈段和与其相连的脊柱胸段上部；颈部脏器和舌骨下肌群位于前份。

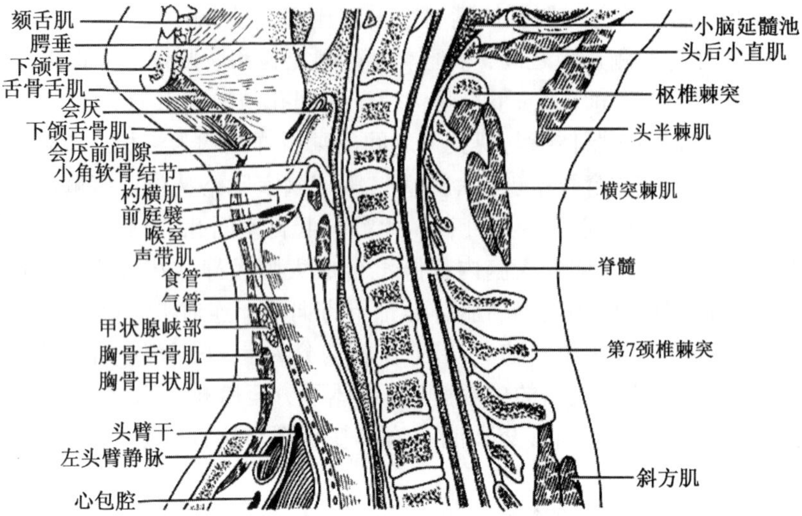


**图 1-4-40 颈部的矢状断面解剖**

本层面上部前份的结构是下颌骨,借舌骨上肌群与稍下方的舌骨相连;下部最前份者则为胸骨柄,连接舌骨、胸骨柄之间的是胸骨舌骨肌。

下颌骨后方为舌,在舌的后下方有凹面向后的会厌,会厌下方有喉与气管的断面。在喉断面上部有两个皱襞,上方横行的皱襞为前庭襞,下方横行的皱襞为声襞,两襞中间向外侧的凹陷为喉室。两襞前方有甲状软骨前角的断面,两襞后方为杓横肌。声襞下方为声门下腔,前面有环状软骨弓,后面有环状软骨板的断面。喉断面下方为气管的断面,前面可见气管软骨的断面,第 1 ~ 2 气管软骨环前方有甲状腺峡部的断面。在甲状腺峡部前方有胸骨舌骨肌和胸骨甲状肌。在喉和气管断面的后方,脊柱前方纵行呈窄条状裂隙为喉咽和食管的断面。

在本层面,支持性结构占据层面的中后份,主要为脊柱颈段和胸段上部。层面内凸向前的颈曲十分明显,椎骨后方的椎管和脊髓也与此曲相适应地凸向前;椎管后方的椎弓仅见颈椎棘突,因本层面为正中矢状面,故棘突附近多为结缔组织,而缺少骨骼肌。

# 项目二

## 影像检查技术

**学习目标**

1. 掌握X线、CT、MR、超声等检查技术在头颈部的应用,并熟练掌握常规操作;
2. 掌握头颈部正常影像学表现;
3. 培养协作精神和交流沟通能力。

## 任务1 头颈部X线检查技术

### 一、摄影注意事项

(1) 熟练掌握解剖结构,认真阅读X线检查申请单,明确摄影目的,选择恰当的摄影体位和摄影条件。

(2) 检查前,要求被检者去掉头部的发卡、饰物等异物。

(3) 正确运用头部摄影中的各种点、线、面及体表定位标志。

(4) 除鼻骨、乳突等局部结构摄影采用近距离、小照射野,不使用滤线栅以外,颅骨整体摄影一般需要使用滤线器以减少散射线对图像质量的影响。

(5) 摄影距离要根据所使用的滤线栅的栅焦距而定,一般为90~100 cm。

(6) 呼吸方式为平静呼吸下屏气。摄影前,做好平静呼吸下屏气训练,避免曝光时产生运动模糊。

(7) 为头颅外伤等重伤患者摄影时,应在临床医生的监护下进行,尽量少搬动患者,通常取头颅前后位和仰卧水平侧位。

(8) 摄影时必须对被检者进行有效的X线防护。

### 二、常用摄影体位

#### (一) 头颅后前位

摄影目的: 观察颅骨正位影像,用于观察颅骨的对称性,颅缝宽度、骨板厚度,以及检查颅骨骨折、骨质破坏等颅骨病变。

摄影体位: 受检者俯卧于摄影床上,两肘弯曲,双手放于头颅两侧,前额和鼻部紧贴床面，正中矢状面垂直于床面（两侧外耳孔与床面等距）并与床面长轴中线重合，下颌内收，听眦线与床面垂直（图 2-1-1a）。

中心线：对准枕外隆凸，经眉间垂直入射。

影像显示：颅骨正位影像，颅骨骨板及骨质结构显示清晰。顶骨及两侧颞骨影像对称显示，矢状缝及鼻中隔影像居中。两侧眼眶影像大小相等，颞骨岩部影像位于眼眶影像之中，颞骨岩部影像中可见内听道（呈横位管状）的影像（图 2-1-1c）。

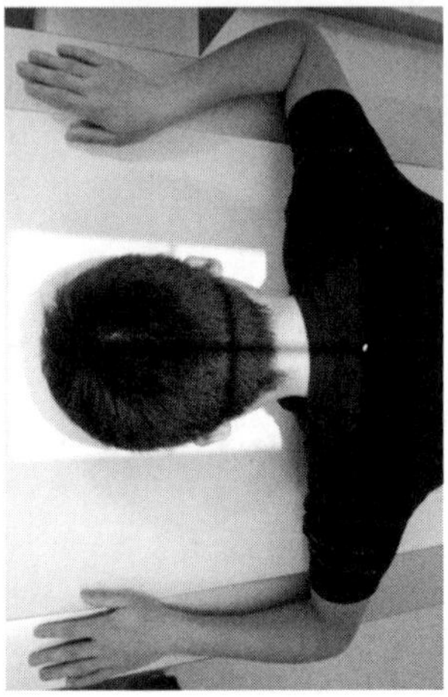

（a）体位

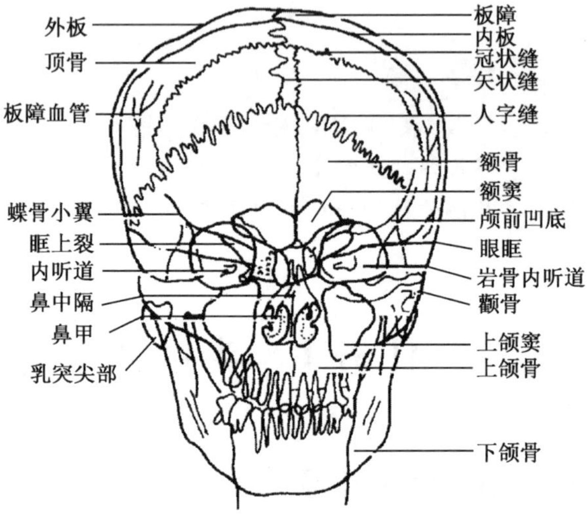


（b）简易图

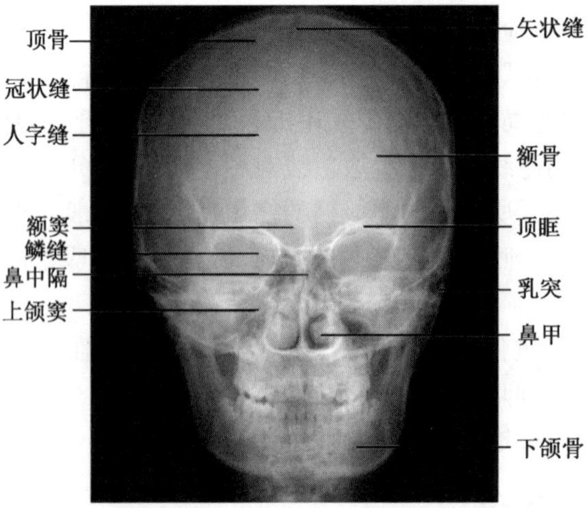


（c）正位片

**图 2-1-1　头颅后前位摄影**

### （二）头颅侧位

摄影目的：拍摄颅骨侧位影像，观察骨板厚度，蝶鞍的形态、大小及颅内有无钙化等，以检查颅缝分离、颅骨骨折、骨质破坏等颅骨病变，是多发性骨髓瘤的常见辅助检查手段之一。

摄影体位：受检者俯卧于摄影床上，身体长轴与床面中线平行。头侧转，受检侧耳部紧贴床面，受检侧上肢自然放于身旁，对侧屈肘支撑下颌，瞳间线垂直于床面，正中矢状面与床面平行（图 2-1-2a）。

中心线：对准外耳孔前、上各 2.5 cm 处垂直入射。

（注：如欲观察蝶鞍以及垂体病变侵及蝶鞍、蝶窦的情况，可缩小照射野，即蝶鞍侧位。）

影像显示：颅骨侧位影像，额骨、顶骨和枕骨包括在照片内。蝶鞍影像居中，鞍底呈单边显示，颅骨内板、外板、板障及颅缝显示清晰（图 2-1-2）。

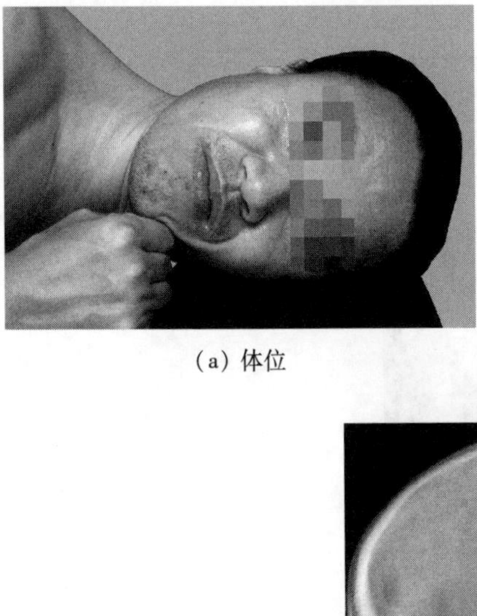

（a）体位

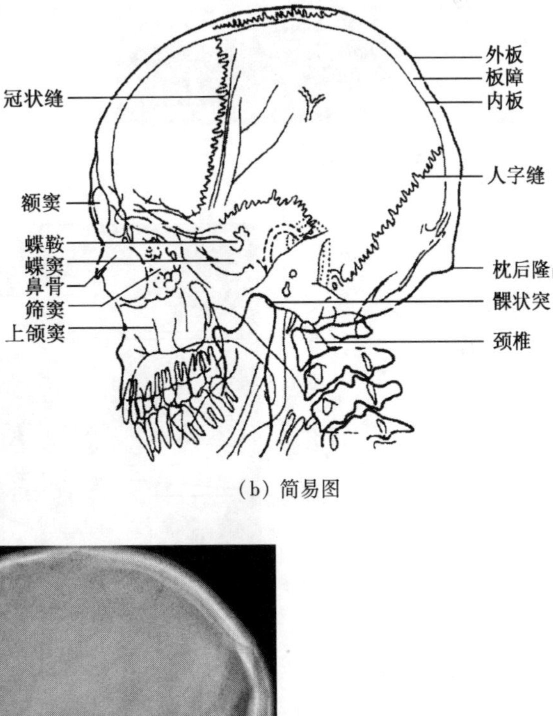


（b）简易图

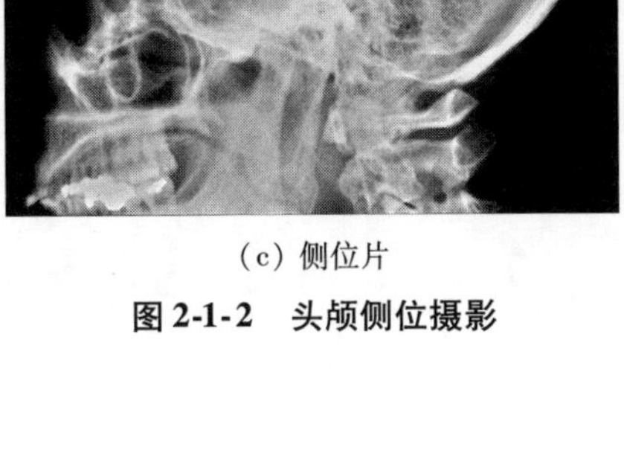

（c）侧位片

**图 2-1-2　头颅侧位摄影**

### （三）柯氏位（Caldwell's 位、卡氏位、鼻窦后前 23°角位）

摄影目的：用于观察额窦、前组筛窦、眼眶及眶上裂等结构的影像。

摄影体位：受检者俯卧于摄影床上，正中矢状面垂直于床面，额部及鼻尖置于床面上，下颌内收，听眦线垂直于床面，鼻根对准照射野中心（图 2-1-3a）。

中心线：向足侧倾斜 23°角，对准枕外隆凸上方约 7 cm 处入射，经鼻根部射出。

影像显示：两眼眶影像显示清晰，其内可见眶上裂。额窦影像位于眼眶影的内上方，前组筛窦显示于两眼眶影之间（图 2-1-3）。

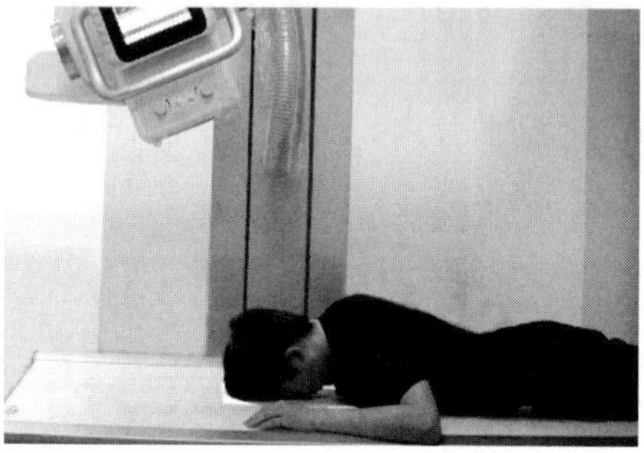

（a）体位

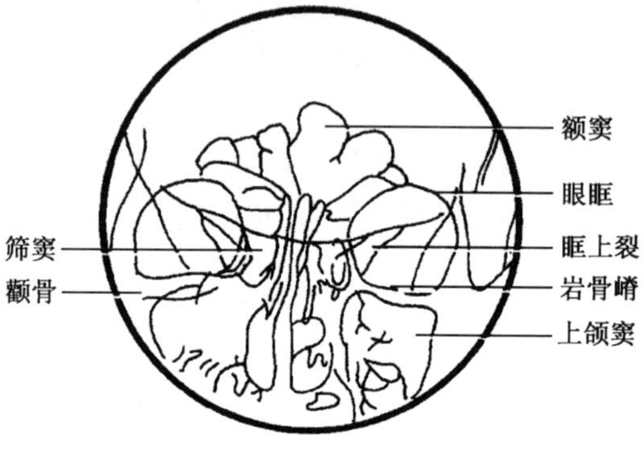


（b）简易图

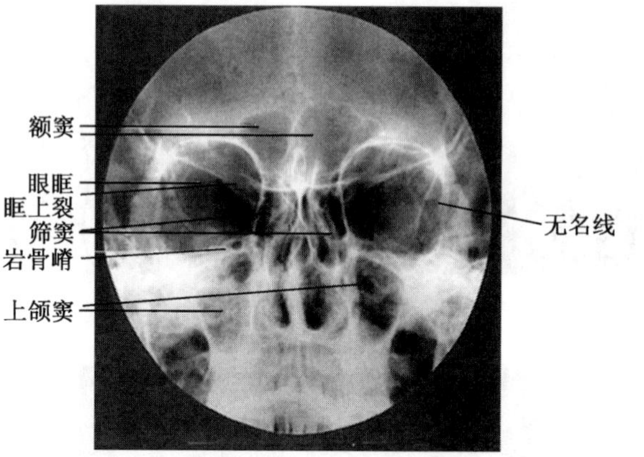


（c）柯氏位片

**图 2-1-3　柯氏位摄影**

### （四）瓦氏位（Water's 位、华氏位、鼻窦后前 37°角位）

摄影目的：用于观察上颌窦、额窦、后组筛窦等结构。

摄影体位：受检者俯卧于摄影床上，正中矢状面垂直于床面，两侧外耳孔与床面等距。下颌骨颏部置于床面上，头稍后仰，听眦线与床面呈 37°角，鼻尖对准照射野的中心（图 2-1-4a）。

中心线：经鼻中棘垂直射入。

影像显示：两侧上颌窦影像呈“倒置三角形”对称显示眼眶影像的下面。额窦、后组筛窦显示良好(图 2-1-4)。

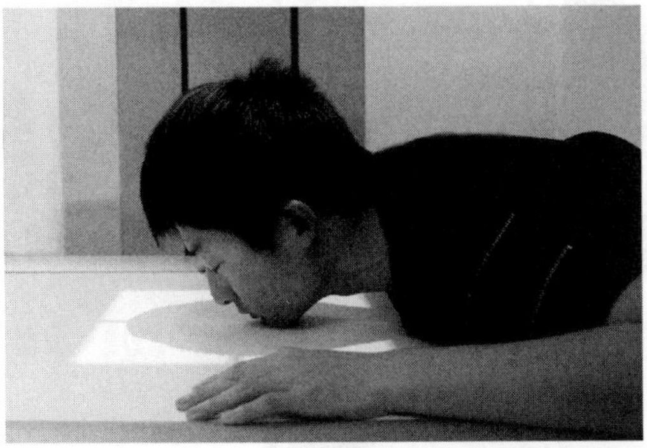

(a) 体位

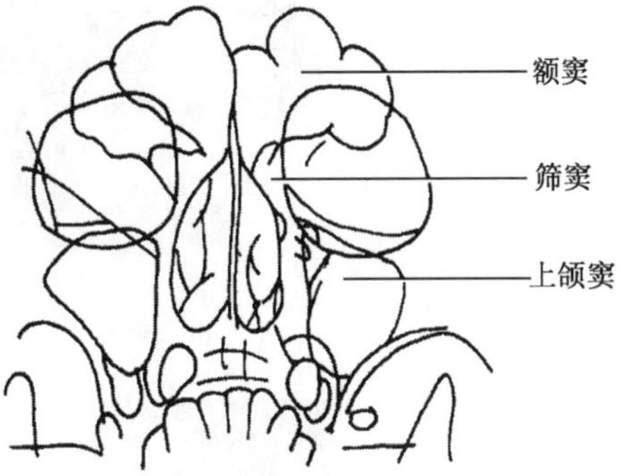


(b) 简易图

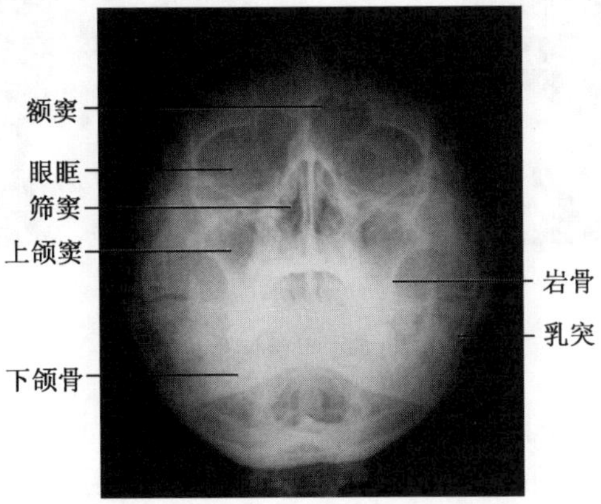


(c) 瓦氏位片

**图 2-1-4 瓦氏位摄影**

### (五) 鼻骨侧位

摄影目的：用于检查鼻骨,观察鼻骨骨折、凹陷等情况。

摄影体位：受检者俯卧于摄影床上,头侧转,呈标准头颅侧位姿势,矢状面与床面平行,瞳间线与床面垂直,鼻根下 1 cm 处对准照射野中心。此位置应使用小焦点摄影,适当减小焦-片距,可以得到鼻骨放大的影像(图 2-1-5a)。也可取站立位或坐位。

中心线：对准鼻根下方 1 cm 处垂直入射。

影像显示：鼻骨影像位于鼻根部眼眶影的前方(图 2-1-5)。

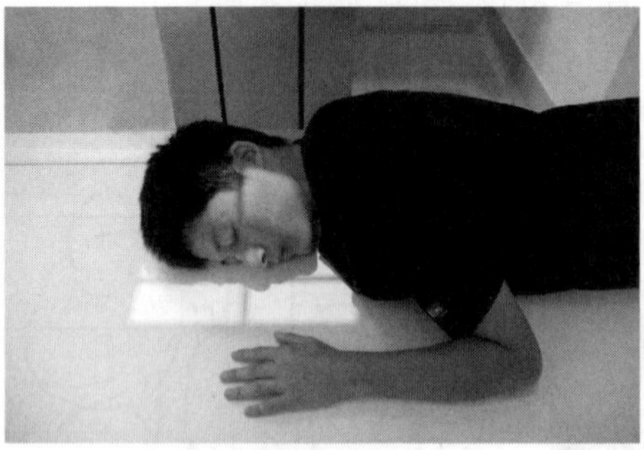

(a) 体位

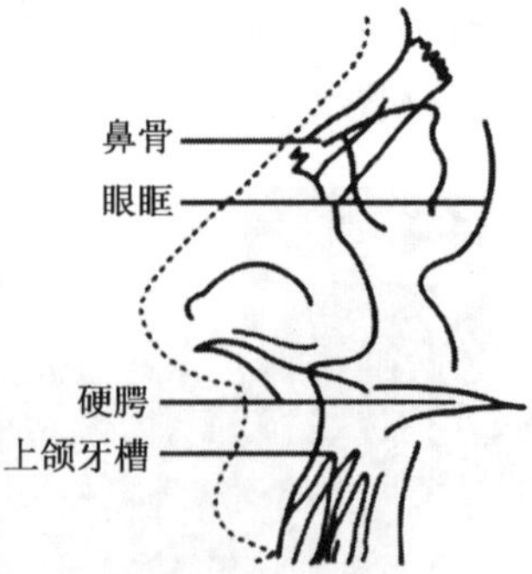


(b) 简易图

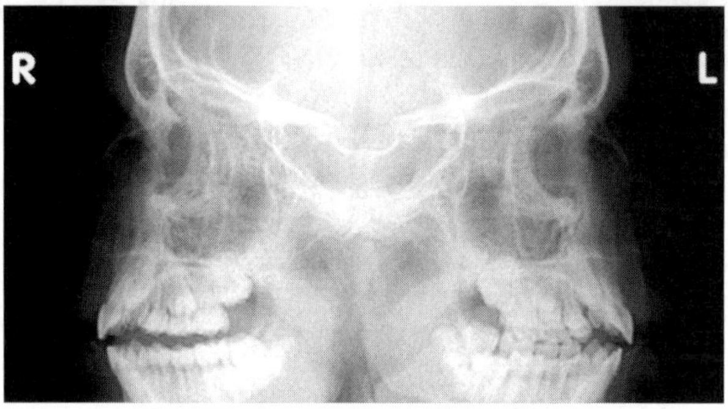


（c）鼻骨侧位片

**图 2-1-5　鼻骨侧位摄影**

### （六）颞颌关节张口、闭口位

摄影目的：用于观察颞颌关节的骨质、功能及关节间隙等。

摄影体位：受检者俯卧于摄影床上，呈标准头颅侧位姿势，受检侧紧贴台面，受检侧外耳孔前、下各 2 cm（即颞颌关节处）置于照射野中心。分别摄取闭口位和张口位，通常须摄取双侧以便对比（图 2-1-6a、b）。

中心线：向足侧倾斜 25°角，对准对侧外耳孔上 7 cm、前 1.5 cm 处入射，经被检侧颞颌关节射出。

（注：颞颌关节张口、闭口位也可采用口腔曲面全景机进行摄影。）

影像显示：颞颌关节间隙显示清晰，反映关节的张、闭口功能（图 2-1-6c、d）。

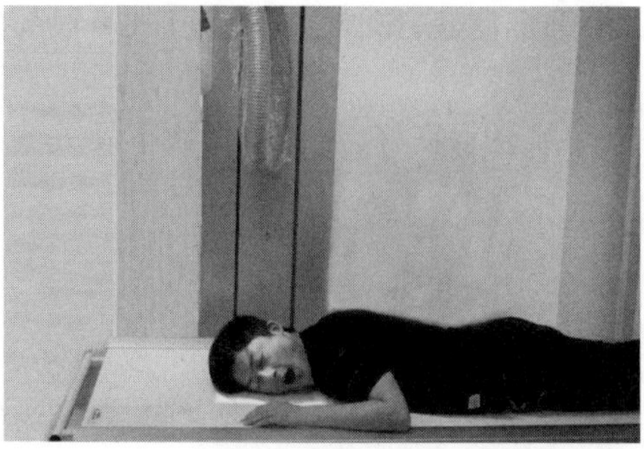

（a）张口位

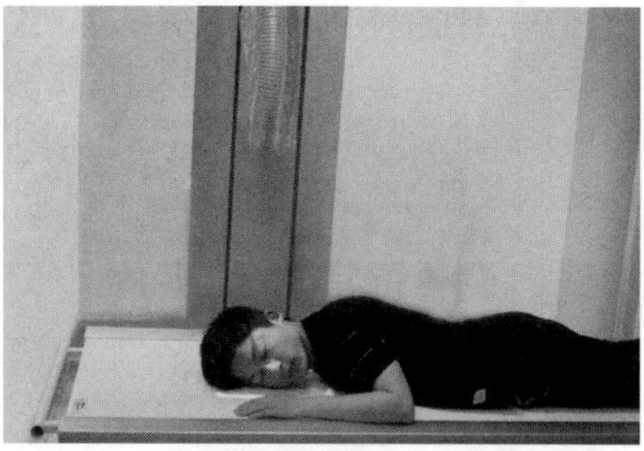

（b）闭口位

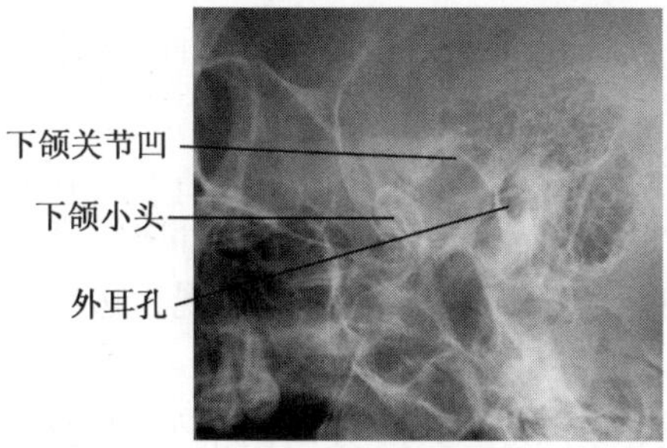


（c）颞颌关节张口位

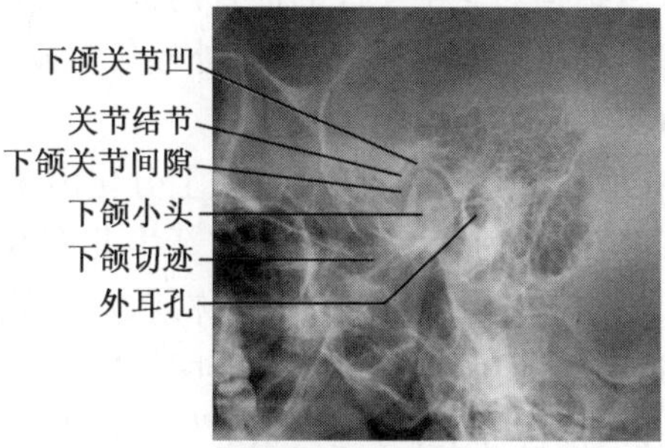


（d）颞颌关节闭口位

**图 2-1-6　颞颌关节张口、闭口位摄影**

## 三、摄影质量要求

头颅各位置几何投影正确，显示野内无异物干扰，全幅图像黑白度适中，对比度良好，层次丰富，诸骨结构清楚，骨质清晰，各孔、缝显示清晰、无失真，软组织影可见。其中，常用摄影体位图质量要求如下：

（1）头颅正位图要求双眼眶侧缘与头颅侧缘的距离相等，矢状缝、鼻中隔影居中，眼眶内岩骨上嵴水平对称，影像包括全部脑颅骨和面颅骨，额骨纹理清晰，穹隆部内、外板骨皮质锐利，软组织影像可见。

（2）头颅侧位图像要求双下颌角影基本重合，蝶底呈单边，前颅凹显示良好，影像包括额骨、枕骨、顶骨及上颌骨等，颞骨纹理清晰，穹隆部内、外板骨皮质锐利，软组织影像可见。

（3）柯氏位图要求双眼眶侧缘与头颅侧缘的距离相等，矢状缝、鼻中隔影居中，影像包括额窦、上颌窦及两侧颧弓，额窦、眼眶区骨质清晰锐利，眶上裂可见，额窦、前组筛窦气房与骨壁边缘有适当反差。

（4）瓦氏位图要求两侧上颌窦对称显示为倒三角形，额骨岩部上嵴与上颌窦下缘重合，矢状缝、鼻中隔影居中，影像包括额窦、上颌窦及两侧颧弓等，额窦、上颌窦、后组筛窦骨质清晰锐利，窦腔、气房与骨壁边缘有适当反差。

（5）鼻骨侧位图像要求双侧眼眶下缘、后缘重叠良好，影像包括眼眶区、鼻根部和整个鼻部软组织，鼻骨纹理清晰、骨皮质锐利。

（6）颞颌关节侧位图像要求关节凹和关节间隙显示良好，影像包括颞下颌关节和髁状突，骨纹理清晰、骨皮质锐利。

## 四、头颅正常 X 线平片

### （一）颅骨骨质、密度与结构

成人颅骨分为内板、外板和板障。内、外板为密质骨；板障位于两者之间，显示为细颗粒状低密度影。颅骨的厚度有很大差异。儿童的颅壁较薄，在 6 岁以前，常不能区分内、外板结构。老年女性的额骨内板可呈对称或不对称的结节状或弥漫性增生。通常，额顶部、枕粗隆部颅板较厚，以外板最明显，而颞骨和枕骨鳞部及额骨垂直部则较薄。

### （二）颅缝与囟门

在颅骨发育中，于膜性基质上分化出额骨、顶骨、枕骨等多个化骨核，各个化骨核之间的间隙小者为缝，大者为囟。新生儿有 6 个囟门，居顶骨四角，在顶骨中线者分别称为前、后囟门，在两侧下外方者称前、后外侧囟门。囟门在 X 线片上表现为边缘比较清楚的透明区，而颅缝则显示为透明线影。

在后前位片上，可见矢状缝位于颅骨中线，人字缝由其后方向两下外侧走行，颞鳞缝呈短线状，由外上斜向内下。冠状缝在此位置显示不清。在侧位片上，冠状缝和人字缝呈上下方向走行，枕骨乳突缝为人字缝向下的延续，顶骨乳突缝则由人字缝下部向前延伸。有时在人字缝顶端，枕骨与顶骨可出现轻度重叠或分离，勿误认为骨折。额缝位于额骨中间，呈直线状，生后 6 个月内婴儿的 X 线片上可以显示，2 岁开始闭合，但约有 5% 的成人终生不闭合。颅缝在颅外板多呈锯齿状，内板较平直。新生儿的颅缝宽约 1 mm，30 岁左右颅缝开始闭合，闭合速度因人而异。闭合后的颅缝边缘硬化为正常表现，但儿童颅缝周围出现硬化多为提前闭合征象（图 2-1-7）。

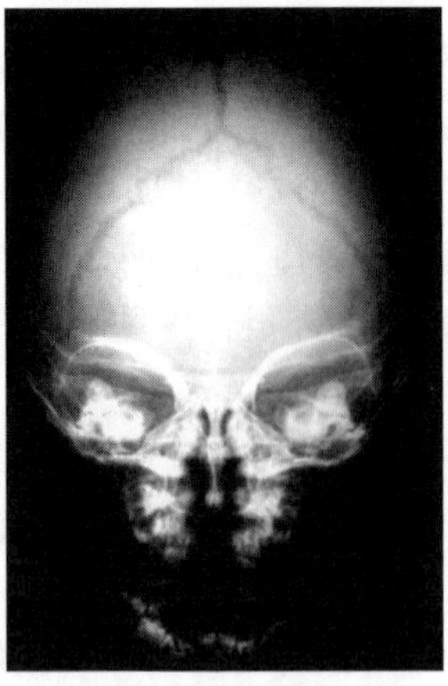

（a）儿童正位片

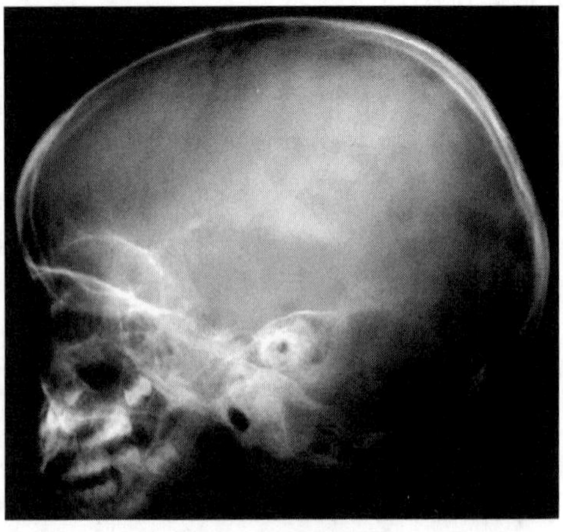

（b）儿童侧位片

**图 2-1-7　儿童颅缝**

### (三) 颅壁压迹

1. 脑回压迹(图 2-1-8)

脑回压迹为脑回压迫颅内板,使局部骨质变薄,显示为圆形或卵圆形的密度减低区,数目不定。在囟门闭合的前后期,脑组织发育较快,脑回压迹较为显著;成人压迹浅,数目少。

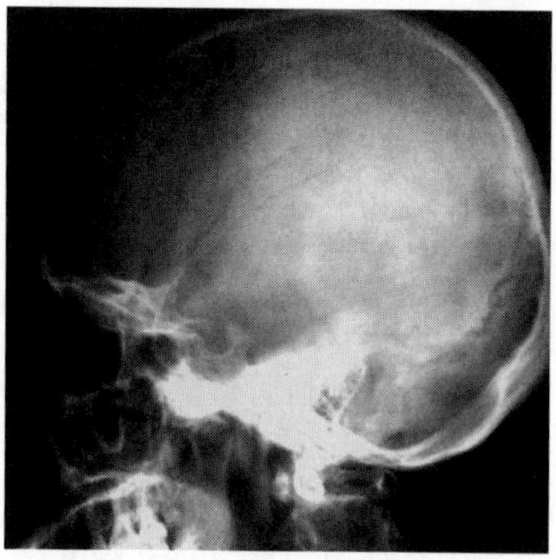

图 2-1-8　颅壁压迹

2. 脑膜中动脉压迹

脑膜中动脉压迫颅内板,显示为条状透亮影。压迹起于颅中南,走行较直,易与线形骨折相混淆。

3. 蛛网膜颗粒压迹

蛛网膜颗粒压迫颅内板,显示为边缘锐利且不规则的密度减低区,多分布于额、顶骨矢状窦的两旁,直径常为 0.5 ~ 1.0 cm,但有时可达数厘米。大的压迹需要与颅骨破坏相鉴别。

4. 板障静脉压迹

板障静脉为颅骨板障内的营养静脉,其压迹呈粗细不均的树枝状,走行方向不一,可跨越颅缝,多见于顶骨。此压迹在 10 岁以前很少出现。

5. 导静脉压迹

导静脉贯穿于颅骨,沟通颅内外血流。常见的导静脉在乳突后方导入乙状窦,侧位片上表现为短小弯曲的管状低密度影。

### (四) 颅底

在颅骨侧位片上,颅前、中、后窝位置从前向后依次呈阶梯状下降。

1. 蝶鞍

蝶鞍位于颅底中央,前为鞍结节,后以鞍背为界。侧位片可以清晰地显示蝶鞍的大小、形态及骨质结构。正常蝶鞍前后径为 7 ~ 16 mm,平均 11.7 mm;深径为 7 ~ 14 mm,平均 9.5 mm。正位片上鞍底呈平台状,宽 8 ~ 20 mm,平均 15 mm。蝶鞍的形状有椭圆形、扁平形和圆形,鞍背与枕骨斜坡相连续,其度差分别较大。老年骨质疏松可引起鞍背的密度减低,轮廓模糊。鞍底光滑而且规整,呈一条弧线状致密影,厚薄与蝶窦的发育有关。

2. 岩骨及内耳道

后前位片可在眼眶内观察到岩骨与内耳道,内耳道呈管状、壶腹状或喇叭状,最大宽径约 10 mm,平均 5.5 mm。两侧内耳道宽径约有 1/3 不对称,但大小差值不应超过 0.5 mm。

### (五) 颅内非病理性钙化

1. 松果体钙化

在侧位片上,松果体钙斑位于鞍背上端后上方约 3 cm 处,后前位片上,松果体钙斑于中线,呈斑点状致密影,大小不一,平均直径约 5 mm,成人显示率达 40%。其位置较为恒定,是较好的定位标志,可根据其移位来判断颅内占位病变的大体位置。

2. 大脑镰钙化

后前位片显示清楚，位于中线，呈带状或三角形致密影。

3. 床突间韧带钙化

侧位片上显示清楚，为蝶鞍前后床突间的韧带钙化，呈带状高密度影，使蝶鞍呈桥形。

4. 侧脑室脉络丛钙化

为脉络丛血管壁及其周围的结缔组织退变后钙盐沉积所致，多在侧脑室三角区对称出现。

5. 其他

少数情况下还可见基底节区、小脑齿状核、颈内动脉虹吸段、小脑幕和岩床韧带的局限性钙化。

# 任务2　头颈部血管 DSA 检查技术

## 一、颈内动脉、椎动脉 DSA 检查技术

将对比剂通过导管注入颈内动脉、椎动脉，使颅内血管及静脉窦显影，通过观察其形态、位置及分布情况明确诊断疾病的方法。

### （一）术前准备

DSA 检查是一项损伤性检查，会给受检者带来一定痛苦，并可能导致并发症。因此，必须进行充分的术前准备。

1. 受检者准备

做好碘过敏试验；检查心、肝、肾功能及出凝血时间；穿刺部位备皮；术前 4 h 禁饮食；如需麻醉，应提前通知麻醉科；做好解释工作，消除受检者的顾虑和紧张情绪，争取术中配合；建立静脉通道。

2. 器械准备

DSA 机及辅助设备运转正常；准备相应的导丝、穿刺针、导管鞘和必要的抢救设备，如心电监护仪、吸痰器等；消毒器械和手术衣。

3. 药品准备

准备对比剂、抗凝剂、局麻药、肝素、生理盐水、氧气及各种应急药品。

### （二）适应证与禁忌证

1. 适应证

心血管性疾病如动脉瘤、动静脉畸形、动静脉瘘、动脉闭锁及血管其他先天发育异常等，除能明确诊断外，还能显示侧支循环和手术及治疗后的效果；颅内占位性病变；对血管丰富的肿瘤如脑膜瘤、血管网状细胞瘤等不仅能做定位诊断，还可以根据特殊肿瘤血管及异常循环做定性诊断，并明确肿瘤的形态、范围和血供。

2. 禁忌证

严重的血管硬化、扭曲；碘过敏；严重的心、肝、肾疾患；高热、急性炎症；穿刺部位感染。

**（三）造影技术**

1. 手术操作常规

采用 Seldinger 技术行股动脉穿刺插管。插管过程中做试验性注射或采用路标技术。通过主动脉弓造影，了解主动脉的分支角度和动脉的开口，并观察其走向、狭窄、硬化等情况。在导管端进入主动脉弓的上壁时，来回移动并辅以轻微旋转动作，导管端部即可进入左或右颈内动脉。这时调整导管的方向，或先用导丝进入目的部位，导管继续上行送至颈内动脉。椎动脉插管时，由于头臂动脉的开口在主动脉弓的上面，导管插入主动脉弓后，操纵导管使导管端向上，发现导管端突然弹向上时，试注入对比剂以辨别无名动脉、左颈总动脉和左锁骨下动脉。行左椎动脉造影时，左椎动脉与左锁骨下动脉的上升段、降主动脉几乎成一直线，较容易插入，行右椎动脉造影时，先插入无名动脉，以便进一步选择椎动脉。一般导管端插至第 4 ~ 5 颈椎平面，开始注药造影。

2. 对比剂应用与参数选择

一般选用 370 优维显或其他非离子型对比剂，浓度为 20% ~ 30%。颈内动脉注药的对比剂用量为 6 ~ 8 mL，流率为 3 ~ 4 mL/s，压限为 200 ~ 250 PSI。椎动脉注药的对比剂用量为 5 ~ 7 mL，流率为 2 ~ 3 mL/s，压限为 150 ~ 200 PSI。主动脉弓注药时的对比剂用量，以及颈动脉和椎动脉造影对比剂总量为 20 ~ 30 mL，注射流率为 15 ~ 20 mL/s，压限为600 ~ 800 PSI。旋转式脑血管造影时，颅内动脉对比剂注射总量为 15 ~ 20 mL，流率为 2.5 ~ 3.0 mL/s，压限为 200 ~ 250 PSI。

3. 造影体位与程序选择

颈内动脉造影以标准的头颅正位、水平侧位为常规体位，并在透视下校正体位。对于颅内动脉瘤或某些血管性病变，应辅以不同角度的斜位。在有条件的情况下，可应用 Compas 技术或旋转血管采集技术。

左前 60° ~ 65°斜位可使主动脉弓、颈动脉及椎动脉清晰显示且彼此分离。左或右后 70°斜位，可使颈内与颈外动脉起始部分离，30°斜位可较好地分辨颈动脉虹吸部。

椎动脉造影以标准的水平侧位及汤氏位为常规体位，并在透视下校正体位。8°前斜位可使上矢状窦与中线静脉系统分离，左或右 25°前斜位可显示乙状窦与颈静脉球。

DSA 的成像方式：常规脉冲方式，第一序列为 4 帧/秒，第二序列为 3 帧/秒，第三序列为 2 帧/秒，曝光至静脉窦显示为止；对于不配合、易动的受检者，选用超脉冲方式。

4. 并发症的预防与处理

DSA 并发症常因穿刺插管或对比剂所引起，这里着重介绍穿刺插管所致的并发症及其预防、处理措施。暂时性动脉痉挛：常为多次穿刺插管刺激所致；局部血肿：常为术中穿刺器械过粗或反复多次穿刺，术后压迫止血不当所致；假性动脉瘤和动静脉瘘：常为操作幅度过大使动脉壁受损和穿刺时同时穿过静脉所致；插管器械在动脉内折断：可能为导管和导丝吻合不紧而发生折断，或因导管反复使用，在多次旋转后发生折断；

血管破裂：可能为高压注射器在导管端部顶住血管壁时，流率过大，或导管导丝遇阻力时强行推进所致；血栓形成：可能为损伤的动脉壁和导管表面血小板沉积，后逐步发展形成血栓。

应针对以上原因，采取相应的措施，避免或减少其发生。对于并发症的处理，基本原则是对症治疗。如动脉痉挛，可注射利多卡因或普鲁卡因，也可注射交感神经阻滞药；对于局部血肿，一般不做处理，必要时局部湿热敷；动脉内异物或血栓可经手术取出；等等。

**（四）静脉窦的观察**

DSA 对脑静脉的显示优于 CT，能清晰显示静脉窦的形态、位置和通畅性等，有利于术前更好地评估静脉流出的情况，确定手术方案。

**（五）DSA 脑血管造影的优点**

（1）一次插管可任意选择其中的一支、二支、三支或更多血管，即全脑血管造影。

（2）造影过程中，根据脑血管的循环时间选择相应参数，可连续追踪显示，直至满意为止。

（3）采用超选择性造影，对比剂浓度低、用量少且成像清晰。

（4）能发现主动脉弓至颅外大动脉始端的狭窄或闭塞性病变。

（5）采用“三轴系统”，可随意调整各种角度，能确保血管的最佳显示。

（6）采用旋转血管造影，利用三维后处理技术，可多角度、多方位、动态连续反复观察图像，并做有关计算。

（7）采用高压注射器并与主机连动，可确保注射对比剂的准确性。

（8）因操作者远离 X 线源，有利于其 X 线防护。

## 二、颈外动脉、颈总动脉 DSA 检查技术

**（一）术前准备**

患者准备、器械准备、药品准备同颈内动脉造影。

**（二）适应证与禁忌证**

1. 适应证

血管性病变：动脉瘤、海绵状血管瘤、动静脉畸形、动脉狭窄及闭塞等的诊断与治疗；肿瘤性病变：了解肿块的性质、范围、形态、大小、供血与引流，为外科手术提供依据；恶性肿瘤的术前栓塞：以减少术中出血和易于剥离；出血性病变：如外伤出血、动脉瘤与血管畸形破裂出血、肿瘤侵犯出血等的介入治疗。

2. 禁忌证

同颈内动脉造影。

**（三）造影技术**

1. 手术操作常规

基本方法同颈内动脉造影。颈外动脉造影为超选择性插管，要求操作时动作轻柔、精细，注射对比剂和栓塞治疗时需更加小心，必要时使用同轴导管。插管过程中可启用 DSA 的血管路径技术，以减少盲目性。

2. 对比剂应用与参数选择

选用300～370优维显或其他非离子型对比剂，颈总动脉对比剂总量为每次8～10 mL，注射流率为4～6 mL/s，压限300～400 PSI；颈外动脉对比剂总量为每次7～8 mL，注射流率为2～4 mL/s，压限150～200 PSI。旋转式脑血管造影，颈总动脉对比剂总量为每次25～30 mL，注射率为4～6 mL/s，压限300～400 PSI。超选择性的上颌动脉、舌动脉、甲状腺上动脉、面动脉等对比剂总量为每次6～8 mL，注射流率为2～4 mL/s，压限150～200 PSI。栓塞后复查时，对比剂用量为每次2～5 mL，注射流率为2～3 mL/s，压限150～200 PSI。

3. 造影体位与程序

颈总动脉造影以标准正位、水平侧位、左右15°～30°前斜位为常规体位；颈外动脉造影以正位及水平侧位为常规体位。为显示颈外动脉分支，应辅以一定角度的左或右前斜位，或头足位、足头位。采用DSA脉冲方式曝光，第一序列为4帧/秒，第二序列为3帧/秒，第三序列为2帧/秒，曝光至静脉期显示。必要时进行旋转血管造影。

4. 并发症的预防与处理

同颈内动脉造影。

**(四) 造影征象**

1. 血管性病变

颌面、颈部血管狭窄、血管瘤和血管畸形：以海绵状血管瘤常见，海绵状血管瘤造影在动脉期常无异常或呈轻度推移改变，毛细血管期和静脉期可见血管瘤显影，表现为模糊的棉团状或条状扭曲影，对比剂滞留时间较长。动静脉畸形可见静脉早期显影，供血动脉和引流静脉均增粗，畸形的血管呈团块或网状；颈部和颌面部动脉瘤：造影表现为局限性瘤样扩张，较大时，邻近的血管受压变细或有弧形移位；颌面部外伤出血：急性期造影可见对比剂外溢。

2. 肿瘤性病变

如颈动脉体瘤、鼻咽部肿瘤、甲状腺肿瘤、舌癌等。DSA最有诊断价值的疾病是甲状旁腺腺瘤，因为它是典型的丰富血管瘤，造影可见异常的瘤体染色和异常的血供。

## 三、脑血管造影

**(一) 动脉期**

1. 颈动脉系统

颈总动脉约在第4颈椎水平分为颈内动脉和颈外动脉两支。

(1) 颈内动脉：分七段，为颈段、岩段、破裂孔段、海绵窦段、床突段、眼段、交通段(临床上常称为C1～C7段)。侧位片上，颈内动脉呈C形。在前膝段先向前发出眼动脉，继而分出脉络膜前动脉及后交通支向后走行，最终分为大脑前、中动脉(图2-2-1)。

(2) 大脑前动脉：分五段，为水平段、上行段、膝段、胼周段和终端(临床上常称为A1～A5段)。侧位片上，大脑前动脉发出眶额动脉、额极动脉和胼缘动脉。前后位片上，大脑前动脉上行段居颅中线，在水平段和上行段之间向对侧发出前交通动脉，连接两侧的大脑前动脉。

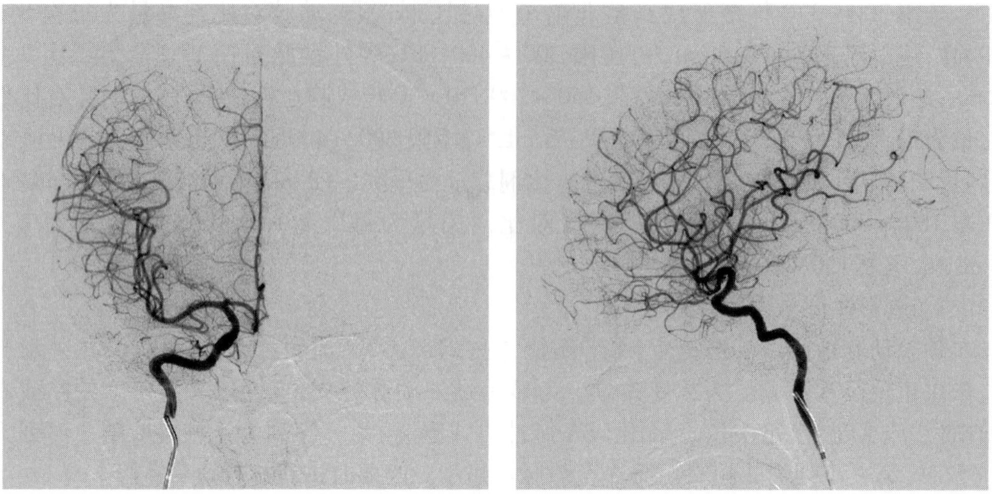

（a）正位　　（b）侧位

**图 2-2-1　正常颈内动脉造影图像**

（3）大脑中动脉：亦分五段，分别为水平段、回转段、侧裂段、分叉段和终段（临床上常称之为 M1 ~ M5 段）。侧位片上，大脑中动脉在侧裂段分出额顶升支（包括前中央动脉、中央动脉和顶前动脉）。前后位片上，大脑中动脉位于外侧，分支相互重叠。

（4）颈外动脉与头颅相关的主要有脑膜中动脉、颞浅动脉及枕动脉三大分支。

2. 椎-基底动脉系统（图 2-2-2）

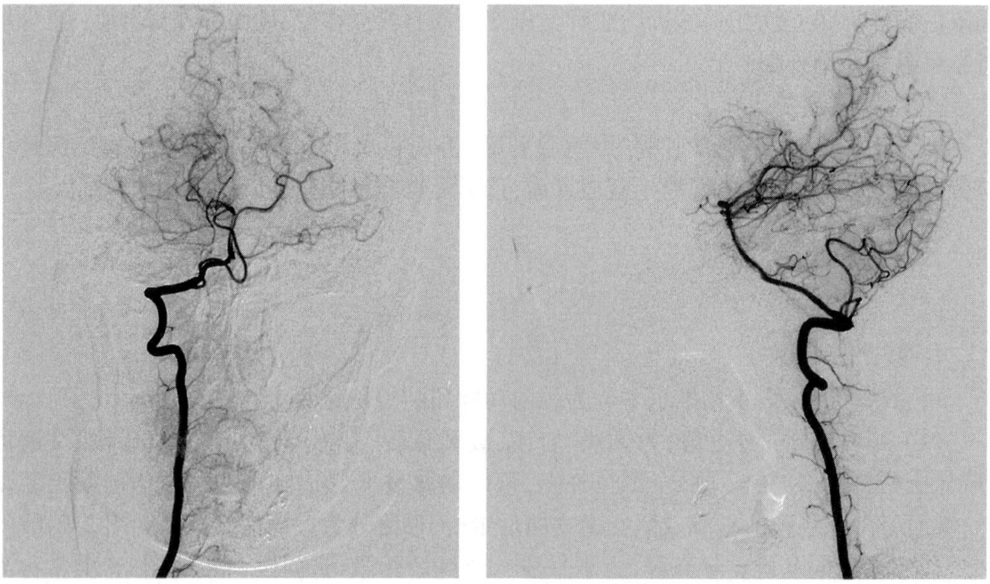

（a）正位　　（b）侧位

**图 2-2-2　正常椎-基底动脉系统造影图像**

(1) 椎动脉：起自锁骨下动脉，经第6至第1颈椎横突孔上行，通过枕骨大孔在延髓腹侧入颅，在脑桥下缘两侧椎动脉汇合成一条基底动脉。汇合前两侧椎动脉分别发出小脑后下动脉。

(2) 基底动脉：在脑桥腹侧上行，沿途发出小脑前下动脉、内听动脉、脑桥动脉及小脑上动脉，并在后床突上方分为两条大脑后动脉。

(3) 大脑后动脉：为基底动脉的终支，向后分出颞支和枕支。

**(二) 微血管期**

此期动脉排空，静脉尚未充盈，对比剂存留在微血管内，在一定程度上反映了脑皮质的形态和脑实质的血液供应情况。

**(三) 静脉期**

脑静脉分为浅、深静脉，它们在皮质下相互交通形成丰富的静脉网。

1. 浅静脉

包括大脑上、中、下静脉，分别汇入上矢状窦、海绵窦、横窦、岩上窦和岩下窦，其间有吻合静脉相沟通。

2. 深静脉

丘纹静脉和透明隔静脉在室间孔后缘汇合成大脑内静脉，两侧的大脑内静脉和基底静脉在松果体的后方汇合成大脑大静脉。后者与下矢状窦相连终于直窦。

3. 静脉窦

上矢状窦入窦汇，下矢状窦入直窦后汇入窦汇，最后引流入颈内静脉。

# 任务3　头颅CT检查技术

## 一、颅脑

**(一) 适应证**

CT最早用于颅脑检查，对颅脑疾病具有很高的诊断价值。它适用的检查有颅脑外伤、脑血管疾病、颅内肿瘤、先天性发育异常、新生儿缺氧缺血性脑病、颅内压增高、脑积水、脑萎缩、颅内感染、脑白质病、颅骨骨源性疾病，以及术后和放疗后复查等。临床已将CT作为颅脑外伤和婴幼儿脑疾病的首选检查；CT检查能显示病变的大小、数目、部位、形态及与周围组织的关系，对颅内肿瘤的定位和定性有指导价值，为脑血管病变与颅内炎症的治疗和预后提供可靠依据。颅脑扫描通常采用非螺旋扫描，也称轴位扫描。CT血管造影等特殊检查方式通常采用螺旋扫描。

**(二) 禁忌证**

急性大出血和颅脑外伤患者在检查时应有临床医师陪同，或在患者病情稳定后再行检查；严重心、肝、肾功能衰竭患者禁止做CT增强扫描；对碘对比剂过敏有和高危人群一般不做CT增强扫描检查。

## （三）操作方法及程序

1．检查前的准备

患者的密切配合是顺利完成 CT 检查和获得高质量影像资料的基础。

（1）认真核对 CT 检查申请单，了解病情，明确检查目的和要求。对检查目的和要求不清的申请单，应与临床医师核准并确认。

（2）检查前向患者说明扫描床移动和机架倾角的安全性、检查所需时间及扫描过程中保持体位不动的要求等，消除患者的紧张心理，取得患者合作。

（3）要求患者去除头上发夹、耳环等金属饰物，冠状扫描时须摘掉活动假牙，避免伪影干扰。

（4）增强扫描时，按含碘对比剂使用要求准备。

（5）对婴幼儿，外伤、意识不清及躁动不安的患者，根据情况给予适当的镇静剂。

（6）对眼球、甲状腺、生殖腺等 X 线敏感部位进行辐射防护。

2．检查方法及扫描参数

（1）横断面平扫

① 扫描体位：仰卧位，下颌内收，两外耳孔与台面等距。特殊患者的扫描体位须做矫正，如驼背、肥胖、颈部强直及呼吸困难而不能低头的患者，在摆体位时可垫高其头部或臀部，使其头部成标准的前后位或后前位，若矫正不满意，可以倾斜扫描机架予以弥补。

② 扫描方式：横断面连续扫描。

③ 定位扫描：确定扫描范围、层厚、层距。

④ 扫描定位基准线：扫描基准线是 CT 扫描前在体表或定位像上确定能最佳显示病变或一些解剖结构的扫描起始线。颅脑 CT 横断位扫描基线有听眦线、听眉线和听眶线（图 2-3-1）。

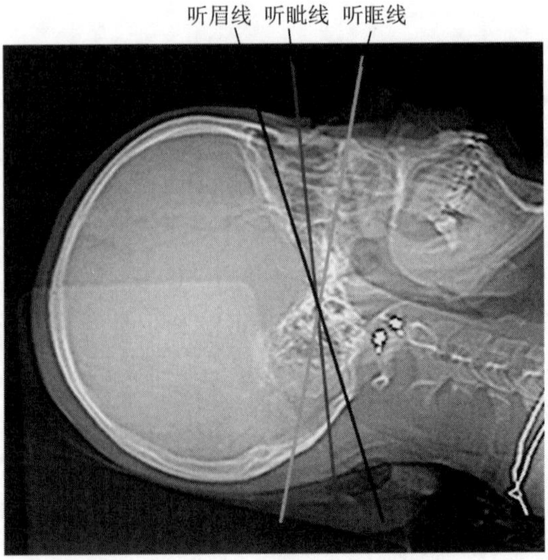


**图 2-3-1　颅脑 CT 横断位扫描基线**

听眦线是外耳孔与同侧外眼眦的连线，头部 CT 检查常以此线作为扫面基线，机架向足再倾斜 15°，可同时扫描 3 个颅凹。

听眉线是眉上缘的中点与同侧外耳道的连线，将听眉线作为扫描基线的优点：标志醒目，定位准确；通过 3 个颅凹的最低处，扫描范围较理想；显示第 4 脑室和基底节区组织结构较好。

听眶线是眶下缘与外耳道的连线，又称大脑基底线。用此线作为基线扫描，断面经过眼窝，中颅凹和后颅凹上部，前颅凹、后颅凹的大部分，但第四脑室、枕骨大孔的附近区域不能被显示。

⑤ 扫描范围：自听眦线向上连续扫描 80 ~ 90 mm，或从听眦线平面连续向上扫描至头顶。

⑥ 扫描机架倾斜角度：根据患者头颅的具体位置，适当倾斜扫描机架，使射线方向与颅底平面平行。

⑦ 扫描野：头部范围。

⑧ 扫描层厚：5 ~ 10 mm。

⑨ 扫描间隔：5 ~ 10 mm（图 2-3-2）。

⑩ 重建算法：软组织或标准算法。

⑪ 扫描参数：根据 CT 机型设定（以 SIEMENS 机器 SOMATOM Definition AS + 64 排为例，管电压 120 kV，管电流 320 mA，窗宽 120，窗位 40）。

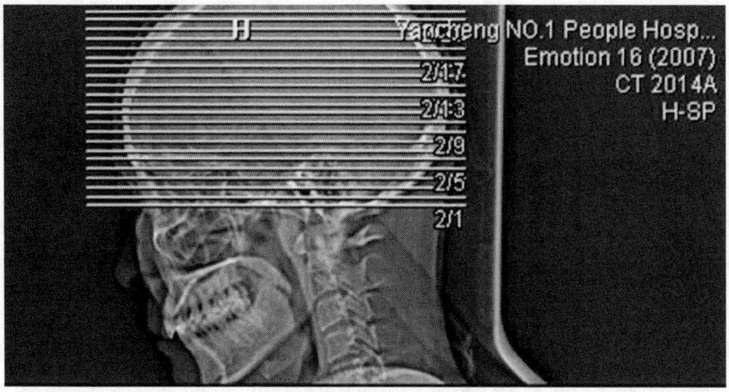


**图 2-3-2　颅脑横断面 CT 扫描定位像**

（2）冠状位扫描

冠状体位有颏顶位和顶颏位。

颏顶位是把扫描头架换成冠状位头架，患者仰卧于扫描床上，肩背部垫高，两手置于身体两侧，两膝屈曲，头部下垂，并尽可能后仰，使听眦线与台面趋于平行，正中矢状面与台面中线重合（图 2-3-3）。

顶颏位是患者俯卧于扫描床上，两手平放于胸侧，两腿伸直，头置于头架内，下颌尽可能前伸，并紧靠台面，头颅后仰，两外耳孔与台面等距，正中矢状面与台面中线重合（图 2-3-4）。

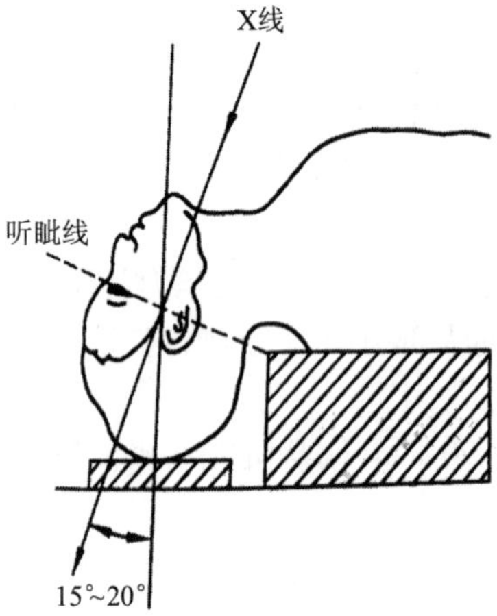

图 2-3-3　颏顶位

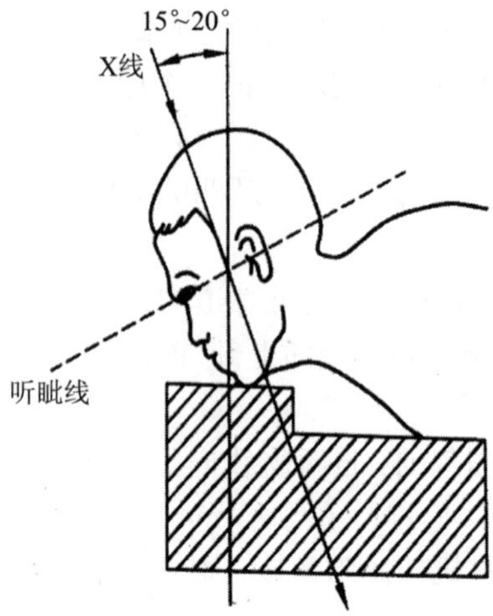

图 2-3-4　顶颏位

随着螺旋 CT 的不断发展,尤其是 16 排及以上机器的广泛普及,完全能够做到各向同性(保证最小体素是正方体,图像像素在 $X$ 轴、$Y$ 轴、$Z$ 轴方向的大小一致),所以现在各医院做冠状扫描的较少,而多直接采取轴位断层扫描,然后通过后处理技术做冠矢状位及斜位的重建而得到想要观察的影像图片。

(3) 增强扫描

① 颅脑增强扫描适应证: 组织密度异常、有占位表现等;怀疑鞍区、小脑桥脑角及后颅凹的病变;其他检查已证实的病灶;怀疑血管瘤和血管畸形;颅内病变的随访复查等。

② 对比剂用量: 成人为 60 ~ 100 mL 离子型或非离子型含碘对比剂,儿童按体质量计算,一般为 2 mL/kg。

③ 注射方式: 用压力注射器静脉内团注或加压快速手推团注,注射速率为 2.0 ~ 3.0 mL/s;如要重点观察病变的血管特征(动脉瘤、动静脉畸形等),注射速率为 3.5 ~ 4.5 mL/s。

④ 扫描开始时间: 开始注射对比剂后 25 ~ 30 s 做动脉期扫描,60 ~ 70 s 做实质期扫描。当然,增强后的扫描时间也可依据病变的性质而定,如脑血管畸形、动脉瘤等与血管有关病变的扫描可在注射对比剂后 50 s 开始;颅内感染、囊肿等可在注射对比剂后 60 s 开始扫描;颅内转移瘤、脑膜瘤等可在注射对比剂后 6 ~ 8 min 开始扫描。

⑤ 扫描程序、参数与平扫相同。

3. 摄片要求

(1) 依次摄取定位片、平扫和增强图像。

(2) 窗位: L30 ~ 40 HU;窗宽: W70 ~ 120 HU。

(3) 骨窗窗位: L300 ~ 500 HU;骨窗窗宽: W1 300 ~ 1 800 HU。通常在下列情况下必须拍摄骨窗窗位: 涉及颅底、内听道和蝶鞍的扫描;观察颅脑外伤须同时摄骨窗;涉及颅骨本身的病变，或颅脑病变侵犯到颅骨；如有皮下软组织病变时，应在病变层面加摄增宽窗宽的软组织窗（类似体部图像的软组织窗）。

（4）必要时病灶层面放大摄片。

（5）测量病灶大小及病灶层面增强前后的 CT 值。

（6）根据临床需要进行图像重建。

（7）病变与颅壁相连或脑外伤的图像处理，需同时观察脑组织和骨组织，以确定有无颅骨破坏或颅骨骨折；耳鸣及疑桥小脑角区病变者，应放大调节内听道窗口技术，以观察内听道口有无扩大。

**（四）注意事项**

（1）应注意对扫描检查以外部位的放射防护。

（2）增强扫描后，患者应留观 30 min 左右，观察有无迟发过敏反应。

（3）由扫描技师认真填写检查申请单的相关项目并签名。

**注意：**急症 CT 检查时应注意观察患者反应，扫描须快速准确。颅脑重度外伤不宜搬动的昏迷患者，应先行脱水降压治疗，待生命体征平稳后再行 CT 检查。急性颅脑外伤急需手术，或不明原因的躁动又不允许快速给予镇静、麻醉的患者，应在患者头部两侧用海绵垫夹紧，并用头带固定，必要时嘱患者家属协助固定患者。

婴幼儿处于生长发育期，过量的 X 线辐射对其危害较大。小儿行 CT 检查时，可在不影响临床诊断质量的前提下将扫描剂量降至最低，即采用低剂量扫描技术。小儿头部低剂量扫描按年龄分为 3 组，第 1 组年龄小于 6 个月，扫描参数为 120 kV，70 ~ 90 mAs；第 2 组年龄为 6 个月 ~ 3 岁，扫描参数为 120 kV，110 ~ 150 mA；第 3 组年龄为 3 ~ 6 岁，扫描参数为 120 kV，160 ~ 200 mA；准直器为 1.5 ~ 2.5 mm，层厚与间隔为 5 ~ 8 mm。头部常规剂量参数为 120 kV，260 ~ 320 mA。小儿头部血管的扫描参数为 80 kV，100 ~ 150 mA。

## 二、鞍区

**（一）适应证**

鞍内肿瘤、颅脑外伤累及鞍区、观察鞍区肿瘤侵犯周围结构情况、鞍区先天性发育异常、鞍区肿瘤术后复查、鞍区血管性疾病、鞍区感染、鞍区骨源性疾病，以及鞍区以外的肿瘤侵入垂体，如颅咽管瘤、脑膜瘤等。

**（二）增强扫描禁忌证**

急性大出血和颅脑外伤患者在检查时应有临床医师陪同或在患者病情稳定后再行检查；严重心、肝、肾功能衰竭患者禁止做 CT 增强扫描；对碘对比剂过敏者和高危人群一般不做 CT 增强扫描检查。

**（三）操作方法及程序**

1. 检查前准备

同颅脑 CT 检查。

2. 检查方法及扫描参数

（1）扫描体位：仰卧位或俯卧位。

（2）扫描方式：冠状面扫描。

（3）定位扫描：确定扫描范围、层厚、层距。

（4）扫描定位基准线：听眦线。

（5）扫描范围：从床前突至后床突，疑颅内肿瘤侵入鞍区时，需加做头部扫描。

（6）扫描机架倾斜角度：与鞍底垂直或与鞍背平行。

（7）扫描野：头部范围。

（8）扫描层厚：2～3 mm。

（9）扫描间隔：2～3 mm。

（10）重建算法：标准或高分辨率算法。

（11）扫描参数：根据 CT 机型设定。

（12）对比剂用量：60～100 mL 离子或非离子含碘对比剂。

（13）注射方式：压力注射器静脉内团注，注射速率为 2.5～3 mL/s；加压快速手推团注，注射速率为 1.0～2.0 mL/s。

（14）扫描开始时间：对比剂注入后延迟 16～20 s 开始扫描。

**注意：**冠状扫描体位可用颅脑颌顶位或顶颌位。先摄取头颅侧位定位片，扫描层面尽可能与蝶鞍后床突平行或与鞍底垂直，层厚和间隔视蝶鞍大小选 2～3 mm，扫描范围包括整个鞍区。

垂体微腺瘤的放大动态扫描技术：在冠状定位像上确定鞍区的扫描范围并做平扫，选择病灶或鞍区的中心层面为重点观察层面，然后以 2.5～3 mL/s 的速率静脉注射对比剂 50～70 mL，注药 10 s 后对选定层面进行持续 15～20 次的单层连续动态扫描，最后进行常规冠状增强扫描（图 2-3-5）。

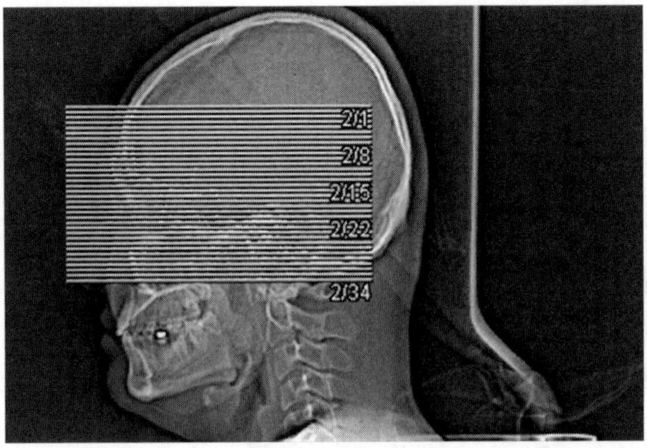


（a）鞍区扫描定位像

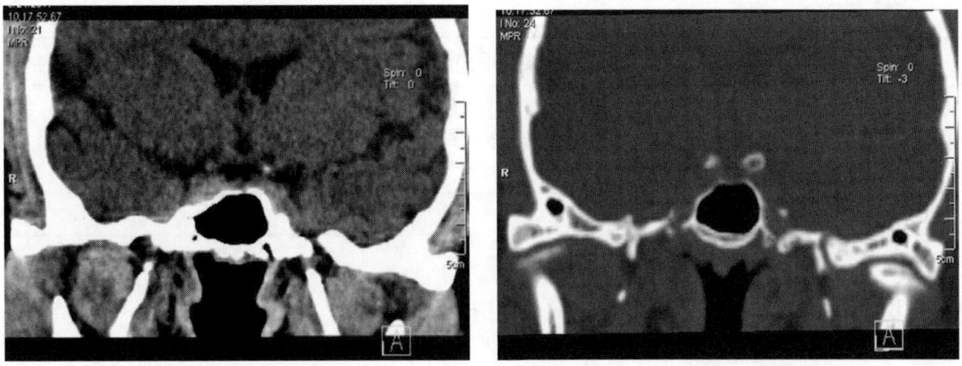


（b）正常鞍区冠状位脑窗　　（c）正常鞍区冠状位骨窗

**图 2-3-5　鞍区 CT 扫描图像**

3. 摄片要求

（1）依次摄取定位片及增强图像。

（2）脑窗窗位：L30～50 HU；脑窗窗宽：W250～350 HU。

（3）骨窗窗位：L300～500 HU；骨窗窗宽：W1 300～1 800 HU。

（4）必要时病灶层面放大摄片。

（5）根据需要测量病灶大小及病灶的 CT 值。

（6）根据临床需要进行图像重建。

**（四）注意事项**

同颅脑 CT 检查。

## 三、颅脑 CTA 检查技术

**（一）适应证**

脑血管疾患的诊断与鉴别诊断；颅内占位性病变的诊断与鉴别诊断；主动脉及分支狭窄闭塞性疾患；大动脉炎的诊断。

**（二）禁忌证**

同颅脑 CT 检查。

**（三）操作方法及程序**

1. 检查前准备

同颅脑 CT 检查。

2. 检查方法及扫描参数（表 2-3-1）

**表 2-3-1　检查方法及扫描参数**

| 项　目 | 扫描要求及重建参数 | 二次重建/备注 |
| --- | --- | --- |
| 扫描设备 | 以 64 层螺旋 CT 为例 | |
| 患者准备 | 去除头颈部项链、耳环等饰物，去除义齿等金属物品。外周静脉（肘正中静脉）穿刺，建立静脉通道 | |

续表

| 项　目 | 扫描要求及重建参数 | 二次重建/备注 |
| --- | --- | --- |
| 检查体位 | 仰卧,下颌内收,两外耳孔与台面等距,头颅和身体正中矢状面与台面中线重合;听眦线或听眉线与床面垂直 | |
| 口服对比剂 | 无须 | |
| 静脉对比剂 | 浓度: 300～370 mg/mL<br>注射速率: 3～5 mL/s<br>用量: 60～80 mL<br>婴幼儿根据体质量(kg)计算 | |
| 扫描延迟 | 一般 12～25 s<br>常规采用团注跟踪技术,ROI 设于主动脉弓内,阈值 80～120 HU,自动或手动触发扫描<br>必要时加扫静脉期和实质期 | |
| 呼吸方式 | 平静呼吸 | |
| 定位像 | 侧位 | |
| 扫描范围 | 颅内血管: 颈 1～2 水平向上至颅顶<br>头颈部动脉 CTA: 主动脉弓平面向上至颅顶 | |
| 扫描方式 | 非心电门控螺旋扫描 | |
| kV | 100～120 | |
| mA/rot | 100～150/自动管电流调制 | |
| 旋转时间/s | 0.5～0.6 | |
| 探测器覆盖范围 | 40 mm/圈 | |
| 层数 * 准直/mm | 64 * 0.625 | |
| 螺距 | 0.984～1.375 | |
| FOV/mm | 160～200 | 160～200 |
| 重建层厚/mm | 2.5～5.0 | 0.625 |
| 重建增量/mm | 2.5～5.0 | 0.132～0.625 |
| 重建算法(卷积核) | 软组织/标准 | 软组织/标准 |
| 窗宽、窗位 | 软组织窗 | W300～400,<br>C35～50 |
| 图像后处理 | | MPR(横断面≤1.0 mm,重叠重建),冠状面和矢状面; VRT、MIP、薄层 MIP(STS－MIP) |
| 图像照相 | 横断面图像层厚 2.5～5.0 mm,按解剖顺序,采用软组织窗拍摄,必要时加摄骨窗,以及相应的冠状面、矢状面图像和其他三维处理图像 | |
| 注意事项 | 增强检查后留下观察 15～30 min,以防止对比剂过敏反应发生 | |

### （四）临床应用

CTA 可清晰显示颅内血管性病变，定性、定位明确，确诊率高，临床上已经部分替代 DSA 成为脑血管疾病的诊断和介入治疗筛选的方法，尤其是脑动脉瘤和动-静脉畸形所致蛛网膜下腔出血的患者可作为首选检查方法（图 2-3-6）。

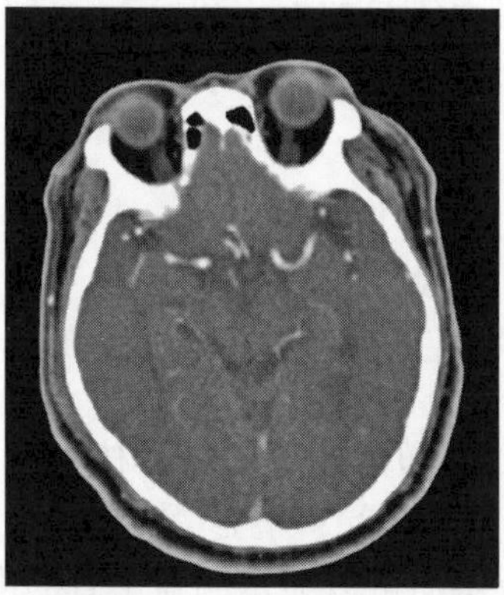

（a）横断面

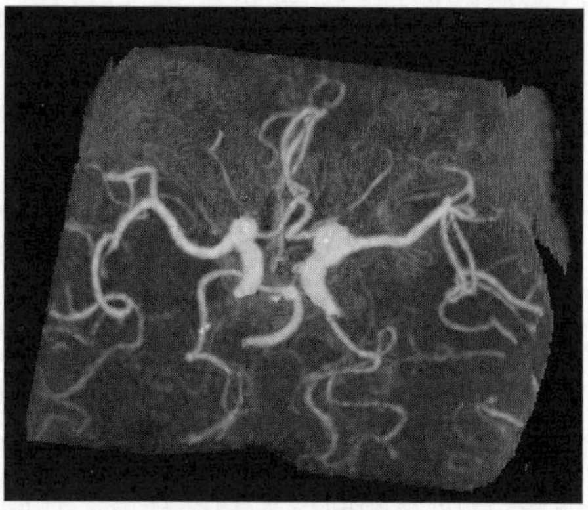

（b）MIP 重建图像

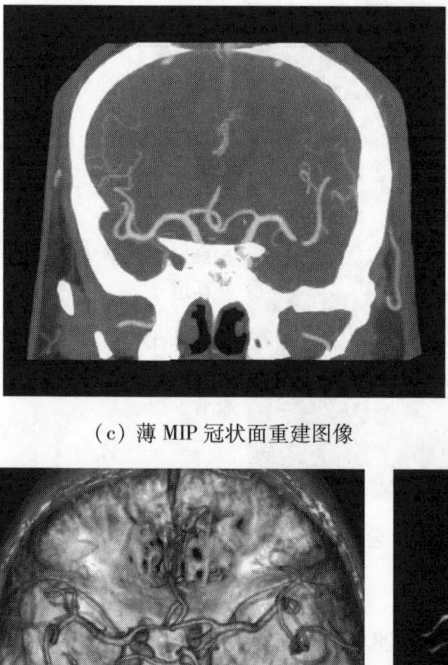

（c）薄 MIP 冠状面重建图像

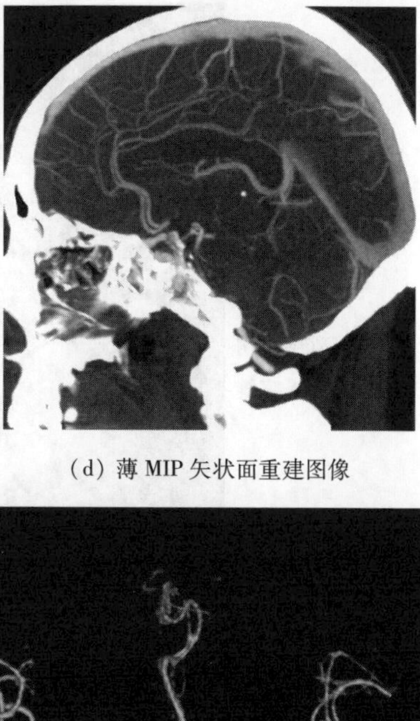

（d）薄 MIP 矢状面重建图像

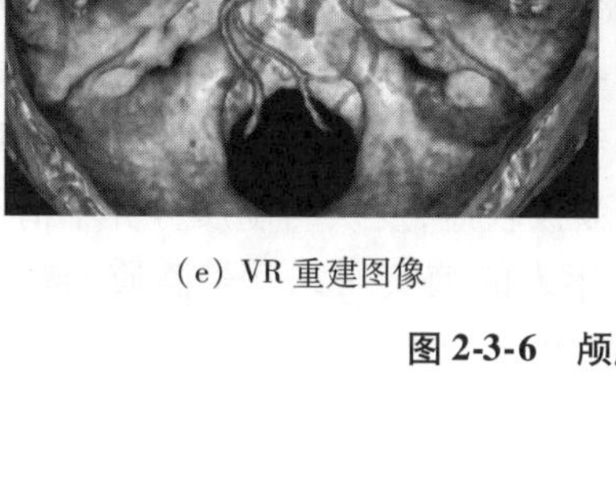

（e）VR 重建图像

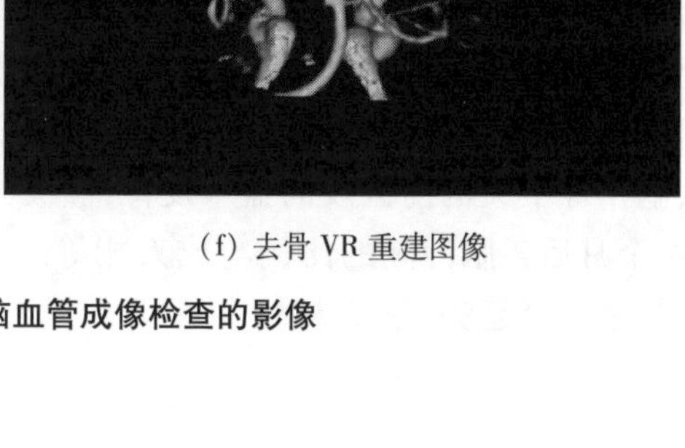

（f）去骨 VR 重建图像

**图 2-3-6　颅脑血管成像检查的影像**

CTA 对≥3 mm 的脑动脉瘤的敏感性为95% ~100%，可从不同视角观察动脉瘤，明确其部位、大小、形状、数量及与邻近血管的连接关系，并可了解动脉壁有无钙化、瘤颈的大小、瘤腔内有无血栓或粥样斑块形成、是否存在夹层等，为外科手术和介入治疗提供准确必要的信息。CTA 对显示动-静脉畸形、海绵状血管瘤、静脉血管瘤和毛细血管扩张症等脑血管畸形病变的效果满意，可显示畸形血管巢的大小和形态，了解供养动脉及引出静脉的大小和数目，并可明确有无出血、脑梗死和脑萎缩等并发症，为临床治疗提供重要的参考。

## 四、头颅正常表现

### （一）平扫

1．颅骨及含气空腔

用骨窗观察。在颅底层面可以观察到颈静脉孔、卵圆孔、破裂孔、枕骨大孔及乳突气房和鼻窦等。在枕大孔上方层面可见颈静脉结节、岩骨、蝶骨小翼、蝶鞍和视神经管等主要结构，岩骨的内侧尚可见到内耳道。在高位层面可以显示颅盖诸骨的内、外板和颅缝（图 2-3-7）。

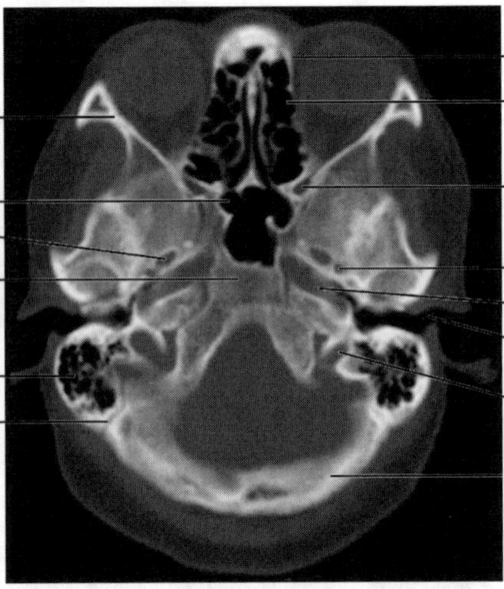


**图 2-3-7　颅骨及含气空腔**

2．脑实质

皮质的 CT 值为 32 ~40 HU，髓质的 CT 值为 28 ~32 HU，两者平均相差（7.0 ±1.3）HU，易于分辨。大脑半球中由尾状核、豆状核（壳核、苍白球）构成的基底核（节）是非常重要的部位，其内侧是侧脑室，外侧紧靠外囊，丘脑位于其后内方，内囊在豆状核与尾状核、丘脑之间走行。这些神经核团的密度类似于皮质并略高于内囊。而由延髓、脑桥和中脑组成的脑干，在环池和桥池的衬托下可以显示，但其内部的神经核团难以分辨。新生儿大脑半球中央沟前区及岛盖未发育，额极与颞极较短，皮灰与髓质分界不清。出生幼儿 24 个月后各脑叶间的比例与成人相等。老年人的脑实质尤其是髓质的密度随年龄的增长呈下降趋势（图 2-3-8）。

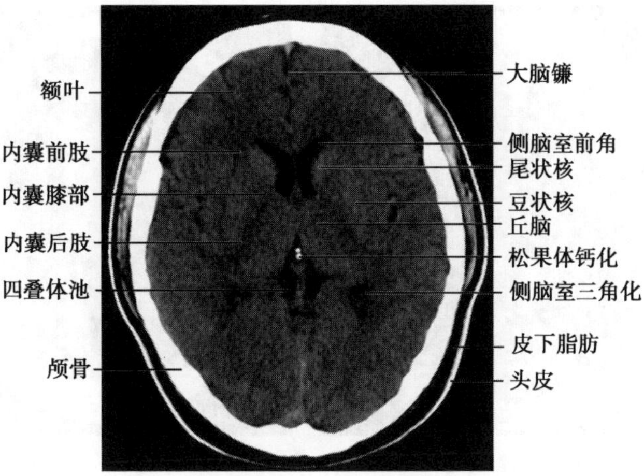


**图 2-3-8　脑实质**

3. 含脑脊液的间隙

在脑室系统、脑池、脑沟、脑裂内均含有脑脊液，呈低密度区，具体包括侧脑室、第三脑室、第四脑室、枕大池、桥池、桥小脑角池、鞍上池、环池、侧裂池、四叠体池及大脑纵裂等。新生儿的鞍上池、侧裂池、四叠体池及大脑纵裂较为宽大，脑室则较小。老年人含脑脊液的腔隙扩大，且随年龄的增大越来越明显。

4. 非病理性钙化

CT 扫描对非病理性钙化的检出率较 X 线平片高。于第三脑室后部可显示松果体与缰联合钙化，缰联合钙化居前，范围不超过 1 cm，松果体钙化偏后，但一般不超过 5 mm；侧脑室脉络丛钙化，出现率约 75%，有 1/3 左右两侧不对称；大脑镰钙化，多见于 40 岁以上的成人；基底节钙化在高龄人群中易出现，若年轻人出现，要考虑甲状腺功能低下的可能性；齿状核钙化，偶尔在老年人中出现，呈对称性，无明确的临床意义(图 2-3-9)。

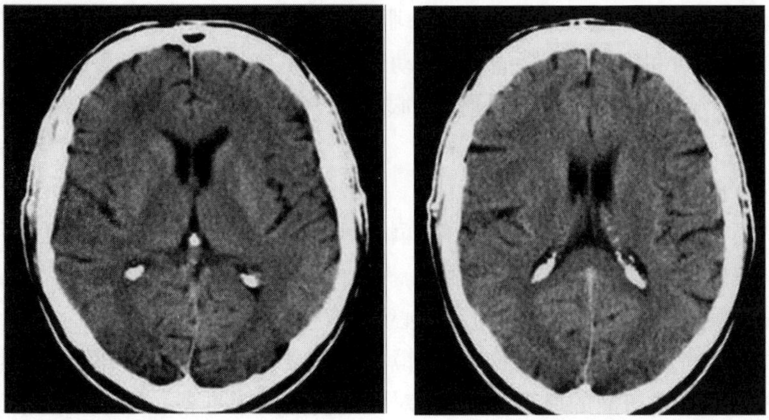

(a) 松果体、侧脑室三角区脉络丛钙化　　(b) 侧脑室脉络丛钙化

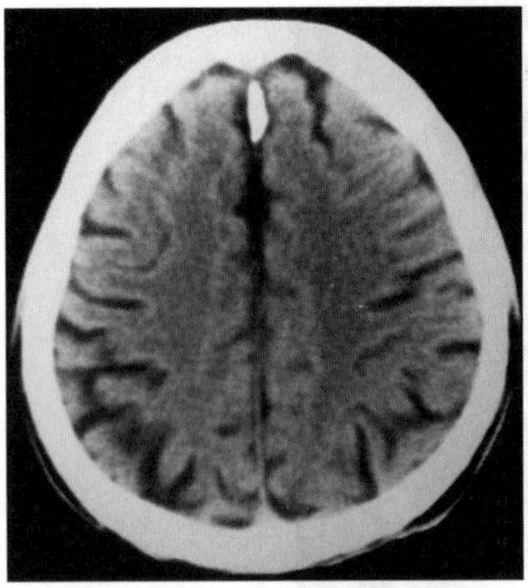
(c) 大脑镰钙化

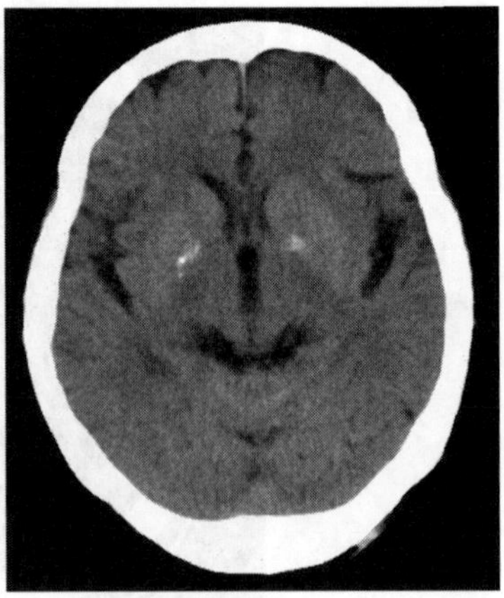
(d) 基底节区钙化

**图 2-3-9　生理性钙化**

### (二) 增强扫描

正常的脑组织在对比增强检查后,密度均有增高,但增高的程度不尽相同,与各种组织发生增强的机制不同有关。正常脑实质轻度强化,脑血管明显强化,硬脑膜有丰富的血供且无血脑屏障而发生显著强化。蛛网膜正常时不强化,侧脑室内的脉络丛强化后呈不规则的带状致密影,松果体和垂体因无血脑屏障常发生明显强化。

# 任务 4　五官、颈部 CT 检查技术

## 一、眼

### (一) 适应证

眼内、泪腺、眶内各组织来源的肿瘤;眶骨骨折及眶内软组织损伤的诊断;眼球内和眶内异物的诊断和定位;血管瘤、颈内动脉海绵窦瘘、静脉曲张等血管病变;渗出性视网膜炎、视神经炎、眼外肌炎、泪囊炎、眼眶蜂窝组织炎、视网膜剥离等眶内各组织炎症。

### (二) 检查前准备

(1) 认真核对 CT 检查申请单,了解病情,明确检查目的和要求,对检查目的和要求不清的申请单,应与临床医师核准并确认。

(2) 做好解释工作,消除患者的紧张心理,取得患者合作。

(3) 去除患者头部的金属饰物,如眼镜、发卡、义齿、项链、耳环等,避免伪影干扰。

(4) 对需要增强扫描的患者,按含碘对比剂使用要求准备。增强检查前 4 h 禁食。

(5) 训练患者闭上眼睛保持眼球固定不动,或嘱患者眼睛盯住一目标,保持不动。

(6) 对婴幼儿、外伤、意识不清及躁动不安的患者,根据情况给予适当的镇静剂。

(7) 注意对患者非检查部位的辐射防护。

**(三) 检查方法及扫描参数**

1. 平扫

(1) 扫描体位：仰卧或俯卧位。

(2) 扫描方式：横断面或冠状面连续扫描。非螺旋扫描采用标准模式。

(3) 定位扫描：确定扫描范围、层厚、层距(图 2-4-1a)。

(4) 扫描定位基准线：横断扫描基线使用听眶线,由于听眶线与视神经的走向大体一致,使用该基线扫描能较好地显示视神经和眼外肌;冠状扫描基线使用冠状线(俯卧位)。

(5) 扫描范围：横断面自眶底至眶顶,必要时根据需要扩大扫描范围。冠状面从眶前缘向后连续扫描,即从眼球前部至海绵窦。

(6) 扫描机架倾斜角度：与扫描床成 0°;冠状面检查时根据需要适当倾斜机架角度。

(7) 扫描野：头部范围。

(8) 扫描层厚：横断面 1 ~ 3 mm;冠状面 3 ~ 5 mm。

(9) 扫描间隔：横断面 1 ~ 3 mm;冠状面 3 ~ 5 mm。

(10) 重建算法：软组织或高分辨率算法(图 2-4-1b)。

(11) 扫描参数：根据 CT 机型设定。

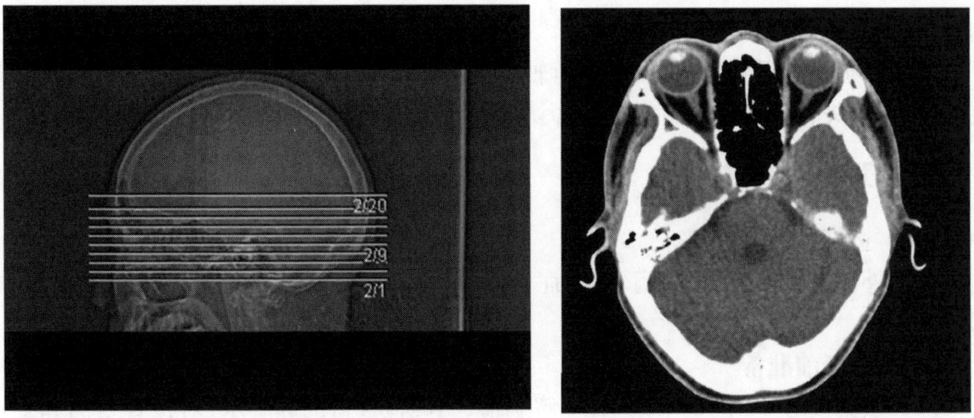


(a) 定位像　　(b) 横断面软组织窗

**图 2-4-1　眼部 CT 扫描**

2. 增强扫描

以下情况下需做增强扫描：怀疑血管性疾病;眶内肿瘤;怀疑眶内病变向眶外侵犯者。通过增强扫描,可使血管、肌肉和有血供的病变得到强化,使病变范围显示得更清楚,且可观察病变的血供情况,有利于定性病变。

(1) 对比剂用量：成人用 60 ~ 100 mL 离子或非离子型含碘对比剂,儿童按体质量 2 mL/kg计算。

（2）对比剂注射方式：压力注射器静脉内团注或快速手推团注，注射速率一般为 2.0～3.0 mL/s，重点观察病变的血管特征（如区分动脉瘤、动静脉畸形等）时，可提高速率至 3.5～4.5 mL/s。

（3）开始扫描时间：对比剂注入后延迟 25～30 s 扫描观察动脉期，延迟 60 s 扫描观察静脉期。

（4）其他扫描程序、参数与平扫相同。

3. 摄片要求

（1）依次摄取定位片、平扫及增强图像。

（2）窗位：L 30～50 HU；窗宽：W250～450 HU。

（3）骨窗窗位：L 300～600 HU；骨窗窗宽：W1 500～2 000 HU。通常眼部有钙化或者病变侵犯眶壁时，加照骨窗像。

（4）必要时病灶层面放大摄片，但放大的 CT 图像应包括一个完整的解剖结构和适当的临近组织，避免病变定位困难而失去诊断价值。

（5）必要时测量病灶大小及病灶层面增强前后的 CT 值。

（6）根据临床需要进行图像重建。

**（四）注意事项**

应注意扫描检查以外部位的辐射防护；增强扫描后，患者应留观 15 min 左右，以观察有无迟发过敏反应。对于眼内异物定位；眼部外伤，眶壁骨折；观察、确定病变与眶顶和眶底的关系，以及辨别眶尖病变的侵犯范围；观察病变对眼外诸肌肉的影响时，可首选 CT 冠状位扫描。

临床怀疑视神经管骨折时，必须行轴位超薄层扫描（层厚 1 mm，层间距 1 mm），必要时可行冠、矢状位重建。由扫描技师认真填写申请单的相关项目，并签名。

## 二、耳

**（一）适应证**

耳部外伤、外耳道炎性疾病、眩晕症、听力障碍、耳部占位性疾病及人工耳蜗植入术术前评估。

**（二）检查前准备**

（1）认真核对 CT 检查申请单，了解病情，明确检查目的和要求，对检查目的和要求不清的申请单，应与临床医师核准并确认。

（2）做好解释工作，消除患者的紧张心理，取得患者合作。

（3）去除患者头部的金属饰物，如眼镜、发卡、义齿、项链、耳环等，避免伪影干扰。

（4）对需要增强扫描的患者，按含碘对比剂使用要求准备。增强检查前 4 h 禁食。

（5）对婴幼儿、外伤、意识不清及躁动不安的患者，根据情况给予适当的镇静剂。

（6）注意对患者非检查部位的辐射防护。

## （三）检查方法及扫描参数

1. 平扫

（1）扫描体位：仰卧位，下颌内收，两外耳孔与台面等距。

（2）扫描方式：横断面连续扫描，必要时行冠状面扫描。

（3）定位扫描：确定扫描范围、层厚、层距（图 2-4-2a）。

（4）扫描定位基准线：横断面为听眶线；冠状面为外耳孔前缘与听眶线的垂直线。

（5）扫描范围：横断面自外耳孔向上至整个颞骨岩锥。冠状面自外耳孔前缘向前至颈内动脉冠水平段连续扫描。

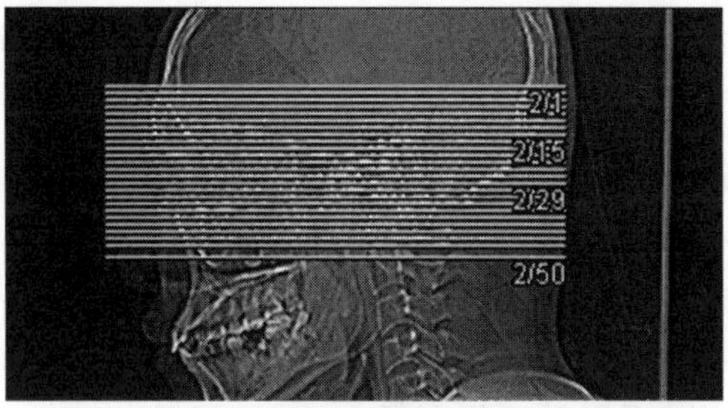


（a）定位像

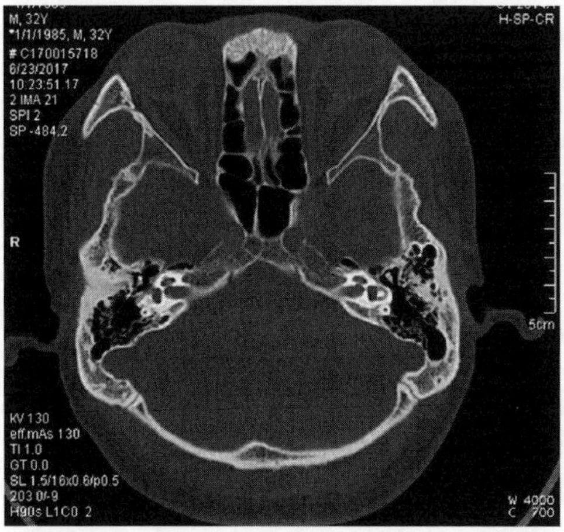


（b）正常中耳乳突横断面

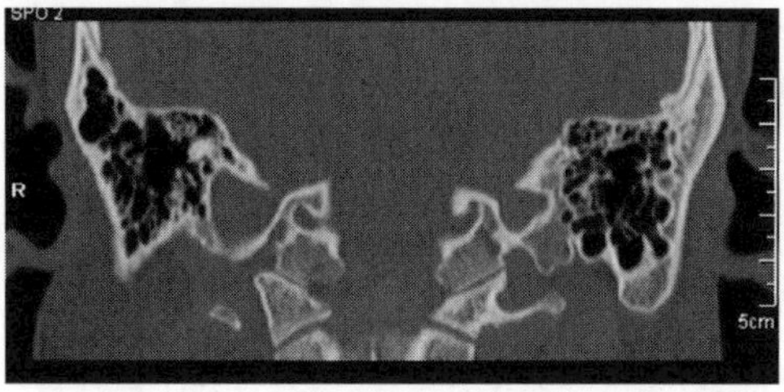


（c）正常中耳乳突冠状面

**图 2-4-2　耳部 CT 扫描**

（6）扫描机架倾斜角度：与扫描床成0°。

（7）扫描野：头部范围。

（8）扫描层厚：1～3 mm。

（9）扫描间隔：1～3 mm。

（10）重建算法：高分辨率算法（图2-4-2b、c）。

（11）扫描参数：根据CT机型设定。

2. 增强扫描

（1）对比剂用量：成人用60～100 mL离子或非离子含碘对比剂，儿童按体质量2 mL/kg计算。

（2）注射方式：压力注射器静脉内团注或快速手推团注，注射速率一般为2.0～3.0 mL/s。

（3）开始扫描时间：对比剂注入后延迟25～30 s扫描观察动脉期，延迟60 s扫描观察静脉期。

（4）其他扫描程序、参数与平扫相同。

3. 摄片要求

（1）依次摄取定位片、平扫及增强图像。

（2）软组织窗位：L30～40 HU；软组织窗宽：W70～100 HU。

（3）骨窗窗位：L300～500 HU；骨窗窗宽：W1 300～1 800 HU。

（4）必要时病灶层面放大摄片。

（5）必要时测量病灶大小及病灶层面增强后的CT值。

（6）根据临床需要，必要时可进行图像重建。

**（四）注意事项**

摄片时中耳及乳突病变用骨窗，病变层面用软组织窗显示；外耳道、内耳道病变用软组织窗，病变层面用骨窗显示。

应注意扫描检查以外部位的辐射防护；增强扫描后，患者应留观30 min左右，以观察有无迟发过敏反应。由扫描技师认真填写申请单的相关项目，并签名。

## 三、鼻及鼻窦

**（一）适应证**

鼻骨骨折、鼻窦癌及其他恶性肿瘤和转移瘤、良性肿瘤、鼻窦黏液囊肿、鼻腔息肉等。可显示上颌窦、筛漏斗开口的部位和形态、先天异常等情况。

**（二）检查前准备**

（1）认真核对CT检查申请单，了解病情，明确检查目的和要求，对检查目的和要求不清的申请单，应与临床医师核准并确认。

（2）做好解释工作，消除患者的紧张心理，取得患者合作。

（3）去除患者头部的金属饰物，如眼镜、发卡、义齿、项链、耳环等，避免伪影干扰。

（4）对需要增强扫描的患者，按含碘对比剂使用要求准备。增强检查前4 h禁食。

（5）对婴幼儿、外伤、意识不清及躁动不安的患者，根据情况给予适当的镇静剂。

（6）注意对患者非检查部位的辐射防护。

**（三）检查方法及扫描参数**

1. 平扫

（1）扫描体位：仰卧或俯卧位。

（2）扫描方式：横断面或冠状面连续扫描。鼻与鼻窦 CT 常规检查用非螺旋扫描方式即可，但使用仿真内窥镜观察鼻腔及各鼻旁窦内情况时须采用螺旋扫描。患者体位与扫描范围同横断位扫描，单螺旋 CT 扫描层厚 1 mm，间隔 1 mm，螺距 1；多排探测器 CT 的准直 0.5 ~ 0.75 mm，层厚 1 mm，间隔 0.7 ~ 1 mm。

（3）定位扫描：确定扫描范围、层厚、层距（图 2-4-3a）。

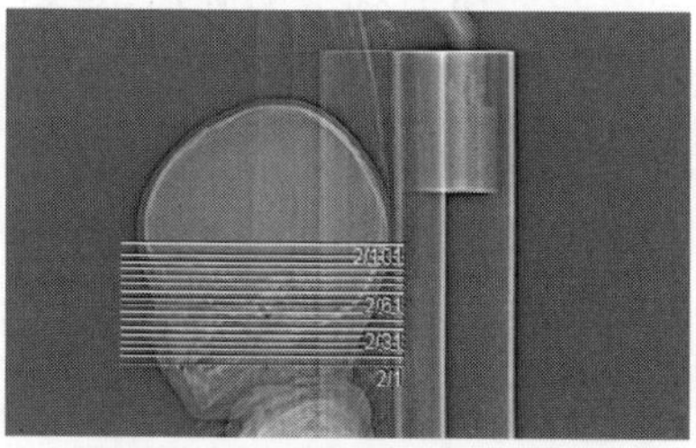

（a）定位像

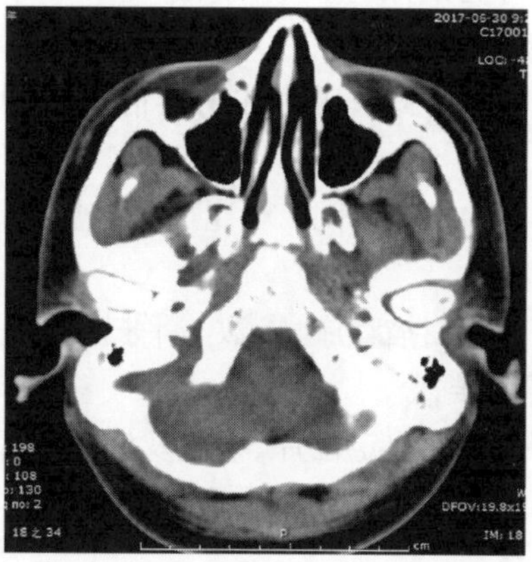

（b）横断面软组织窗

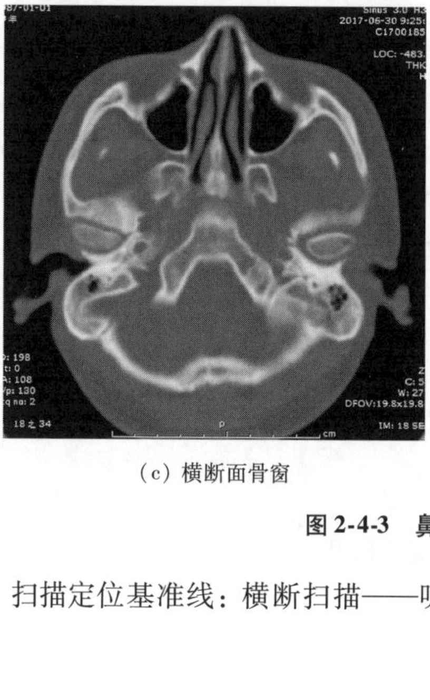

（c）横断面骨窗

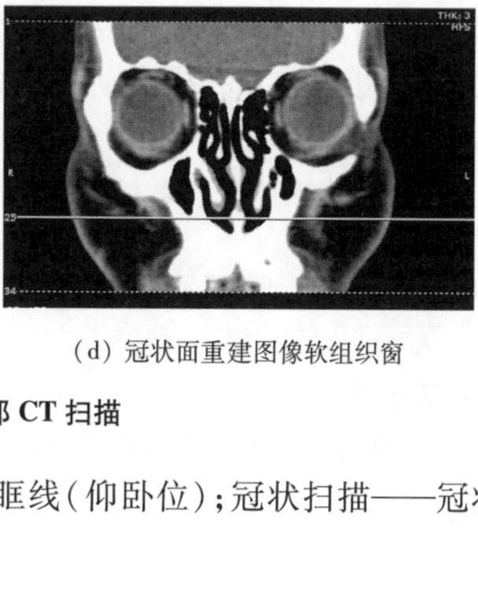

（d）冠状面重建图像软组织窗

**图 2-4-3　鼻部 CT 扫描**

（4）扫描定位基准线：横断扫描——听眶线（仰卧位）；冠状扫描——冠状线（俯卧位）。

（5）扫描范围：横断面自上牙槽突至额窦底连续扫描；冠状面自额窦前缘至蝶窦后缘。

（6）扫描机架倾斜角度：与扫描床成0°或根据需要适当倾斜角度。

（7）扫描野：头部范围。

（8）扫描层厚：3～5 mm。

（9）扫描间隔：3～5 mm。临床疑脑脊液鼻漏的患者可用层厚1～2 mm，间隔1～2 mm的薄层扫描寻找漏口。

（10）重建算法：标准或高分辨率算法（图2-4-3b、c、d、e）。

（11）扫描参数：根据CT机型设定。

2. 增强扫描

（1）对比剂用量：成人用60～100 mL离子或非离子含碘对比剂，儿童按体质量2 mL/kg计算。

（2）注射方式：压力注射器静脉内团注或快速手推团注，注射速率一般为2.0～3.0 mL/s。

（3）开始扫描时间：对比剂注入后延迟25～30 s扫描观察动脉期，延迟60 s扫描观察静脉期。

（4）其他扫描程序、参数与平扫相同。

3. 摄片要求

（1）依次摄取定位片、平扫及增强图像。

（2）鼻窦图像可放大摄影，窗技术用软组织窗。窗位：L30～50 HU；窗宽：W250～450 HU。

（3）外伤或肿瘤侵犯骨组织时，需加照骨窗像。骨窗窗位：L300～600 HU；骨窗窗宽：W1 500～2 000 HU。

（4）必要时病灶层面放大摄片。

（5）必要时测量病灶大小及病灶层面增强前后的CT值。

**（四）注意事项**

应注意扫描检查以外部位的辐射防护；增强扫描后，患者应留观30 min左右，以观察有无迟发过敏反应。由扫描技师认真填写申请单的相关项目，并签名。

## 四、喉

**（一）适应证**

喉部肿瘤性病变、喉部囊肿及脓肿、喉部炎症、声带息肉、喉部外伤性病变及异物等。

**（二）禁忌证**

含碘对比剂过敏、骤发喉阻塞需及时做气管切开者。

### （三）操作方法及程序

1. 检查前准备

（1）认真核对CT检查申请单，了解病情，明确检查目的和要求，对检查目的和要求不清的申请单，应与临床医师核准确认。

（2）做好解释工作，消除患者的紧张心理，取得患者合作。

（3）去除头、颈及耳部的金属饰物等，避免伪影干扰。

（4）对增强扫描者，按含碘对比剂使用要求准备。增强检查前4 h禁食。

（5）对婴幼儿、外伤、意识不清及躁动不安的患者，根据情况给予适当的镇静剂。

（6）向患者说明在扫描期间需保持头部不动，平静呼吸，禁止做吞咽动作。

（7）训练患者持续地发"咿"声，可观察两侧声带活动度、喉室、梨状窝状况。

2. 检查方法及扫描参数

（1）平扫（图2-4-4）

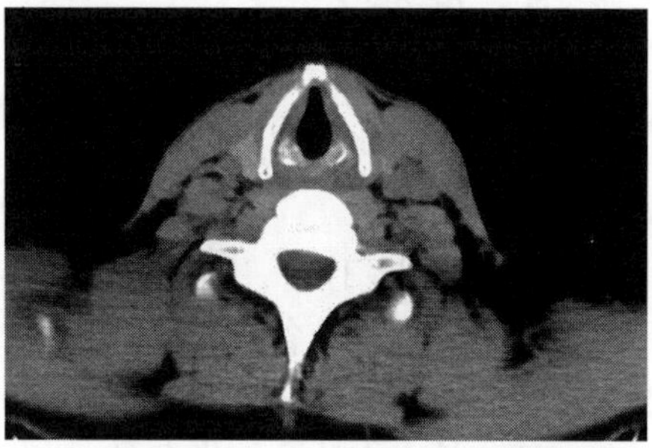

图2-4-4 喉部CT扫描横断面

① 扫描体位：仰卧位，下颌稍抬起，两外耳孔与台面等距。

② 扫描方式：横断面连续扫描。

③ 定位扫描：确定扫描范围、层厚、层距。

④ 扫描定位基准线：听鼻线垂直台面。

⑤ 扫描范围：自舌骨平面向下扫描至环状软骨下缘，必要时可根据需要扩大扫描范围，如发现肿瘤可扫描至颈根部，以了解淋巴结受累情况。

⑥ 扫描基线：扫描层面分别与咽部或喉室平行。

⑦ 扫描机架倾斜角度：与扫描床成0°。

⑧ 扫描野：颈部范围。

⑨ 扫描层厚：3～5 mm。

⑩ 扫描间隔：3～5 mm。

⑪ 重建算法：软组织算法。

⑫ 扫描参数：根据CT机型设定。

（2）增强扫描

① 对比剂用量：成人用60～100 mL离子或非离子型含碘对比剂，儿童按体质量2 mL/kg计算。

② 注射方式：压力注射器静脉内团注或快速手推团注，注射速率一般为2.0～3.0 mL/s。

③ 扫描开始时间：对比剂注入后延迟25～30 s扫描观察动脉期，延迟60 s扫描观察静脉期。

④ 其他扫描程序、参数与平扫相同。

3．摄片要求

（1）依次顺序摄取定位片、平扫及增强图像。

（2）窗位：L30～50 HU；窗宽：W200～400 HU。

（3）骨窗窗位：L300～600 HU，窗宽：W1 500～2 000 HU。

（4）必要时病灶层面放大摄片。

（5）必要时测量病灶大小及病灶层面增强前后的 CT 值。

（6）根据临床需要，可进行图像重建。

**（四）注意事项**

对于声带病变，尤其是声带小息肉，需行超薄层（层厚 1 mm，层间距 1 mm）扫描，并用比较锐利的算法重建图像（卷积核 B60f 以上）。

## 五、腮腺

**（一）适应证**

良性腮腺肿瘤；恶性肿瘤；腮腺炎症及腮腺脓肿等。

**（二）禁忌证**

同颅脑 CT 扫描。

**（三）检查前准备**

同眼部 CT 扫描。

**（四）检查方法及扫描参数**

1．平扫（图 2-4-5）

（1）扫描体位：仰卧或俯卧位。

（2）扫描方式：横断面或冠状面连续扫描。

（3）定位扫描：确定扫描范围、层厚、层距。

（4）扫描定位基准线：横断扫描——听眶线（仰卧位）；冠状扫描——冠状线（俯卧位）。

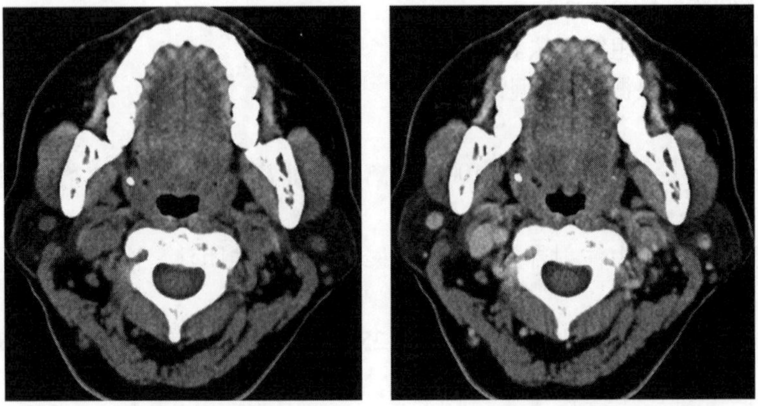

（a）横断面平扫　（b）横断面增强扫描

**图 2-4-5　腮腺 CT 扫描**

(5) 扫描范围：自蝶鞍至下颌角，必要时可根据需要扩大扫描范围。

(6) 扫描层面角度：与扫描床成0°。

(7) 扫描野：头部范围。

(8) 扫描层厚：3～5 mm。

(9) 扫描间隔：3～5 mm。

(10) 重建算法：软组织算法。

(11) 扫描参数：根据CT机型设定。

2. 增强扫描

(1) 对比剂用量：成人用60～100 mL离子或非离子型含碘对比剂，儿童按体质量2 mL/kg计算。

(2) 注射方式：压力注射器静脉内团注或快速手推团注，注射速率一般为2.0～3.0 mL/s。

(3) 扫描开始时间：对比剂注入后延迟25～30 s扫描观察动脉期，延迟60 s扫描观察静脉期。

(4) 其他扫描程序、参数与平扫相同。

3. 摄片要求

(1) 依次顺序摄取定位片、平扫及增强图像。

(2) 窗位：L30～50 HU；窗宽：W250～450 HU。

(3) 骨窗窗位：L300～600 HU；窗宽：W1 500～2 000HU。

(4) 必要时病灶层面放大摄片。

(5) 必要时测量病灶大小及病灶层面增强前后的CT值。

## 六、颈(甲状腺)

### (一) 适应证

甲状腺病变，如囊肿、腺瘤、甲状腺及甲状旁腺肿瘤等；颈动脉间隙内病变的恶性肿瘤、颈动脉瘤、副神经节瘤、神经鞘瘤和神经纤维瘤；颈动脉粥样硬化和颈静脉血栓形成，静脉炎、蜂窝组织炎和脓肿等；咽旁、咽后、椎前间隙的良恶性肿瘤等；颈椎病变、外伤等。

### (二) 禁忌证

同喉部CT扫描。

### (三) 操作方法及程序

1. 检查前准备

(1) 认真核对CT检查申请单，了解病情，明确检查目的和要求，对检查目的和要求不清的申请单，应与临床医师核准确认。

(2) 扫描前去除患者颈、胸部饰物及其他金属物品。嘱患者扫描时不做吞咽动作，可平静呼吸或憋住气。

(3) 对增强扫描者，按含碘对比剂使用要求准备，检查前4 h禁食。

2. 检查方法和扫描参数

(1) 平扫(图 2-4-6a)

① 扫描体位：仰卧位。身体置于床面中间，头稍后仰，使下颌支与床台面垂直。

② 扫描方式：横断面连续扫描。

③ 定位扫描：确定扫描范围、层厚、层距。

④ 扫描范围：上界为舌骨下缘，下界至主动脉弓上缘；甲状腺扫描范围从第 5 颈椎下缘至第 1 胸椎。

⑤ 扫描机架倾斜角度：与扫描床成 0°。

⑥ 扫描野：颈部范围。

⑦ 扫描层厚：3 ~ 5 mm，对微小病变可行薄层扫描。

⑧ 扫描间隔：3 ~ 5 mm。

⑨ 重建算法：软组织或标准算法。

⑩ 扫描参数：根据 CT 机型设定。

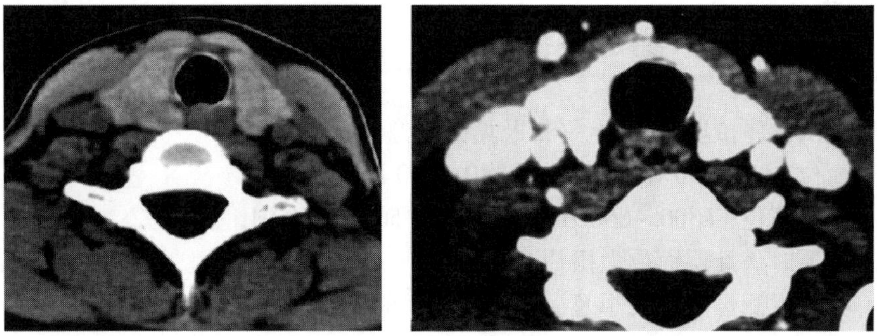

(a) 平扫　　(b) 增强

**图 2-4-6　甲状腺 CT 扫描横断面图**

(2) 增强扫描

颈部一般都要做增强扫描(图 2-4-6b)。

① 对比剂用量：成人用 80 ~ 100 mL 离子或非离子型含碘对比剂。

② 注射方式：静脉团注，注射速率为 2.5 ~ 3 mL/s。

③ 扫描开始时间：对比剂注入后延迟 25 ~ 30 s 扫描观察动脉期，延迟 60 s 扫描观察静脉期。

④ 其他检查程序和扫描参数同平扫。

3. 摄片要求

① 依次顺序拍摄定位片、平扫及增强图像。

② 一般采用软组织窗，窗位 L30 ~ 60 HU，窗宽 W200 ~ 400 HU。外伤患者加摄骨组织窗，窗位 L300 ~ 600 HU，窗宽 W1 500 ~ 3 000 HU。

③ 必要时测量病灶大小、CT 值，以及病灶层面增强前后 CT 值的变化。

## 七、颈部动脉 CTA 检查

### (一) 适应证

先天性颈部血管畸形及发育异常的诊断;颈部动脉扩张、狭窄及闭塞性病变和颈动脉血栓形成的诊断;判断颈部病灶与血管的关系;术前评估肿瘤的可切除性、手术方式和路径等。

### (二) 检查方法和技术(表 2-4-1)

表 2-4-1　检查方法和技术

| 项　目 | 扫描要求及重建参数 | 二次重建/备注 |
|---|---|---|
| 扫描设备 | 64 层螺旋 CT | |
| 患者准备 | 去除头颈部项链、耳环等饰物,去除义齿等金属物品。外周静脉(肘正中静脉)穿刺,建立静脉通道 | |
| 检查体位 | 仰卧,下颌内收,两外耳孔与台面等距,头颅和身体正中矢状面与台面中线重合;听眦线或听眉线与床面垂直 | |
| 口服对比剂 | 无须 | |
| 静脉对比剂 | 浓度: 300 ~ 370 mg/mL<br>注射速率: 3 ~ 5 mL/s<br>用量: 60 ~ 80 mL<br>婴幼儿根据体质量(kg)计算 | |
| 扫描延迟 | (1) 一般 12 ~ 25 s;<br>(2) 常规采用团注跟踪技术,ROI 设于主动脉弓内,阈值 80 ~ 120 HU,自动或手动触发扫描;<br>(3) 必要时加扫静脉期和实质期 | |
| 呼吸方式 | 平静呼吸 | |
| 定位像 | 正位/侧位 | |
| 扫描范围 | 根据临床要求是否包括脑动脉:<br>(1) 不包括脑动脉,从颅底或鼻咽部(包括 Willis 环)开始,扫描至主动脉弓上缘,必要时可做适当调整;<br>(2) 包括脑动脉,头颈部动脉 CTA,从主动脉弓平面向上至颅顶 | |
| 扫描方式 | 非心电门控螺旋扫描 | |
| kV | 100 ~ 120 | |
| mA/rot | 100 ~ 350/自动管电流调制 | |
| 旋转时间/s | 0.5 ~ 0.6 | |
| 探测器覆盖范围 | 40 mm/圈 | |
| 层数 * 准直/mm | 64 * 0.625 | |
| 螺距 | 0.984 ~ 1.375 | |

续表

| 项　目 | 扫描要求及重建参数 | 二次重建/备注 |
|---|---|---|
| FOV/mm | 160～200 | 160～200 |
| 重建层厚/mm | 2.5～5.0 | 0.625 |
| 重建增量/mm | 2.5～5.0 | 0.132～0.625 |
| 重建算法(卷积核) | 软组织/标准 | 软组织/标准 |
| 窗宽、窗位 | 软组织窗 | W300～400，C35～50 |
| 图像后处理 | | MPR、CPR 冠状、矢状、斜位，VR、去骨 MIP、薄层 MIP（STS－MIP） |
| 图像照相 | 横断面图像层厚 2.5～5.0 mm，按解剖顺序，采用软组织窗拍摄，必要时加摄骨窗，以及 VR、MPR、MIP、CPR 等图像后处理（图 2-4-7） | |
| 注意事项 | 增强检查后留观 15～30 min，以防止对比剂过敏反应的发生 | |

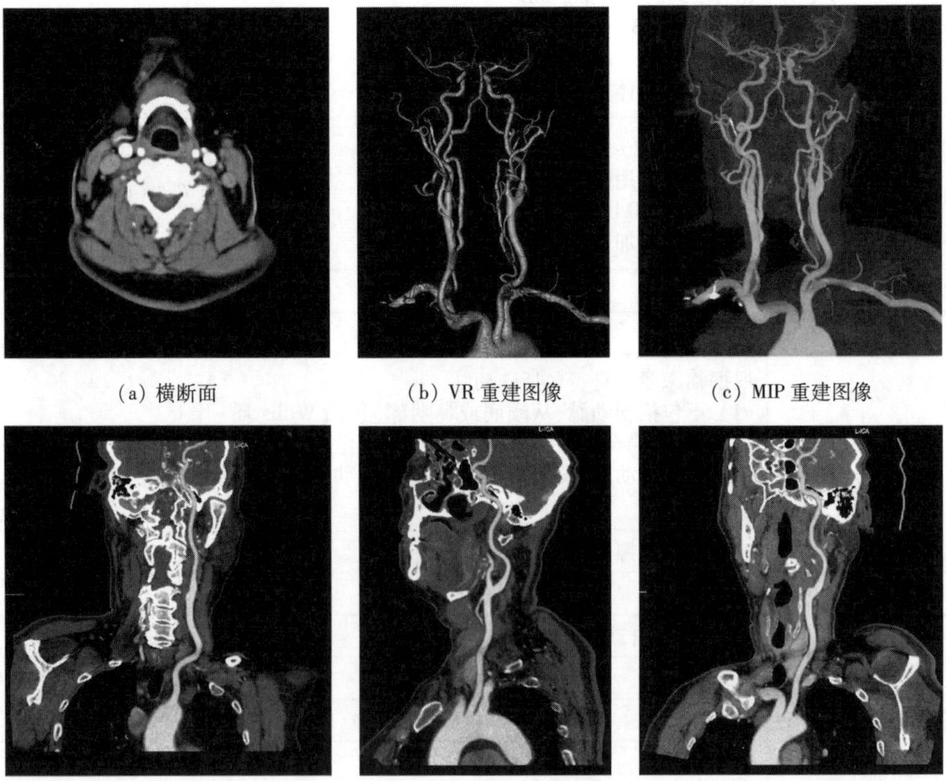

(a) 横断面　(b) VR 重建图像　(c) MIP 重建图像

(d) CPR 冠状位　(e) CPR 矢状位　(f) CPR 斜位

**图 2-4-7　颈部动脉 CTA 影像**

**备注**：经过图像后处理的 CPR 图像将弯曲血管全程展现在一个平面上，是观察颈部血管腔内病变及管壁钙化的主要方式，一次重组右颈内动脉、右椎动脉、左椎动脉、左颈内动脉的 CPR 图像，操作时注意调整路径使其始终位于血管中心，避免中心线偏移造成假阳性征象，每支动脉需拍摄冠状位、矢状位及斜位，斜位选择病变的最佳显示角度；VR 图像可以直观地显示颈部动脉、管壁钙化、血管内支架外观及血管与周围组织的关系，但有可能遗漏细小钙化及软斑块，通常需摄取冠状面、右矢状面及左矢状面图像；MIP 图像可以显示栓塞血管的侧支循环的血管。另外，应用减影法处理消除钙化斑块、骨骼及颈静脉的干扰，可以提高对血管病变评价的准确性。

**（三）常见疾病诊断要点**

颈动脉 CTA 是颈部无痛性肿块的有效检查方法之一，定位、定性明确，可明确颈动脉瘤的形态、范围、来源动脉及与周围组织的关系，显示颈动-静脉瘘的供血动脉及静脉，对鼻咽纤维血管瘤等肿瘤病变，可清楚显示肿瘤形态及供血血管；而大动脉炎累及颈动脉者可表现为两侧颈总动脉、椎动脉和锁骨下动脉管壁明显增厚，管腔向心性狭窄，狭窄与扩张阶段性交替存在，甚至出现头臂动脉闭塞性改变；颈动脉粥样硬化是一过性脑缺血和缺血性脑卒中的重要病因之一。颈动脉内的粥样斑块导致颈动脉管腔的狭窄，随着斑块不断增大，可出现钙化、出血、坏死、脱落，狭窄性病变可能逐渐发展至完全闭塞性病变，导致颈动脉闭塞及脑部血管栓塞。颈动脉狭窄多发生于颈总动脉分叉和颈内动脉起始段。颈动脉 CTA 可以评价动脉管腔狭窄程度、狭窄处斑块性质及颅内侧支循环建立的情况，为临床选择合适的治疗方案及疗效评估提供可靠依据。

# 任务 5　头颅 MR 成像技术

## 一、脑 MR 成像技术

**（一）检查前准备**

（1）接诊时，核对患者一般资料，明确检查目的和要求。对目的和要求不清的申请单，务必请临床医师写清，以免检查部位出错。

（2）判断患者是否属禁忌证范围，并嘱患者认真阅读检查注意事项，按要求准备，提供耳塞。

（3）进入检查室之前，应除去患者身上一切能除去的金属物品、磁性物质及电子器件，以免引起伪影及对物品的损坏。

（4）去除义齿、假发、接发；涂有摩丝、发胶、啫喱水的患者需清理头发。

（5）向患者耐心解释扫描时所产生的噪声，给患者提供听力保护帮助，并且强调在扫描过程中不能随意运动，平静放松，若有不适，可通过话筒与工作人员联系。

（6）婴幼儿、焦躁不安及幽闭恐惧症患者，应给予适量的镇静剂或麻醉药物。一旦发生幽闭恐惧症立即停止检查，让患者离开现场。

(7) 急、危重患者,必须做 MR 检查时,应有临床医师陪同观察。

**(二) 常见适应证与禁忌证**

1. 适应证

(1) 颅脑外伤。

(2) 脑血管疾病、脑梗、脑出血。

(3) 颅内占位性病变、良恶性肿瘤。

(4) 颅脑先天性发育异常。

(5) 颅内压增高、脑积水、脑萎缩等。

(6) 颅内感染。

(7) 脑白质病。

(8) 颅骨骨源性疾病。

2. 禁忌证

(1) 装有心脏起搏器或带金属植入物者。

(2) 使用带金属的各种抢救用具而不能去除者。

(3) 术后体内留有金属夹子者。检查部位邻近体内有不能去除的金属植入物者。

(4) MRI 对比剂有关的禁忌证。严重心、肝、肾功能衰竭者禁用对比剂。

(5) 早期妊娠(3 个月内)的妇女应避免 MRI 扫描。

(6) 幽闭恐惧症者。

**(三) 线圈选择及患者体位设计**

1. 线圈选择

头颅正交线圈、多通道线圈或头颈联合线圈。

2. 体位设计

患者取仰卧位,头先进,双手置于身体两侧,人体长轴与床面长轴一致,头部两侧用海绵垫固定。颈短及肥胖者两肩尽量向下且臀部垫以棉垫抬高臀部;婴幼儿等头颅较小患者在颈、背部垫软垫,使头部尽量伸向线圈中心。两侧眼裂连线位于线圈横轴中心对准"十"字定位灯的横向连线。移动床面位置,开定位灯,使"十"字定位灯的纵横交点对准头线圈纵、横轴中点,即以线圈中心为采集中心,锁定位置,并送至磁场中心。

**(四) 扫描方位**

采用快速成像序列扫描冠、矢、轴三方向定位图,在定位片上确定扫描基线、扫描方法和扫描范围。颅脑常规扫描方位有横轴位、矢状位、冠状位。

1. 横轴位

以矢状及冠状位作为定位参考像,在矢状位定位像上定位线应平行于前后联合连线(图 2-5-1);在冠状位定位像上定位线平行于两侧颞叶底部连线(图 2-5-2),以保证图像左右对称;在横断面上设置 FOV 大小及调整 FOV 端正。横轴位扫描范围从后颅窝底到颅顶。$T_1$WI 像与 $T_2$WI 像层面要保持一致。

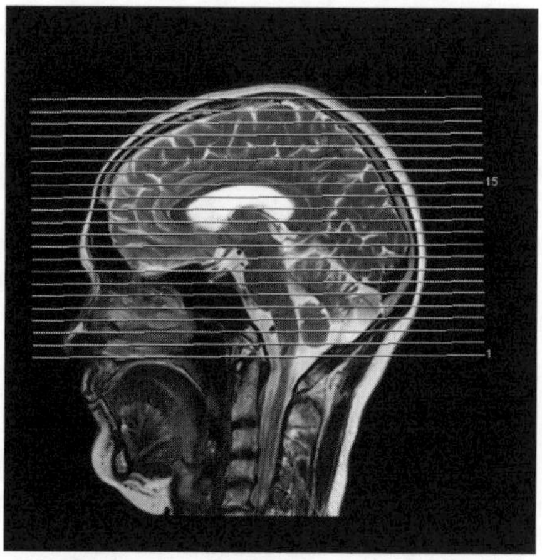


图 2-5-1　脑 MR 矢状位定位像

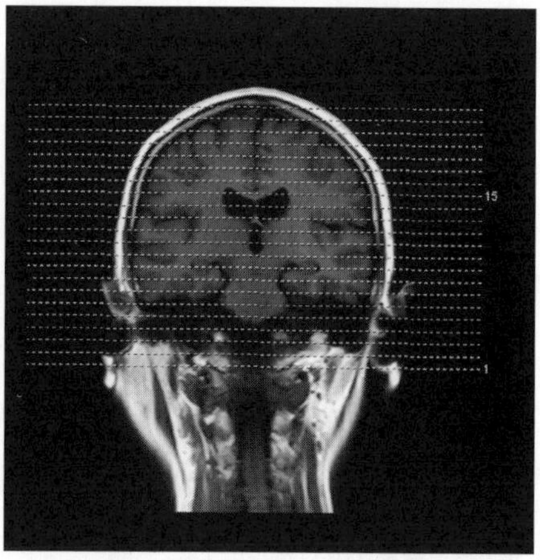


图 2-5-2　脑 MR 冠状位定位像

2. 矢状位

以横轴位及冠状位作为定位参考像，在冠状位定位像上定位线与大脑纵裂及脑干平行（图 2-5-3）；在横轴位定位像上定位线与大脑纵裂平行（图 2-5-4）；在矢状面定位像上设置 FOV 大小及调整 FOV 端正。扫描范围根据大脑的左右径及病变大小而定。

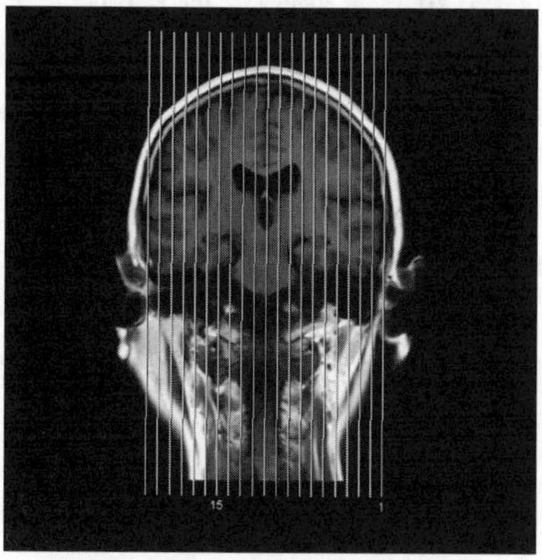


图 2-5-3　脑 MR 冠状位定位像

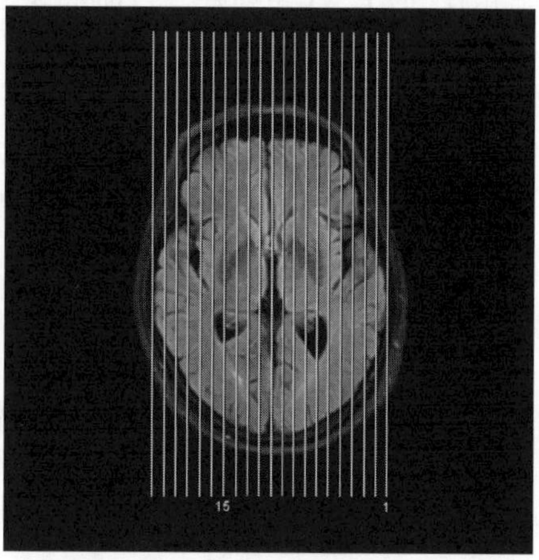


图 2-5-4　脑 MR 横轴位定位像

3. 冠状位

以横轴位及矢状位作为定位参考像。在横轴位定位像上使定位线与大脑纵裂垂直（图 2-5-5）；在矢状位定位像上定位线与脑干平行（图 2-5-6）；冠状面定位像上设置 FOV 大小及调整 FOV 端正。扫描范围根据头颅前后径及病变大小而定。

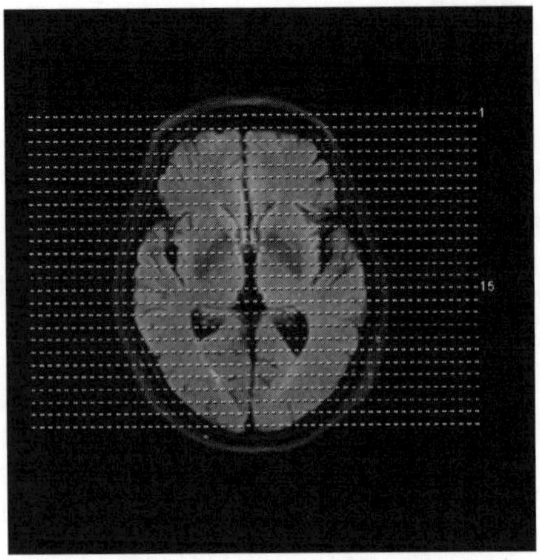

图 2-5-5　脑 MR 横轴位定位像

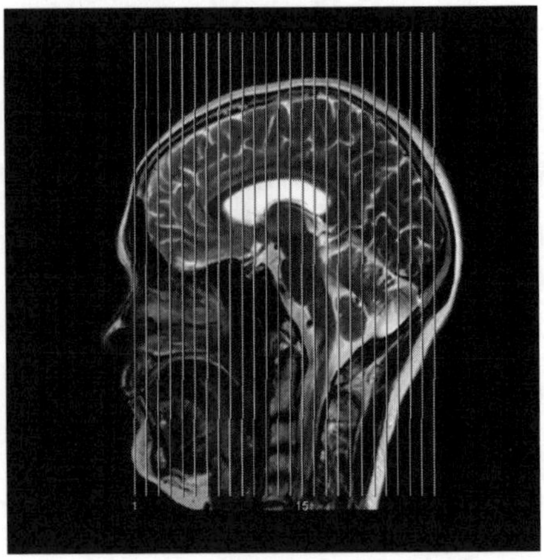

图 2-5-6　脑 MR 矢状位定位像

**（五）推荐脉冲序列及扫描参数**

1. 推荐脉冲序列

（1）$T_2$WI－TSE，是基本的扫描序列。

（2）$T_1$WI－FALIR，是基本的扫描序列。信噪比好，脑灰白质对比度佳。对解剖结构的显示比 SE $T_1$WI 序列好。目前常规扫描 $T_1$ FALIR 已基本替代 SE $T_1$WI。

（3）$T_1$WI－TSE，是基本的扫描序列。1 岁以内小儿由于脑白质尚未发育好，故优选 SE 序列。

（4）$T_2$WI－FALIR，抑制在常规 SE 或 TSE $T_2$WI 像上表现为高信号的脑脊液，以防邻近脑室及蛛网膜下腔内的病灶被高信号的脑脊液所掩盖，既具有 $T_1$WI 像脑脊液呈低信号的特点，又具有 $T_2$WI 像病灶多为高信号的特点。近年来 $T_2$ FALIR 已基本替代质子密度加权像。

（5）DWI（弥散加权成像），反映了组织中水分子的运动状况，弥散方向是随机的。横轴位相位编码方向为前后向，与其他横轴位扫描相位编码方向不同。

2. 扫描参数

MRI 成像参数因设备型号的不同而略有不同，参考机型为西门子 skyra 3.0T（同下）。

颅脑常用参考脉冲序列及扫描参数见表 2-5-1。

表 2-5-1　颅脑常用脉冲序列及扫描参数

| 序列 | 方向 | $T_R$/ms | $T_E$/ms | 层厚/mm | 层间距/mm | 矩阵 | FOV/cm | 相位编码方向 |
|---|---|---|---|---|---|---|---|---|
| 定位 | 三平面 | | | | | | | |
| $T_2$WI－TSE | 轴位 | 5 000 | 99 | 5 | 1～2 | 250＊250 | 22 | 左右 |
| $T_1$WI－FALIR | 轴位 | 1 750 | 12 | 5 | 1～2 | 250＊250 | 22 | 左右 |

续表

| 序列 | 方向 | $T_R$/ms | $T_E$/ms | 层厚/mm | 层间距/mm | 矩阵 | FOV/cm | 相位编码方向 |
|---|---|---|---|---|---|---|---|---|
| $T_2$WI－TSE | 冠状 | 3 000 | 90 | 5 | 1 | 250＊250 | 22 | 左右 |
| $T_2$WI－TSE | 矢状 | 3 000 | 90 | 5 | 1 | 250＊250 | 22 | 前后 |
| DWI | 轴位 | 6 000 | 85 | 5 | 1 | 250＊250 | 24 | 前后 |

### （六）颅脑常见病变的特殊检查要求

1. 多发性硬化

多发性硬化是中枢神经系统最常见的原发性脱髓鞘病变，多侵犯脑室轴位白质、视神经、脑干、小脑及脊髓。

除扫描横轴位 $T_1$WI、$T_2$WI 外，还应加扫矢状位及冠状位 $T_2$WI 像，而矢状位及冠状位 $T_2$WI 显示斑块分布及垂直征较为显著（图 2-5-7）。$T_2$ FALIR 对病灶的显示具有更高的敏感性。增强扫描可鉴别病变是否处于活动期。活动期病灶 DWI 显示为高信号。有视力下降症状时要加扫双侧视神经，行增强横轴位、斜矢状位及冠状扫描并加脂肪抑制，层厚 3～4 mm，层间距 0.3 mm。

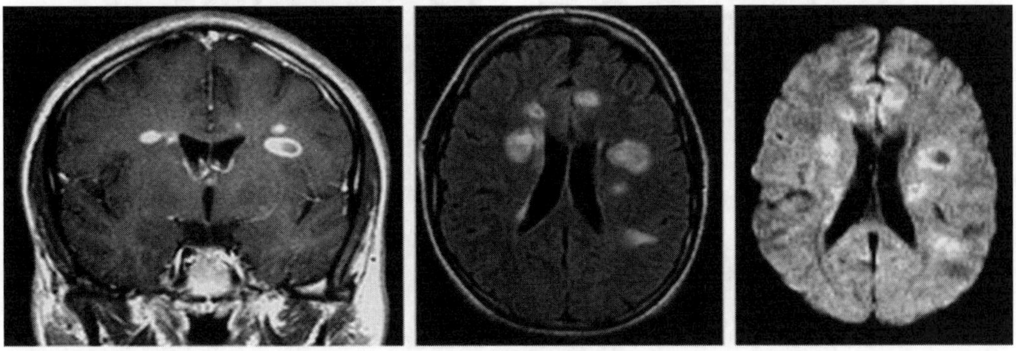

**图 2-5-7　多发性硬化垂直征**

2. 颅脑中线病变

颅脑中线解剖结构包括脑干、松果体区、垂体区、鼻咽部及第三脑室、第四脑室、中脑导水管、丘脑等部位。

扫描时除扫常规横轴位 $T_2$WI、$T_1$WI 外，还应扫 SE 序列 $T_1$ 矢状位薄层，层厚 3 mm，层间距 0.3 mm，必要时加扫冠状位，TSE $T_2$WI。脑积水疑中脑导水管处梗阻，扫 $T_1$ 矢状位薄层显示解剖结构更加清晰（图 2-5-8）。

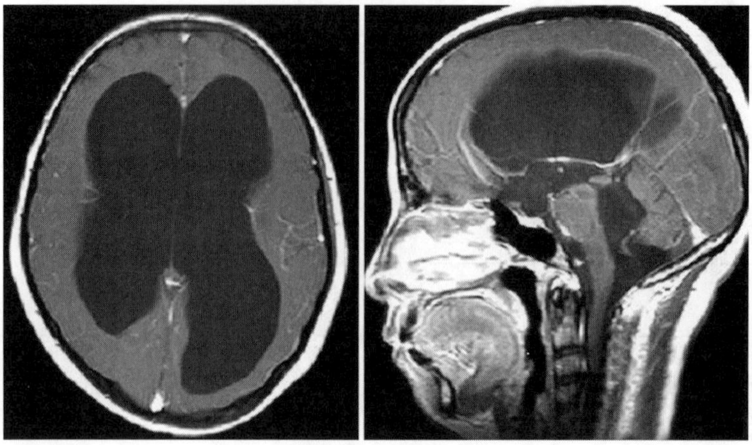

图 2-5-8 脑积水

3. 急性脑梗死

疑有急性脑梗死，在常规扫描的基础上，加做弥散加权成像（DWI）（图 2-5-9）。超急性脑梗死属于细胞毒性水肿阶段，MRI 常规扫描诊断比较困难，在 DWI 上表现为明显的高信号。DWI 结合 ADC 图可更加准确地诊断急性脑梗死；是否存在半暗影带对脑梗死治疗方案的制订有重要意义，有条件应同时做灌注成像（PWI）。

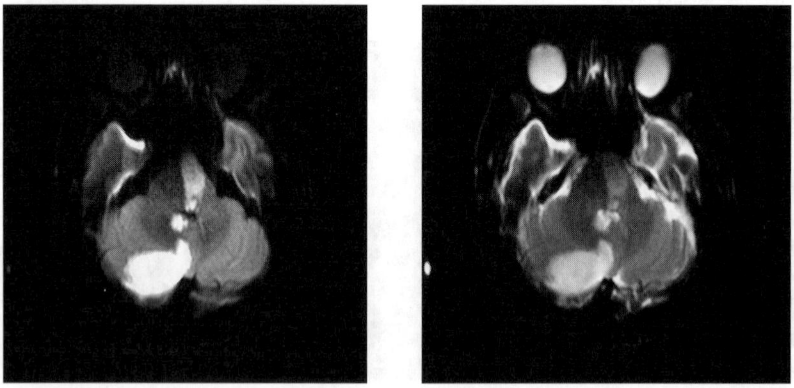

（a） （b）

图 2-5-9 急性脑梗死

4. 脑肿瘤病变的扩散张量成像（DTI）

扩散张量成像（DTI）是一种用于描述水分子扩散运动方向特征的 MR 成像技术，应用 DTI 数据选择专用的软件可以建立扩散示踪图，来描述白质纤维素的走行形态。而脑肿瘤患者特别是白质侵犯和（或）大肿瘤病变（图 2-5-10）患者，在常规 MR 扫描后可以加扫 DTI 序列。肿瘤组织本身排列紊乱和其产生的占位效应致瘤体周围组织水肿及受压移位，DTI 重建像可以清晰显示受侵传导束的缺失、中断，并且能精确反映肿瘤与白质纤维素之间的位置关系，在指导术前方案制订、术中入路、避免手术移位纤维的损伤及观察术后纤维素的变化评价等方面可提供有力依据。

5．脑内微出血

磁敏感加权成像（SWI）对血红蛋白的代谢产物如脱氧血红蛋白、正铁血红蛋白、含铁血黄素等十分敏感，因脑外伤、脑梗死、脑肿瘤等引起微出血及脑内小血管畸形等可疑患者可加做 SWI 成像。较常规 $T_1$WI、$T_2$WI 及 $T_2$FALIR 像，SWI 在显示脑内微出血方面有明显的优势（图 2-5-11）。另外，传统的 MRA 成像仅能显示较大的血管，而对于小静脉却无能为力，而 SWI 由于对去氧血红蛋白敏感，可清晰显示静脉结构。因此，SWI 在脑内微出血及小血管畸形等血管评价上具有独到的优势。

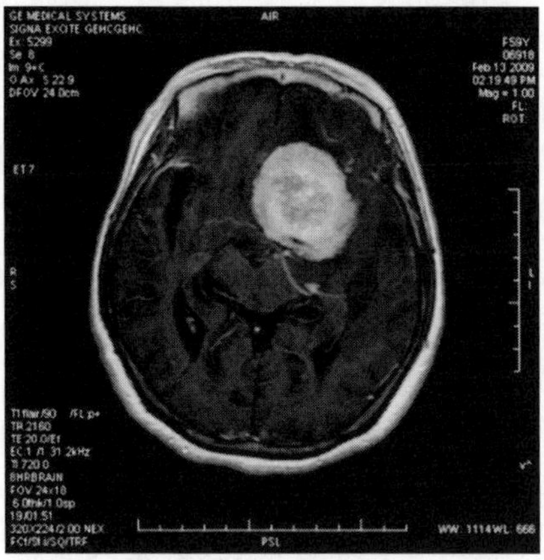


图 2-5-10　脑肿瘤

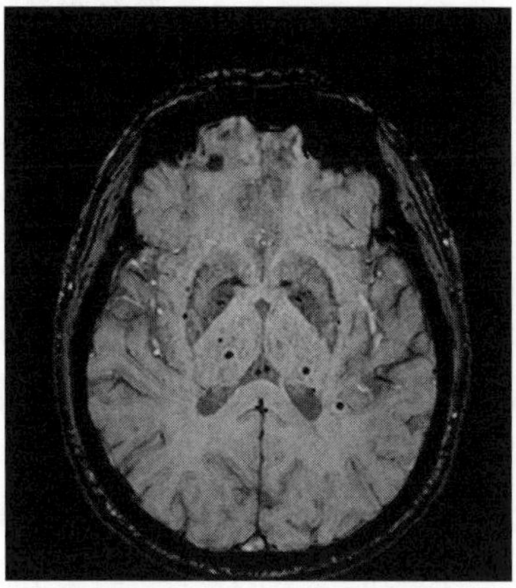

图 2-5-11　脑内微出血

**（七）图像优化**

（1）流动补偿技术（FC）可减少后颅凹伪影，使血管的信号增强并缩短 TE 时间，因此仅用于长 $T_2$ 级 $T_2{}^*$ 序列。

（2）高分辨率成像时由于层厚较薄，体素较小，所以信噪比较低，应增加 NEX 以提高信噪比。

（3）TSE 序列中长回波链时由于回波的不同可产生模糊伪影，选用 trf（经过修正的射频脉冲）选项，以去除模糊伪影。

**（八）对比剂应用**

在颅脑扫描中，对比剂有多种用途：肿瘤评价，如脑膜瘤和神经瘤许价；高对比剂团注后，活性的 MS 斑也将得到强化；感染性病变如脓肿，对造影剂很敏感；肺癌、乳癌等恶性肿瘤怀疑颅脑转移患者病灶将得到强化。此外，脑膜也会增强，因此感染性肺结核、脑脊膜瘤转移及外伤后脑膜刺激都可以看到强化改变。增强也用于确定有无梗死，新梗死灶可能部分强化，但多数梗死灶不增强，除非血脑屏障被破坏；旧梗死灶及慢性梗死不增强。注入对比剂后通常采用 SE/TSE $T_1$ 序列。

注射完对比剂后即开始增强后扫描，成像程序一般与增强前 $T_1$WI 程序相同，常规做横断面、矢状面及冠状面 $T_1$WI 的靶向扫描。

## 二、垂体 MR 成像技术

**（一）检查前准备**

（1）接诊时，核对患者一般资料，明确检查目的和要求。对检查目的和要求不清的申请单，务必请临床医师写清，以免检查部位出错。

（2）判断患者是否属禁忌证的范围，并嘱患者认真阅读检查注意事项，按要求准备，提供耳塞。

（3）进入检查室之前，应除去患者身上一切能除去的金属物品、磁性物质及电子器件，以免引起伪影及对物品的损坏。

（4）去除义齿、假发、接发；涂有摩丝、发胶、啫喱水的患者需清理头发。

（5）向患者耐心解释扫描时所产生的噪声，给患者提供听力保护帮助，并且强调在扫描过程中不能随意移动，平静放松，若有不适，可通过话筒和工作人员联系。

（6）婴幼儿、焦躁不安及幽闭恐惧症患者，应给予适量的镇静剂或麻醉药物。一旦发生幽闭恐惧症立即停止检查，让患者离开现场。

（7）急、危重患者，必须做 MR 检查时，应有临床医师陪同观察。

**（二）常见适应证与禁忌证**

1．适应证

（1）垂体功能性疾病诊断（高泌乳素血症、Cushing 综合征、肢端肥大症、垂体功能减退、糖尿病、闭经等）。

（2）下丘脑功能障碍。

（3）视觉障碍。

（4）垂体瘤术后评价。

（5）鞍区血管性疾病。

（6）鞍区先天性发育异常。

（7）鞍区骨源性疾病。

2．禁忌证

（1）装有心脏起搏器或带金属植入物者。

（2）使用带金属的各种抢救用具而不能去除者。

（3）术后体内留有金属夹子者；检查部位邻近体内有不能去除的金属植入物者。

（4）MRI 对比剂有关的禁忌证：严重心、肝、肾功能衰竭者禁用对比剂。

（5）早期妊娠（3 个月内）的妇女应避免 MR 扫描。

（6）幽闭恐惧症者。

**（三）线圈选择及患者体位设计**

1．线圈选择

头颅正交线圈、多通道线圈或头颈联合线圈。

2. 体位设计

患者取仰卧位，头先进，双手置于身体两侧，人体长轴与床面长轴一致，头部两侧用海绵垫固定。颈短及肥胖者两肩尽量向下且臀部垫以棉垫抬高臀部；婴幼儿等头颅较小患者在颈、背部垫软垫，使头部尽量伸向线圈中心。两侧眼裂连线位于线圈横轴中心对准“十”字定位灯的横向连线。移动床面位置，开定位灯，使“十”字定位灯的纵横交点对准头线圈纵、横轴中点，即以线圈中心为采集中心，锁定位置，并送至磁场中心。对特殊患者也可采用俯卧位，以便患者能配合完成 MR 检查。

**（四）扫描方位**

采用快速成像序列扫描冠、矢、轴三方向定位图，在定位片上确定扫描基线、扫描方法和扫描范围。

鞍区常规扫描方位是冠状位、矢状位。

1. 冠状位

以横轴位及矢状位作为定位参考像。在横轴位定位像上使定位线与大脑纵裂垂直（图 2-5-12），在矢状位定位像上使定位线与鞍底垂直，扫描范围沿鞍区从前床突至后床突（图 2-5-13）。在冠状面定位像上设置 FOV 大小及调整 FOV 端正。

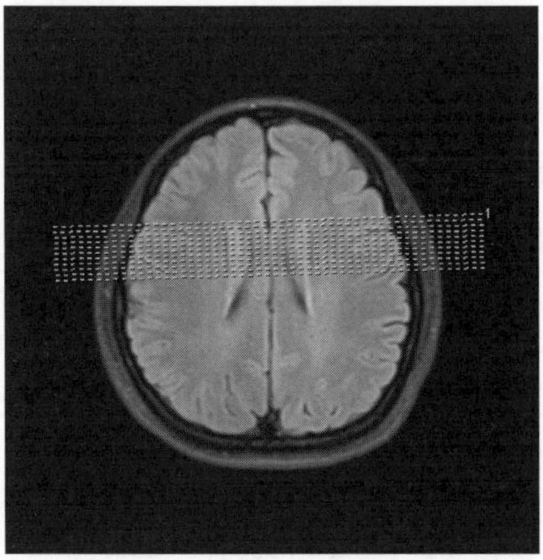

**图 2-5-12　垂体 MR 横轴位定位像**

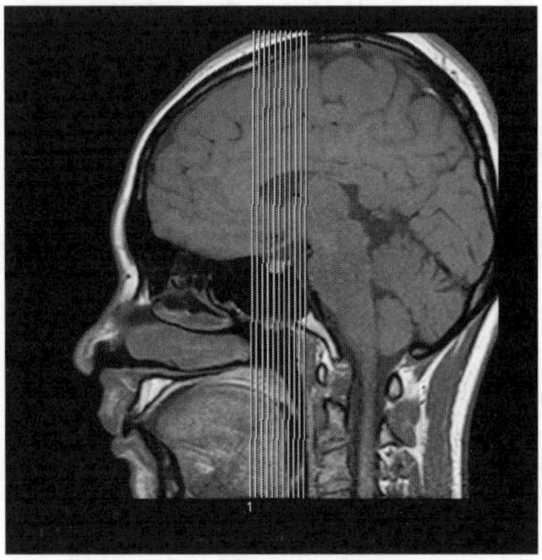

**图 2-5-13　垂体矢状位定位像**

2. 矢状位

以横轴位及冠状位作为定位参考像，在横轴位定位像上使矢状位定位线与大脑纵裂平行（图 2-5-14），在冠状位定位像上使定位线与大脑纵裂及脑干平行，扫描范围从一侧海绵窦到另一侧海绵窦（图 2-5-15）。在矢状面定位像上设置 FOV 大小及调整 FOV 端正。

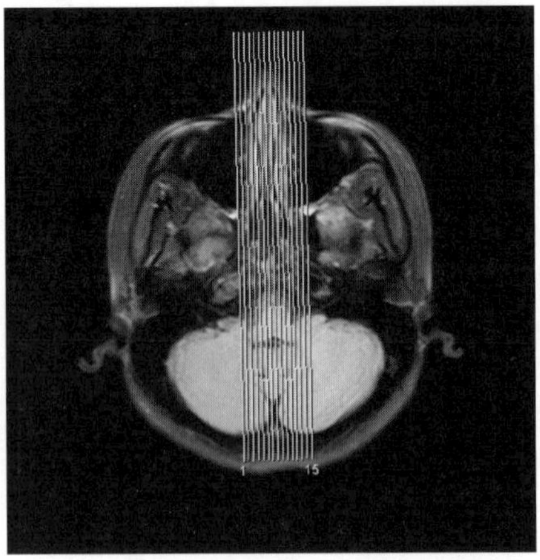


图 2-5-14　垂体 MR 横轴位定位像

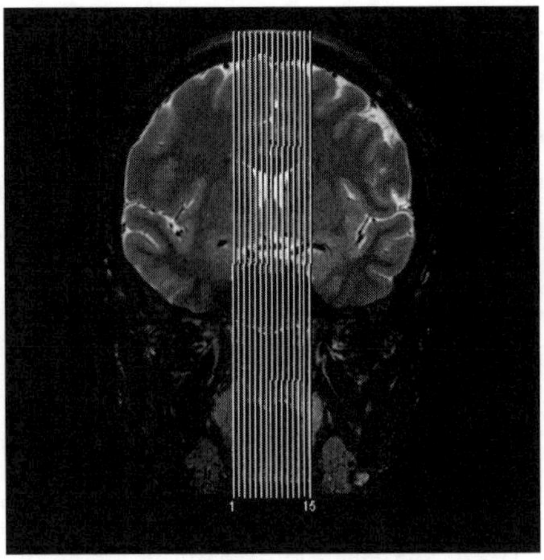


图 2-5-15　垂体 MR 冠状位定位像

### （五）推荐脉冲序列及参数

1. 推荐脉冲序列

（1）垂体冠状位：$T_1$WI－TSE。

（2）垂体冠状位：$T_2$WI－TSE。

（3）垂体矢状位：$T_1$WI－TSE。

2. 扫描参数

垂体常用扫描脉冲序列及扫描参数见表 2-5-2。

表 2-5-2　垂体常用扫描脉冲序列及扫描参数

| 序列 | 方向 | $T_R$ /ms | $T_E$ /ms | 层厚 /mm | 层间距 /mm | 矩阵 | FOV /cm | 相位编码方向 |
|---|---|---|---|---|---|---|---|---|
| 定位 | 三平面 | | | | | | | |
| $T_2$WI－TSE | 冠状 | 2 500 | 89 | 2 | 0.3 | 200＊200 | 20 | 左右 |
| $T_1$WI－TSE | 冠状 | 500 | 6.7 | 2 | 0.3 | 200＊200 | 20 | 左右 |
| $T_1$WI－TSE | 矢状 | 600 | 6.7 | 2 | 0.3 | 200＊200 | 20 | 前后 |

### （六）垂体微腺瘤的特殊检查要求

怀疑有垂体微腺瘤，即临床有泌乳、停经史，实验室检查有泌乳素增高、生长激素增高等症状，即使 MR 常规扫描未见病变者，也须行垂体动态增强扫描。

选用冠状位 $T_1$WI 增强序列。由于受病灶范围、层数、层厚等因素，以及动态时间分辨率的影响，必须设计扫描参数使其单期扫描时间控制在 12～20 s。增强前先行预扫描 1 次，判断一下定位效果，技师做出相应调整。注射对比剂与扫描同时进行，前几期连续扫描，然后加大间隔时间，最后一次可延迟至 5 min。这种扫描的优势是不受固定扫描期限限制，可自由观察微腺瘤对比剂填充情况。垂体微腺瘤早期增强幅度低，正常垂体组织增强明显（图 2-5-16）。而时间-信号强度曲线更加有利于观察正常垂体与微腺瘤的增强性状。

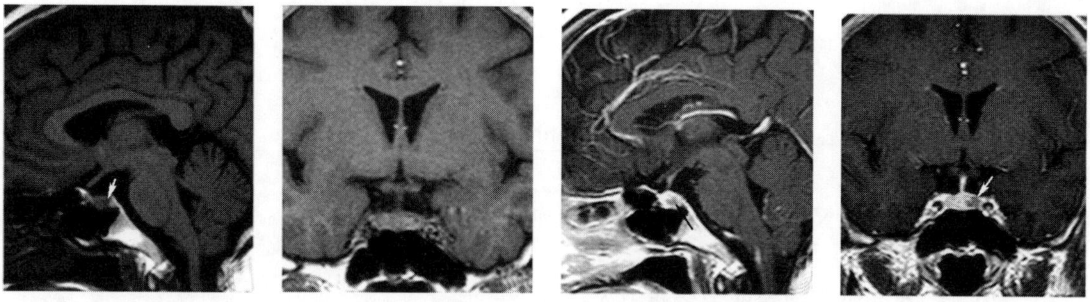

(a) $T_1$WI 矢状面　(b) $T_1$WI 冠状面　(c) $T_1$WI 增强矢状面　(d) $T_1$WI 增强冠状面

**图 2-5-16 垂体微脉瘤常规扫描及动态增强扫描**

### （七）图像优化（序列参数应用技巧）

由于垂体窝位于 Willis 环的前面和下部，血管搏动伪影比较剧烈。小 FOV 会增加混淆现象，相位方向上有解剖结构在 FOV 之外时，有必要采用 NPW。在 FOV 的上下左右加饱和减少伪影和混淆现象。

垂体窝结构较小，微腺瘤通常也很难看到，因此空间分辨率非常重要。薄层，小 FOV 可以保证较好的空间分辨率。

### （八）对比剂应用

垂体和鞍区病变一般应行常规增强扫描，而微腺瘤的动态增强扫描更应精确控制对比剂注入后的扫描时间，因为最终垂体腺瘤和微腺瘤都会被强化，这点很重要。

## 三、脑动脉 MR 成像技术

### （一）检查前准备

（1）接诊时，核对患者一般资料，明确检查目的和要求。对检查目的和要求不清的申请单，务必请临床医师写清，以免检查部位出错。

（2）判断患者是否属禁忌证的范围，并嘱患者认真阅读检查注意事项，按要求准备，提供耳塞。

（3）进入检查室之前，应除去患者身上一切能除去的金属物品、磁性物质及电子器件，以免引起伪影及对物品的损坏。

（4）去除义齿、假发、接发；涂有摩丝、发胶、啫喱水的患者需清理头发。

（5）向患者耐心解释扫描时所产生的噪声，给患者提供听力保护帮助，并且强调在扫描过程中不能随意移动，平静放松，若有不适，可通过话筒和工作人员联系。

（6）婴幼儿、焦躁不安及幽闭恐惧症患者，应给予适量的镇静剂或麻醉药物。一旦发生幽闭恐惧症立即停止检查，让患者离开现场。

（7）急、危重患者，必须做 MR 检查时，应有临床医师陪同观察。

### （二）常见适应证与禁忌证

1. 适应证

（1）颅内动脉瘤。

（2）脑梗死。

(3) 动静脉畸形(AVM)。

(4) 包括矢状窦血栓的经颅血管栓塞。

(5) 颈动脉(尤其是分叉处)的血流评价。

(6) 脑血管疾病术后、治疗后随访。

(7) 筛选可疑又不能行 DSA 检查的脑血管疾病。

2. 禁忌证

(1) 装有心脏起搏器或带金属植入物者。

(2) 使用带金属的各种抢救用具而不能去除者。

(3) 术后体内留有金属夹子者;检查部位邻近体内有不能去除的金属植入物者。

(4) MRI 对比剂有关的禁忌证:严重心、肝、肾功能衰竭者禁用对比剂。

(5) 早期妊娠(3 个月内)的妇女应避免 MR 扫描。

(6) 幽闭恐惧症者。

**(三) 线圈选择及患者体位设计**

1. 线圈选择

头颅正交线圈、多通道线圈或头颈联合线圈。

2. 体位设计

患者取仰卧位,头先进,双手置于身体两侧,人体长轴与床面长轴一致,头部两侧用海绵垫固定。颈短及肥胖者两肩尽量向下且臀部垫以棉垫抬高臀部;婴幼儿等头颅较小患者在颈、背部垫软垫,使头部尽量伸向线圈中心。两侧眼裂连线位于线圈横轴中心对准“十”字定位灯的横向连线。移动床面位置,开定位灯,使“十”字定位灯的纵横交点对准头线圈纵、横轴中点,即以线圈中心为采集中心,锁定位置,并送至磁场中心。

**(四) 扫描方位**

采用快速成像序列扫描冠、矢、轴三方向定位图,在定位片上确定扫描基线、扫描方法和扫描范围。

MRA 定位图见图 2-5-17、图 2-5-18。

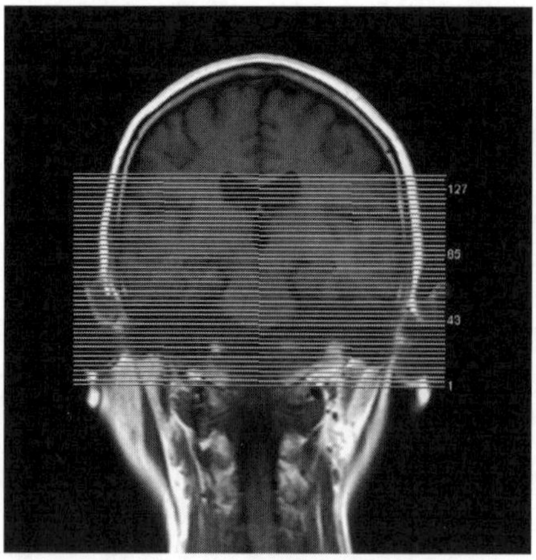


**图 2-5-17 MRA 冠状定位图**

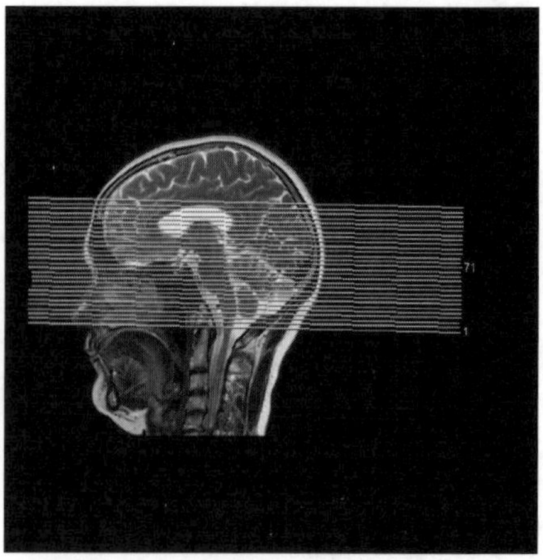


**图 2-5-18 MRA 矢状定位图**

### （五）推荐脉冲序列及参数

推荐使用3D TOF MRA技术或3D PC MRA技术，但基于血流流入增强效应的TOF法是目前临床最常用的MRA技术。

脑血管常用参考脉冲序列及扫描参数见表2-5-3。

表2-5-3　脑血管常用参考脉冲序列及扫描参数

| 序列 | 方向 | $T_R$ /ms | $T_E$ /ms | 层厚 /mm | 层间距 /mm | 矩阵 | FOV | 相位编码方向 |
|---|---|---|---|---|---|---|---|---|
| 定位 | 三平面 | | | | | | | |
| 3D-TOF-MRA | 轴位 | 20 | 3.8 | 0.7 | -0.7 | 199 * 220 | 22 | 左右 |

### （六）图像优化（序列参数应用技巧）

3D TOF MRA的血流饱和现象不容忽视，饱和现象主要受两个方面因素的影响：慢血流信号明显减弱，容积内血流远侧的信号也明显减弱。

为了减少血流饱和，可采用以下对策：

（1）缩小激发角度，但这将造成背景组织信号抑制不佳。

（2）采用多个薄层块重叠采集。把成像容积分成数个层块，每个层块厚度减薄，层块内的饱和效应就会减轻。

（3）逆血流采集。容积采集时先采集血流远端的信号，然后向血流的近端逐渐采集，可有效减少血流饱和。

（4）FOV上缘加预饱和带消除静脉流动伪影。

### （七）对比剂应用

头颅MRA可以不用对比剂；颈部MRA一般注射对比剂，但对于对比剂过敏的患者可以参照头颅MRA扫描法完成颈部血管成像。

### （八）摄片和图像后处理

最大信号强度投影（MIP）：原始数据MIP重建，重建层厚选择3～5 mm，血管显示为高信号（图2-5-19、图2-5-20）。

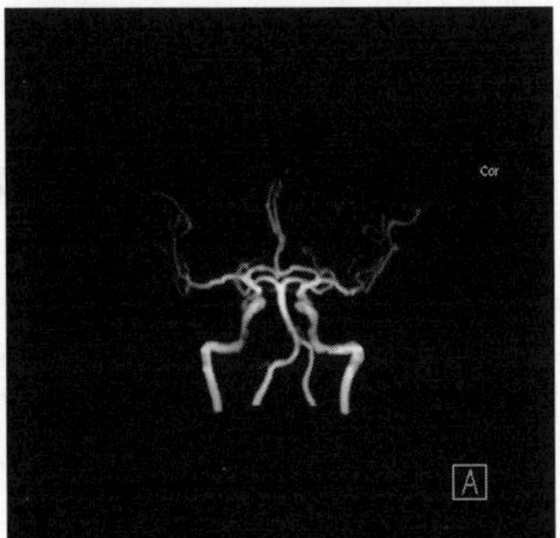


图2-5-19　3D TOF MRA正位MIP

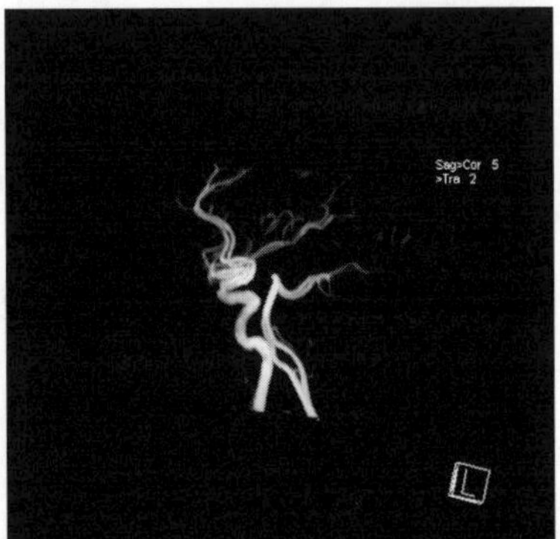


图2-5-20　3D TOF MRA侧位MIP

# 任务6　颈部 MR 成像技术

**（一）检查前准备**

（1）接诊时，核对患者一般资料，明确检查目的和要求。对检查目的和要求不清的申请单，务必请临床医师写清，以免检查部位出错。

（2）判断患者是否属禁忌证的范围，并嘱患者认真阅读检查注意事项，按要求准备，提供耳塞。

（3）进入检查室之前，应除去患者身上一切能除去的金属物品、磁性物质及电子器件，以免引起伪影及对物品的损坏。

（4）去除义齿、假发、接发；涂有摩丝、发胶、啫喱水的患者需清理头发。

（5）向患者耐心解释扫描时所产生的噪声，给患者提供听力保护帮助，并且强调在扫描过程中不能随意移动，平静放松，若有不适，可通过话筒和工作人员联系。

（6）婴幼儿、焦躁不安及幽闭恐惧症患者，应给适量的镇静剂或麻醉药物。一旦发生幽闭恐惧症立即停止检查，让患者脱离现场。

（7）急、危重患者，必须做 MR 检查时，应有临床医师陪同观察。

（8）教会患者通过 MR 设备的声音辨识机器是否在扫描，在图像扫描采集时尽量减少吞咽动作，可嘱患者舌头轻抵门齿。

**（二）常见适应证与禁忌证**

1. 适应证

（1）各种面部的良、恶性肿瘤，包括咽旁、颈动脉间隙等部位的肿瘤。

（2）各种颈部的血管性病变，如血管畸形、血栓形成等。

（3）颈部的囊肿性病变。

（4）颈部的肉芽性病变。

（5）颈部的淋巴结肿大。

2. 禁忌证

（1）装有心脏起搏器或带金属植入物者。

（2）使用带金属的各种抢救用具而不能去除者。

（3）术后体内留有金属夹子者；检查部位邻近体内有不能去除的金属植入物者。

（4）MRI 对比剂有关的禁忌证：严重心、肝、肾功能衰竭者禁用对比剂。

（5）早期妊娠（3 个月内）的妇女应避免 MR 扫描。

（6）幽闭恐惧症者。

### （三）线圈选择及患者体位设计

1．线圈选择

头颈联合线圈或颈部相控阵线圈。

2．体位设计

患者取仰卧位，头先进，双手置于身体两侧，人体长轴与床面长轴一致，头部两侧用海绵垫固定。颈短及肥胖者两肩尽量向下且臀部垫以棉垫抬高臀部；婴幼儿等头颅较小患者在颈、背部垫软垫，使头部尽量伸向线圈中心。喉结中心对准线圈“十”字定位线。移动床面位置，开定位灯，使“十”字定位灯的纵横交点对准头线圈纵、横轴中点，即以线圈中心为采集中心，锁定位置，并送至磁场中心。

### （四）扫描方位

采用快速成像序列扫描冠、矢、轴三方向定位图，在定位片上确定扫描基线、扫描方法和扫描范围。

常规扫描方位是横断位、冠状位和矢状位。

1．横断位

以矢状位和冠状位作为定位参考像（图 2-6-1、图 2-6-2）。定位线垂直于气管，扫描范围从枕骨大孔到锁骨。在横断面定位像上设置 FOV 大小及调整 FOV 端正。

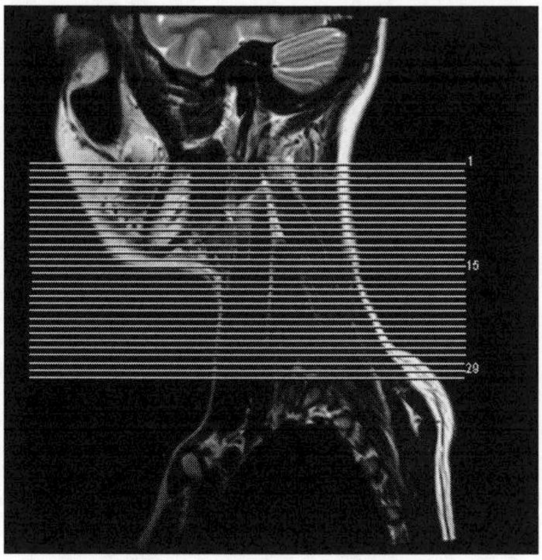


**图 2-6-1　颈部 MR 矢状位定位像**

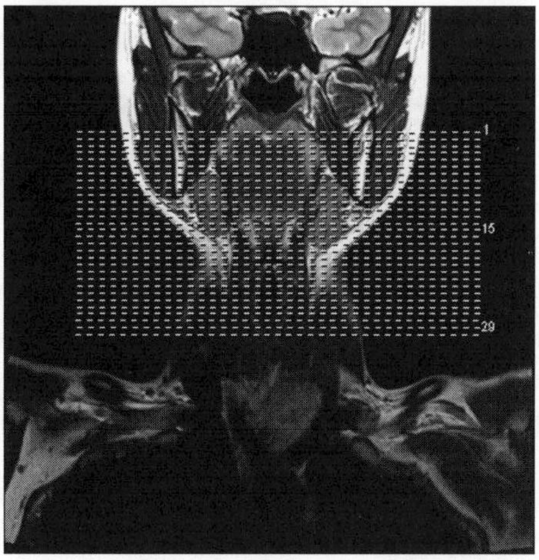


**图 2-6-2　颈部 MR 冠状位定位像**

2．冠状位

以横轴位及正中矢状位作为定位参考像（图 2-6-3、图 2-6-4）。定位线平行于气管、甲状软骨，扫描范围从颈前缘到颈后缘。在冠状面定位像上设置 FOV 大小及调整 FOV 端正。

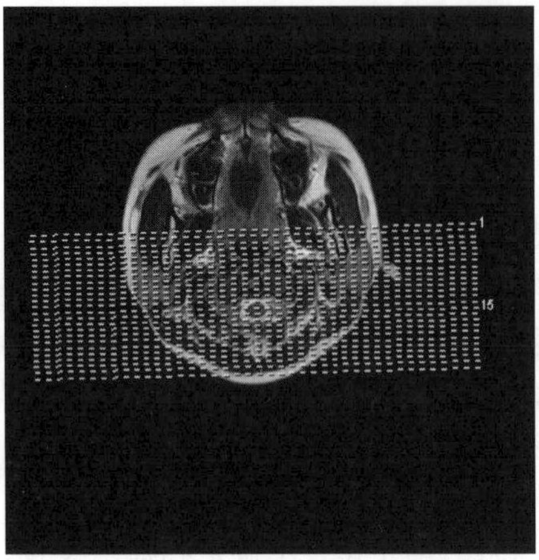


图 2-6-3　颈部 MR 横轴位定位像

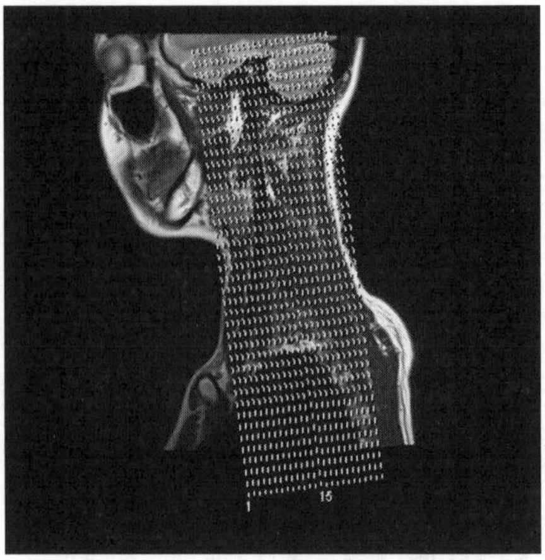


图 2-6-4　颈部 MR 矢状位定位像

3. 矢状位

以横轴位及冠状位作为定位参考像（图 2-6-5、图 2-6-6）。定位线平行于正中矢状位，扫描范围从颈部一侧到另一侧。在矢状面定位像上设置 FOV 大小及调整 FOV 端正。

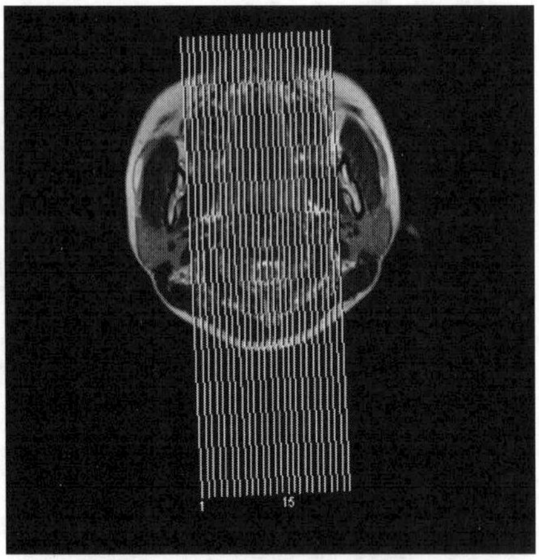


图 2-6-5　颈部 MR 横轴位定位像

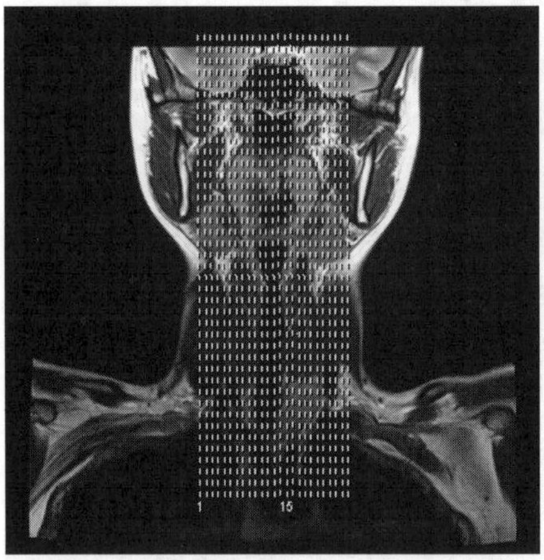


图 2-6-6　颈部 MR 冠状位定位像

## （五）推荐脉冲序列及参数

1. 推荐脉冲序列

（1）横断位：$T_1$WI－TSE。

（2）横断位：$T_2$WI－TSE。

（3）冠状位：$T_2$WI－TSE。

（4）矢状位：$T_2$WI－TSE。

2. 扫描参数

颈部软组织常用扫描序列及扫描参数见表 2-6-1。

**表 2-6-1　颈部软组织常用扫描序列及扫描参数**

| 序列 | 方向 | $T_R$ /ms | $T_E$ /ms | 层厚 /mm | 层间距 /mm | 矩阵 | FOV /cm | 相位编码方向 |
|---|---|---|---|---|---|---|---|---|
| 定位 | 三平面 | | | | | | | |
| $T_2$WI－TSE | 轴位 | 5 000 | 78 | 3 | 0.5～1 | 200＊200 | 20 | 左右 |
| $T_1$WI－TSE | 轴位 | 700 | 9.4 | 3 | 0.5～1 | 240＊240 | 24 | 左右 |
| $T_2$WI－TSE | 冠状 | 5 000 | 78 | 3 | 0.5～1 | 260＊260 | 26 | 左右 |
| $T_2$WI－TSE | 矢状 | 5 000 | 78 | 3 | 0.5～1 | 240＊240 | 24 | 前后 |

#### (六) 颈部常见病变的特殊检查要求

颈部包块扫描方法与喉部相同,但要根据病变大小来决定扫描厚度及范围。$T_2$WI均需压脂,且要增强扫描做定性诊断。增强扫描对某些肿瘤的诊断,以及肿大淋巴结与正常结构的鉴别很有价值。

#### (七) 图像优化(序列参数应用技巧)

伪影主要来自于颈动脉、椎动脉、颈静脉等血管的搏动和吞咽运动。在 FOV 上、下方加饱和带可以消除该伪影;另外,要告知患者检查时不要做吞咽动作,检查前要将唾液排干净并保持平静呼吸。

#### (八) 对比剂应用

颈部的扫描通常需要注射对比剂。

# 任务 7　头颈部超声检查技术

## 一、甲状腺超声检查技术

#### (一) 探测仪器

目前,甲状腺超声检查一般选用中、高档彩色多普勒超声诊断仪,探头一般采用高频线阵探头,频率为 7～12 MHz。对肿大甲状腺的观察,换用频率稍低的线阵探头或变频探头的低频段。

#### (二) 检查前准备及体位

在进行检查前,应尽可能了解受检者的相关病史、实验室检查及其他影像学资料,必要时还应对重点检查部位进行相关体格检查,以便更好地掌握受检部位的具体情况,为接下来的超声检查提供方便。

为了方便、快捷地检查和不受外物的干扰,患者应于检查前脱去高领外衣,取下颈部饰物(比如丝巾、项链等),这也有利于保护探头。

患者一般仰卧于检查床上,头部后仰充分暴露颈前区,但对某些颈部较短或肥胖的患者，可在颈肩部垫软枕，使头后仰，呈头低颈高位，以利于检查；如果一侧甲状腺明显肿大，也可采取侧卧位。一般来说除儿童和部分瘦小患者外，线阵探头难以同时显示双侧甲状腺，并且由于颈前弧度的影响，其观察效果也欠佳，所以往往采取甲状腺左、右侧叶分别检查，检查甲状腺一侧叶时，患者头部后仰的同时应向对侧偏转，从而保证胸锁乳突肌前缘不至于明显突出，利于超声检查。

**（三）扫查方法**

1. 横切扫查

嘱患者平静呼吸，先进行横切扫查，将探头置于颈前正中、甲状软骨下方，在相当于第5～7颈椎水平，从上向下滑行扫查，直至甲状腺下极消失为止，可以同时显示甲状腺峡部和左、右侧叶，但通常两侧叶不能完全显示，所以要分别对两侧叶进行横切扫查（图2-7-1）。

做侧叶横切扫描时，亦从上至下滑行扫查，尽可能使甲状腺侧叶完全显示。需注意的是，扫查过程中，应尽可能使探头与皮肤垂直，这可使声束与甲状腺包膜等界面垂直，增加声能的反射，使超声图像显示得更为清晰，测值也更为准确。但是，如果甲状腺下极较低，位于胸骨或锁骨后方时，则探头需向下做扇形扫查，以求尽可能地充分显示全部的甲状腺组织。

2. 纵切扫查

可沿甲状腺左、右两侧叶的长径扫查，同样也应由外向内或由内向外做一系列的滑行纵行扫查。纵切扫查时，为了使甲状腺显示得更为清楚，可以利用胸锁乳突肌作为透声窗扫查甲状腺侧叶，这样可以减少颈部肌群（胸骨舌骨肌、肩胛舌骨肌和胸骨甲状肌等）反射回声失落或折射的影响（图2-7-2）。

如甲状腺内出现结节时，需对结节进行横切、纵切等多切面扫查，以明确结节的位置，同时更为清楚地显示结节的数目、大小、边界、有无声晕、内部回声、有无钙化及钙化的类型、后方回声等。相比而言，大多数情况下结节的超声图像纵切比横切表现得更为清晰。

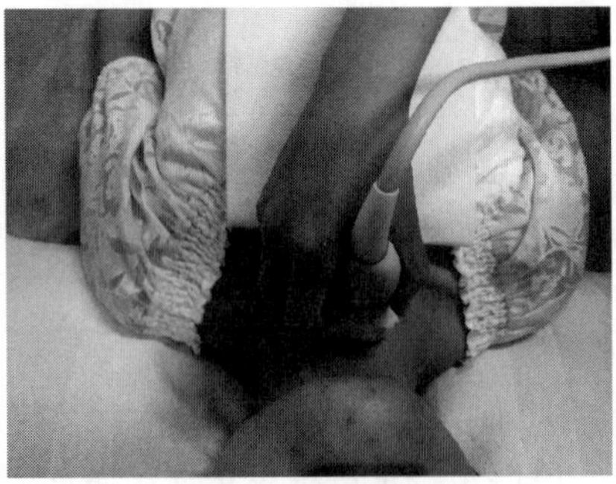

**图2-7-1　横切扫查**

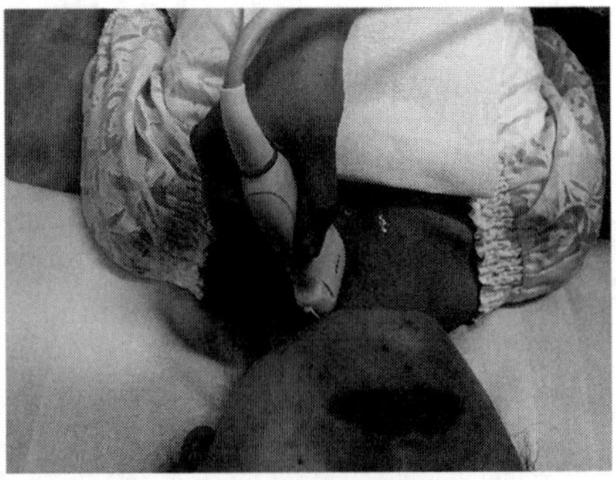

**图2-7-2　纵切扫查**

3. 特殊检查方法

对于位于甲状腺中外侧部位的结节，胸锁乳突肌前缘的折射会影响结节的显示，此时患者头转向对侧，同时外移并倾斜探头，利用胸锁乳突肌为透声窗，可以很好地显示结节，有条件的仪器还可采用整幅图像声束偏转，从而避开胸锁乳突肌前缘的侧方声影的影响。但是位于峡部或近峡部的结节，由于位置更为浅表，就不必用上述方法，使用常规的探测方法即可，甚至患者头转向患侧更有利于结节的显示。

甲状腺体积较大时，可用梯形成像、扇形探头扫查，胸骨或锁骨后方的甲状腺可考虑用端扫式腔内探头进行扫查。有些甲状腺结节，可以通过探头加压、吞咽试验来辨别结节的物理性质，明确结节与周围甲状腺组织者的关系。

4. 多普勒血流成像

灰阶超声检查完成后开启彩色多普勒血流成体（CDFI）模式，观察甲状腺或结节的内部血流分布。一般情况下不需要做脉冲多普勒超声（PW）检查，但是对于甲亢者，可以开启 PW 功能检测甲状腺上、下动脉的血流动力学参数，比如收缩期血流峰值流速（PSV）、舒张末期流速（EDV）、阻力指数（RI）等。

**（四）正常甲状腺声像图表现**

1. 甲状腺包膜

甲状腺轮廓线超声通常表现为一条包绕整个甲状腺的薄层高回声带，表面比较光滑、整齐，境界清晰，外周明显，而近气管侧不明显。该回声由两层被膜界面组成，即包被整个甲状腺腺体的固有膜和只包绕于甲状腺的前面和侧面，而不包被与气管接触的甲状腺的假被膜，两层被膜之间存在少量结缔组织，也使甲状腺外周轮廓的回声更高。通常情况下这两层被膜相贴较紧，超声很难将两层包膜区分开来。但在肥胖者，甲状腺外周轮廓线偶尔可分为两条分离的光带，中间可见回声较低的脂肪组织，其厚度随脂肪层的厚度而有所不同，最多数毫米。

2. 甲状腺实质回声

甲状腺实质回声为甲状腺轮廓线所包绕，一般呈细而密集的点状回声，分布均匀，甲状腺回声的产生基础为甲状腺滤泡内甲状腺细胞和胶质组成的声学界面，因此，腺体正常结构的变化会造成甲状腺回声状态的改变。甲状腺实质回声可以颈前肌群作为参照，正高于颈前肌群的回声，而低于轮廓线回声，呈中等回声（图 2-7-3）。在实际超声探查中，对于一些很瘦的受检者，因为颈部皮下组织很薄，甲状腺位置十分表浅，甲状腺实质的表浅部位易混有皮肤、肌层和包膜的混响伪像，而表现为回声增高，被误认为甲状腺实质回声增强。

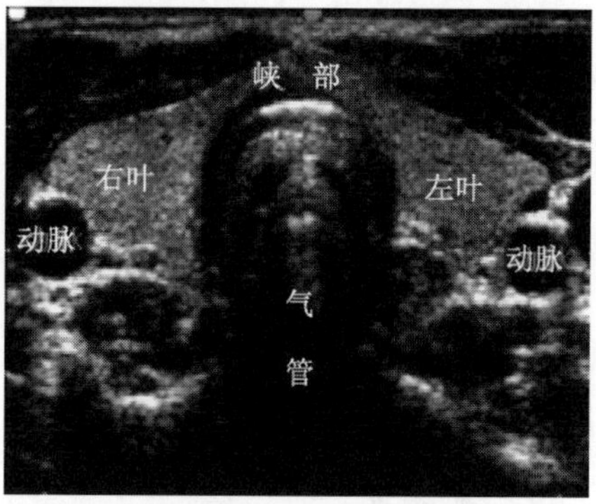

**图 2-7-3　正常甲状腺颈前正中横切声像图**

**（五）正常甲状腺彩色多普勒血流图**

甲状腺为血供丰富的器官，但内部血流速度较慢，彩色多普勒超声可探及实质内血流信号。不过血流状况的显示因仪器不同而有所差异，彩色灵敏度低的超声仪器可能只显示稀疏的点状血流信号，而灵敏度高的超声仪器血流信号可能显示为短棒状或条状的血流信号。动脉表现为闪烁、明亮的彩色血流信号，而静脉彩色较为暗淡，并且不具搏动感。能量多普勒灵敏度较高，可提高甲状腺血流的显示。脉冲多普勒可测得甲状腺血管的血流频谱形态和相关血流参数（图 2-7-4，见后彩图）。

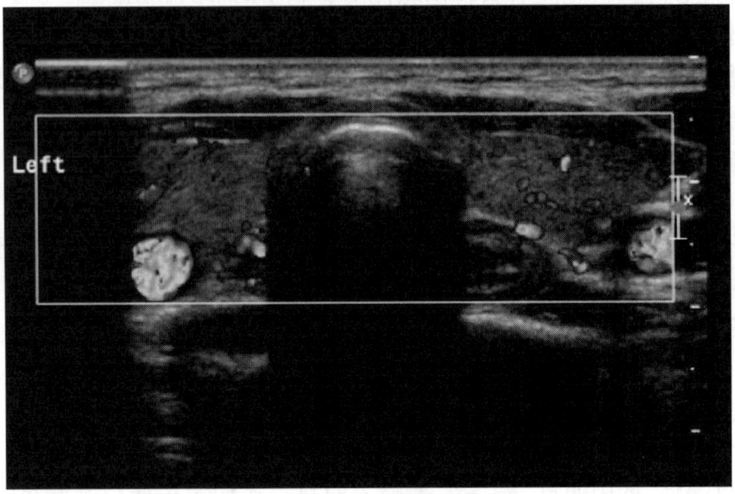


图 2-7-4　正常甲状腺彩色多普勒血流图

**（六）甲状腺超声测量**

甲状腺测量一般在二维灰阶条件下进行。在做侧叶从上至下滑行横切扫描时，观察其最大横切面，当目测出较大横切面后，在该切面小幅度上下移动探头，若确定为最大横切面时冻结图像，测量侧叶前后径和左右径；颈前正中横切扫描，确定峡部最大厚度的切面后，冻结图像，测得峡部厚度；侧叶纵切扫描时，也采用滑行的方法确定最大纵切面，测量上下径。

1. 测量方法

（1）侧叶长径测量，在甲状腺侧叶纵切面上，从甲状腺侧叶上极的上缘量至甲状腺侧叶上极的下缘。

（2）侧叶前后径测量，在甲状腺侧叶横切面上，从甲状腺侧叶前缘量至甲状腺侧叶后缘。

（3）侧叶左右径测量，在甲状腺侧叶横切面上，从甲状腺侧叶外侧缘量至甲状腺侧叶近气管水平。

（4）峡部厚度测量，在甲状腺峡部横切面上，从甲状腺峡部前缘量至甲状腺峡部后缘。

2. 正常值

甲状腺侧叶三个径线中，前后径意义最大，左右径次之，上下径意义最小。因此测量甲状腺侧叶时，一般只测量前后径和左右径，而无须测量上下径。为了便于记忆和实际应用，甲状腺大小可以下列数据作为参考，侧叶前后径和左右径为 10 ~ 20 mm，上下径为 40 ~ 60 mm，峡部厚度不超过 5 mm。甲状腺上动脉 PSV 为 22 ~ 33 cm/s，EDV 为 12 ~ 22 cm/s，RI 为 0.55 ~ 0.66（图 2-7-5）。

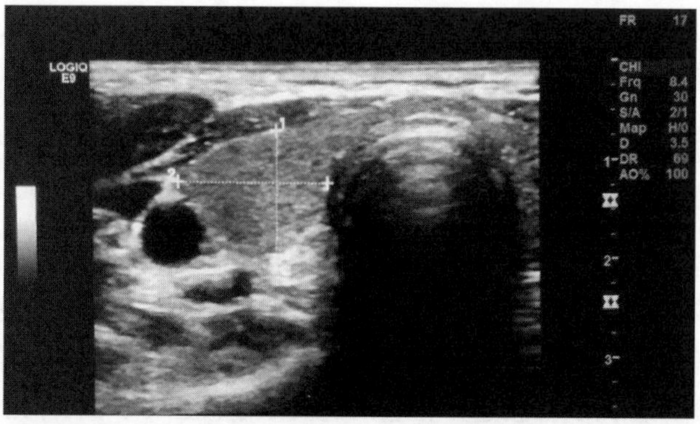

（a）甲状腺左右及前后径测量

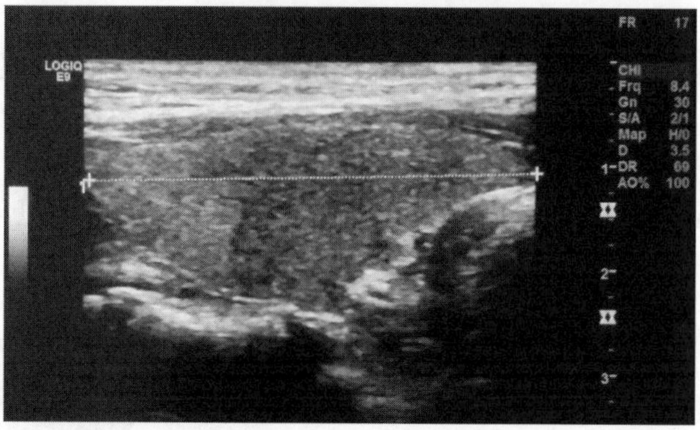

（b）甲状腺上下径测量

**图 2-7-5　甲状腺测量**

## （七）探测要点

1. 探测内容

（1）甲状腺的位置、形态、大小、内部回声有无增强或减低、血流信号有无增多或减少等。

（2）甲状腺内部是否有局灶性病变，局灶性病变的数目、位置、形态、大小、边界、内部回声（有无钙化及钙化类型尤为重要）、血流情况等。

2. 注意事项

（1）甲状腺测量过程中需要强调三点：一是扫查时探头保持与皮肤垂直，否则会高估甲状腺的前后径；二是探头一定要轻放于皮肤上，否则会导致左右径高估，而前后径低估；三是横切扫描时，探头应尽可能处于水平状态，否则会高估甲状腺的左右径。

（2）注意甲状腺锥状叶的辨认，不能误认为甲状腺结节或颈部淋巴结。

（3）观察甲状腺内部血流信号时，彩色速度标尺不宜过大，一般以 3 ~7 cm/s 为宜，同时探头不要过于挤压颈部组织，这两种情况都会造成甲状腺血流减少假象。注意彩色增益的调节，彩色增益从较高的水平向较低水平调节，以不出现彩色闪烁影像为准。

(4) 甲状腺血管检查一般不列入常规检查范围,但有甲状腺功能亢进症时,则可检测甲状腺上动脉血流动力学参数。

## 二、眼部超声检查技术

### (一) 探测仪器

眼部超声诊断可选用眼科专用诊断仪、多用途超声诊断仪或多功能彩色超声诊断仪,频率应在7.5 MHz以上。二维超声检查条件通常采用仪器自行设置的小器官条件即可。由于眼组织比较敏感,在做眼科超声时应将仪器的输出功率调低(通常要求是一般检查时的30%)。彩色多普勒超声检查时,滤波调整至最小,取样门最小,扫描声束与血管尽量平行。

### (二) 检查前准备及体位

检查前应与患者(或其家属)密切交流,询问患者病史,了解患者的基本病情并消除患者的紧张感,对不配合检查的小儿可饮用或灌肠水合氯醛,待入睡后检查;眼部外伤患者检查时,探头要消毒并使用无菌的耦合剂。

一般为仰卧位检查,特殊情况下可以采用坐位检查。检查时嘱患者眼睑闭合,尽量减少瞬目,必要时按医生的检查要求转动眼球。

### (三) 扫查方法

1. 常规扫查法

直接检查法(探头涂上耦合剂,直接置于眼睑上检查)和间接检查法(眼睑放上水囊或水浴罩,探头置于其上进行检查)。目前多采用直接检查法,原则为先正常眼,后患眼,动作轻柔,纵横扫查,左右对比。首先探头左右滑动,进行纵切面连续扫查,在此基础上探头转动90°,进行上下滑动的横切面连续扫查。也可侧动探头或倾斜探头,从多个位置和角度探测,从而确保眼球的全面观察,更好地诊断眼部疾病(图2-7-6)。

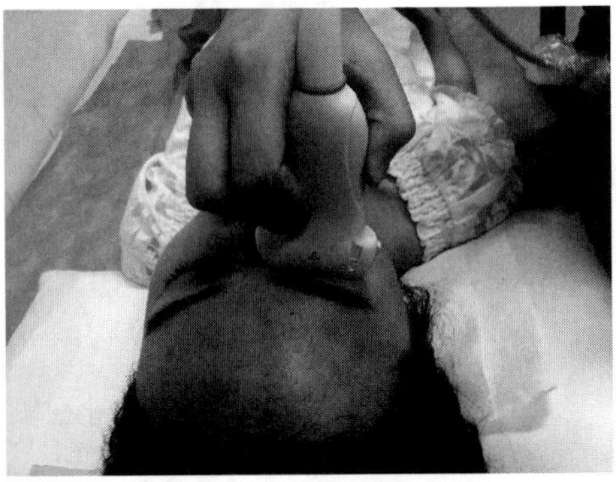

图2-7-6　左眼横切面扫查

2. 特殊检查法

(1) 后运动检查,可以了解病变与眼球壁的关系。显示病变后,嘱患者转动眼球,而后停动。玻璃体积血、混浊及大范围视网膜脱离等与眼球壁粘连不密切的病变,于眼球起动时异常回声突然抖动,眼球停动后振荡不止。

(2) 压迫试验,可观察眼眶内病变硬度。显示病变后,探头压迫眼球,使压力传递至病变区,观察病变组织受压变形情况,以及异常血管是否受压闭塞等。

3. 多普勒血流显像

探头频率7.0~10.0 MHz,显示眼球及视神经,在球后15~25 mm处,视神经的两侧可探查到类似"S"形的粗大血管即为眼动脉。在球后5 mm左右处,视神经的低回声区内可以发现红、蓝相间的血流信号,即视网膜中央动脉和视网膜中央静脉。在视神经的两侧可以探查单一颜色的条带状血流信号为睫状后短动脉。

### （四）正常眼部声像图

1. 眼球的结构

高分辨率的超声诊断仪可显示眼球最前方的角膜,呈弧形高回声,如果探头对角膜加压,可见角膜形态发生改变。前房为半球形无回声区。前房后方可见一条较平直的弧形带状高回声,为晶状体前囊及虹膜回声。后方另见一短弧形带状强回声,为晶状体后囊。晶状体呈类椭圆形无回声区。晶状体后方大片无回声区为玻璃体腔,与眼球壁回声之间界限清晰。玻璃体周围是高回声的球壁,光滑自然(图 2-7-7)。

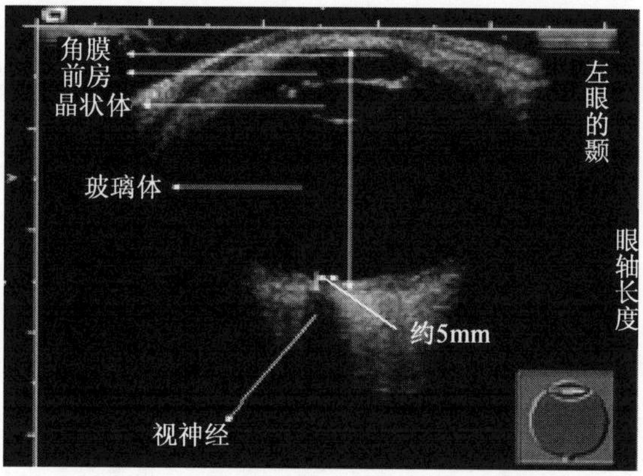


图 2-7-7　眼二维超声水平轴位(横切面)

眼外肌有 6 条,其中 4 条眼直肌围成圆锥体形空间,称肌肉圆锥,圆锥内的脂肪组织成为球后脂肪垫,超声显示为在眼球后部上宽下窄的三角形高回声区,眼直肌为两侧的长条状低回声区,视神经位于脂肪垫中部,呈类倒“V”形的低回声。泪腺位于眼球外上方的泪腺窝内,正常为均匀的中等回声。

2. 眶内的血管

彩色多普勒血流显示视神经周围自后向前的眼动脉、睫状后动脉和视网膜中央动脉,均为红色血流信号。这些动脉的脉冲多普勒频谱与颈内动脉类似,为三峰双切迹状,与心动周期一致。眼部的静脉表现为连续轻度波动的波形,视网膜中央静脉与视网膜中央动脉相伴行,二者一般同时显示,频谱分别位于基线的上下。

### （五）眼球的正常值

成人眼球轴长 23.0 ~ 24.0 mm;角膜厚度 0.5 ~ 1.0 mm;前房深度 2.0 ~ 3.0 mm;晶状体厚度 3.5 ~ 5.0 mm;玻璃体长度 16.0 ~ 17.0 mm;球壁厚度 2.0 ~ 2.2 mm。

### （六）探测要点

1. 探测内容

根据需要主要对眼球、眼眶及眼部血管进行检查。

2. 注意事项

(1) 眼部检查时,眼部扫查所用耦合剂必须无毒、安全,对眼球角膜等无刺激性、无损伤。

(2) 眼部急性炎症,尤其急性结膜炎,如病情允许,可待炎症消退后进行检查。如需立即行超声检查,检查后应对仪器和探头进行消毒,以免造成交叉感染。

(3) 眼球穿孔伤伤口未缝合前,如需进行超声检查,应注意避免探头对眼球局部加压,减少损伤。压迫时间不宜过长,以免引起心律失常。

(4) 眼内手术后,眼球内存有气体或硅油等填充物时,常规的眼轴测量会产生误差。

# 项目三

## 影像诊断

学 习 目 标

1. 掌握中枢神经系统常见病、多发病的影像学表现；
2. 掌握五官、颈部常见病、多发病的影像学表现；
3. 熟悉影像诊断思路。

## 任务1　颅脑基本病变

### 一、异常X线表现

#### (一) 头颅X线平片

1. 头颅大小与形状变化

(1) 头颅增大：常合并有颅壁变薄、颅缝增宽或脑回压迹增多和增深，多见于婴儿脑积水；如伴有颅壁增厚，则多见于畸形性骨炎、骨纤维异常增殖症和肢端肥大症等。

(2) 头颅变小：如果颅缝未闭或颅缝已闭但是无颅压增高征象，多为小脑畸形或脑发育障碍；如果颅缝闭合，而且伴有颅压增高征象，则为狭颈征。

(3) 头颅变形：尖头和短头畸形多见于狭颅症；舟状头见于狭颅症和黏多糖病；扁头畸形见于狭颅症和一侧大脑发育不全。

2. 颅骨骨质结构变化

(1) 颅骨缺损：广义上的颅骨缺损包含颅骨破坏，颅骨密度减低、吸收以及真正的缺损。颅骨破坏的边缘硬化，多提示为良性或慢性病变；破坏的边缘模糊不清无硬化，多见于急性或恶性病变。在所有引起颅骨破坏的疾病中，肿瘤性病变最多见。

(2) 颅骨增生：颅骨增生多表现为颅骨密度和厚度的增加，分为弥散性和局限性两种。弥散性颅骨增生常见于系统性疾病如畸形性骨炎、石骨症、肾性佝偻病、肢端肥大症和地中海性贫血等；局限性颅骨增生多由局部骨质病变引起或继发于邻近病变的刺激如脑膜瘤、骨肉瘤、骨纤维异常增殖症、慢性骨髓炎和陈旧性骨折等。

(3) 颅骨连续性中断：外伤性颅骨连续性中断多为颅骨骨折，可为凹陷性骨折，线形骨折和颅缝分离。颅骨破坏和颅骨的发育性因素亦可表现为颅骨内、外板的中断或缺损。

3. 颅压增高

引起颅压增高的因素很多,如肿瘤、脑水肿、梗阻性脑积水等。

(1) 颅缝增宽:在生长发育期和青年期,各颅缝均可增宽,以冠状缝最明显。成人颅缝增宽不明显,一般仅限于人字缝。

(2) 脑回压迹增多:多见于慢性颅压增高,增高越严重,时间越长,压迹表现越明显。此征象必须结合其他征象才能作为诊断的依据。

(3) 蝶鞍改变:多见于成年人。颅压增高时可表现为蝶鞍的骨质吸收、增大和变形,后床突和鞍背最早发生骨质吸收。

4. 蝶鞍的变化

(1) 蝶鞍增大与骨质吸收:多见于的鞍区肿瘤,如垂体瘤、颅咽管瘤、脑膜瘤和垂体腺癌,以及各种原因引起的颅压增高等。早期只显示垂体窝的骨皮质边缘模糊;进一步发展,鞍背变薄,后床突后移、变直甚至消失,严重时,大部分蝶鞍结构消失。

(2) 蝶鞍变形:鞍上颅咽管瘤常使蝶鞍变扁,鞍背缩短;鞍内和鞍旁肿瘤则可使鞍底出现双边征;鞍区脑膜瘤或骨纤维异常增殖症,侵及蝶骨可继发骨质增生。

5. 病理性钙化

(1) 肿瘤性钙化:有 30% ~50% 的脑肿瘤发生钙化。颅咽管瘤的钙化多位于鞍上;少突胶质细胞肿瘤多在大脑半球发生带状钙化;松果体瘤的钙化较非病理性钙化大,直径常大于 1 cm。

(2) 炎性钙化:脑膜结核的钙化多位于蝶鞍附近,钙化大小不等,分布较为广泛。

(3) 寄生虫性钙化:脑囊虫常为多发性钙化,直径约 0.5 cm,密度均匀;包囊虫病棘球蚴囊壁可出现较大的圆形钙化环,其内可有子囊钙化斑。

(4) 脑血管疾病钙化:颅内血肿呈团块状钙化,慢性硬脑膜下血肿钙化呈梭形;Sturge-Weber 综合征的钙化呈脑回状。

**(二) 脑血管造影**

1. 脑血管移位

颅内占位病变及其周围的水肿,可使脑血管移位,移位的程度取决于病灶的大小和生长方式。具体表现为局限性弧形移位、迂曲、聚拢、伸直或相互分开等。如大脑半球占位性病变,可使大脑前动脉向对侧移位。

2. 脑血管形态改变

肿瘤、脑血管畸形、动脉瘤、炎症或脓肿、出血、水肿、坏死等可使脑动脉增粗、均匀和不均匀性狭窄变细、痉挛和走行僵直。

3. 脑血循环改变

正常脑血液循环的平均时间为 4 s,超过 6 s 为延长。良性肿瘤局部循环时间延长,静脉延迟充盈或不显影;恶性肿瘤使局部血液循环加快,静脉和静脉窦提前显影。

4. 肿瘤血管的形态与分布

良性脑肿瘤的新生血管较为成熟,粗细均匀,轮廓清楚,瘤内小动脉显影如网状。恶性肿瘤的新生血管粗细不一,密度不均,分布弥散,呈模糊的小斑点状表现。

## 二、异常 CT 表现

**(一) 脑实质密度改变**

与正常脑组织相比,病灶的密度变化可分为以下几种类型:

(1) 高密度灶:指密度高于正常脑组织的病灶,如钙化、血肿、肿瘤等。

(2) 等密度灶:指密度类似于正常脑组织的病灶,如亚急性出血、脑肿瘤、脑梗死等。通常根据脑室、脑池的移位和变形或在周围水肿带的衬托下,可以判断等密度病灶的存在。

(3) 低密度灶:指密度低于正常脑组织的病灶,如部分脑肿瘤、囊肿、脑梗死、陈旧性出血、脑水肿和脑脓肿等。

(4) 混杂密度灶:指同时存在两种或两种以上密度的病灶,如颅咽管瘤、恶性胶质瘤和畸胎瘤等。

**(二) 结构、形态改变**

发现病灶后还应注意病灶的大小、部位、边缘、数目,病灶内有无出血、坏死、囊变及钙化,病灶周围有无水肿、中线结构是否有移位,以及脑室、脑池和脑沟的大小、形态有无变化等。

**(三) 对比增强改变**

根据病灶与周围正常组织血供情况的差异,注射对比剂后,会产生相应的密度改变,从而更好地显示病灶(图 3-1-1)。

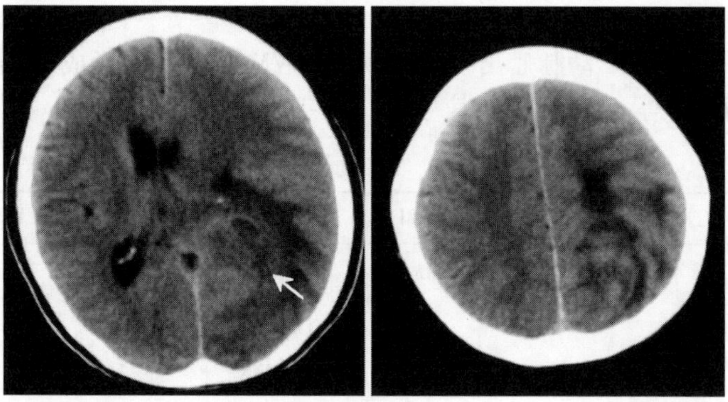

(a) 平扫

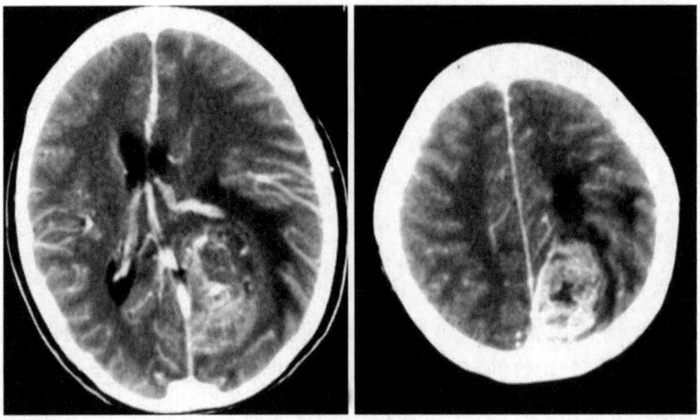

（b）增强扫描

CT 平扫左侧枕、顶叶见环形略高密度影（↑），周围见大片状低密度水肿区，同侧侧脑室受压、变形；增强扫描病灶呈环形不均匀强化。

**图 3-1-1　左侧枕、顶叶星形细胞瘤Ⅱ－Ⅲ级**

## 三、异常 MRI 表现

### （一）脑实质信号异常

（1）长 $T_1$、长 $T_2$ 病灶：即在 $T_1WI$ 上呈低信号，$T_2WI$ 上呈高信号，主要见于绝大多数的脑肿瘤、梗死灶，脱髓鞘病变，脑脓肿及其他颅内炎性病变等。

（2）长 $T_1$、短 $T_2$ 病灶：即在 $T_1WI$、$T_2WI$ 上均呈低信号，主要见于动脉瘤、动静脉血管畸形、钙化、纤维组织增生等。

（3）短 $T_1$、长 $T_2$ 病灶：即在 $T_1WI$、$T_2WI$ 上均呈高信号，主要见于脑出血的亚急性期、脂肪类肿瘤等。

（4）短 $T_1$、短 $T_2$ 病灶：在 $T_1WI$ 上呈高信号，$T_2WI$ 上呈低信号，见于急性出血、黑色素瘤及肿瘤卒中等。

（5）混杂信号病灶：动脉瘤出现湍流现象，AVM 伴有血栓形成，肿瘤合并坏死、囊变、钙化和肿瘤血管等，表现为混杂信号，见表 3-1-1。

**表 3-1-1　脑实质信号异常**

| 组织 | CT 密度 | $T_1WI$ | $T_2WI$ | 组织 | CT 密度 | $T_1WI$ | $T_2WI$ |
|---|---|---|---|---|---|---|---|
| 水肿 | 低 | 低 | 高 | 钙化 | 高 | 低 | 低 |
| 含水囊肿 | 低 | 低 | 高 | 脂肪 | 低 | 高 | 高 |
| 瘤结节 | 等、高 | 低 | 高 | 胆固醇 | 低 | 中、高 | 高 |
| 亚急性出血 | 高 | 高 | 高 | 黑色素瘤 | 高 | 高 | 低 |

### （二）形态、结构异常

在分析观察病灶的形态、结构时，MRI 和 CT 相同，但 MRI 的软组织分辨率更高，且可以进行多方位成像和功能成像，利于对颅内各种病变进行定位和定性诊断，以及显示病变与邻近解剖结构的关系。

**(三) 脑血管改变**

MRI 在观察分析脑血管的异常变化时有其独特的优越性：一方面利用 MRI 的流空效应能显示正常血管及脑血管畸形中的异常血管结构；另一方面，能显示血管周围脑实质的病理性改变。

**(四) 对比增强改变**

当 MRI 显示异常信号或其与周围正常组织和结构无大的差别时，通常需行 MRI 增强检查。静脉注入的顺磁性对比剂如 Gd-DTPA 可通过受损的血脑屏障进入脑内病变组织，滞留于病灶缓慢的血流中。病灶是否强化及强化的程度，与病灶组织血供是否丰富及血脑屏障被破坏的程度有关。强化程度因病变性质不同亦有很大差异，分为明显强化、轻中度强化或无强化等。强化形式又分为均匀强化和不均匀强化。强化后病灶的信号常发生改变，如此可对病变进一步观察和分析，如区分肿瘤与水肿、检出复发的肿瘤、勾画肿瘤的形态等。

# 任务 2 颅脑先天性畸形及发育异常

颅脑先天性畸形及发育异常是由于胚胎期神经系统发育异常所致，约 40% 的颅脑发育畸形为遗传因素和子宫内环境的共同影响所致，前者包括染色体变异、显性或隐性遗传，后者包括子宫内缺氧、感染等。其余 60% 的致病原因复杂，机制不详。

## 一、小脑扁桃体下疝畸形

小脑扁桃体下疝畸形又称 Chiari 畸形，为小脑先天性发育异常，扁桃体延长经枕骨大孔疝入上颈段椎管内，部分延髓和第四脑室同时向下延伸，常伴脊髓空洞症、脊髓纵裂、脑积水和颅颈部畸形等。

一般认为，小脑扁桃体低于枕骨大孔 3 mm 为正常，低于 3 ~ 5 mm 可疑异常，低于 5 mm以上可诊断为小脑扁桃体下疝畸形。

**(一) 临床表现**

临床主要表现为锥体束征、深感觉障碍及共济失调，合并脑积水时有颅压增高症状。

**(二) 影像学表现**

(1) X 线表现

可显示颅颈部畸形，如寰椎枕骨化、颅底凹陷征、寰枢关节脱位、颈椎融合畸形等。

(2) CT 和 MRI 表现

MRI 矢状位显示病变最清晰。小脑扁桃体呈舌状，位于枕骨大孔之下，延髓及第四脑室位置下移。多合并有脊髓空洞，有时可见幕上脑积水(图 3-2-1)。

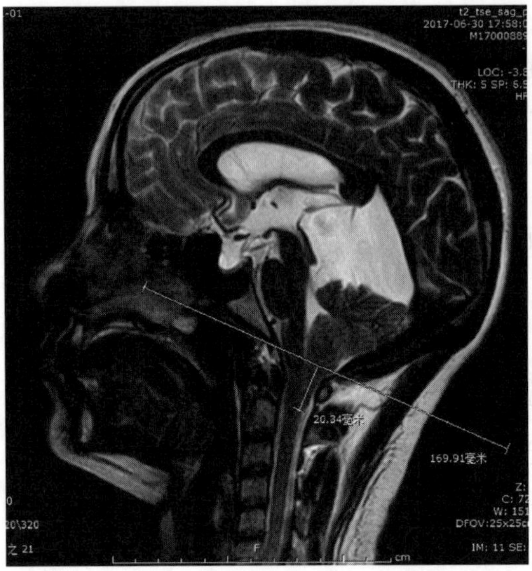


**图 3-2-1　小脑扁桃体下疝畸形**

**（三）鉴别诊断**

小脑扁桃体下疝畸形应与颅压增高所致的小脑扁桃体枕骨大孔疝鉴别。前者扁桃体呈舌状，常合并其他多种畸形；后者扁桃体呈圆锥状下移，嵌入枕骨大孔，且伴有颅内占位病变及颅高压征象。

## 二、胼胝体发育不全

胼胝体发育不全包括胼胝体缺如和部分缺如，病因可为先天遗传，亦可因胚胎在 12 ~ 20 周内受代谢、机械等因素影响所致，是少见的先天畸形。

**（一）临床与病理**

胼胝体发育不全常伴有第三脑室上移，两侧侧脑室分离，也可伴有颅脑其他发育畸形，如胼胝体脂肪瘤、多小脑回畸形、脑膜脑膨出、视隔发育不全、前脑无裂畸形及扁桃体畸形等。许多患者无明显症状，有些仅有轻度视觉障碍和交叉触觉定位障碍而智力正常。严重者有精神发育迟缓和癫痫，可发生脑积水及颅高压，呈痉挛状态和锥体束受损的表现。

**（二）影像学表现**

（1）X 线表现

头颅平片常阴性，脑血管造影显示大脑前动脉的胼周动脉因失去胼胝体的支持而向下移位，大脑内静脉和静脉角则可随第三脑室上升而抬高。

（2）CT 表现

两侧侧脑室明显分离，侧脑室后角扩张，形成典型的蝙蝠翼状侧脑室外形。第三脑室扩大上移，插入双侧侧脑室体部之间。严重时第三脑室上移可达到两侧半球纵裂的顶部。合并脂肪瘤时呈低密度，CT 值为负值（图 3-2-2）。

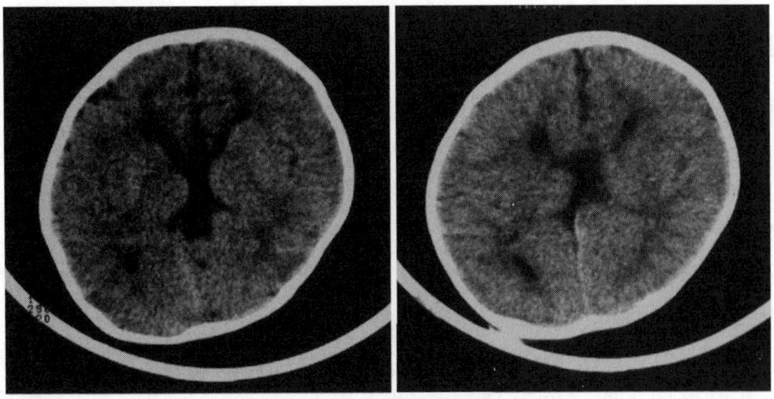

图 3-2-2　胼胝体缺如

(3) MRI 表现(图 3-2-3)

矢状面 $T_1$WI 显示胼胝体发育不全最清楚,可见大脑半球内侧面的脑沟随上移的第三脑室顶部呈放射状排列,顶叶、枕叶和距状裂的会聚点消失。横断面及冠状面 $T_1$WI 显示双侧侧脑室分离,后角大而前角小,第三脑室抬高。常合并脂肪瘤,$T_1$WI 及 $T_2$WI 呈脂肪信号。

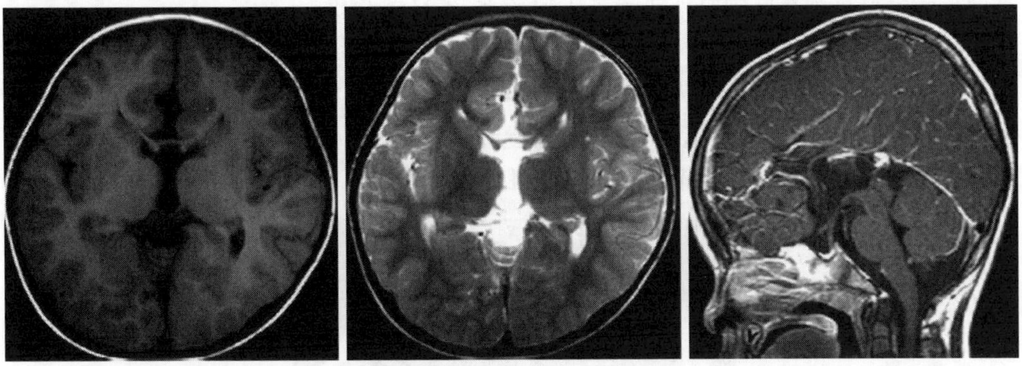

横断面 $T_1$WI、$T_2$WI 及 $T_1$WI 增强矢状面增强胼胝体均未见显影;双侧侧脑室间距增宽,第三脑室扩大、上移,插入双侧脑室之间,枕大池增大。

图 3-2-3　胼胝体缺如

## (三) 鉴别诊断

需与透明隔囊肿相区别。后者在 CT 和 MRI 的冠状面和横断面图像上可显示第三脑室位置正常,胼胝体形态、位置正常。

胼胝体发育不全偶可伴发半球纵裂囊肿,易与前脑无裂畸形混淆,可根据以下表现鉴别:前脑无裂畸形者终板(第三脑室前缘的隔膜)呈增厚状,而胼胝体发育不全者终板常缺如;前脑无裂畸形者丘脑呈融合状态,胼胝体发育不全者丘脑明显分离;前脑无裂畸形的侧脑室融合呈单一腔,无侧脑室前角。

## 三、蛛网膜囊肿

颅内蛛网膜囊肿是脑脊液在脑外异常的局限性积聚。蛛网膜囊肿分原发性与继发性两种,前者系蛛网膜先天发育异常所致,小儿多见;后者多由外伤、感染、手术等原因所致,少数脑肿瘤也可合并蛛网膜囊肿,可发生于任何年龄,中、青年多见。

**(一)临床与病理**

囊壁多由透明而富有弹性的薄膜组成,囊内充满清亮透明的脑脊液,少量出血时可微黄。原发性蛛网膜囊肿多属蛛网膜内囊肿,囊肿与蛛网膜下腔不交通,好发于侧裂池、大脑半球凸面、鞍上池及枕大池,极少发生于脑室内。继发性蛛网膜囊肿囊腔多数情况下与蛛网膜下腔之间有狭窄的通道相连,囊腔实际上是蛛网膜下腔的局部扩大,多见于较大的脑池处,如鞍上池、枕大池、侧裂池和四叠体池等。囊肿可推压局部脑组织和颅骨,引起颅骨菲薄、膨隆,原发性者尚可导致脑发育畸形。临床上部分患者无任何症状体征,部分患者可出现与其他颅内占位性病变相似的表现,如轻瘫、癫痫发作等。

**(二)影像学表现**

(1)X 线表现

平片有时可见骨压迫性改变,侧裂、脑凸面及颅后窝囊肿可表现为邻近颅骨变薄、颅壁外突。颞极部囊肿则可造成蝶骨小翼抬高、蝶骨嵴前移。

(2)CT 表现

平扫时蛛网膜囊肿表现为局部脑裂或脑池扩大,囊肿内容物与脑脊液密度完全一致,增强扫描无强化,增强前后均无法显示囊肿壁(图 3-2-4)。囊肿较大时可造成局部颅骨变薄、膨隆,局部脑组织推压移位,甚至脑萎缩。

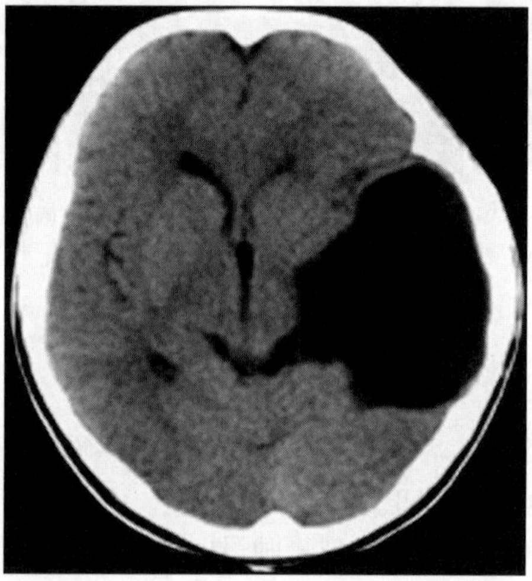

**图 3-2-4　左侧颞区蛛网膜囊肿**

(3) MRI 表现

蛛网膜囊肿在 $T_1$WI 呈低信号,$T_2$WI 呈高信号,与脑脊液信号完全一致,但当囊液内蛋白和脂类成分较高时,在 $T_1$WI 和 $T_2$WI 上,其信号均可稍高于正常脑脊液。由于 MRI 可以多轴位观察及无骨性伪影干扰,对中线和颅后窝囊肿显示更佳(图 3-2-5)。

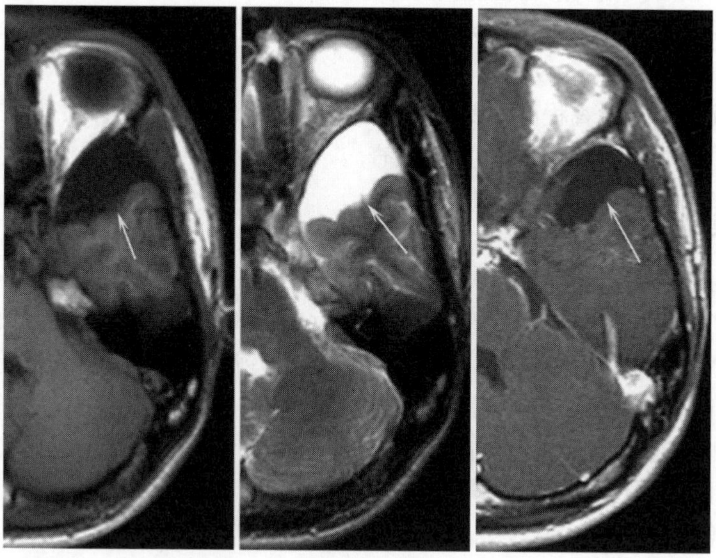

(a) (b) (c)

MRI 平扫见左侧中颅窝片状异常信号灶(↑)、$T_1$WI(a)呈低信号,$T_2$WI(b)呈明亮高信号,与脑脊液一致,增强扫描(c)未见强化。

**图 3-2-5 左侧外侧裂蛛网膜囊肿**

### (三) 鉴别诊断

颅后窝蛛网膜囊肿需与颅后窝肿瘤如血管网状细胞瘤、表皮样囊肿相鉴别。根据各自的密度、信号及增强情况,鉴别诊断不难。

## 任务 3 颅脑损伤

颅脑损伤一般可分为头皮软组织伤、颅骨损伤和脑实质损伤。三种损伤常合并发生,而脑实质损伤对预后起主要作用。伤后近期可发生脑挫裂伤、颅内血肿、脑水肿和脑疝,远期可发生脑积水和脑萎缩等。严重颅脑外伤,不仅要了解颅骨损伤,更重要的是了解颅内损伤情况,确定有无脑挫裂伤和颅内血肿,并做出鉴别,因为前者一般无须手术,而较大血肿则多数应尽快手术清除。

影像学检查对颅脑损伤的诊断和预后评估具有很高价值。头颅平片简单易行,可发现骨折,但不能了解颅内情况。CT 可直接显示血肿和脑挫裂伤,并指明这些病变的部位、范围和多发性。CT 检查阴性基本可以排除颅内血肿和脑挫裂伤，检查安全而迅速，为颅脑外伤的首选检查方法。MRI 检查由于成像时间长，对制动有困难的患者难以应用，加之许多急救设施不能进入 MRI 检查室等原因，危重患者难以接受此项检查，急性期多不采用，但对评价亚急性、慢性脑损伤和脑干损伤有帮助。一般而言，MRI 检查用于对患者的预后判断。急性血肿清除术后，患者症状仍不见好转时，MRI 检查常有助于脑干或白质轴索损伤的显示，以利于对患者预后做出正确全面的判断，指导进一步治疗。

颅脑损伤的影像检查程序：多数直接行 CT 检查即可；但伴有颈椎骨折时，应先对颈椎骨折采取措施后，再行 CT 和 MRI 检查。

## 一、颅骨骨折

### （一）临床表现

颅骨骨折指颅骨受暴力作用所致骨结构改变，可发生于颅骨任何部位，以顶骨最多，额骨次之，颞骨和枕骨又次之。按骨折部位分为颅盖与颅底骨折；按骨折形态分为线形骨折、凹陷骨折、粉碎骨折、儿童生长性骨折（随年龄增长骨折线增宽的骨折）；按骨折与外界是否相通分为开放性与闭合性骨折。颅骨骨折的重要性不在于颅骨骨折本身，而在于其既可损伤脑膜和脑实质，又可损伤脑血管和脑神经。

（1）颅盖骨折

多为线形骨折、凹陷骨折，骨折片陷入颅腔，压迫脑组织；位于大静脉窦部的凹陷骨折常并发出血等，而引起颅压增高及神经系统体征。

（2）颅底骨折

颅底骨折绝大多数是线形骨折，个别为凹陷骨折，按发生部位分为前颅窝、中颅窝、后颅窝骨折。颅底骨折临床表现复杂，可以有失明、复视、眼球运动受限、视力下降、上睑下垂、眼球内陷、脑脊液耳漏及鼻漏、耳鼻出血、面瘫、听力下降等症状。

### （二）影像学表现

（1）X 线表现

线形骨折，平片上显示为僵硬线条状低密度影像，走向和长短各异；若骨折在内板与外板不一致，在平片上可显示两条大致相近且平行的低密度线状影像（图 3-3-1）。凹陷骨折，当投影的中心线切过凹入部位时，显示骨折片呈圆锥状凹入。3 岁以下的儿童，骨板多如乒乓球凹陷状，常无明显骨折线（图 3-3-2）。粉碎性骨折，呈放射状裂成数块，碎片可重叠，有的嵌入脑内，严重者有颅骨变形。对于颅底骨折和骨折引起的颅内出血、脑脊液漏，由于组织重叠和缺乏对比，普

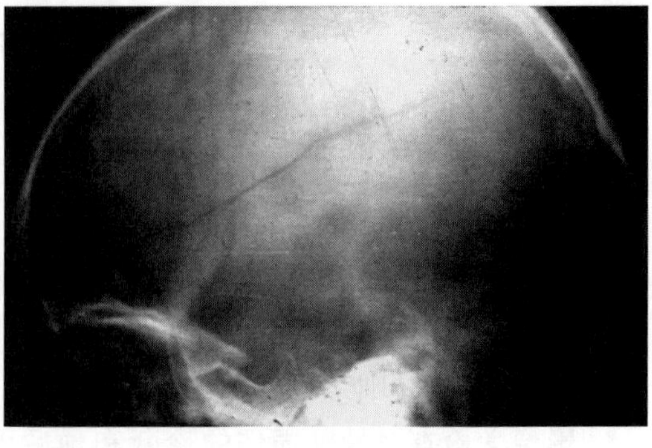

**图 3-3-1　颅骨线样骨折**

通 X 线检查常显示不佳(图 3-3-3)。

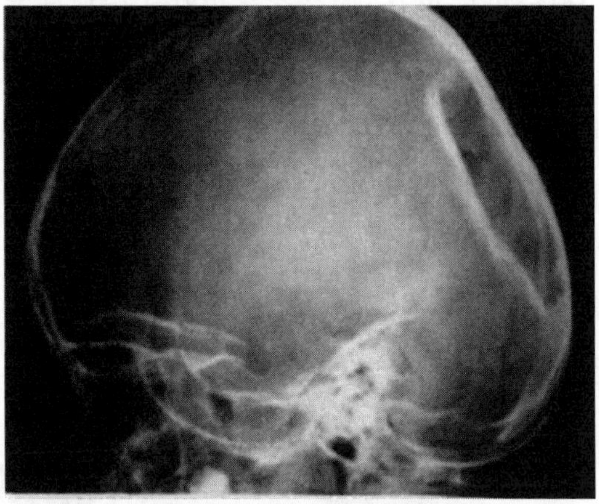

图 3-3-2 颅骨凹陷性骨折

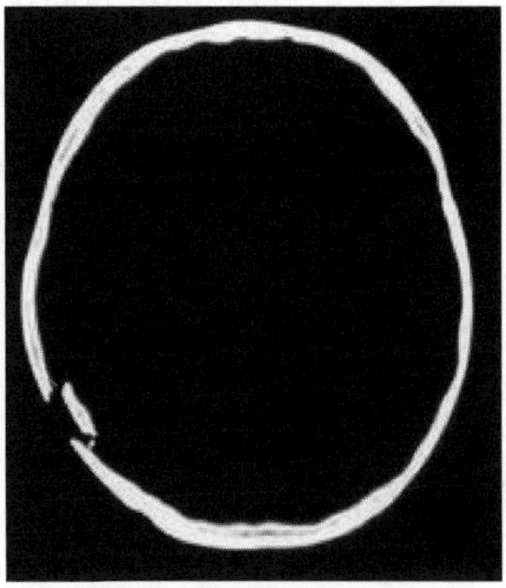

图 3-3-3 右侧颞骨骨折

(2) CT 表现

CT 是颅骨骨折的主要检查方法,表现为骨质的连续性中断、移位,还可见颅缝增宽分离,并能确定颅内血肿的位置、范围和周围的脑水肿,以及脑室变形和中线移位等情况。颅底骨折常累及颅底孔道,从而损伤通过的神经、血管,并可发生鼻窦黏膜增厚、窦腔积血;前中颅底骨折多见,前颅底筛板骨折易造成脑膜撕裂,形成脑脊液鼻漏;中颅底骨折易累及视神经管、眶上裂、圆孔、卵圆孔、棘孔和破裂孔,上述结构均有脑神经、血管通过,损伤后会引起相应的临床症状。CT 检查时应根据临床表现,重点观察以免遗漏病变。三维重组则立体显示了骨折与周围结构的关系,有利于手术治疗。

**(三) 诊断与鉴别诊断**

颅骨 X 线摄片可发现颅盖部的骨折,怀疑凹陷骨折需拍摄切线位片以了解其深度。颅底骨折首选 CT 检查,能确定并存的颅内血肿的位置、范围和周围脑水肿,还可显示窦腔积血和脑脊液漏;高分辨率 CT 技术常可发现较隐蔽的骨折。

结合病史,CT 即可明确诊断,一般不需要 MRI 检查。

## 二、脑挫裂伤

脑挫裂伤是指颅脑外伤所致的脑组织器质性损伤,包括脑挫伤和脑裂伤两种。脑挫伤是外伤引起的皮质和深层的散发小出血灶、脑水肿和脑肿胀;脑裂伤则是脑及软脑膜血管的断裂。两者多同时发生,故称脑挫裂伤。脑挫裂伤常由旋转力作用所致,多发生于着力点及附近,也可发生于对冲部位,如额极和颞极下面,常并发蛛网膜下腔出血,是常见的颅脑损伤之一。

**(一) 临床与病理**

临床表现有伤后头痛、恶心、呕吐和意识障碍,有(或无)神经系统定位体征及生命体征的变化,多有蛛网膜下腔出血表现。病情轻重与脑挫裂伤的部位、范围和程度直接相关。

病理改变包括脑外伤引起的局部脑水肿、坏死、液化，以及多发散在小出血灶等变化，可分为三期：

（1）早期。伤后数日内脑组织以出血、水肿、坏死为主要变化。镜下显示神经细胞变性消失，髓鞘崩解脱失、星形细胞变性等。

（2）中期。伤后数日至数周，逐渐出现修复性病理变化。坏死区组织液化，逐渐由瘢痕组织修复。蛛网膜因出血机化增厚，并与脑粘连。镜下显示小的病灶由胶质细胞增生修复，大的病灶由肉芽组织修复。

（3）晚期。经历数月至数年，小病灶由瘢痕修复，大病灶偶尔可形成囊腔。相邻脑组织萎缩，脑膜增厚与脑粘连。

**（二）影像学表现**

（1）CT 表现（图 3-3-4）

1）损伤区局部低密度改变。

低密度区大小可从几厘米至全脑，形态不一，边缘模糊，白质区明显。数天至数周后，低密度区有些可以恢复至正常脑组织密度，有些进一步发展为更低密度区，提示脑组织软化。挫裂伤重并且范围大者，晚期可出现脑内囊性病灶。

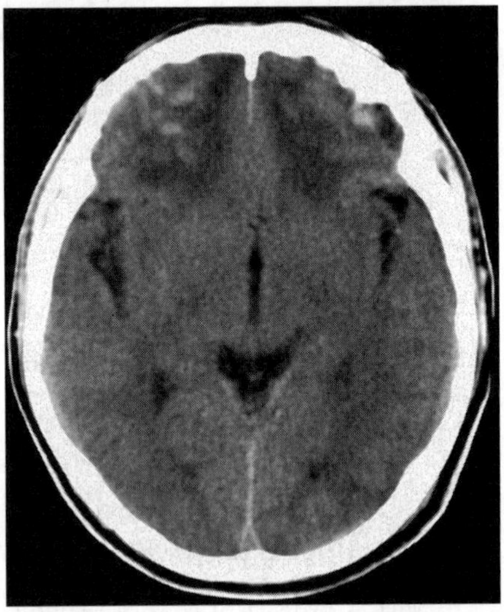

**图 3-3-4　两侧额叶挫裂伤（两侧额叶片状低密度影内见多发小灶性斑片状高密度影）**

2）散在点片状出血。

低密度区内见点片状高密度，形态常不规则，有些可融合为较大血肿。3 ~ 7 天开始吸收，1 ~ 2 个月完全吸收或遗留低密度区。

3）蛛网膜下腔出血。

较重的脑挫裂伤常合并有蛛网膜下腔出血，表现为大脑纵裂池、脑池、脑沟密度增高，但数天后高密度即减低、消失。

4）占位及萎缩表现。

挫裂伤范围越大，占位效应越明显，表现为同侧脑室受压变形、移位，中线结构移位，重者出现脑疝现象。水肿高峰期过后，占位征象逐渐减轻，后期出现脑萎缩征象。广泛性脑萎缩，表现为患侧半球体积变小，中线结构移向患侧；局限性脑萎缩，表现为相邻脑沟、脑池和脑室扩大，脑回变窄，蛛网膜下腔增宽。

5）合并其他征象。

如脑内血肿、脑外血肿、颅骨骨折、颅内积气等。

（2）MRI 表现（图 3-3-5）

病灶信号强度随脑水肿、出血和脑挫裂伤的程度而异。脑水肿 $T_1$ 和 $T_2$ 弛豫时间延长，$T_1$WI 为低信号，$T_2$WI 为高信号。点片状出血与脑出血信号变化一致。晚期，脑挫裂伤可以不留痕迹，也可以形成软化灶，$T_1$ 和 $T_2$ 弛豫时间延长，伴有相邻部位脑萎缩。

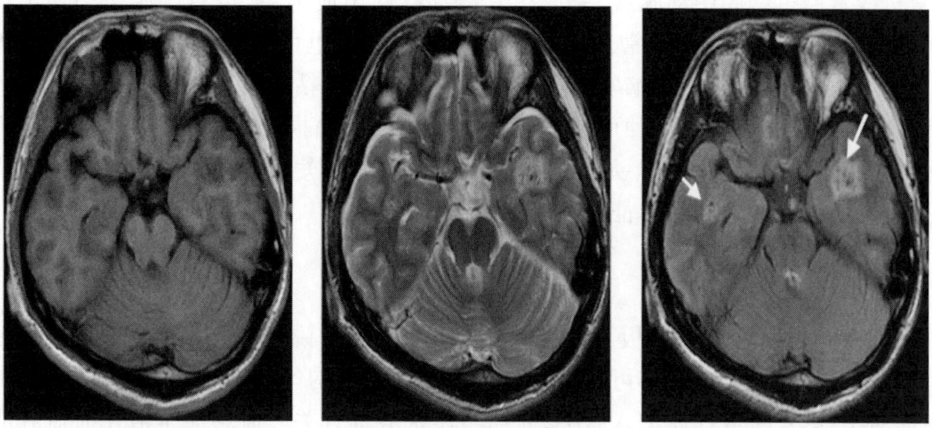

（a）$T_1$WI 呈稍低信号　（b）$T_2$WI 呈斑片状稍高信号　（c）FLAIR 呈斑片状稍高信号

**图 3-3-5　外伤后双侧颞叶异常信号**

**（三）诊断与鉴别诊断**

诊断要点：（1）有外伤史。（2）意识障碍明显，时间长，有颅压增高和局灶性脑损伤症状和体征。（3）CT 平扫，急性期显示脑内低密度病灶，伴有点片状高密度出血及明显占位征象。后期显示脑内局灶软化灶伴有脑萎缩征象。（4）MRI 检查 $T_2$WI 为高信号，$T_1$WI 为低信号，早期有占位征象，后期有萎缩征象。

CT 和 MRI 均能较敏感地显示脑挫裂伤，但它们都能发现另一种检查方法不能显示的病灶。对于急性脑外伤的出血部分，CT 显示较 MRI 为佳，对亚急性和慢性脑挫裂伤的显示，MRI 常优于 CT。

## 三、颅内血肿

颅脑损伤后引起颅内继发性出血，血液积聚在颅腔内达到一定体积（通常幕上出血 ≥20 mL，幕下出血 ≥10 mL）即形成局限性占位性病变，产生脑受压和颅压增高症状，称为颅内血肿。因受伤机制不同，血肿部位、出血来源和出血量等也有所不同，临床表现差异较大。按血肿形成的部位不同，可分为硬膜外血肿、硬膜下血肿和脑内血肿等。按其病程和血肿形成的时间不同，可分为急性、亚急性和慢性血肿。血肿常是单侧、单发，也可以是双侧或单侧多发，有时可以是复合多发，即同时存在脑内、外或硬膜内、外血肿。

**（一）硬膜外血肿**

颅内出血积聚于颅骨与硬膜之间，称为硬膜外血肿。

1. 临床与病理

硬膜外血肿多发生于头颅直接损伤部位，常为加速性头颅伤所致，损伤局部多有骨折，骨折线常越过脑膜中动脉或其分支，其以动脉性出血为主，也有静脉窦损伤出血或骨折处板障静脉出血。血肿常见于颞、额顶和颞顶部，也可发生于颅后窝与纵裂等部位，可单发或多发，多不伴有脑实质损伤。因硬膜与颅骨粘连紧密，故血肿的范围局限，形成双凸透镜形。硬膜外血肿可继发于各种类型的颅脑损伤之后，且血肿部位各不相同，因此临床表现不尽一致。头外伤后原发昏迷时间较短，再度昏迷前可有中间清醒期，可有脑组织受压症状和体征，严重者出现脑疝。

2. 影像学表现

(1) CT 表现

平扫血肿表现为颅骨内板下双凸形高密度区，边界锐利，血肿范围一般不超过颅缝。如骨折超越颅缝，血肿亦可超过颅缝。血肿密度多均匀。不均匀的血肿，早期可能与血清溢出、脑脊液或气体进入有关，后期与血块溶解有关。血块完全液化时血肿成为低密度。可见占位效应，中线结构移位，侧脑室受压、变形和移位。可伴有骨折，需用骨窗显示。血肿压迫邻近的脑血管，可出现脑水肿或脑梗死，CT 表现为血肿邻近脑实质局限性低密度区。怀疑大脑纵裂血肿，应用冠状面扫描。情况允许时，可以薄层扫描至颅顶，直接或者图像重组观察均有帮助。

右侧颞部颅骨内板下方有一梭形高密度影，边缘锐利清楚，有占位征象（图 3-3-6）。

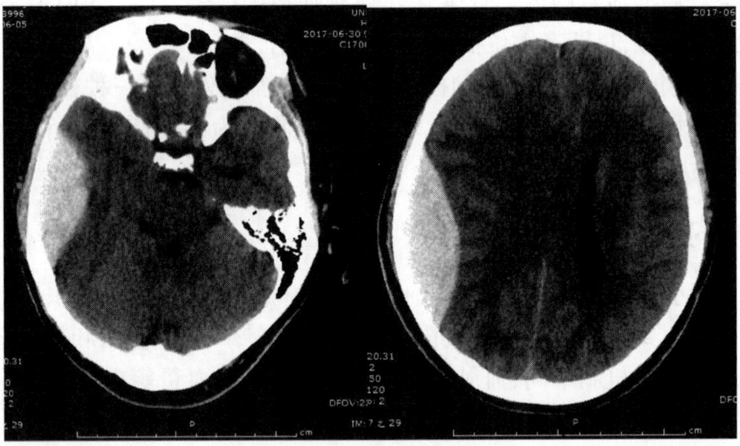

**图 3-3-6　硬膜外血肿**

(2) MRI 表现

硬膜外血肿形态与 CT 显示相似，血肿呈梭形，边界锐利。血肿信号强度变化与血肿发生、发展的时间及检查所用设备场强有关：血肿急性期，$T_1$WI 呈等信号，血肿内缘可见低信号的硬膜，$T_2$WI 呈低信号；亚急性期和慢性期均呈高信号（图 3-3-7）。

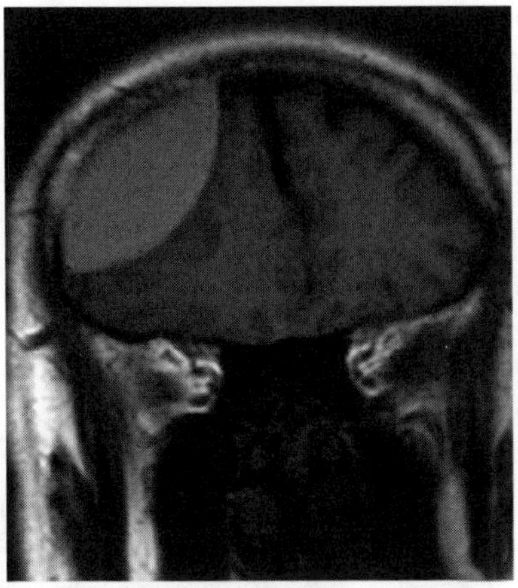

(a) $T_1WI$

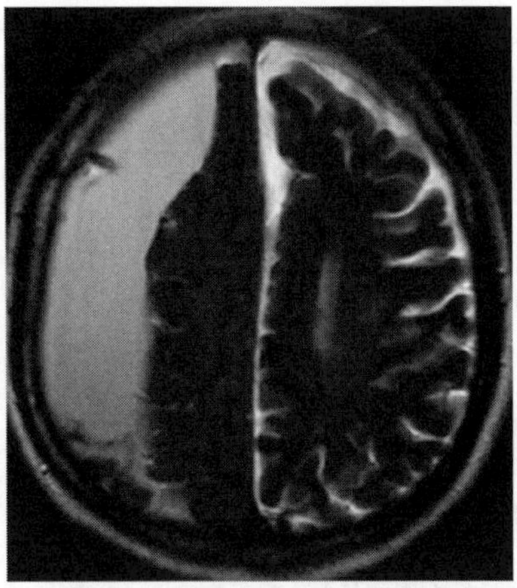

(b) $T_2WI$

右侧额顶部颅骨内板下方双凸透镜形高信号影；$T_1WI$(a)为均匀稍高信号，$T_2WI$(b)为高信号，中线结构轻度向左侧移位。

**图 3-3-7　右额顶部亚急性期硬膜外血肿**

3. 诊断与鉴别诊断

诊断要点：(1) 有外伤病史。(2) CT 显示颅骨下双凸形高密度，边界非常清楚，一般不超过颅缝，多有骨折。(3) MRI 显示血肿形态与 CT 相仿，急性期为等或低信号，亚急性期和慢性期呈高信号。

有时急性硬膜下血肿亦可呈梭形，与硬膜外血肿鉴别较难，通常硬膜外血肿范围较局限，多伴颅骨骨折，有助于区别。

CT 和 MRI 均有确诊意义。对亚急性期和慢性期血肿的显示，MRI 要优于 CT。

**(二) 硬膜下血肿**

颅内出血积聚于硬脑膜与蛛网膜之间称为硬膜下血肿。

1. 临床与病理

急性硬膜下血肿的病程短，症状重且迅速恶化，多数为持续性昏迷，且进行性加重，很少有中间清醒期，局灶性体征和颅压增高症状出现早，生命体征变化明显，较早出现脑疝与去大脑强直。亚急性硬膜下血肿与急性硬膜下血肿相似，唯症状出现较晚。慢性硬膜下血肿临床特点是有轻微头外伤史，经过至少 3 周以上时间逐渐出现颅压增高症状，呈慢性过程，出现类似相应部位脑内肿瘤的症状。

硬膜下血肿常为减速性头外伤所致，多无颅骨骨折或骨折仅位于暴力部位。其多为静脉、小动脉或由大脑向上矢状窦汇入的桥静脉撕裂出血。硬膜下血肿常与脑挫裂伤同时存在。血肿好发于额、颞部，居于脑凸面硬膜与蛛网膜之间，由于蛛网膜无张力，与硬脑膜结合不紧密，故血肿范围较广，形状多呈新月形或半月形，甚至可覆盖整个大脑半球。

2. 影像学表现

(1) CT 表现

急性硬膜下血肿表现为颅板下方新月形高密度影；少数为等密度或低密度影，见于贫血患者及大量脑脊液进入血肿内患者；血肿的密度不均匀与血清渗出和脑脊液相混有关。亚急性和慢性硬膜下血肿，可表现为高、等、低或混杂密度；由于血块沉淀，血肿上方为低密度，下方密度逐渐升高；血肿的形态可由新月形逐步发展为双凸状，与血肿内高渗状态有关。硬膜下血肿范围广泛，不受颅缝限制，由于常合并脑挫裂伤，故占位征象显著。少数慢性硬膜下血肿内可形成分隔，可能是由于血肿内机化粘连所致；慢性硬膜下血肿还可形成“盔甲脑”，即大脑由广泛的钙化壳包绕，这种征象少见（图 3-3-8、图 3-3-9）。

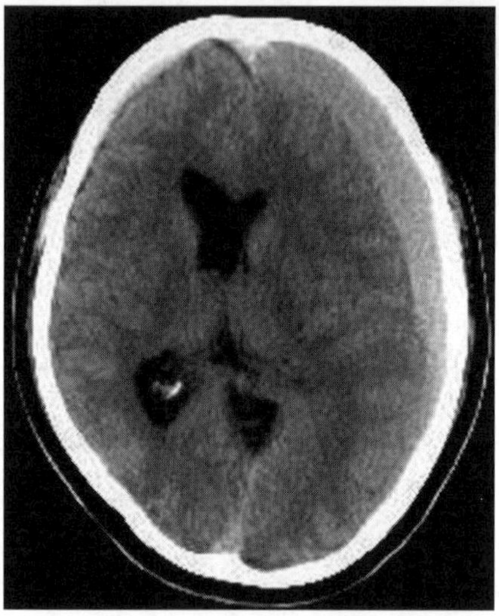

**图 3-3-8　左额颞部急性硬膜下血肿（CT 平扫示左额颞部颅骨内板下方新月形高密度区，血肿范围较广）**

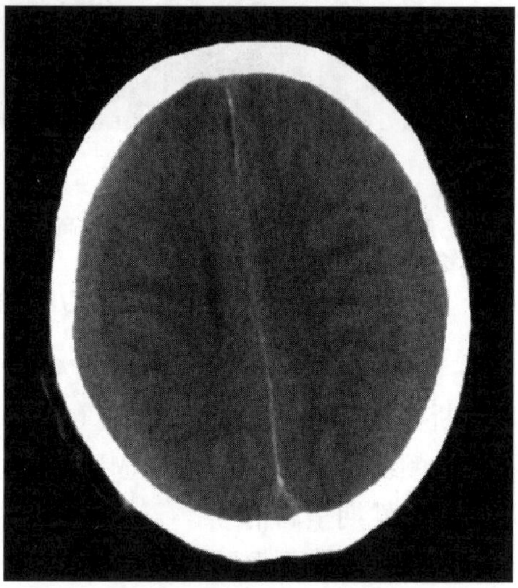

**图 3-3-9　双侧额顶枕骨颅板下方等密度硬膜下血肿**

增强扫描仅用于亚急性或慢性硬膜下血肿，特别是对诊断等密度硬膜下血肿有帮助。增强扫描可见远离颅骨内板的皮层和静脉强化，亦可见连续或断续的线状强化的血肿包膜（由纤维组织及毛细血管构成），从而清楚地勾画出包括等密度血肿在内的硬膜下血肿的轮廓。

等密度硬膜下血肿与脑组织密度差别不明显或者没有差别，主要表现为占位征象，同侧脑室受压，中线结构移位或者小脑幕裂孔疝。增强扫描常可借强化的皮层、脑表面静脉或血肿包膜勾画出血肿轮廓。双侧等密度硬膜下血肿 CT 显示更为隐蔽，由于密度变化不明显，中线结构又无显著移位，以致诊断困难。下列征象可提示诊断：① 双侧侧脑室对称性变小，体部呈长条状；② 双侧侧脑室前角内聚，夹角变小，呈“兔耳征”；③ 脑白质变窄塌陷，皮髓质界面内移；④ 皮层邻近脑沟消失。诊断困难时，可行 CT 增强扫描，必要时可行 MRI 检查。

（2）MRI 表现

急性者 $T_2$WI 呈低信号，$T_1$WI 呈等信号，亚急性者 $T_1$WI 及 $T_2$WI 均可呈高信号。随着时间推移，正铁血红蛋白变成血黄素，$T_1$WI 图像信号逐渐降低，但仍高于脑脊液，

$T_2WI$ 仍为高信号(图 3-3-10)。

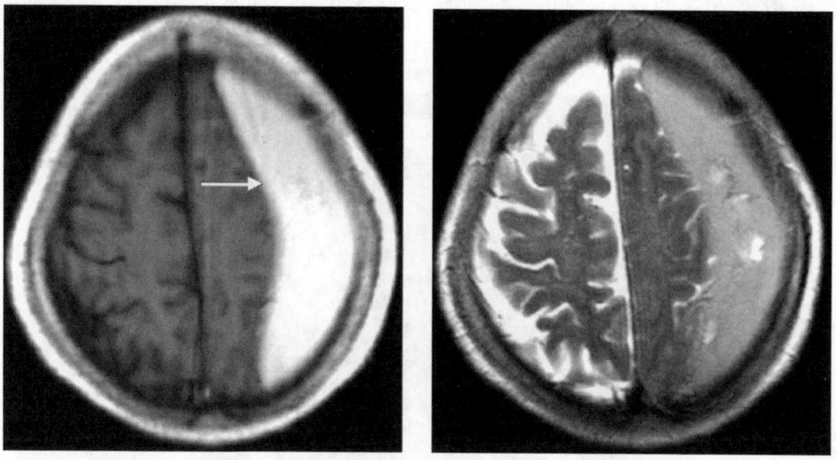

(a) $T_1WI$　　(b) $T_2WI$

左额顶部颅骨内板下方新月形异常信号影，$T_1WI$(a)呈均匀高信号，$T_2WI$(b)呈不均匀稍高信号，内可见片状更高信号影。

**图 3-3-10　左额顶部急性硬膜下血肿**

3. 诊断与鉴别诊断

低密度的慢性硬膜下血肿还需与硬膜下积液鉴别，后者 CT 表现为颅骨内板下方新月形低密度区，近于脑脊液密度，MRI 信号与脑脊液相似。

对于急性硬膜下血肿，CT 和 MRI 显示效果均佳。然而，在慢性硬膜下血肿，有时 CT 显示为等密度，会给诊断带来困难；MRI 多序列成像，能显示血肿的异常信号，特别对于 CT 上双侧等密度硬膜下血肿，MRI 更有其独特的优势。

## 四、硬膜下积液

硬膜下积液也称硬膜下水瘤，多见于婴幼儿或少年，也见于老年。

**(一) 临床与病理**

临床上患者可能有未注意到的外伤史或于较长时间以前曾有外伤史，常见神经功能损害、颅压增高和头颅局部或整体增大。

多发生于一侧或两侧额、颞颅骨内板下方，系外伤后引起小的蛛网膜破损或撕裂，形成活瓣，脑脊液进入硬膜下腔不能回流而形成，也可能是硬膜下血肿吸收后所致。积液清亮或微黄，可缓慢增多，也可逐渐吸收而消失。

**(二) 影像学表现**

(1) X 线表现

头颅平片上，大的水瘤可导致头颅增大和颅压增高征象，局限性水瘤则可致局部颅壁变薄并向外膨出。

（2）CT 表现

颅骨内板下方与脑表面之间薄的新月形低密度影，其密度略高于或等于脑脊液密度。局部脑回轻度受压（图 3-3-11）。

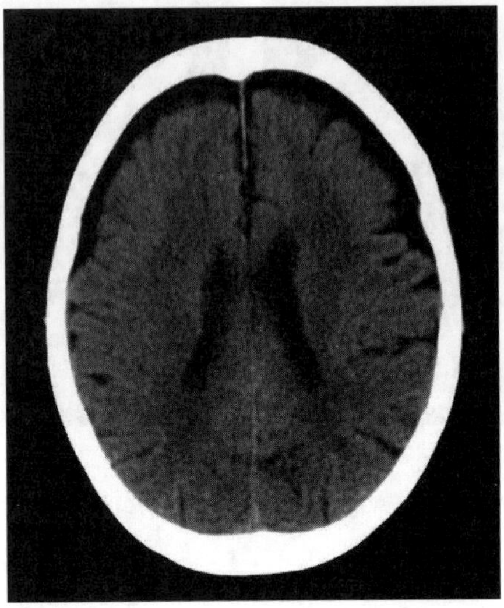

图 3-3-11　两侧额骨颅板下方新月形低密度影

（3）MRI 表现

呈新月形，与脑脊液信号相似。部分病例在 $T_1WI$ 上可表现为高信号，可能与积液内蛋白含量高有关。

**（三）诊断与鉴别诊断**

CT 和 MRI 均可确诊，诊断可靠。依据 MRI 信号强度或 CT 值，易与硬膜下血肿、硬膜下脓肿鉴别。

## 五、脑外伤后遗症

脑外伤常见的后遗症包括脑软化、脑萎缩、脑穿通畸形囊肿、脑积水和蛛网膜囊肿等，均为不可逆性改变。

**（一）脑软化**

脑软化灶常继发于脑挫裂伤、脑内血肿、外伤性脑梗死后。

（1）CT 表现

低密度灶（图 3-3-12）。

（2）MRI 表现

$T_1WI$ 呈低信号，$T_2WI$ 呈高信号。脑软化灶邻近的脑室扩大和脑沟加深，有别于其他占位性病变。

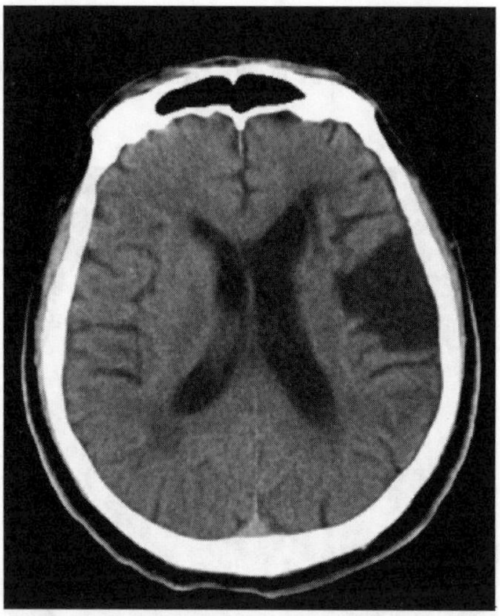

图 3-3-12 左侧颞叶片状低密度影

### （二）脑萎缩

严重脑外伤后有可能发生脑萎缩。

在 CT 和 MRI 图像上，弥漫性脑萎缩表现为两侧脑室、脑沟和脑池扩大（图 3-3-13）。局限性脑萎缩可使相应部位脑沟和脑室扩大。单侧脑萎缩则仅患侧有上述改变，中线结构向患侧移位。

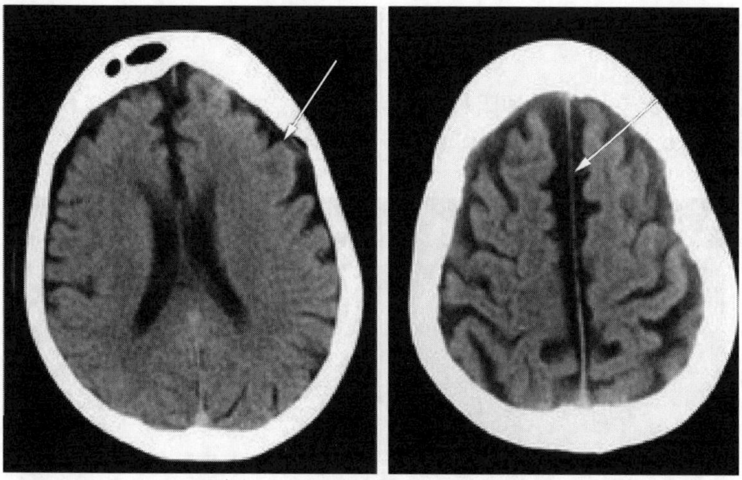

图 3-3-13 脑沟、脑裂增宽，脑池增大

### （三）脑穿通畸形囊肿

脑穿通畸形囊肿系指由于脑内血肿或脑挫裂伤后脑组织坏死、吸收而形成的软化灶与侧脑室相通。

(1) CT 表现

境界清楚的低密度区,CT 值近似脑脊液,相应脑室明显扩大并与上述软化区相通(图 3-3-14)。

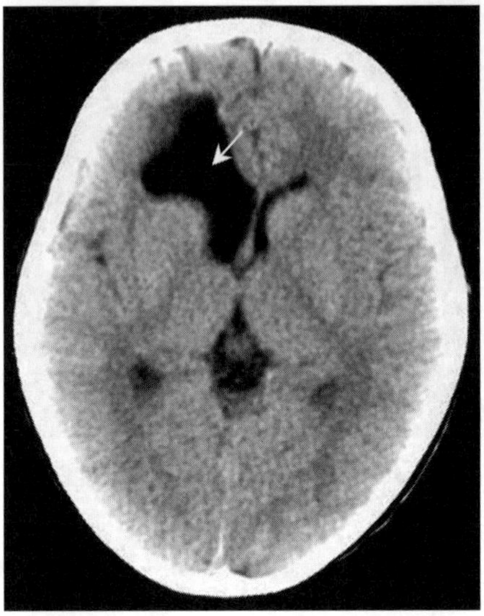

CT 平扫示右额叶脑脊液低密度区,边界清晰,并与扩大的右侧脑室前角(↑)相通。

**图 3-3-14　右额叶外伤穿通畸形**

(2) MRI 表现

病变形态与 CT 相同,病灶信号与脑脊液相似,MRI 较 CT 显示更为清楚。

**(四) 脑积水**

颅脑外伤可引起交通性或梗阻性脑积水。

CT 和 MRI(图 3-3-15)上均表现为脑室对称性扩大,但无脑沟加深。

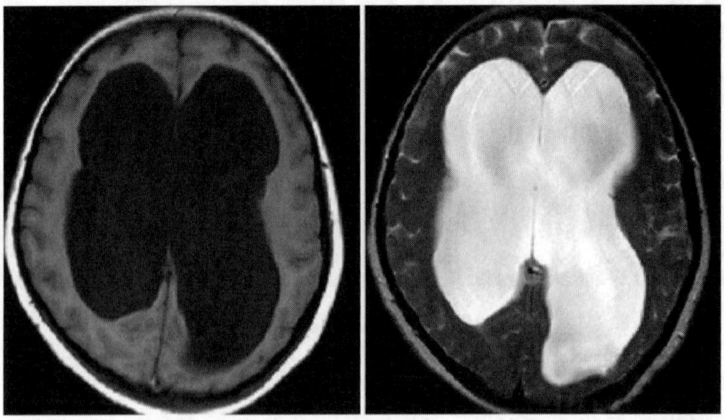

(a) 交通性脑积水

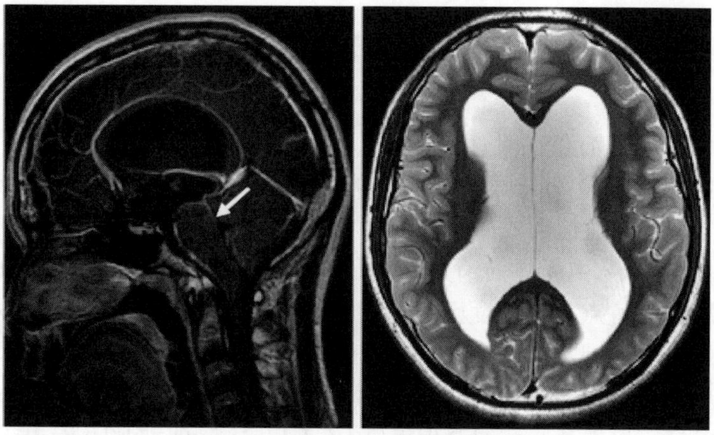

（b）梗阻性脑积水，两侧侧脑室增宽

**图 3-3-15　脑积水**

# 任务 4　脑血管疾病

脑血管疾病是常见病和多发病，影像检查可快速、准确地获得诊断，主要用于缺血性和出血性脑血管疾病，包括脑梗死、脑出血、脑动脉瘤与脑血管畸形等。

## 一、脑梗死

脑梗死是一种缺血性脑血管疾病，其发病率在脑血管病中占首位，常见的有脑动脉闭塞性脑梗死和腔隙性脑梗死。

### （一）脑动脉闭塞性脑梗死

脑动脉闭塞性脑梗死的主要病因是脑的大或中等管径的动脉发生粥样硬化，继发血栓形成，导致管腔狭窄、闭塞。以大脑中动脉闭塞最多见，其次为大脑后、前动脉及小脑的主要动脉闭塞，引起病变血管供应区脑组织坏死。多见于 50 岁以上患有动脉硬化、糖尿病、高脂血症者，常于休息或睡眠时发病。

1. 临床与病理

临床表现依梗死区部位不同而异。常见临床症状和体征包括偏瘫和偏身感觉障碍、偏盲、失语等，小脑或脑干梗死时常有共济失调、吞咽困难、呛咳等症状。

梗死发生后 4 ~ 6 小时脑组织发生缺血与水肿，继而脑组织出现坏死。1 ~ 2 周后脑水肿逐渐减轻，坏死脑组织液化，梗死区出现吞噬细胞浸润，清除坏死组织，同时有胶质细胞增生和肉芽组织形成，8 ~ 10 周后形成含液体的囊腔即软化灶。少数缺血性脑梗死在发病 24 ~ 48 小时后可因再灌注而发生梗死区内出血，转为出血性脑梗死。

2. 影像学表现

（1）CT 表现

1）平扫

① 脑组织内的低密度区：脑梗死在 24 小时内，CT 检查可无阳性发现，或仅显示模糊的低密度区。部分病例可于早期显示动脉致密征（大脑中动脉或颈内动脉等较大动脉某一段，由于栓塞或血栓形成而密度增高）；大脑中动脉闭塞的早期可出现岛带区（脑岛、最外囊和屏状核）灰白质界面消失，称为岛带征。脑梗死 24 小时后，CT 检查可显示清楚的低密度区，其特点是低密度区的范围与闭塞血管供血区一致，同时累及皮质和髓质。低密度区的大小和形态与闭塞的血管有关：大脑中动脉主干闭塞，病灶呈三角形低密度区，基底朝向脑凸面，尖端指向第三脑室；大脑中动脉闭塞在豆纹动脉的远端，病灶多为矩形低密度区，出现基底节回避现象（图 3-4-1）；大脑前动脉闭塞，表现为长条状的低密度，位于大脑镰旁（图 3-4-2）；大脑后动脉闭塞，在顶叶后部及枕叶可见半圆形的低密度区，位于大脑镰旁的后部（图 3-4-3）；局灶性脑皮层梗死，表现为脑回丢失；室管膜下脑梗死，脑室边缘低密度呈波浪状。由于血管闭塞可以是多支，因此低密度的形态有时变异也很大。脑梗死后 2～3 周，CT 扫描可出现模糊效应，即 CT 平扫病灶为等密度，分辨困难。这是因为脑水肿消失而吞噬细胞浸润，使组织密度增加，故 CT 平扫显示为等密度。脑梗死后期，坏死组织清除，可形成囊腔，CT 显示密度更低。

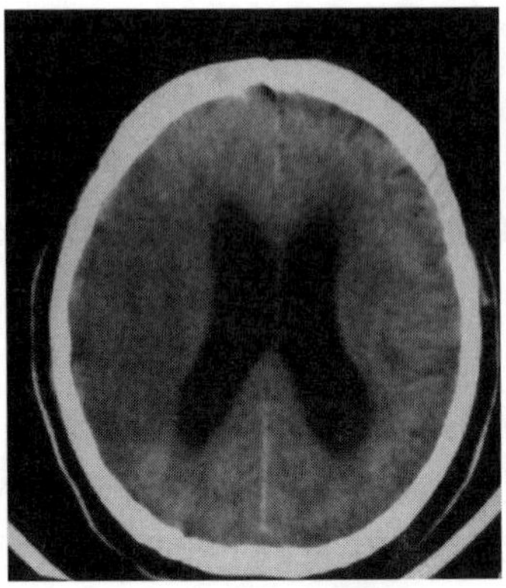

**图 3-4-1　右侧颞区大片稍低密度影**

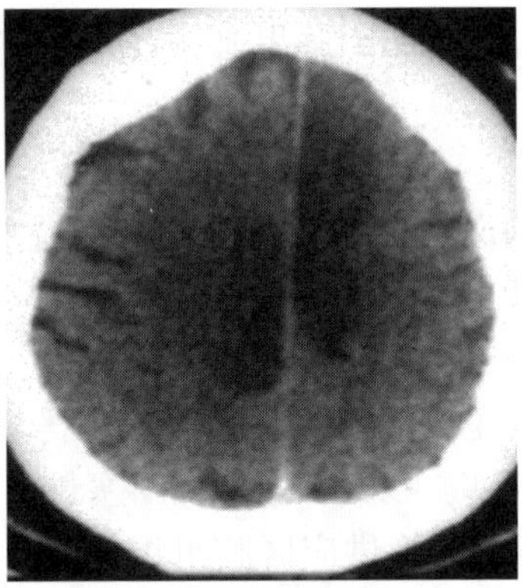

**图 3-4-2　大脑镰两侧长条状低密度影**

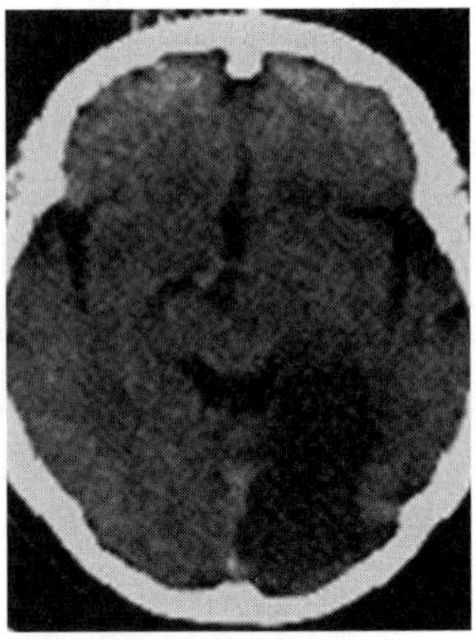

**图 3-4-3　左侧枕叶大片低密度影**

② 占位效应：脑梗死后 2～15 天为脑水肿高峰期，此时可有占位效应，一般见于梗死区广的病例。表现为同侧脑室受压，中线结构移位。大脑中动脉主干闭塞，偶尔可见脑疝征象。小的梗死，一般没有明显占位征象。如果占位效应超过 1 个月，应注意有无肿瘤的可能。

③ 脑萎缩：脑梗死相邻部位的脑室、脑池或脑沟扩大，患侧半球变小，中线结构移向患侧。一般在脑梗死 1 个月以后才出现，但小梗死病灶上述变化不明显。

2）增强扫描

脑梗死后可出现强化，大多数为不均匀强化，表现为脑回状、条状、环状或结节状强化，偶尔为均匀强化。梗死区强化是由于血脑屏障破坏、新生毛细血管和血液灌注过度所致。CT 灌注成像（CTPI）对血流灌注状况的判断有参考意义，常用观察指标有脑血流量、脑血容量、平均通过时间和达峰时间（图 3-4-4）。

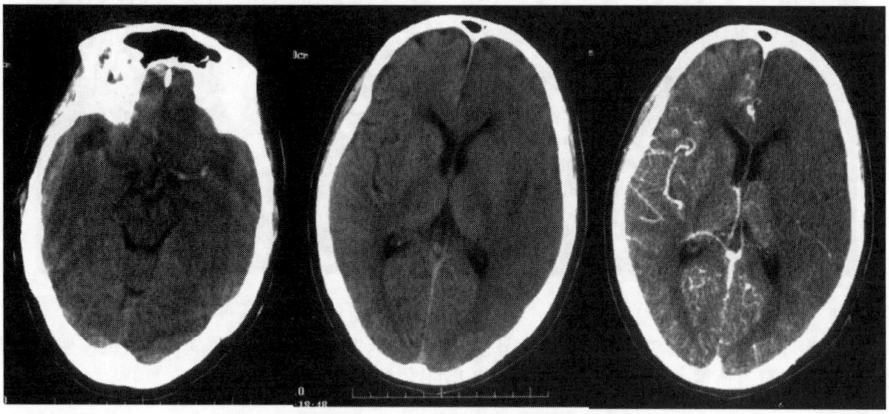

图 3-4-4　脑梗死后 4 小时

（2）MRI 表现

在脑梗死 6 小时之内，由于细胞毒性水肿，DWI 即可发现高信号；此后发生血管源性水肿、细胞死亡、髓鞘脱失、血脑屏障破坏，$T_1$ 与 $T_2$ 弛豫时间延长。梗死 1 天后至第 1 周末，水肿进一步加重，占位效应更明显。梗死区仍呈长 $T_1$ 和长 $T_2$ 信号，但与之前相比（梗死第 1 天），由于水肿区蛋白含量升高，$T_1$ 逐渐变短，有时还可见病变动脉变实或流空现象消失（图 3-4-5）。

脑梗死后期，小的病灶可不显示，主要表现为局灶脑萎缩；大的病灶形成软化灶，$T_1$ 与 $T_2$ 显著延长，类似脑脊液信号。

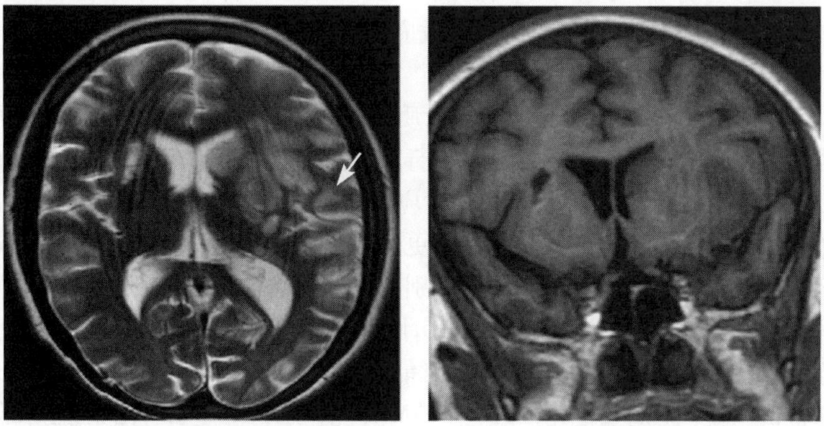

（a）$T_2$WI　　（b）$T_1$WI

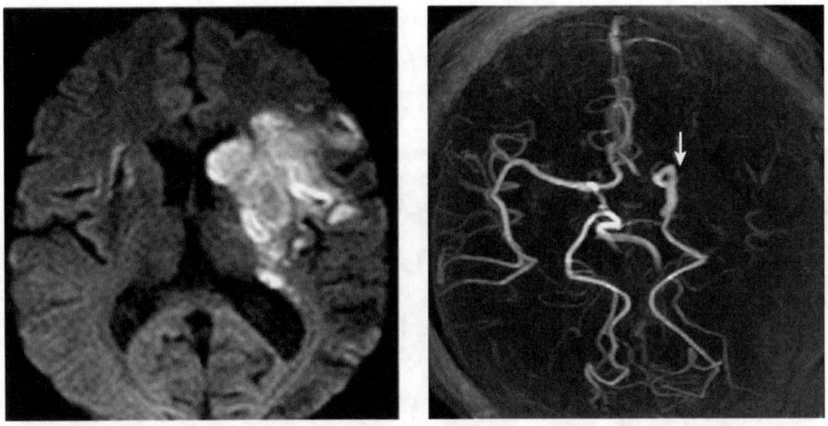

(c) DWI　　(d) MRA

左侧颞叶信号异常；$T_2WI$(a)呈稍高信号，边界不清；$T_1WI$(b)呈片状低信号，DWI(c)呈明亮高信号，范围较$T_2WI$有所增大，MRA(d)示左侧大脑中动脉闭塞，未见显示。

**图 3-4-5　左侧颞叶大片脑梗死**

应用 DWI 和 PWI，不但能诊断早期脑梗死，而且可以判断脑梗死周边半暗带的存在。所谓半暗带是指急性脑缺血后局部血流量降低，该组织恢复血供后仍可以存活的区域。通常认为当 PWI 信号区大于 DWI 异常信号区时，两者不匹配区域即为半暗带，但最近研究结果显示这并不完全准确。半暗带存在是可以溶栓治疗的指征之一。

DTI 可以显示脑梗死后传导束的损害情况。

(3) 诊断与鉴别诊断

脑实质内在 CT 上呈低密度，在 MRI 上呈长 $T_1$、长 $T_2$ 信号病变区，与某一血管供应区相一致，呈楔形或扇形，同时累及皮－髓质，增强扫描呈脑回状强化，为缺血性脑梗死的典型表现。急性期 CT 征象可不典型或阴性，应注意结合临床并于近期内复查或行 MRI 检查。脑梗死后第 2～3 周可因模糊效应使 CT 平扫无异常发现，应行增强检查，此时大多数病例可呈脑回状强化而明确诊断。MRI 发现脑梗死比 CT 更敏感，对显示脑干、小脑的梗死更优于 CT。CT 常因颅底骨质形成的伪影影响，对小脑、脑干梗死的诊断存在困难。脑血管造影检查一般仅用于拟行溶栓治疗的病例，而不作为常规检查方法。

在 CT 或 MRI 上，脑梗死表现不典型时应注意与胶质瘤、转移瘤、脑脓肿及脑脱髓鞘病等相鉴别。脑肿瘤占位表现常较脑梗死更显著，胶质瘤多呈不规则强化，转移瘤常呈均匀或环形强化，均不同于脑梗死，个别鉴别困难的病例应结合临床。脑脓肿常呈规则的环形强化，可以鉴别。脑脱髓鞘疾病的病灶形态常更不规则，多位于侧脑室周围，呈不规则形斑片状强化或无强化，结合临床常能鉴别。

诊断价值比较：早期脑梗死（$<6$ 小时）MRI 能显示，CT 显示有困难；显示幕下脑梗死 MRI 优于 CT。

**（二）腔隙性脑梗死**

腔隙性脑梗死是脑穿支小动脉闭塞引起的深部脑组织较小面积的缺血性坏死，主要病因是高血压和脑动脉硬化，好发部位为基底节区和丘脑区，也可发生于脑干、小脑等区域，可多发。

1. 临床与病理

临床表现可有轻偏瘫、偏身感觉异常或障碍等局限性症状。梗死部位不同，临床表现各异。总体认为，症状轻且局限，相当一部分可以没有明显的临床症状，预后也好。但个别严重者可发展为多发腔隙性梗死，使中枢神经系统广泛受损，病灶可进一步发展，最终导致痴呆、延髓性麻痹等。

病理改变为局部脑组织缺血、坏死，约1个月形成软化灶，腔隙灶直径5～15 mm，大于10 mm者称为巨腔隙灶。

2. 影像学表现

（1）CT表现

平扫，基底节区或丘脑区类圆形低密度灶，边界清楚，直径为10～15 mm，无明显占位表现，可多发。4周左右形成脑脊液样低密度软化灶，同时出现病灶附近脑室扩大，脑沟、脑池增宽等局部萎缩性变化（图3-4-6）。

增强扫描，梗死后3天～1个月可发生均匀或不规则形斑片状强化，第2～3周最明显，形成软化灶后不再强化，并难与其他原因所致的软化灶相鉴别。

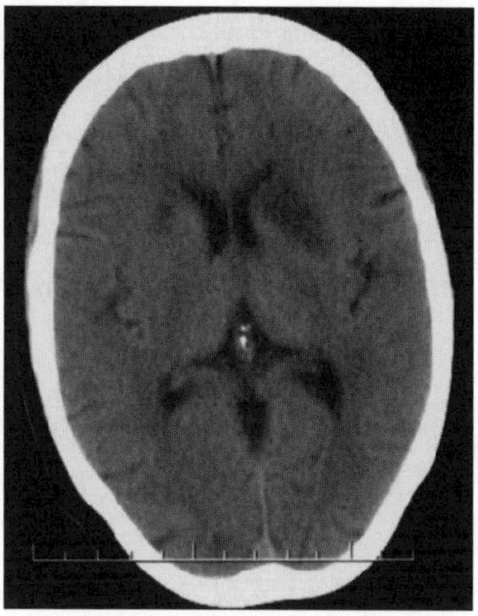

**图3-4-6 两侧侧脑室前角后外侧见斑片状低密度影**

（2）MRI表现

病灶呈长$T_1$、长$T_2$信号，没有占位征象。MRI对腔隙性脑梗死的检出比CT更敏感，能发现CT上难以显示的小病灶（<8 mm），尤其是DWI检查更有利于检出早期腔隙性梗死灶（图3-4-7）。

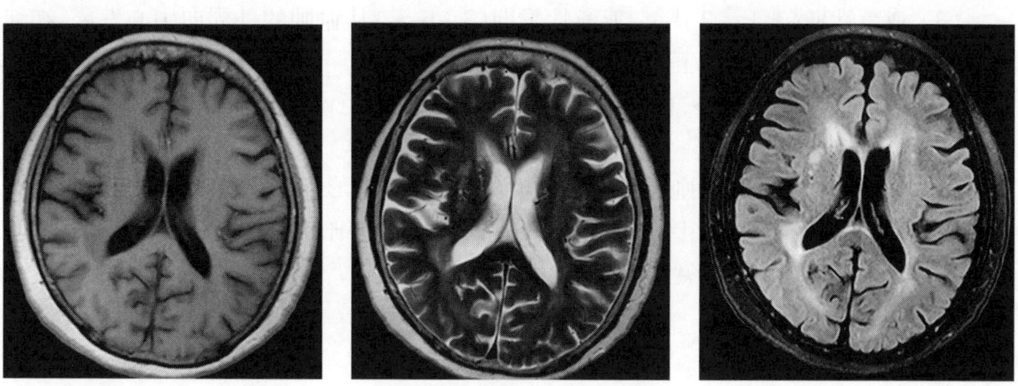

（a）$T_1$WI两侧脑室旁见斑点状低信号影

（b）$T_2$WI两侧脑室旁见斑点状高信号影

（c）FLAIR序列上两侧脑室旁见斑片状高信号影

**图3-4-7 两侧脑室旁腔隙性梗死**

3. 诊断与鉴别诊断

基底节区、丘脑区或脑干类圆形小病灶，在 CT 上呈低信号，在 MRI 上呈长 $T_1$、长 $T_2$ 信号，边界清楚，无明显占位表现，可多发，结合病史，可以诊断。腔隙性梗死有时难与软化灶、血管周围间隙鉴别，需结合临床，必要时可行增强扫描。

## 二、颅内出血

颅内出血主要包括高血压性脑出血、动脉瘤破裂出血、脑血管畸形出血和脑梗死或脑血管栓塞后再灌注所致的出血性脑梗死等。出血可发生于脑实质内、脑室内和蛛网膜下腔，也可同时累及上述部位。年龄较大的儿童和青壮年以脑血管畸形出血多见，中年人以动脉瘤破裂出血多见，而老年人则以高血压性脑出血最常见。颅内出血多起病急，病情重，仅根据临床表现常难与缺血性脑血管病相鉴别。腰穿脑脊液检查虽然能证实蛛网膜下腔出血，但对脑实质、脑室内出血的定位和定量诊断无实际帮助，且有诱发脑疝的危险，因而诊断主要依靠影像学检查。

**（一）高血压性脑出血**

脑出血是指非外伤性脑实质内的自发性出血，绝大多数由高血压小动脉硬化的血管破裂引起，故也称高血压性脑出血。男女发病率相近，多见于 50 岁以上成人，是中老年人常见的急性脑血管病，其病死率占脑血管病首位。

1. 临床与病理

主要临床表现为剧烈头痛、头昏、恶心、呕吐，并逐渐出现一侧肢体无力、意识障碍等；出血部位常见于基底节、大脑半球、脑干及小脑等。

脑内血肿在不同时期有不同的病理学改变：

(1) 超急性期（≤6 小时）：血肿内红细胞完整，主要含有氧合血红蛋白，3 小时后出现病灶周围水肿。

(2) 急性期（7 ~ 72 小时）：血凝块形成，红细胞明显脱水、萎缩，棘突红细胞形成，氧合血红蛋白逐渐变为脱氧血红蛋白，病灶周围水肿，占位效应明显。

(3) 亚急性期（3 天 ~ 2 周）：亚急性早期（3 ~ 6 天）从血肿的外周向中心发展，红细胞内的脱氧血红蛋白转变为正铁血红蛋白；亚急性晚期（1 ~ 2 周）红细胞皱缩、溶解，正铁血红蛋白被释放到细胞外，血肿周围出现炎性反应，有巨噬细胞沉积，病灶周围水肿、占位效应减轻。

(4) 慢性期（2 周后）：血块周围水肿消失，反应性星形细胞增生，巨噬细胞内含有铁蛋白和含铁血黄素；坏死组织被清除，缺损部分由胶质细胞和胶原纤维形成瘢痕；血肿小可填充，血肿大则遗留囊腔，成为囊变期。血红蛋白产物可长久残留于瘢痕组织中，使该组织呈棕黄色。

2. 影像学表现

(1) CT 表现

1) 急性期（包括超急性期）：脑内形成圆形、类圆形或不规则形高密度灶，CT 值在 50 ~ 80 HU，病灶周围出现水肿，血肿较大者可有占位效应（图 3-4-8）。

2）亚急性期：血肿密度逐渐降低，灶周水肿由明显到逐步减轻；血肿周边吸收，中央仍呈高密度，出现融冰征；增强扫描病灶呈环形强化，呈现靶征（图 3-4-9）。

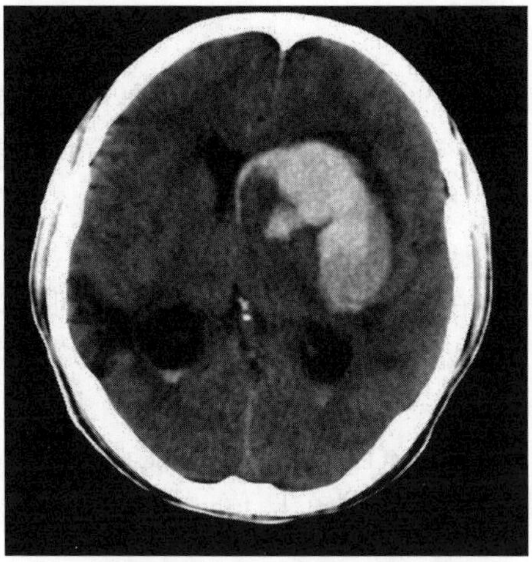

左侧基底节区肾形高密度影（出血），其边缘可见弧形低密度影（水肿）。

**图 3-4-8 急性期**

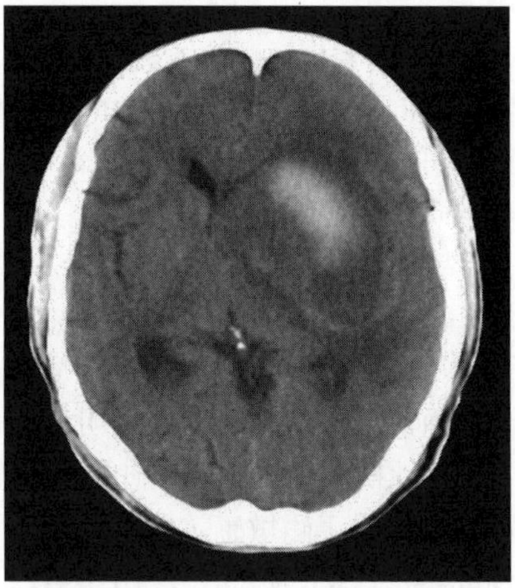

（脑出血后 10 天）左侧基底节区大片稍低密度影，其内见片状高密度影，融冰征。

**图 3-4-9 亚急性期**

3）慢性期：病灶呈圆形、类圆形或裂隙状低密度影，病灶大者呈囊状低密度区（图 3-4-10）。

4）其他表现（图 3-4-11）：

① 血液破入脑室，量多时将脑室填满，呈铸型；少量时出现沉淀分层，下为血液，上为脑脊液。

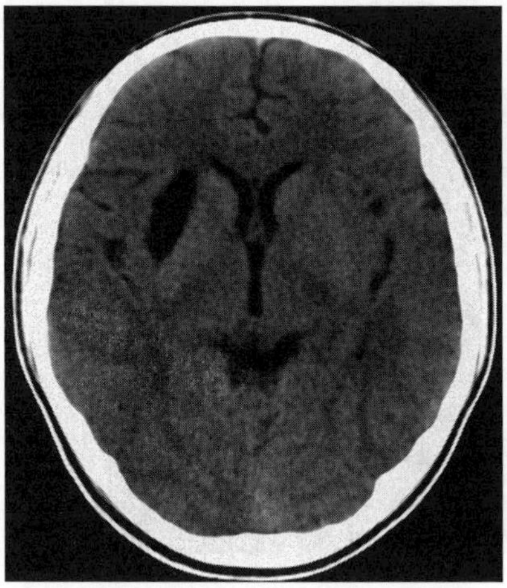

右侧基底节区出血囊变期，右侧基底节区见长条片状低密度影。

**图 3-4-10 慢性期**

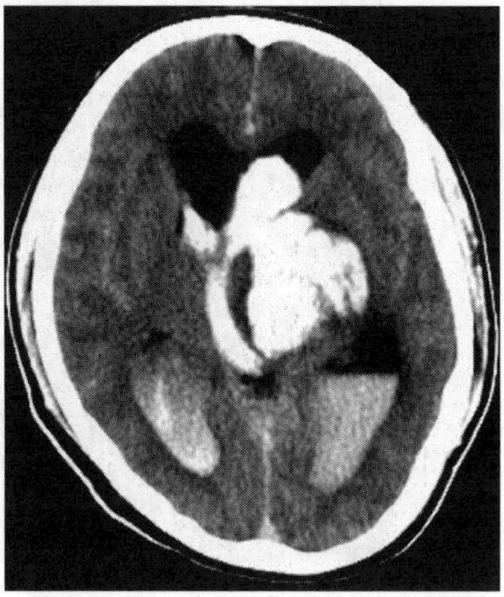

左侧基底节区出血破入脑室内，左侧基底节区、两侧脑室及第三脑室内见高密度影。

**图 3-4-11 其他表现**

② 血液进入蛛网膜下腔，表现为脑沟(池)等密度或高密度影。

③ 脑积水，由血肿压迫室间孔、中脑导水管、第四脑室，或血块阻塞脑脊液通路引起。

(2) MRI 表现

MRI 在显示出血、判定出血时间方面有独特的优势，其信号强度与血肿内成分的演变有关，可反映血肿内血红蛋白、氧合血红蛋白、脱氧血红蛋白、正铁血红蛋白、含铁血黄素的演变过程。

① 超急性期：血肿内红细胞完整，含有氧合血红蛋白和类似血液的蛋白溶液，在高场强 MR 成像时，$T_1$WI 呈等信号，$T_2$WI 呈高信号；在低场强 MR 成像时，$T_1$WI 可能为高信号，这可能与低场强设备对蛋白质的作用较为敏感有关。出血 3 小时病灶周围可出现水肿，血肿较大时也会出现较明显占位效应。

② 急性期：完整的红细胞内氧合血红蛋白变为脱氧血红蛋白，为顺磁性，造成局部磁场不均匀，由于磁敏感效应加快了质子失相位，能显著缩短 $T_2$ 值；血肿在 $T_1$WI 为等或略低信号，$T_2$WI 为低信号(图 3-4-12)。

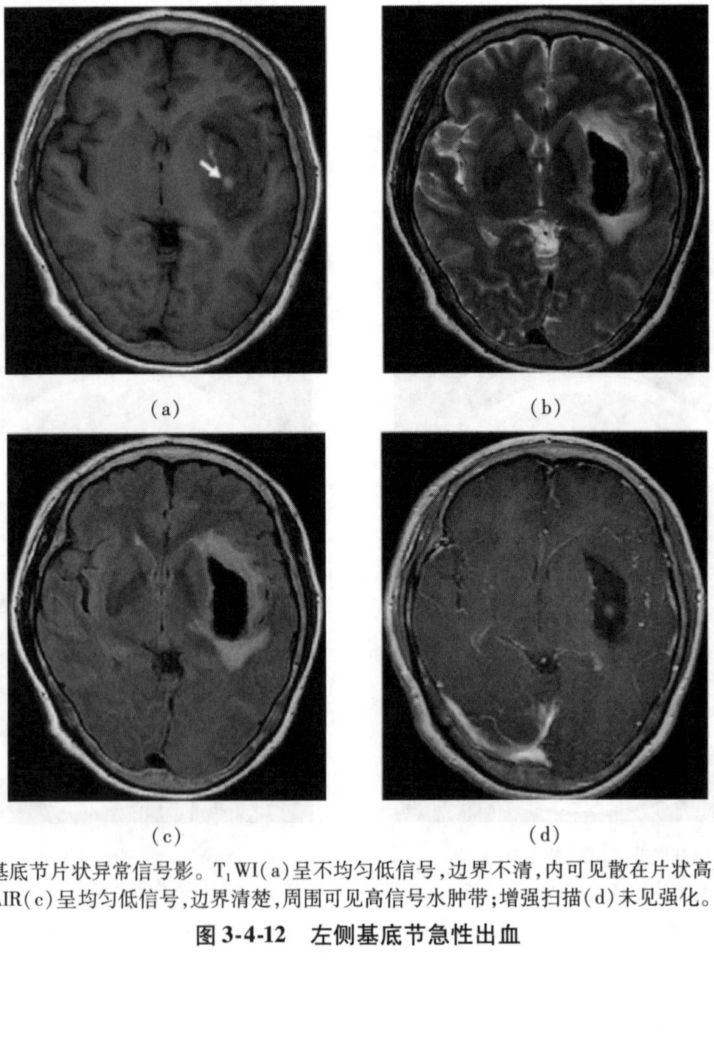


左侧基底节片状异常信号影。$T_1$WI(a)呈不均匀低信号，边界不清，内可见散在片状高信号；$T_2$WI(b)及 FLAIR(c)呈均匀低信号，边界清楚，周围可见高信号水肿带；增强扫描(d)未见强化。

**图 3-4-12　左侧基底节急性出血**

③ 亚急性期：早期细胞内的脱氧血红蛋白渐变为正铁血红蛋白，为顺磁性，$T_1WI$、$T_2WI$ 均为周边环形高信号、病灶中心低信号或等信号；随着红细胞溶解，出现游离正铁血红蛋白，脑血肿在 $T_1WI$ 及 $T_2WI$ 均为高信号（图 3-4-13）。

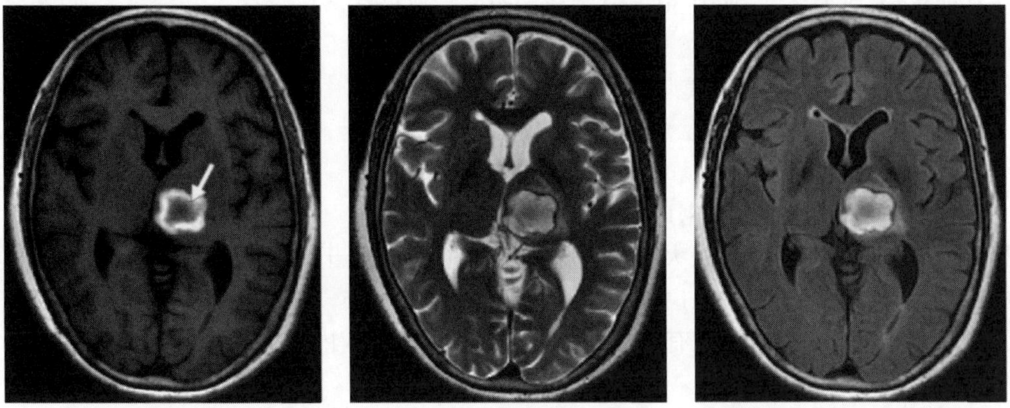

（a）（b）（c）

左侧丘脑片状异常信号影；$T_1WI$（a）呈不均匀环形高信号，内部呈等低信号，$T_2WI$（b）及 FLAIR（c）呈不均匀高信号，周围可见低信号含铁血黄素沉积。

**图 3-4-13 左侧丘脑亚急性期出血**

④ 慢性期：正铁血红蛋白演变为含铁血黄素，为顺磁性物质，产生 $T_1$ 和 $T_2$ 缩短效应，血肿由游离稀释的正铁血红蛋白和周边的含铁血黄素构成，信号表现：① $T_1WI$ 和 $T_2WI$ 表现为高信号，血肿周围包绕圈低信号环；② 血肿充分吸收，$T_1WI$ 和 $T_2WI$ 均表现为斑点样不均匀略低或低信号影；③ 软化灶形成，$T_1WI$ 低信号，$T_2WI$ 高信号，周边为低信号影环绕。

有些高血压患者，用 SWI 可显示脑内微小出血灶，表现为直径 1 ~ 5 mm 的低信号，而这些病灶用 CT 或 MRI 其他序列均难以显示。

3．诊断与鉴别诊断

高血压性脑出血多见于 50 岁以上的高血压患者，常因情绪激动、过度脑力与体力劳动或其他因素引起血压剧烈升高，导致已病变的脑血管微小动脉瘤破裂出血。好发部位影像表现：CT 为高密度，MRI 信号随血肿演变而多变，结合临床较易诊断。

CT 是脑出血的主要检查手段，尤其在超急性期和急性期，显示直观，诊断准确率高；但吸收期血肿需与胶质瘤、脑梗死及脑脓肿等鉴别，囊变期血肿与脑梗死后遗症则很难鉴别。MRI 因其特征性信号改变，对亚急性及慢性期血肿的鉴别有一定帮助。

高血压性脑出血与外伤性脑内血肿、动脉瘤和动静脉畸形破裂形成的脑内血肿具有相似的演变规律，除外伤史外，血肿的位置对鉴别诊断也有一定帮助。外伤性脑出血较浅，常与外伤着力点相关；MRI 检查动脉瘤显示流空效应，且颅内血管瘤破裂常可见蛛网膜下腔出血；AVM 则表现为蜂窝状或蚯蚓状异常血管团，血管造影和 MRA 常可显示其引流静脉和增粗的供血动脉。

### （二）蛛网膜下腔出血

蛛网膜下腔出血是由于颅内血管破裂，血液进入蛛网膜下腔所致。有外伤性和自发性，自发性蛛网膜下腔出血中以颅内动脉瘤、高血压动脉硬化和 AVM 最多见，可发生于任何年龄，成人多发，其中 30～40 岁年龄组发病率最高。

1．临床表现

三联征：剧烈头痛、脑膜刺激征、血性脑脊液。

2．影像学表现

（1）CT 表现

直接征象为脑沟、脑池密度增高，出血量大时呈铸型。大脑前动脉破裂，血液多积聚于视交叉池、侧裂池前部；大脑中动脉破裂，血液多积聚于一侧的外侧裂池附近，亦可向内流；颈内动脉破裂，血液也多积聚于大脑外侧裂池；椎-基底动脉破裂，血液主要积于脚间池和环池。间接征象有脑积水、脑水肿、脑梗死、脑内血肿、脑室内出血、脑疝等（图 3-4-14）。

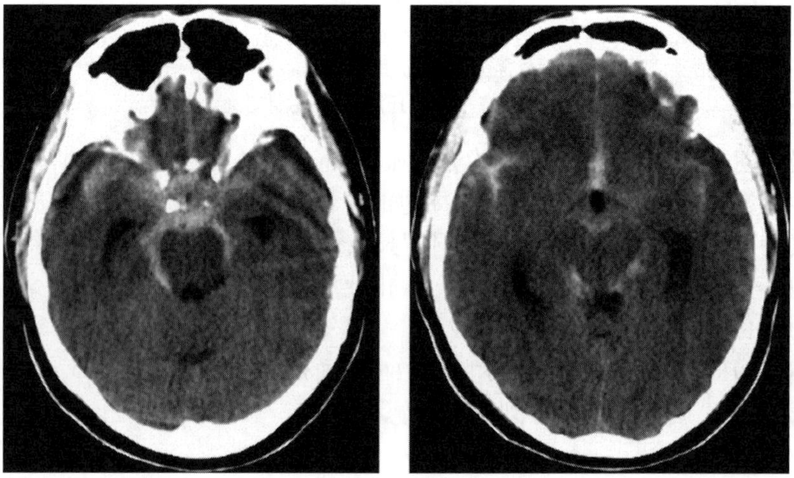

（a）　（b）

CT 平扫（a、b）示幕上半球灰白质分界模糊，双侧外侧裂、鞍上池、环池见高密度影充填。

**图 3-4-14　蛛网膜下腔出血**

（2）MRI 表现

24 小时内的急性蛛网膜下腔出血在 $T_1$WI 上可呈现比脑脊液稍高的信号影，$T_2$WI 呈现比脑脊液稍低的信号影，但敏感性不如 CT。亚急性期可在蛛网膜下腔内出现局灶性短 $T_1$ 信号影。慢性期则在 $T_2$WI 上出现含铁血黄素沉积形成的低信号影，较具特征性（图 3-4-15）。

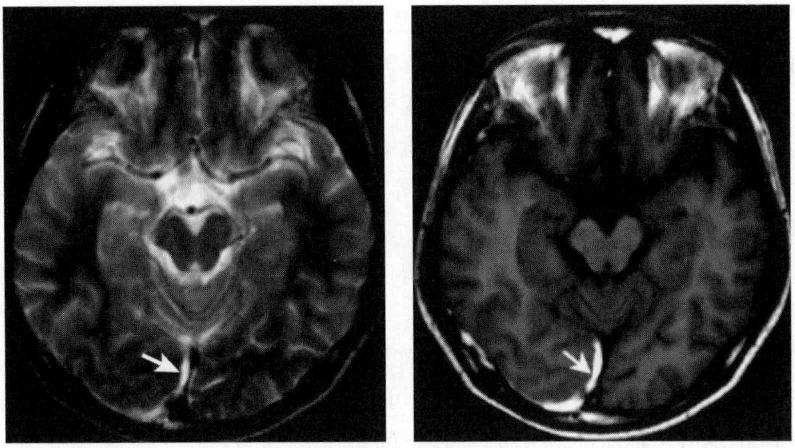

（a）　　　　　　（b）

MRI 平扫示右侧枕部及纵裂池后部可见长条形异常信号影，$T_2$WI（a）及 $T_1$WI（b）均为高信号，边界清楚。

**图 3-4-15 蛛网膜下腔出血**

3．诊断与鉴别诊断

根据典型 CT 和 MRI 表现，结合剧烈头痛、脑膜刺激征和血性脑脊液三联征的临床特点，诊断蛛网膜下腔出血不难。当仅少量蛛网膜下腔出血时，CT 和 MRI 可无阳性发现，但腰穿脑脊液可为血性。对于急性期蛛网膜下腔出血，CT 较 MRI 敏感，而在亚急性和慢性期，则 MRI 优于 CT。

## 三、动静脉畸形

脑血管畸形为先天性脑血管发育异常。一般分为 4 种基本类型，即动静脉畸形（AVM）、毛细血管扩张症、海绵状血管瘤和静脉畸形，其中 AVM 最多见。AVM 可发生于任何年龄，大多在 40 岁前起病，男性略多于女性。AVM 多发生于幕上，少数发生于颅后窝，绝大多数为单发。

1．临床与病理

临床表现主要有出血、头痛和癫痫。此外尚可见颅压增高征象、颅内血管杂音、突眼、精神症状和脑神经症状等。

AVM 可发生于颅内任何部位，但常见于大脑中动脉分布区的脑皮质，亦可发生于侧脑室、硬脑膜、软脑膜、脑干和小脑。AVM 大小差异较大，小的仅数毫米，大的可累及整个脑叶、一侧或双侧大脑半球。病变中畸形血管粗细不等，呈团块状，有的血管极度扩张、扭曲，管壁极薄，有的血管较细小，有时可见动脉与静脉直接相通。血管团内有些血管壁仅有一层内皮细胞，极容易破裂出血。血管区内可夹杂与其相邻的脑组织，常有神经元变性和神经胶质细胞增生而继发脑萎缩。有些部位还有脑水肿、梗死、钙化和出血。

2．影像学表现

（1）X 线表现

脑血管造影是诊断 AVM 最可靠、最准确的方法，典型表现为在动脉期可见粗细不等、迂曲的血管团,有时可表现为网状或血窦状,供血动脉多增粗,引流静脉早期显现。有相当一部分 AVM 在脑血管造影上呈阴性,称为隐匿性 AVM。有时病变以外的动脉由于循环血量减少,显影不良。部分体积小或栓塞的 AVM 常不能显示或仅表现为模糊、浅淡的引流静脉于早期显影,偶尔可见血流缓慢的供血动脉在动脉晚期或毛细血管期显影。在无出血的情况下不出现血管移位等占位征象。

(2) CT 表现

平扫 AVM 常表现为边界不清的混杂密度病灶,其中可见等密度或高密度点状、线状血管影以及高密度钙化和低密度软化灶。无出血时,病变周围无脑水肿,也无占位表现。周围脑组织常有脑沟增宽等脑萎缩改变。

增强扫描可见点、条状血管强化影,亦可显示粗大引流血管。少数病例中,平扫未见异常,增强才显示异常血管和引流血管。邻近脑室的 AVM 可突入脑室中,类似脑室内占位病变。AVM 出血,位置表浅,形态不规则,也可进入蛛网膜下腔,出血后畸形血管常被血肿湮没,且受到压迫而强化效果不佳(图 3-4-16)。

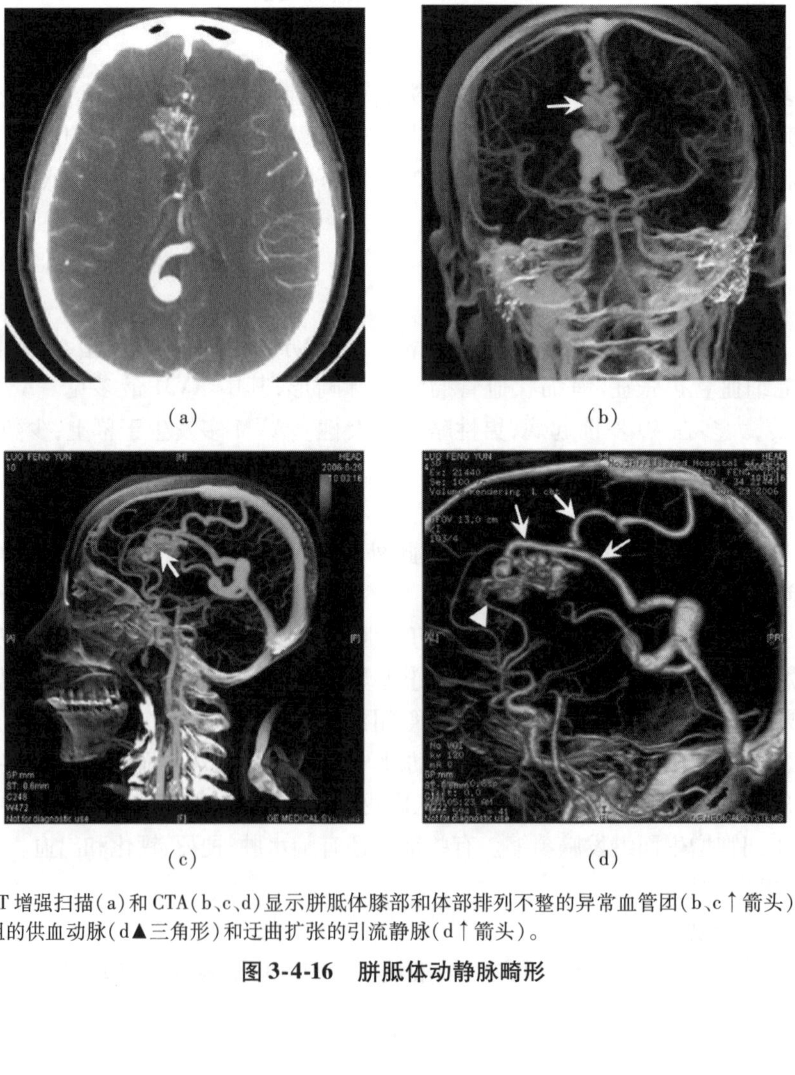


CT 增强扫描(a)和 CTA(b、c、d)显示胼胝体膝部和体部排列不整的异常血管团(b、c↑箭头),并可见增粗的供血动脉(d▲三角形)和迂曲扩张的引流静脉(d↑箭头)。

**图 3-4-16　胼胝体动静脉畸形**

（3）MRI 表现

AVM 的异常血管团在 $T_1$WI 和 $T_2$WI 均表现为低或无信号区；回流静脉由于血流缓慢，$T_1$WI 为低信号，$T_2$WI 为高信号；供血动脉表现为低或无信号区；Gd-DTPA 增强能更清楚地显示病灶。病变区内常可见新鲜或陈旧的局灶性出血信号，周围脑组织萎缩，其中的长 $T_2$ 信号多为脑组织退变或胶质增生灶。MRA 可直接显示出 AVM 的供血动脉、异常血管团、引流静脉及静脉窦（图 3-4-17）。

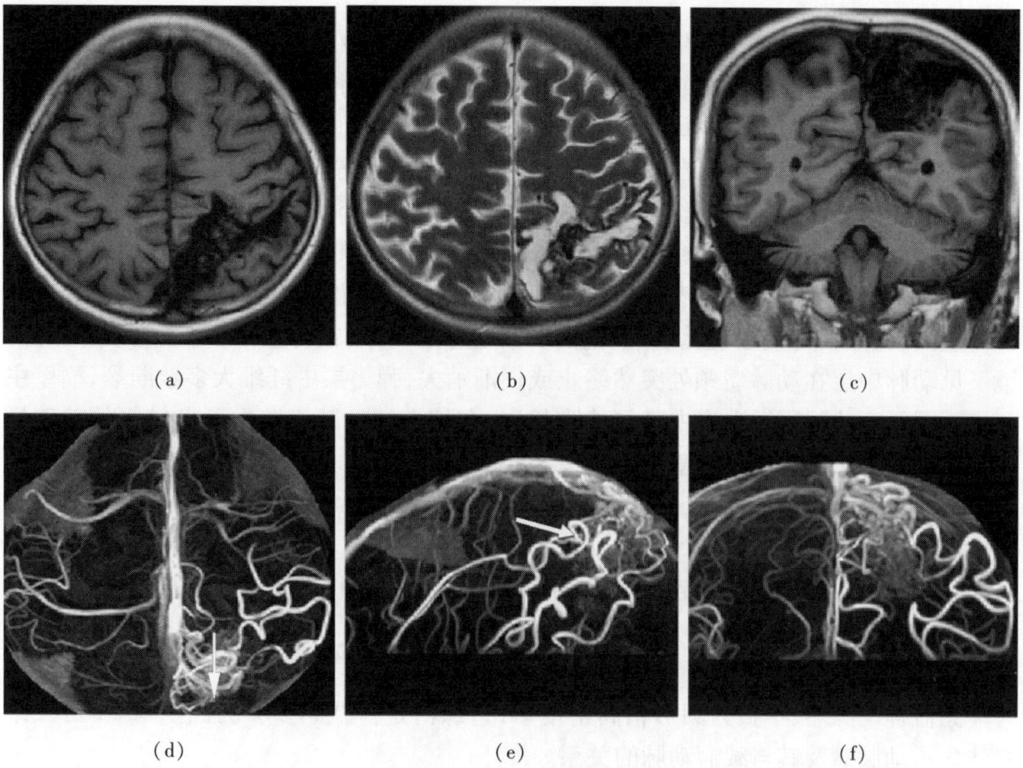


左侧顶部信号异常。$T_1$WI（a、c）和 $T_2$WI（b）见左侧顶部流空血管影，局部脑组织萎缩；MRA（d－f）示左侧顶部蜂窝状、乱麻状血管影，可见增粗供血动脉及引流静脉。

**图 3-4-17　左顶部动静脉畸形**

3. 诊断与鉴别诊断

AVM 在 CT 上的特征性表现为脑浅表部位不规则形混杂密度病灶，无占位表现，增强扫描显示出点状或弧线状血管影。AVM 在 MRI 上的特征性表现为毛线团状或蜂窝状血管流空影。

当 CT 表现不够典型或病变位置较深时，常需与脑梗死、软化灶及脑肿瘤进行鉴别。脑血管造影仍是诊断 AVM 重要的方法。但 MRI 和 CT 对颅内 AVM 的诊断有其特有的优势，它可以显示病灶本身及其周围脑组织情况，并可反映畸形血管内血流状况，区别出血与钙化、血肿、水肿，即使是隐匿性 AVM，MRI 也常能清楚显示。对于颅后窝病灶，由于 MRI 无颅骨伪影干扰，其诊断价值明显优于 CT，但对钙化的显示 MRI 不如 CT。

## 四、颅内动脉瘤

颅内动脉瘤是指颅内动脉的局灶性异常扩大，可发生于任何年龄，但 20 岁以下和 70 岁以上少见，约 1/3 的患者于 20～40 岁之间发病，半数以上于 40 岁以后发病，其中女性略多于男性，男、女发病比例约为 2∶3，约一半以上的自发性蛛网膜下腔出血是由于动脉瘤破裂所致。

1. 临床与病理

在临床上，动脉瘤未破裂时常无症状，部分病例可有癫痫、头痛、脑神经压迫症状及由于血栓形成引起的脑缺血或脑梗死症状。破裂出血则出现蛛网膜下腔出血、脑内血肿的相应症状。临床出现症状的年龄多在 40～60 岁。

颅内动脉瘤绝大多数起自颈内动脉系统，好发部位为前交通动脉、后交通动脉起始处及附近颈内动脉；少部分起自椎-基底动脉系统。约 1/5 的病例为多发，且多见于女性。动脉瘤可依据病因、部位、大小和形态进行分类。影像学常根据动脉瘤的形态分为 5 种类型：（1）粟粒状动脉瘤；（2）囊状动脉瘤；（3）假性动脉瘤；（4）梭形动脉瘤；（5）壁间动脉瘤（即夹层动脉瘤）。绝大多数动脉瘤以蒂（或称瘤颈）与载瘤动脉相连。镜下见动脉中层在动脉瘤颈处突然终止或逐渐消失，弹力层中纤维大多数断裂，瘤壁主要由不同厚度的胶原纤维将内膜与外膜相连，在较大的动脉瘤壁内可见较厚的玻璃样变并常合并钙化斑和形成附壁血栓。

2. 影像学表现

（1）X 线表现

脑血管造影常见动脉瘤起源于动脉壁一侧，突出成囊状，形状多为圆形、卵圆形，亦可呈葫芦状或不规则形。

（2）CT 表现

无血栓动脉瘤，平扫为圆形稍高密度影，边缘清楚，增强有均匀强化；CTA 可三维立体显示动脉瘤及其与载瘤动脉的关系。

部分血栓动脉瘤，依其瘤腔内血栓的情况，可有各种 CT 表现。平扫，有血流的部分密度稍高，而血栓部分为等密度；增强扫描，前者强化，后者不强化。如果血栓是偏心型，强化部分则显示为半圆形、新月形等；如果血栓位于血管腔内的周边，增强扫描动脉瘤中心的瘤腔和外层囊壁均有强化，形成中心高密度和外围高密度环，中间隔以等密度带，称之靶征（图 3-4-18）。

完全血栓动脉瘤，平扫为等密度，其内可有点状钙化，瘤壁可有弧形钙化。增强扫描仅有囊壁环状强化，其内血栓不强化。

动脉瘤的 CT 征象，有时缺乏特征性，但下列几点可供参考：① 动脉瘤周围水肿不明显；② 动脉瘤位于蛛网膜下腔，故其占位征象不如相同体积的脑内肿瘤显著；③ 高分辨 CT 可显示动脉瘤的载瘤动脉；④ 大动脉瘤相邻部位骨质吸收。

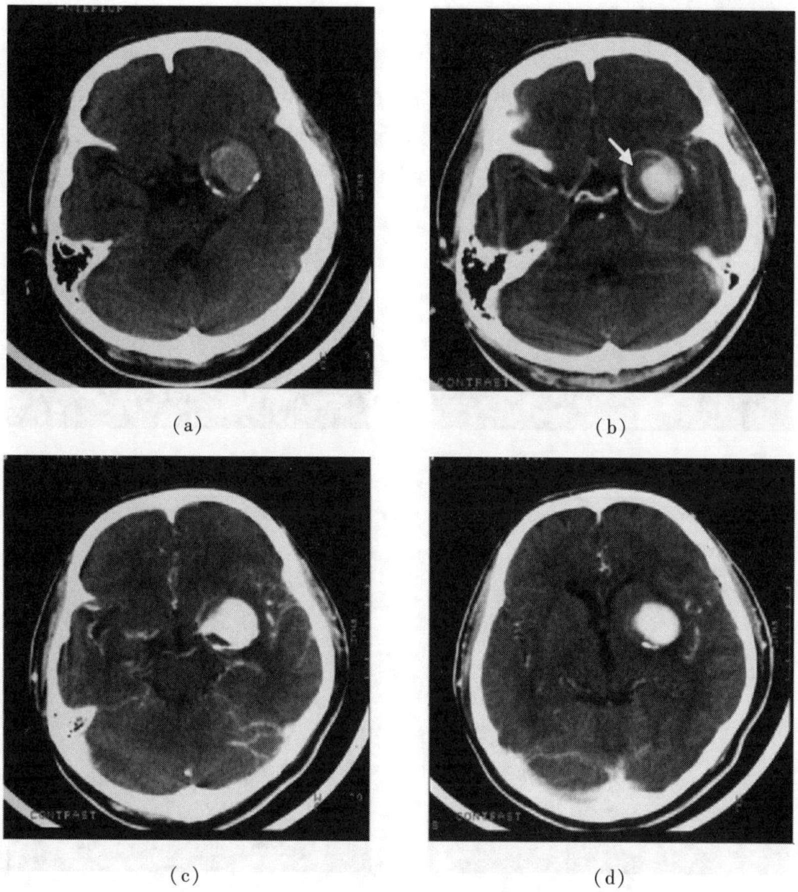

CT 平扫(a)示左侧侧裂区一类圆形不均匀略高密度影,边界清楚,呈“蛋壳样”钙化;增强及延迟扫描(b、c、d)明显均匀强化,周边血栓部分未见强化。

**图 3-4-18　左侧侧裂区动脉瘤**

(3) MRI 表现

MRI 显示动脉瘤与其血流、血栓、钙化和含铁血黄素沉积有关。无血栓动脉瘤,$T_1$WI 与 $T_2$WI 均为无信号或低信号。较大的动脉瘤,由于动脉瘤内血流速度不一,血流快的部分出现流空效应,血流慢的部分 $T_1$WI 呈低或等信号,$T_2$WI 呈高信号。动脉瘤内血栓,MRI 可为高、低、等或混杂信号。动脉瘤在 MRA 上显示为与载瘤动脉相连的囊状物,其大小约与动脉造影显示相仿(图 3-4-19)。

钙化和“流空”可根据其位置鉴别,前者位于周边,后者位于中央,同时钙化的信号稍高于“流空”。

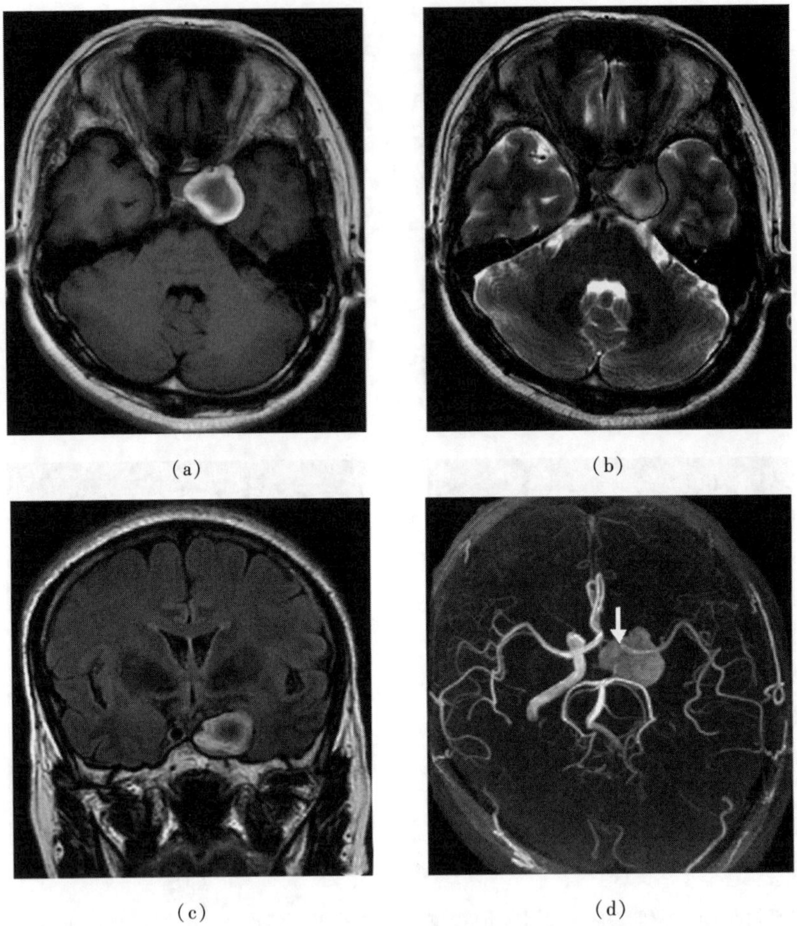


左侧海绵窦区见一团块状异常信号；$T_1$WI(a)呈环形高信号，中心与脑实质信号相近；$T_2$WI(b)及FLAIR(c)为不均匀高信号，中心呈等信号；MRA(d)示动脉瘤位于海绵窦区，左侧大脑中动脉变细，分支稀疏。

**图 3-4-19　左颈内动脉海绵窦段动脉瘤**

3．诊断与鉴别诊断

根据病变位置、CT或MRI特征性表现可做出动脉瘤的诊断，尤其是多层螺旋CT血管造影(MSCTA)具有较高的敏感性和特异性。脑血管造影是诊断颅内动脉瘤最可靠的检查方法，总体上优于CT及MRI，但完全血栓化的动脉瘤脑血管造影不能显示，而CT、MRI则可显示。

鞍区附近的动脉瘤有时需与鞍区肿瘤如垂体瘤、颅咽管瘤和脑膜瘤鉴别，根据增强前后影像学表现并结合临床，常能鉴别。

# 任务5 颅内肿瘤

颅内肿瘤是中枢神经系统的常见病，类型繁多，且生物学行为各异。世界卫生组织(WHO)依中枢神经系统肿瘤的组织起源和部位将其分为神经上皮组织起源肿瘤、脑神经和脊神经根起源肿瘤、脑膜起源肿瘤、淋巴瘤和造血组织肿瘤、生殖细胞起源肿瘤、鞍区肿瘤6种类型，此外，还包括颅内转移瘤。

颅内原发肿瘤中，神经上皮组织起源肿瘤最为常见，既往称之为神经胶质瘤。目前，WHO规定神经胶质瘤特指由神经胶质细胞起源的肿瘤，包括星形细胞起源肿瘤、少突胶质细胞起源肿瘤、少突-星形细胞起源肿瘤、室管膜起源肿瘤、脉络丛起源肿瘤和其他神经胶质细胞起源肿瘤，而不包括其余含有神经元成分的神经上皮组织起源肿瘤。

颅内肿瘤的发病率、类型和部位与患者的年龄、性别有关：儿童期，颅内肿瘤的发病率相对较低，占全部颅内肿瘤的10%左右，且常为低级别星形细胞肿瘤和高级别胚胎性肿瘤；而在成人中，转移瘤最为常见，其次为神经上皮组织起源肿瘤、脑膜起源肿瘤和垂体腺瘤等，而脑膜瘤则多见于女性。熟悉颅内不同类型肿瘤的流行病学将有助于肿瘤的诊断和鉴别诊断。

临床上，大多数颅内肿瘤患者的表现缺乏特异性。头痛是常见表现，初期即可存在；随病变进展，15% ~95%患者出现突发性癫痫；当发生颅压增高时，则表现出头痛、恶心和呕吐及情感淡漠等症状；部分患者由于肿瘤侵犯而出现神经功能受损表现，如肢体无力、言语困难等。

临床上，影像学检查是颅内肿瘤的主要诊断方法。对疑为颅内肿瘤的患者，影像学检查的目的是确定颅内是否有肿瘤，如有则判断其位置和范围及可能的病理类型，其中CT和MRI是主要检查方法。相比而言，MRI检查由于无骨伪影干扰和多序列、多参数成像及组织分辨率高等优势，对颅内肿瘤的检出较CT更为敏感，而直接多平面成像有利于病变位置和范围的准确显示。此外，MRI多种功能成像方法如DWI、PWI和MRS等不但有利于病变的诊断、鉴别诊断及病理级别的评估，而且通过脑功能定位成像和DTL成像还能确定肿瘤与皮质功能区及白质纤维束的关系，从而有助于手术计划的制订，以保护重要的解剖结构。

## 一、星形细胞肿瘤

星形细胞肿瘤是原发颅内肿瘤最常见的类型。肿瘤可发生在中枢神经系统的任何部位，成人多见于幕上，儿童则多见于幕下。发生在幕上者多见于额叶及颞叶，顶叶次之，也可累及两个以上脑叶，双侧大脑半球多发者少见；幕下者则多位于小脑和第四脑室，亦可见于脑干。

1. 临床与病理

临床表现为肿瘤所致定位体征和颅内高压症状，主要包括偏瘫、头痛、呕吐、视神经盘水肿、视力视野改变、癫痫、复视和生命体征的改变。

肿瘤主要位于白质内,向外可侵及皮层,向内可破坏深部结构,恶性程度较高的星形细胞瘤亦可经胼胝体越过中线侵犯对侧大脑半球。

依据中枢神经系统肿瘤分类和分级将其分为Ⅰ~Ⅳ级：Ⅰ级为毛细胞型星形细胞瘤,少见的尚有室管膜下巨细胞星形细胞瘤；Ⅱ级为弥漫性星形细胞瘤,包括纤维型、原浆型、肥胖细胞型；Ⅲ级为间变性星形细胞瘤；Ⅳ级为胶质母细胞瘤,或称为多形性胶质母细胞瘤,少见的有胶质肉瘤。其中Ⅰ级分化良好；Ⅱ级为良恶交界性肿瘤；Ⅲ、Ⅳ级分化不良,呈恶性。分化良好的星形细胞瘤多位于大脑半球白质,肿瘤含神经胶质纤维多,可有囊变,肿瘤血管趋于成熟;分化不良的肿瘤呈弥漫浸润性生长,形态不规整,边界不清,易发生大片坏死和出血,血管形成不良,血脑屏障不完整,可沿白质纤维或胼胝体纤维向临近脑叶和对侧半球发展。

2. 影像学表现

(1) CT 表现

肿瘤平扫表现为脑内均匀或不均匀低密度病灶,有一定占位效应及瘤周水肿,Ⅰ、Ⅱ级星形细胞瘤水肿多不明显,Ⅲ、Ⅳ级肿瘤绝大多数有脑水肿,可见出血或钙化。肿瘤的强化程度与其病理级别呈一定程度的正相关,增强扫描,Ⅰ级星形细胞肿瘤常无强化或有轻度强化,若有强化则提示局部恶变可能;部分Ⅱ级和Ⅲ级星形细胞肿瘤可呈环状强化,并可有强化的瘤结节；Ⅲ、Ⅳ级星形细胞肿瘤边缘强化明显,形态多不规则和成花环状,若沿胼胝体向对侧生长则成蝶翼状强化。小脑星形细胞肿瘤多位于小脑半球,可为囊性或实性,多有水肿,第四脑室受压移位、闭塞,脑干受压前移,桥小脑池闭塞,幕上脑室系统扩大,形成梗阻性脑积水。

Ⅰ、Ⅱ级星形细胞肿瘤：Ⅰ级毛细胞型星形细胞瘤好发于小脑,常伴有不同程度的囊变,平扫呈明显低密度,CT 值为 3~15 HU,增强后肿瘤囊壁不强化或轻度强化,壁结节及实性部分常明显强化,其强化可能与肿瘤血管通透性增加有关,囊性部分不强化(图 3-5-1)。Ⅱ级弥漫性星形细胞瘤多数病灶周围无水肿带,一般注射对比剂后不强化或稍有强化(图 3-5-2)。

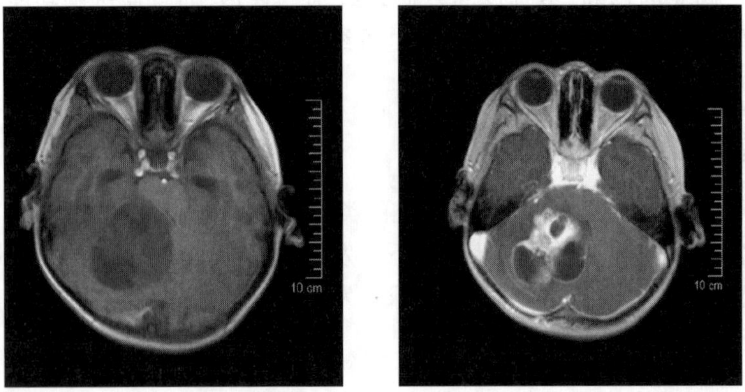


(a) $T_1$　　　　(b) 增强

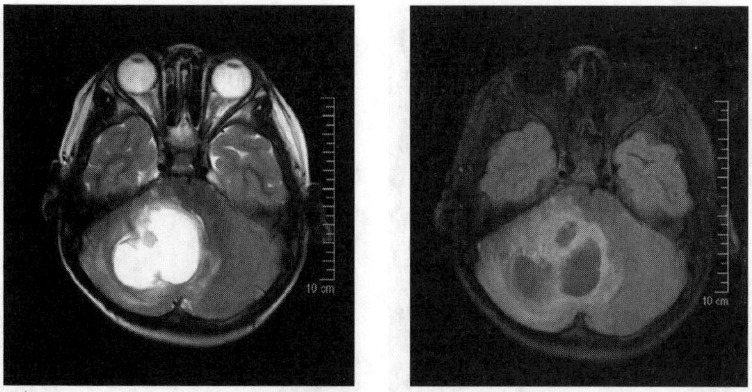


(c) $T_2$　　　　　　　　(d) FLAIR

右侧小脑半球不规则囊实性肿块，实性部分呈等 $T_1$、稍长 $T_2$ 信号，FLAIR 呈高信号，增强扫描，实性部分明显强化；小脑蚓部、脑干、第四脑室受压变形，病灶周围见片状长 $T_1$、长 $T_2$ 信号。

**图 3-5-1　小脑毛细胞型星形细胞瘤 I 级**

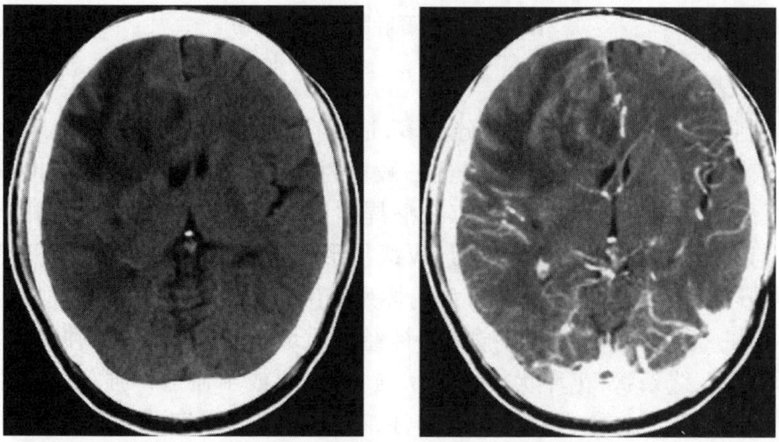

(a)　　　　　　　　(b)

CT 平扫(a)见右侧额叶大片低密度影，边界不清，右侧侧脑室前角受压变窄，中线结构左移；增强扫描(b)肿瘤不均匀轻度强化，瘤周水肿无强化。

**图 3-5-2　右侧额叶Ⅱ级弥漫性星形细胞瘤**

Ⅲ、Ⅳ级星形细胞肿瘤：间变性星形细胞瘤表现为低、等或混杂密度影，水肿较重，边界常不清楚，占位效应明显，注射对比剂后多数出现不均匀强化。多形性胶质母细胞瘤具有高度恶性的生物学行为，多数与邻近组织分界不清；可累及多个脑叶；平扫多呈高低不等混杂密度影，易出血，常有重度水肿，可通过胼胝体跨中线结构侵至对侧半球，形成所谓蝶翼状生长；增强扫描时，肿瘤的实质部分常呈明显强化，不强化部分常代表坏死和囊变区(图 3-5-3)。

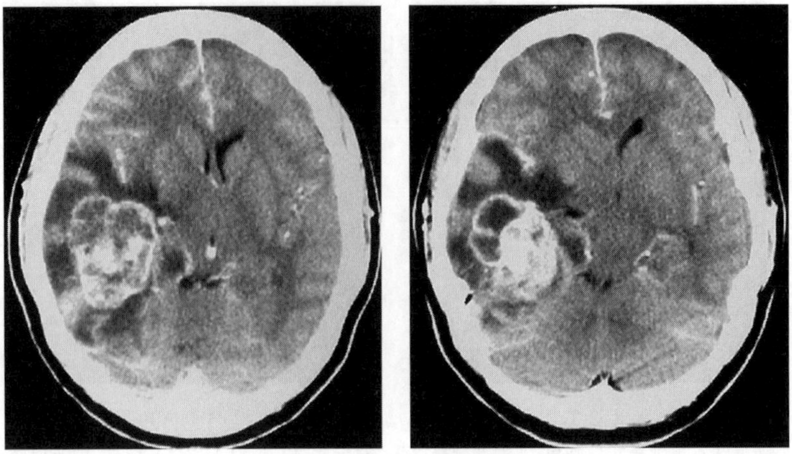

(a)　　(b)

CT 增强扫描(a、b)见右颞叶后部外形不规则、不均匀、明显强化肿块,其周围水肿明显,占位效应显著。

**图 3-5-3　右颞叶胶质母细胞瘤**

(2) MRI 表现

星形细胞肿瘤由于细胞内外水分增多,造成 $T_1$ 和 $T_2$ 延长,表现 $T_1$WI 呈低信号,$T_2$WI 呈高信号;钙化在 $T_1$WI 和 $T_2$WI 上一般均为低信号,但其敏感性不如 CT。

Ⅰ级星形细胞肿瘤信号强度较均匀,瘤周水肿轻微,注射 Gd-DTPA,肿瘤可有轻度强化,瘤体与周围水肿可借此区分。Ⅲ、Ⅳ级星形细胞肿瘤在 $T_1$WI 呈以低信号为主的混杂信号,间以更低或高信号,体现了瘤内坏死或出血;$T_2$WI 呈不均匀高信号。肿瘤和水肿之间可见一低信号晕环绕,为瘤周的神经胶质增生,恶性度高的肿瘤较为多见;增强扫描呈斑块状、线条状、花环状或结节状强化,坏死或出血区不强化。PWI 和动态对比增强 MRI 能反映微血管的密度和通透性,有助于评估肿瘤的病理分级(图 3-5-4 ~ 图 3-5-6)。

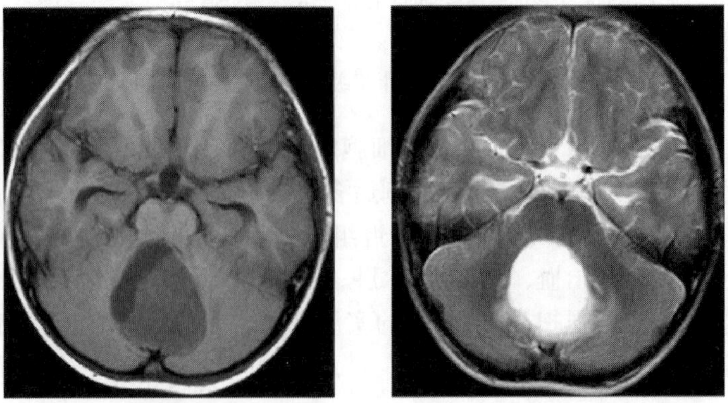

(a)　　(b)

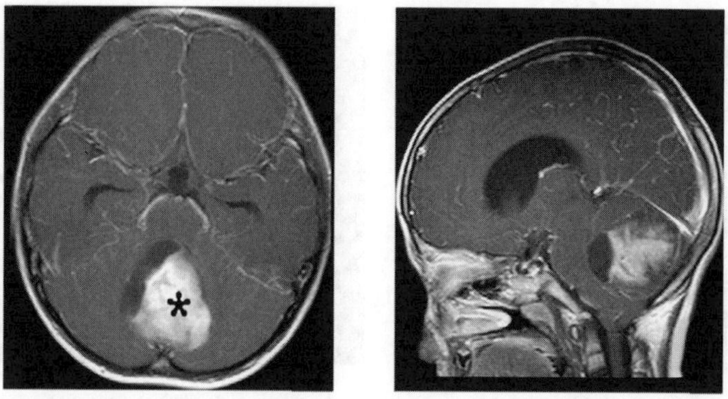

（c）　　　　　　　　　　　　　（d）

MRI 平扫(a、b)小脑蚓部可见一囊实性占位性病变，增强后(c、d)实性部分明显强化，脑干受压前移，幕上脑室扩大积水。

**图 3-5-4　小脑蚓部星形细胞瘤**

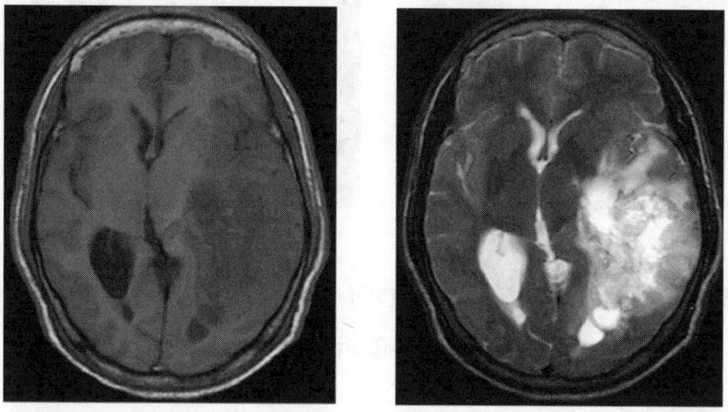

（a）　　　　　　　　　　　　　（b）

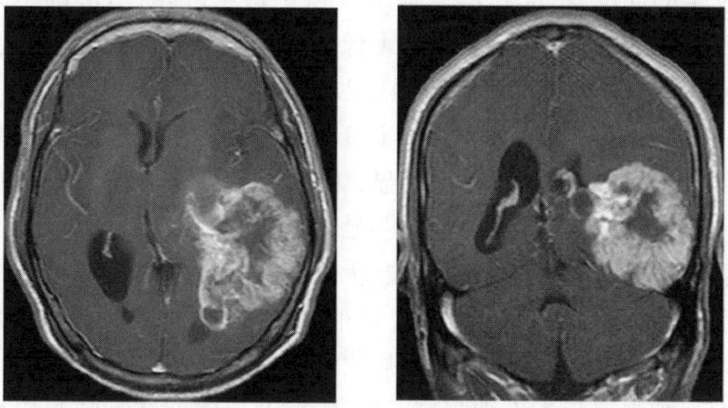

（c）　　　　　　　　　　　　　（d）

左侧颞叶不规则形状的占位性病变。$T_1$WI(a)呈不均匀低信号，$T_2$WI(b)呈混杂高信号，灶周水肿明显，左侧侧脑室后角受挤压变窄，中线结构右移；增强扫描(c、d)病灶的周围部分强化明显，形态呈不规则的花环状强化。

**图 3-5-5　左侧颞叶Ⅲ级间变性星形细胞瘤**

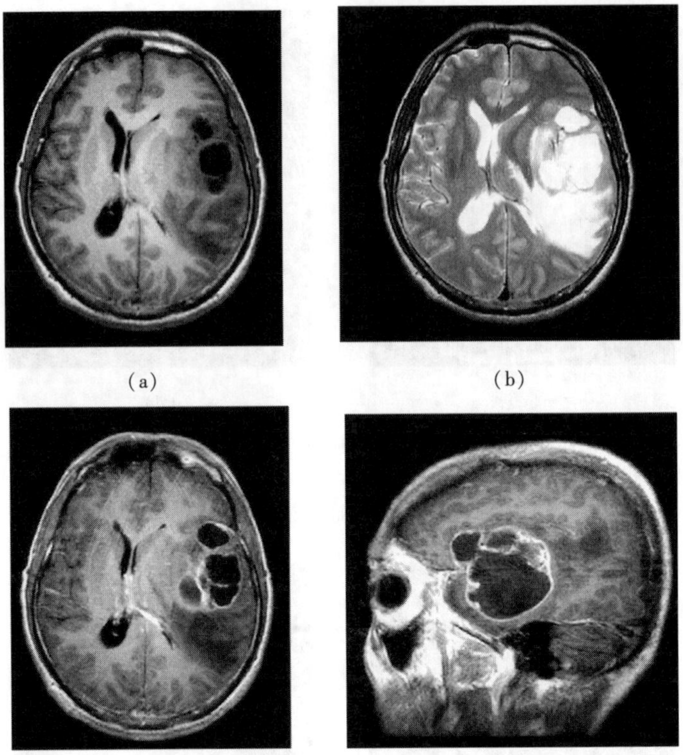

(a) (b) (c) (d)

MRI 平扫 $T_1WI$(a)、$T_2WI$(b)显示左侧额颞叶多囊状占位，增强扫描(c、d)呈环形强化。

**图 3-5-6 左额颞叶胶质母细胞瘤**

3. 诊断与鉴别诊断

根据病变发生的部位、密度和信号强度及强化特点，诊断星形细胞肿瘤并不困难，但是由于同一肿瘤内细胞分化程度不一，影像征象互相重叠，分级有时仍较困难。诊断要点：(1) 肿瘤直接造成的密度和信号强度改变及占位征象；(2) Ⅰ、Ⅱ级星形细胞肿瘤坏死囊变少，占位征象轻，强化程度低；(3) Ⅲ、Ⅳ级星形细胞肿瘤密度和信号多不均匀，坏死囊变多，占位征象重，肿瘤强化明显；(4) 小脑新型细胞肿瘤多位于小脑半球，囊中有瘤或瘤中有囊，肿瘤实质部分强化明显，易出现梗阻性脑积水。

星形细胞肿瘤需与少突胶质细胞肿瘤、单发转移瘤、近期发病的脑梗死、脑脓肿、恶性淋巴瘤相鉴别：脑梗死符合一定的血管分布区，增强扫描呈脑回状强化；脑脓肿呈环状厚壁强化；单发脑转移瘤多有原发瘤的病史；淋巴瘤常为多发。

小脑星形细胞肿瘤需与髓母细胞瘤、室管膜瘤及血管网状细胞瘤相鉴别：髓母细胞瘤儿童多见，常见于小脑蚓部；室管膜瘤多位于第四脑室，强化明显；血管网状细胞瘤发病年龄偏大，增强后典型表现为大囊小结节且仅结节强化。

诊断价值比较：CT 和 MRI 对星形细胞肿瘤定性准确率达 85% 以上，显示幕下肿瘤，MRI 明显优于 CT；血管造影和 MRA 有助于显示肿瘤与大血管的关系。

## 二、少突胶质细胞肿瘤

少突胶质细胞肿瘤包括少突胶质细胞瘤和间变性少突胶质细胞瘤，绝大多数发生在幕上，仅极少数发生在幕下。

1. 临床与病理

临床表现与肿瘤部位有关，约一半以上患者有癫痫，1/3 患者有偏瘫和感觉障碍，1/3 患者有颅高压征象，还可出现精神症状等。

少突胶质细胞肿瘤一般为实体性肿块，色粉红、质硬易碎，境界可辨，但无包膜。肿瘤向外生长，有时可与脑膜相连。肿瘤深部也可囊变，出血、坏死不常见，约 70% 的肿瘤内有点状或结节状钙化。少突胶质细胞肿瘤大多生长缓慢，病程较长。

2. 影像学表现

(1) CT 表现

钙化是少突胶质细胞肿瘤的表现特征，大多数的病例都有钙化，而间变性者钙化比例较低。钙化可呈局限点片状、弯曲条带状、不规则团块状。少突胶质细胞肿瘤多呈类圆形，边界不清楚，可为混杂密度、低密度、高密度和等密度，间变性肿瘤常有囊变和出血。肿瘤周边水肿多为轻度水肿，但间变性者易发生周围水肿，且占位表现明显。增强扫描检查时，少突胶质细胞瘤（Ⅱ级）常无对比增强，而间变性少突胶质细胞瘤（Ⅲ级）的非钙化肿瘤实质部分，密度异常显著增加，多数为均匀强化，少数为环形强化（图 3-5-7）。

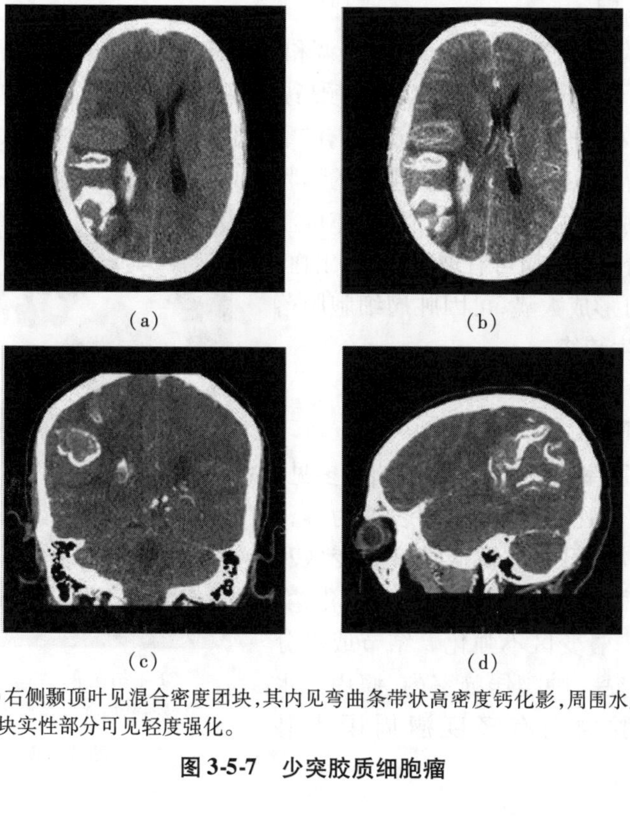

(a) (b) (c) (d)

CT 平扫(a)右侧颞顶叶见混合密度团块，其内见弯曲条带状高密度钙化影，周围水肿不明显；增强扫描(b、c、d)肿块实性部分可见轻度强化。

**图 3-5-7 少突胶质细胞瘤**

（2）MRI 表现

少突胶质细胞瘤在 $T_1WI$ 为低信号，$T_2WI$ 为高信号；钙化在 $T_1WI$ 与 $T_2WI$ 上均为低信号。恶性度低的Ⅱ级肿瘤边界清楚、锐利，周围无水肿或仅有轻度水肿，占位征象轻；恶性度高的Ⅲ级肿瘤钙化不明显，水肿与肿瘤分界不清楚，占位征象明显。

3. 诊断与鉴别诊断

诊断要点：（1）本病好发于成人，病程进展缓慢，以癫痫及神经功能障碍为主要表现。（2）肿瘤多发生于幕上半球，CT 表现以混杂密度多见，水肿轻、强化程度低；钙化是少突胶质细胞肿瘤的特征，表现为点片、条索、团块状。（3）MRI 在 $T_1WI$ 上为低信号，$T_2WI$ 上为高信号。（4）间变性少突胶质细胞瘤钙化少，水肿重，可有囊变、出血，强化明显。

鉴别诊断：需与星形细胞肿瘤、钙化性脑膜瘤、室管膜瘤、钙化性动静脉畸形、海绵状血管瘤及结核球鉴别。

诊断价值比较：由于少突胶质细胞肿瘤钙化多见，而 CT 显示钙化比 MRI 直观，故目前对肿瘤的定性诊断 CT 要优于 MRI。

## 三、室管膜肿瘤

室管膜起源的肿瘤主要包括室管膜肿瘤和间变性室管膜肿瘤，为起源于室管膜细胞的肿瘤，发病高峰年龄为 1～5 岁，但也可见于成人；可发生于脑室系统的任何部位，以第四脑室最为多见。幕上室管膜肿瘤常位于脑实质。

1. 临床与病理

临床表现常有头痛、恶心、呕吐、共济失调和眼球震颤等。室管膜肿瘤并无特异性的临床表现，症状取决于肿瘤所在位置。癫痫和颅高压征象常出现，脑室内的肿瘤缺乏定位体征。

室管膜肿瘤为一种生长缓慢的胶质瘤，肿瘤分化程度不一。肿瘤大体形态可呈结节状或分叶状，肿瘤的形状常随它所在空间的形状而变化。肿瘤膨胀性生长，界限较清楚；亦可浸润生长，界限不清楚。肿瘤可有玻璃样变、出血、坏死和囊变，偶可形成大囊，可因肿瘤细胞脱落或手术种植而发生转移。

2. 影像学表现

（1）CT 表现

肿瘤多位于脑室系统内，以第四脑室多见。无论室管膜肿瘤位置如何，平扫均表现为等密度或稍高密度，其内可有散在低密度囊变区和高密度钙化。增强扫描，80% 肿瘤发生强化，实性肿瘤强化均匀，囊变区不强化。结节或者分叶状肿瘤边界清楚。肿瘤居脑室内，瘤周无水肿。脑实质内肿瘤则有轻度瘤周围水肿（图 3-5-8）。

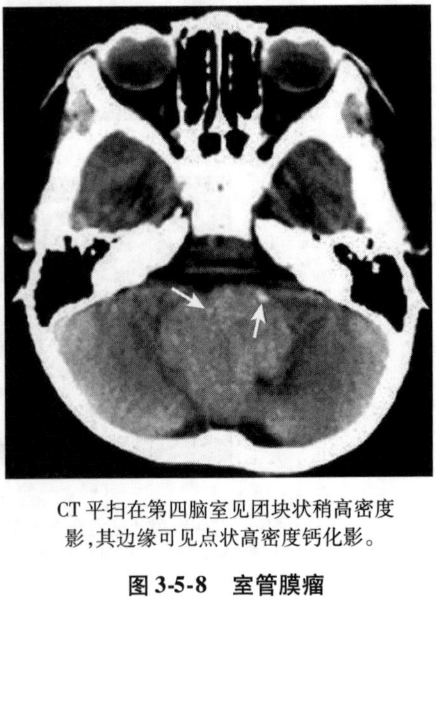

CT 平扫在第四脑室见团块状稍高密度影，其边缘可见点状高密度钙化影。

**图 3-5-8　室管膜瘤**

第三脑室的室管膜肿瘤多位于第三脑室后部,且与丘脑界限不清,与来自松果体的肿瘤鉴别困难,易形成梗阻性脑积水。侧脑室的室管膜肿瘤多位于室间孔附近,常引起单侧或者双侧的脑积水。肿瘤亦可位于侧脑室的后角和三角区。

大脑半球间变性室管膜瘤的 CT 表现与患者年龄有关。在小儿及青少年,肿瘤多位于顶、颞、枕叶相连处以及额叶,肿瘤的实质部分有很大的囊变和钙化,偶尔可有瘤内出血。成人时囊变和钙化不常见,但位于顶、颞、枕叶相连处的典型部位与小儿相同。

(2) MRI 表现

室管膜肿瘤在 $T_1$WI 上为低信号或等信号,$T_2$WI 上为高信号,肿瘤血管显示为低信号;注射 Gd-DTPA 后肿瘤有明显强化,囊变区则无强化;常有脑积水(图 3-5-9)。

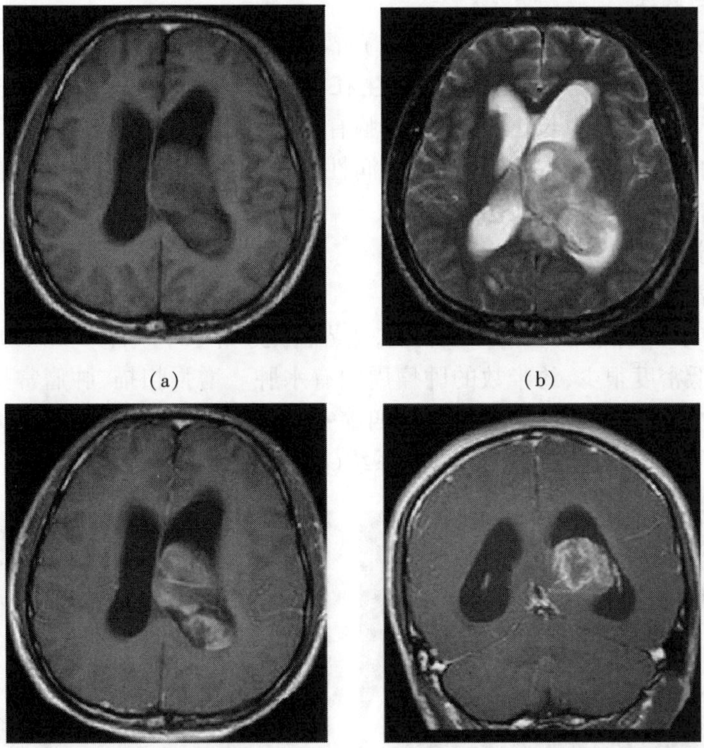

(a) (b) (c) (d)

**图 3-5-9 室管膜瘤**

3. 诊断与鉴别诊断

诊断要点:(1) 多见于小儿及青少年,颅高压及定位体征不定。(2) 肿瘤多位于第四脑室,亦可见于侧脑室、第三脑室和脑实质内。(3) CT 平扫肿瘤为等密度和高密度,散在小、低密度区和点状钙化,多有强化。小儿及青少年脑实质内的肿瘤易发生大的囊变和钙化; MRI 显示肿瘤 $T_1$WI 为低信号或等信号,$T_2$WI 为高信号,增强扫描强化明显,易有囊变。

鉴别诊断：（1）第四脑室室管膜肿瘤：髓母细胞瘤、脉络丛乳头状瘤。（2）第三脑室室管膜肿瘤：松果体肿瘤、星形细胞肿瘤、脉络丛乳头状瘤。（3）侧脑室室管膜肿瘤：脉络丛乳头状瘤、室管膜下巨细胞星形细胞瘤。（4）大脑半球室管膜肿瘤：星形细胞肿瘤（Ⅰ~Ⅳ）、转移瘤。

诊断价值比较：CT 和 MRI 对幕上肿瘤均有较好的诊断价值。幕下肿瘤（特别是靠近颅后窝底）可首选 MRI 检查。

## 四、髓母细胞瘤

髓母细胞瘤属于胚胎性肿瘤，可发生在任何年龄，其中绝大多数发生在 15 岁以内，4~8 岁为发病高峰，男女比例为 2∶1~3∶1。

1. 临床与病理

临床常见躯体平衡障碍，共济运动差，颅高压体征，神经根受刺激引起斜颈。

髓母细胞瘤是一种恶性肿瘤，主要发生在小脑蚓部，容易突入第四脑室。成年人易发生在小脑半球。肿瘤生长迅速，易发生脑脊液转移，并广泛种植于脑室系统、蛛网膜下腔和椎管内。肿瘤质脆软似果酱，呈浸润性生长，边界不清楚，但有时有假包膜而边界清楚。肿瘤囊变、钙化、出血均少见。

2. 影像学表现

（1）CT 表现

肿瘤常位于小脑蚓部，突入第四脑室，边界清楚。平扫，肿瘤大多数为略高密度，少数为等密度，低密度很少，约半数的肿瘤周围有水肿。增强扫描，肿瘤常呈均匀显著强化，密度上升快，下降也快。肿瘤阻塞第四脑室时，第三脑室及侧脑室扩大。肿瘤可通过脑脊液循环转移至幕上脑凸面或脑室系统（图 3-5-10）。

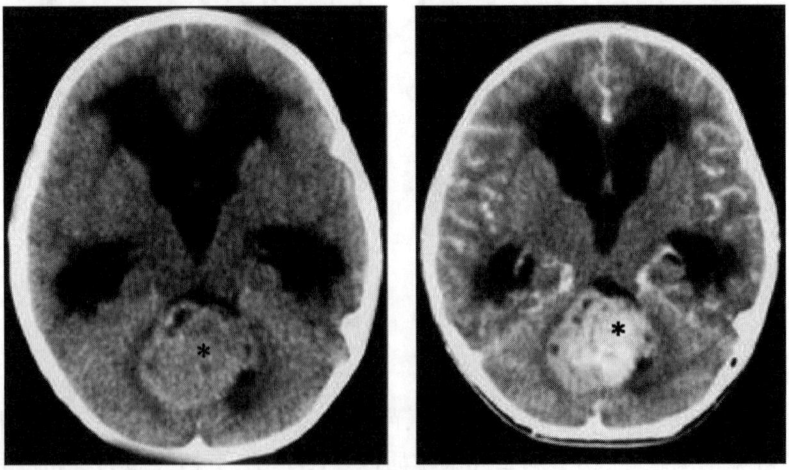


**图 3-5-10　髓母细胞瘤**

(2) MRI 表现

肿瘤在 $T_1WI$ 上为低信号，$T_2WI$ 为等信号或高信号。Gd-DTPA 增强表现及其他征象与 CT 显示相似。

2. 诊断与鉴别诊断

儿童颅后窝中线区实性肿块，增强检查有明显均一强化，多为髓母细胞瘤。但需与星形细胞肿瘤、室管膜瘤鉴别，尤其当少数髓母细胞瘤发生点状钙化时，与室管膜瘤鉴别困难。

CT 和 MRI 对髓母细胞瘤定位和定性均有很高价值，评估肿瘤与脑干关系时 MRI 要优于 CT。

## 五、脑膜瘤

脑膜瘤为最常见的脑膜起源肿瘤，发病率仅次于神经上皮性肿瘤。起源于蛛网膜粒帽细胞，与硬脑膜相连。多见于成年人，男女发病比例为 1∶2。

1. 临床与病理

临床上因肿瘤生长缓慢、病程长，颅压增高症状与局限性体征出现较晚，程度较轻。大脑凸面脑膜瘤常有癫痫发作，颅底某些特定部位的脑膜瘤可出现相应体征，位于功能区的脑膜瘤可有不同程度的神经功能障碍。

肿瘤可发生于颅内任何部位，大多数居脑外，偶可发生于脑室内，罕见于颅外，如眶内、鼻窦内或颅骨内。其好发部位与蛛网膜粒的分布一致，典型的部位按发生的频率依次是矢状窦旁、大脑镰、脑凸面、嗅沟、鞍结节、蝶骨嵴、海绵窦、小脑幕、小脑脑桥角、斜坡和颅颈连接处等。多为单发，偶为多发，还可与听神经瘤或神经纤维瘤病并发。肿瘤有包膜，多为结节状或颗粒状，质坚韧，可有钙化或骨化，罕有囊变、坏死和出血。肿瘤生长缓慢，血供丰富，供血动脉多来自脑膜中动脉或颈内动脉的脑膜支。肿瘤长大，可嵌入脑内，脑皮质受压，除间变者外，一般不浸润脑实质。脑膜瘤因多紧邻颅骨，易引起颅骨增厚、破坏或变薄，甚至穿破颅骨向外生长，使头部局部隆起。

2. 影像学表现

(1) CT 表现

典型表现：肿瘤以宽基底与颅骨或硬脑膜相连；可有颅骨的增厚、破坏或变薄等脑外肿瘤的征象；极少肿瘤亦可位于脑室内；平扫肿瘤多为略高密度，少数为等密度，而低密度和混杂密度者少见，多数肿瘤密度均匀，边界清楚；大部分肿瘤有瘤周水肿，10% ~20% 可见瘤内钙化现象，出血、坏死和囊变少见。增强扫描，常表现为均匀显著强化，边缘锐利（图 3-5-11）。

非典型表现较少见，为全瘤以囊性为主；肿瘤内密度不均匀；环形强化；壁结节；全瘤密度低，并呈不均匀强化；瘤内有高密度出血灶；肿瘤完全钙化；骨化性脑膜瘤；瘤周脑脊液样低密度区；酷似脑内的肿瘤；多发性脑膜瘤。

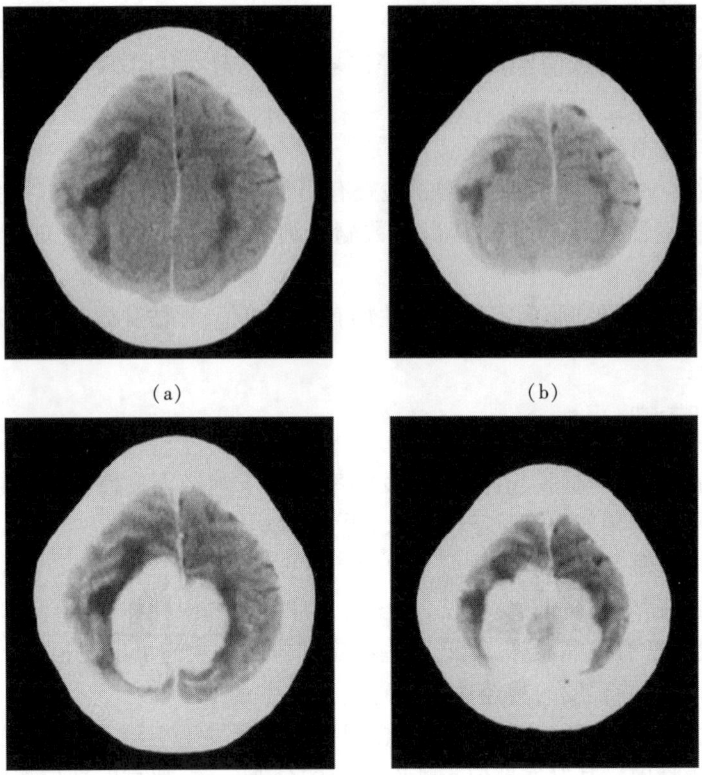

(a) (b) (c) (d)

CT 平扫(a、b)示双侧顶部大脑镰旁稍高密度占位,边界清楚,周围可见条、片状低密度水肿影;增强扫描(c、d)病灶实性部分明显均匀强化。

**图 3-5-11 脑膜瘤 CT 表现**

(2) MRI 表现

脑膜瘤在 $T_1$WI 上多数为等信号,少数为低信号;在 $T_2$WI 上,可表现为高信号、等信号或低信号。肿瘤内部信号不均匀,表现为颗粒状、斑点状,有时呈轮辐状,这些与肿瘤内血管、钙化、囊变、砂粒体和肿瘤内纤维分隔有关。脑膜瘤周围水肿在 $T_1$WI 上为低信号,$T_2$WI 上为高信号(图 3-5-12)。

$T_1$WI 上,脑膜瘤周围可见低信号环,介于肿瘤与水肿之间,称为肿瘤包膜,由肿瘤周围的小血管、薄层脑脊液、神经胶质及萎缩的皮层构成。

注射 Gd-DTPA,肿瘤出现明显强化,其中 60% 肿瘤邻近脑膜发生鼠尾状强化,称为硬膜尾征或脑膜尾征。

脑膜瘤所致的骨改变,MRI 亦可清楚显示。正常颅骨在 MRI 上显示为低信号的内、外板和高信号的板障。脑膜瘤侵及颅骨时,其三层结构消失,原规整弧形的骨结构变得不规则。

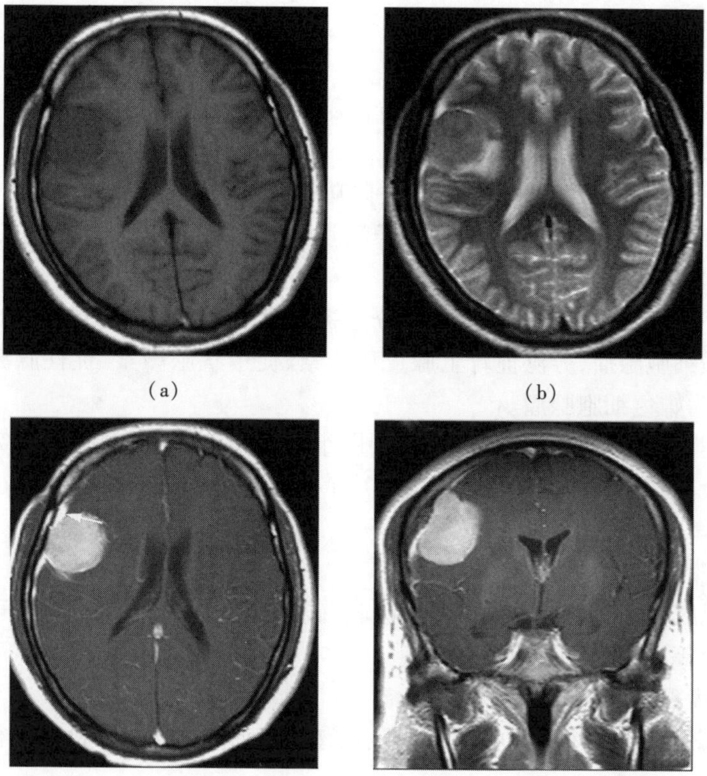



MRI 平扫右侧额顶部见一类圆形占位性病变，边界清楚，$T_1$WI(a)呈略低信号，$T_2$WI(b)呈等信号，与灰质信号相同。病灶以宽基底与颅骨内板相连。周围水肿较轻。增强后(c、d)病变均匀明显强化，并见脑膜尾征。

**图 3-5-12　脑膜瘤 MRI 表现**

3. 诊断与鉴别诊断

诊断要点：CT 平扫时，肿瘤多为均匀的略高密度，少数为等密度，增强扫描肿瘤呈均匀一致的显著强化，边界清楚。脑膜瘤具有典型脑外肿瘤的特征。MRI 检查，$T_1$WI 肿瘤为等或低信号，$T_2$WI 为高、等、低信号，增强扫描强化明显并常有硬膜尾征。

需与以下病变鉴别诊断：脑凸面和大脑镰脑膜瘤，转移瘤、恶性淋巴瘤、间变性星形细胞瘤。鞍上区和颅前窝脑膜瘤，垂体腺瘤、星形细胞肿瘤、颈动脉瘤、脊索瘤、软骨瘤、转移瘤、恶性淋巴瘤。颅中窝脑膜瘤，三叉神经鞘瘤、神经节细胞瘤、星形细胞肿瘤、颈内动脉瘤、软骨瘤。颅后窝脑膜瘤，听神经瘤、转移瘤、血管网状细胞瘤（实性），恶性淋巴瘤、动脉瘤、颈静脉球瘤、脊索瘤。脑室内脑膜瘤，脉络丛乳头状瘤、胶样囊肿。

诊断价值比较：MRI 和 CT 对脑膜瘤显示都有很好的效果。对于显示肿瘤与相邻结构和大血管的关系，MRI 要优于 CT。欲了解肿瘤血供及肿瘤与大血管的细致关系，既可行 MRA，也可行脑血管造影。后者还可同时进行术前栓塞治疗，以减少术中出血。

## 六、垂体腺瘤

垂体腺瘤是鞍区肿瘤最常见类型。分泌泌乳素的微腺瘤多为女性。

1. 临床与病理

临床表现：压迫症状，如视力障碍、垂体功能低下、阳痿、头痛等；内分泌功能异常，如泌乳素（PRL）腺瘤出现闭经、泌乳，生长激素（GH）腺瘤产生肢端肥大，促肾上腺皮质激素（ACTH）腺瘤导致库欣病等。

垂体腺瘤分为有分泌激素功能和无分泌激素功能两类。前者包括分泌生长激素和泌乳素的嗜酸细胞腺瘤，分泌促肾上腺皮质激素、促甲状腺激素、促性腺激素等嗜碱细胞腺瘤；后者为嫌色细胞腺瘤。

垂体腺瘤属脑外肿瘤，包膜完整，与周围组织界限清楚，可向上生长突破鞍隔侵及鞍上池。较大的肿瘤因缺血或出血而发生中心坏死或囊变，偶可钙化。

2. 影像学表现

（1）X 线表现

平片显示蝶鞍扩大，前、后床突骨质吸收、破坏，鞍底下陷。部分病例可见颅高压征象及颅骨增厚等。

（2）CT 表现（图 3-5-13）

1）垂体微腺瘤：直径≤10 mm 并局限在鞍内的垂体腺瘤，CT 检查需行冠状位薄层增强扫描。

① 垂体高度异常：垂体微腺瘤大部分有垂体高度增加。

② 垂体内密度改变：快速注射对比剂后立即扫描肿瘤为低密度，延迟扫描为等密度或高密度。因为垂体无血脑屏障，注射对比剂后，对比剂进入快、廓清快，而肿瘤的血供不及垂体丰富，对比剂进入慢、廓清也慢。肿瘤低密度也可由肿瘤液化、坏死和纤维化所致。

③ 垂体上缘膨隆：约 80% 垂体微腺瘤表现为垂体上缘膨隆。冠状扫描，膨隆可以居中，偏侧更有意义。少数病例垂体上缘平坦。

④ 垂体柄偏移：冠状面可以观察垂体柄左右偏移。偏侧生长的肿瘤可致垂体柄移向对侧，占 20% ~30%。居腺体中部的肿瘤，可以使垂体柄变短。

⑤ 鞍底骨质改变：冠状面扫描可以显示鞍底骨质变薄、凹陷或侵蚀，占 60% 左右。

⑥ 治疗效果：溴隐停治疗后，75% PRL 腺瘤可缩小，CT 值可上升。

2）垂体大腺瘤：直径 >10 mm 的垂体腺瘤，呈圆形，也可呈分叶状或不规则形。冠状扫描显示肿瘤呈哑铃状（也称束腰征），这是由于肿瘤生于鞍上，中部受鞍隔束缚所致（图 3-5-14）。平扫大多数为等密度（图 3-5-15），也可为略高密度、低密度或囊变。肿瘤从鞍内延伸至鞍上，约 1/3 两侧不对称。肿瘤向上压迫室间孔，向外侧侵犯海绵窦并可延伸至颅中窝，向后可压迫脑干，向下可突入蝶窦。垂体瘤钙化很少见，呈分散点状，亦可呈块状，多见于放疗后。垂体卒中包括肿瘤出血、梗死等。急性出血为高密度，梗死和出血后期均为低密度。

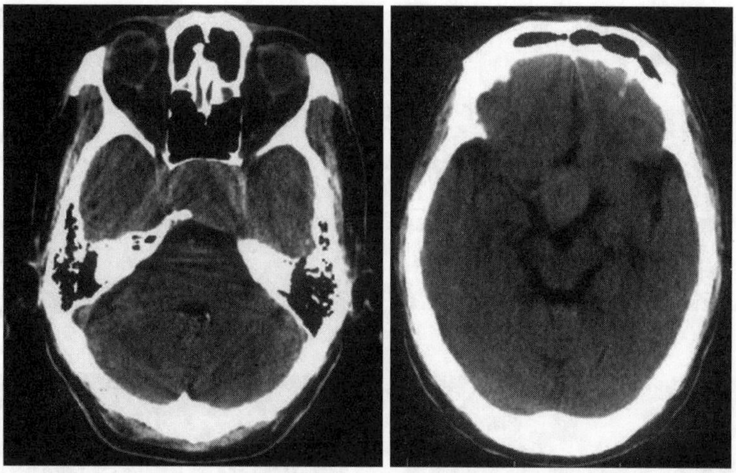

图 3-5-13　CT 平扫鞍区见类圆形等密度肿块影

增强扫描，大腺瘤与微腺瘤不同，通常呈明显强化，且多数均匀（图 3-5-14），少部分不均匀，坏死、液化区不强化，极少数呈环形强化。肿瘤向鞍旁生长，可将明显强化的颈内动脉向外推移甚至包裹，偶尔可引起颈内动脉闭塞。

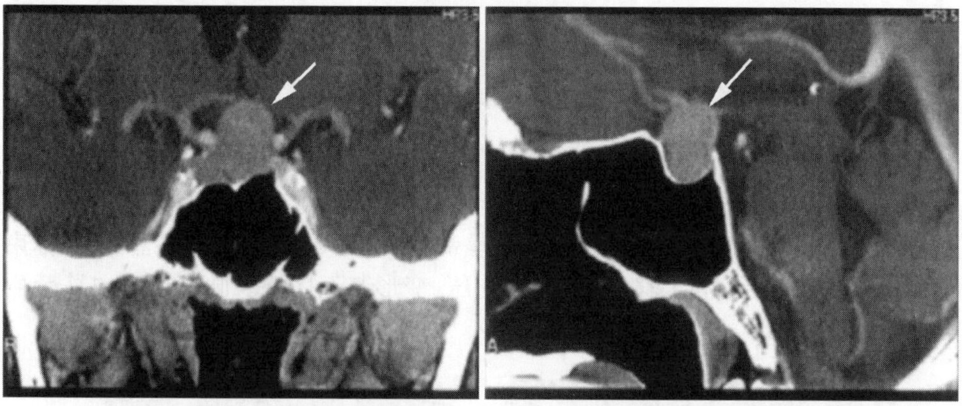

图 3-5-14　CT 增强冠状位、矢状位病灶均匀强化，束腰征

（3）MRI 表现

① 垂体微腺瘤：一般用冠状面和矢状面薄层（<3 mm）检查，包括 $T_1$WI 和 $T_2$WI 图像。$T_1$WI 微腺瘤呈低信号，多位于垂体一侧，伴出血时为高信号。PRL 腺瘤边界清楚，GH 和 ACTH 腺瘤边界多不清楚。$T_2$WI 微腺瘤呈高信号或等信号。垂体高度增加、上缘膨隆和垂体柄偏斜等表现与 CT 相同。注射 Gd-DTPA 后，肿瘤信号早期低于垂体，后期高于垂体（图 3-5-15）。

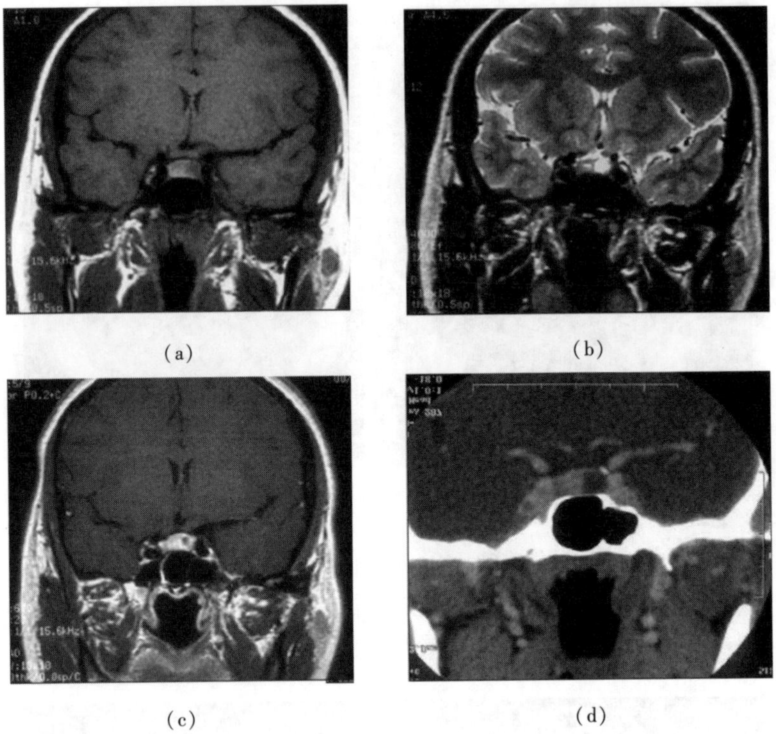

T$_1$WI 呈低信号，位于垂体偏左侧；T$_2$WI 呈高信号。增强后，肿瘤信号低于垂体。

**图 3-5-15　垂体微腺瘤**

② 垂体大腺瘤：T$_1$WI 和 T$_2$WI 显示鞍内肿瘤向鞍上生长，信号强度与脑灰质相似或略低。垂体多不能显示。肿瘤出现坏死囊变，T$_1$WI 信号略高于脑脊液；肿瘤出血，T$_1$WI 为高信号。肿瘤向鞍上生长，冠状面呈葫芦状，是因鞍隔束缚肿瘤所致，称束腰征。视交叉常受压变扁和上移，鞍上池亦受压、变形甚至闭塞。肿瘤还可向鞍旁生长（图 3-5-16）。

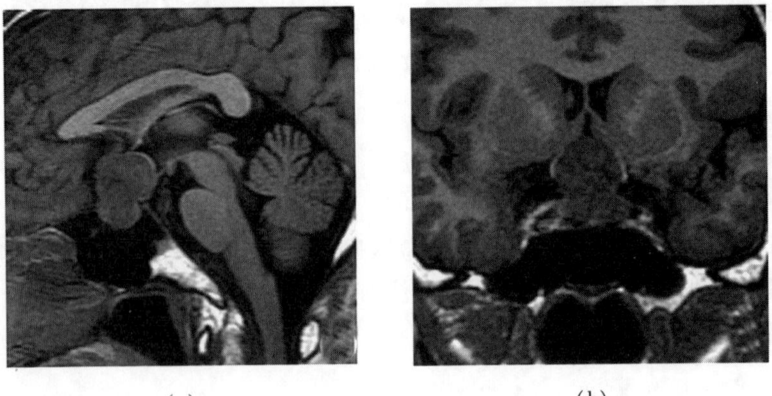

（a）　　　　　　　　　　（b）

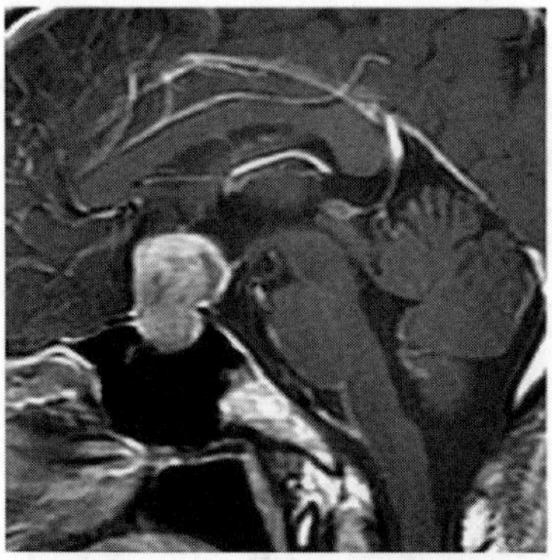

(c)

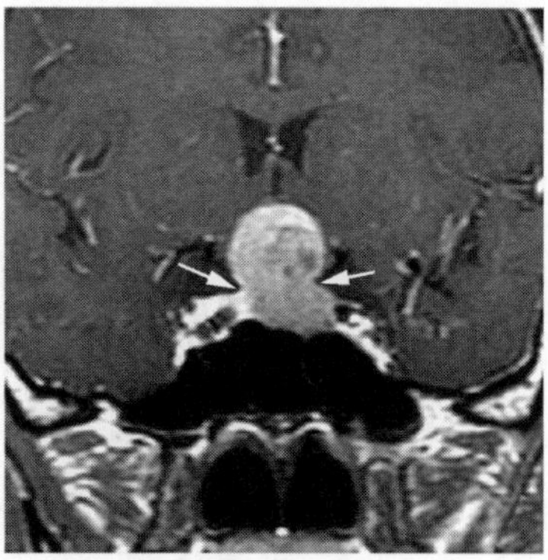

(d)

垂体窝占位性病变。$T_1WI$(a、b)呈均匀等信号;增强扫描(c、d)呈明显强化,可见典型束腰征。

**图 3-5-16　垂体大腺瘤**

3. 诊断与鉴别诊断

CT 与 MRI 诊断垂体肿瘤可靠,95% 以上的垂体腺瘤可做出诊断,但难以明确其组织学类型。垂体大腺瘤常显示蝶鞍增大、位于鞍内并向鞍外延伸、边界清楚的肿块,CT 上为略高密度,MRI 检查,$T_1WI$ 为等信号,$T_2WI$ 为高信号,有明显均匀或不均匀强化,依上述表现多可做出诊断。

微腺瘤需与下列病变鉴别:垂体囊肿、转移瘤、垂体脓肿、垂体梗死。

大腺瘤需与下列病变鉴别:颅咽管瘤、脑膜瘤、表皮样囊肿、蛛网膜囊肿、星形细胞肿瘤、动脉瘤。

诊断价值比较平片对大腺瘤的诊断有作用,但不能显示肿瘤范围与相邻结构的确切关系,对微腺瘤的诊断帮助不大。CT 和 MRI 对垂体腺瘤的定位和定性诊断价值均高。MRI 能清楚地显示肿瘤与大血管和相邻结构的关系,优于 CT。

## 七、颅咽管瘤

颅咽管瘤是颅内较常见肿瘤,多发于儿童,也可发生于成人,20 岁以前发病者接近半数。

1. 临床与病理

临床表现,儿童以发育障碍、颅压增高为主;成人以视力、视野障碍、精神异常及垂体功能低下为主。

颅咽管瘤可沿鼻咽后壁、蝶窦、鞍内、鞍上至第三脑室前部发生,但以鞍上多见(图 3-5-17)。肿瘤小者如蚕豆,大者如鹅卵,可为球形或不规则形。肿瘤大多数为囊性或部分囊性,囊壁光滑,厚薄不等,薄者如蛋壳内膜,厚者坚韧;囊腔呈单房或多房状,囊液黄褐色并漂浮胆固醇结晶。少数肿瘤为实性,较小、质硬,与周围粘连较紧,囊壁和肿瘤实性部分多有钙化。肿瘤主要由复层扁平上皮构成,部分上皮近似牙釉质瘤细胞。

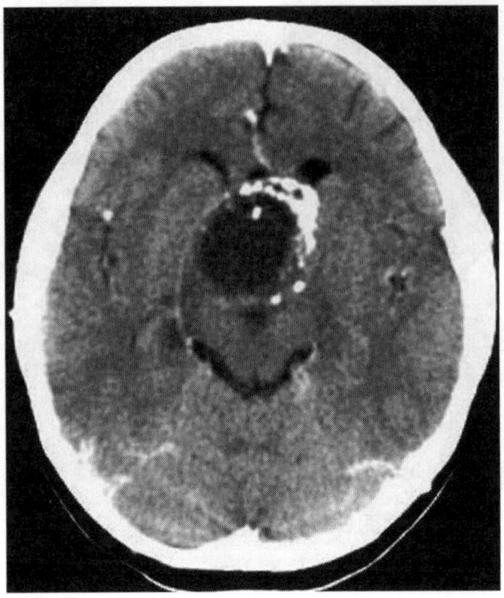

CT 增强扫描，鞍上池处见一类圆形囊性低密度肿块，部分囊壁呈蛋壳样钙化和强化。

**图 3-5-17 鞍区颅咽管瘤**

2. 影像学表现（图 3-5-18）

（1）CT 表现

平扫肿瘤以囊性和部分囊性为多，形态呈圆形或类圆形，少数为分叶状。CT 值变化范围大，含胆固醇多则 CT 值低，含钙质或蛋白质多则 CT 值高。多数肿瘤的实体部分与囊壁可见钙化。钙化形态不一，可呈沿囊壁的壳状钙化，实体肿瘤内钙化则为点状或不规则形，亦可为堆积至栗子大的团块钙化。增强扫描，约 2/3 肿瘤发生强化，实性部分可呈均匀或不均匀强化，囊壁则呈环状强化。一般无脑水肿，室间孔阻塞则出现脑积水。

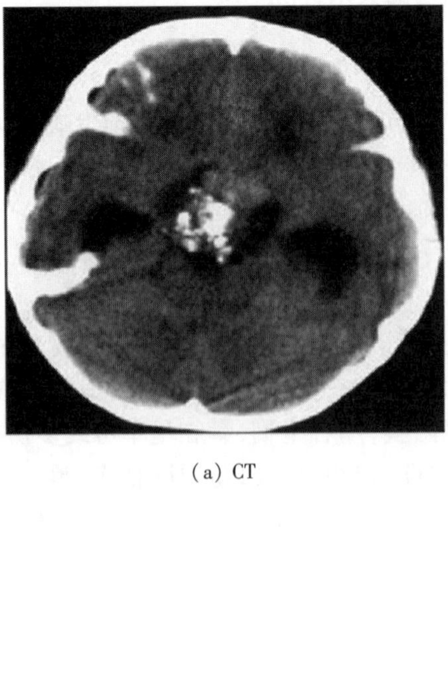

（a）CT

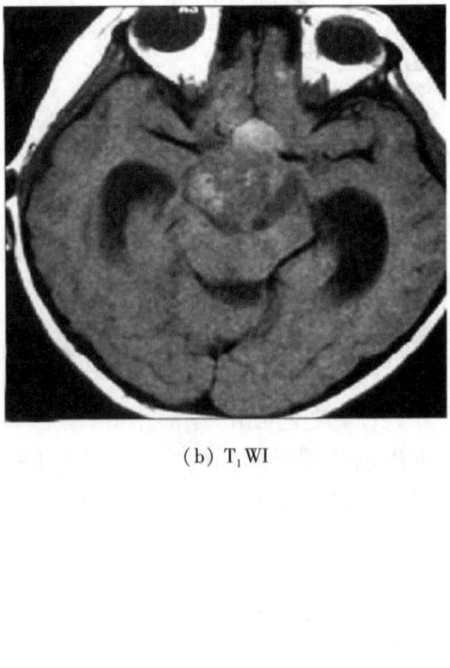

（b）$T_1$WI

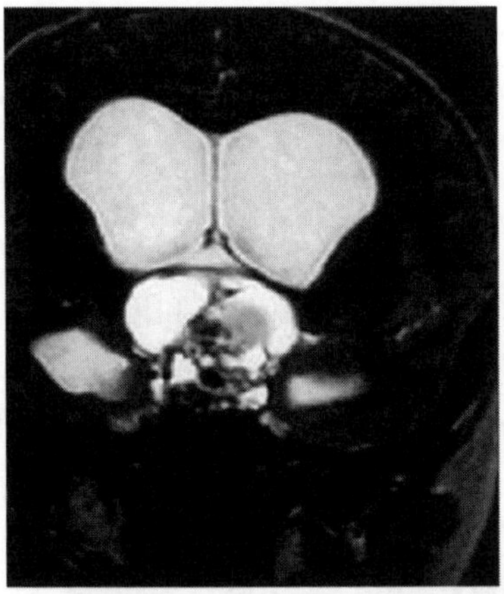
(c) $T_2WI$

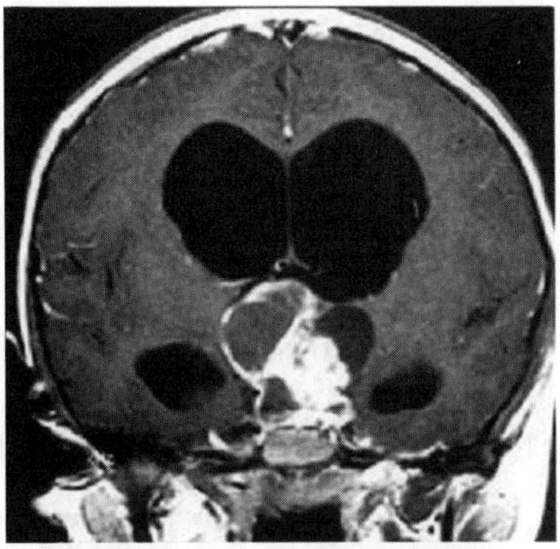
(d) $T_1WI$ 增强

**图 3-5-18　鞍区及鞍上区囊实性肿块,考虑颅咽管瘤并梗阻性脑积水。**

(2) MRI 表现

颅咽管瘤的信号强度复杂,$T_1WI$ 可以是高、等、低或混杂信号,这与病灶内的蛋白质、胆固醇、正铁血红蛋白钙质的含量多少有关;$T_2WI$ 以高信号多见,但钙化可为低信号。实性肿瘤,$T_1WI$ 为等信号,$T_2WI$ 为高信号。注射 Gd-DTPA 后,在 $T_1WI$ 上肿瘤实质部分呈现均匀或不均匀强化,囊壁呈壳状增强。

3. 诊断与鉴别诊断

诊断要点:儿童多见,常有颅高压,视力、视野障碍及内分泌功能紊乱方面的改变。CT 平扫显示鞍区囊性病变,常有各种形态的钙化,肿瘤囊壁及实性部分发生强化。MRI 可显示各种信号强度的鞍区占位病变。

鉴别诊断:囊性颅咽管瘤需与表皮样囊肿、皮样囊肿、畸胎瘤、蛛网膜囊肿相鉴别。实性颅咽管瘤需与生殖细胞瘤、星形细胞肿瘤、错构瘤、巨大动脉瘤、脑膜瘤相鉴别。

诊断价值比较:CT 和 MRI 对肿瘤定位及定性诊断均较准确,MRI 更优于 CT。

## 八、听神经瘤

听神经瘤是脑神经肿瘤中最常见者,是成人常见的颅后窝肿瘤,占桥小脑角区肿瘤的 80% 左右,好发于中年人。听神经由桥延沟至内耳门,长约 1 cm,称近侧段;在内耳道内长约 1 cm,称远侧段。听神经瘤约 3/4 发生在远侧段,1/4 发生在近侧段。

1. 临床与病理

临床主要表现为桥小脑角综合征,即病侧听神经、面神经和三叉神经受损及小脑症状,肿瘤压迫第四脑室,脑脊液循环受阻形成颅高压。

听神经瘤多起源于听神经前庭支的神经鞘,绝大多数为神经鞘瘤,起源于耳蜗神经的少见,为良性脑外肿瘤。肿瘤呈圆形或椭圆形,有完整包膜;血运可(或不)丰富;早期常位于内耳道内,以后长入桥小脑角池内。肿瘤长大可退变或脂肪性变,亦可形成囊变,偶有肿瘤出血。肿瘤周围可并有蛛网膜粘连或囊肿,可有内耳道扩大,亦可压迫脑干和小脑，使其移位，产生梗阻性脑积水。多为单侧，偶可累及两侧，可与神经纤维瘤病或脑膜瘤并发。

2. 影像学表现

（1）CT 表现

平扫，肿瘤居岩骨后缘，以内耳道为中心，多数与岩骨相交呈锐角，少数为钝角。肿瘤多为类圆形，少数为半月形。大部分为等密度，其余为低密度、高密度和混杂密度。肿瘤周围水肿轻。桥小脑角池闭塞，而相邻脑池扩大，这是由于脑外肿瘤推移脑干及小脑之故。大多数的病例可显示内耳道漏斗状扩大，部分有骨质破坏。肿瘤增大可压迫脑干及小脑，使其变形移位；压迫第四脑室，使其变形闭塞，形成梗阻性脑积水（图 3-5-19）。

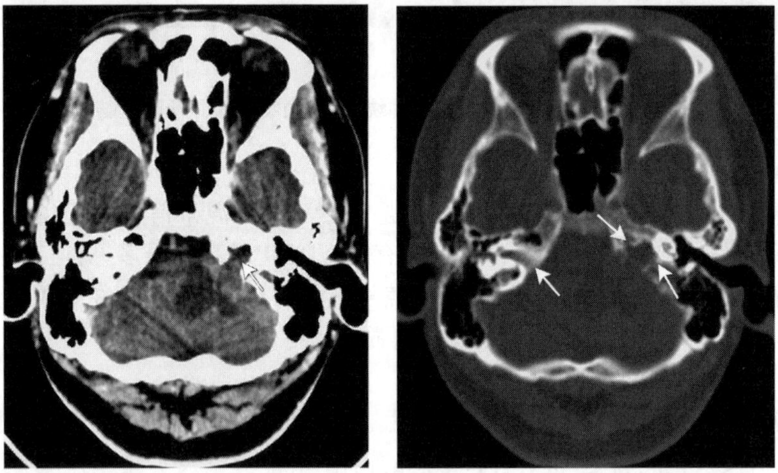

（a）软组织窗　　（b）骨窗

左侧内的听道骨质破坏和扩大，右侧内听道显示正常。

**图 3-5-19　左侧听神经瘤**

增强扫描肿瘤密度迅速升高。50% ~80% 肿瘤表现为均匀或不均匀的强化，也可为单环或者多环状强化。未强化区，可以是囊变坏死，也可以是瘤内脂肪变性。

（2）MRI 表现

肿瘤位于桥小脑角区，与硬脑膜呈锐角相交，为圆形或分叶状，多呈不均匀长 $T_1$、长 $T_2$ 信号，常有囊变。囊变区在 $T_1$WI 上为明显低信号；在 $T_2$WI 上则为高信号，有时与肿瘤实质部分难以区分。少数情况下肿瘤内可伴有出血，明显者可与囊液的交界处形成液平。MRI 可清晰显示内耳道内肿瘤，大部分肿瘤伴有一定程度内耳道扩大，$T_1$WI 难于显示，$T_2$WI 则可清楚显示。行 Gd-DTPA 增强检查，肿瘤实性部分明显强化，囊变部分无强化，肿瘤显示更为清楚。当听神经瘤较大时可出现明显的脑外占位征象，MRI 由于无骨性伪影的影响，显示较 CT 更加清楚（图 3-5-20）。

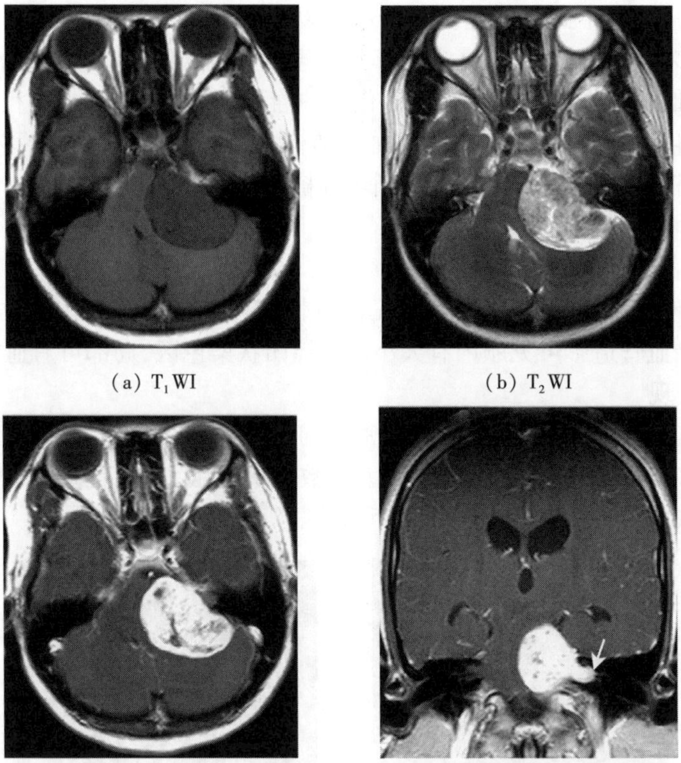

(a) $T_1WI$　　(b) $T_2WI$

(c) $T_1WI$ 增强　　(d) $T_1WI$ 增脑冠状面

MRI 平扫于左侧桥小脑角区见一椭圆形占位，$T_1WI$(a)呈低信号，$T_2WI$(b)呈混杂信号，增强扫描(c、d)明显强化，(d)可见肿瘤与听神经相连。

**图 3-5-20　左侧听神经瘤**

3. 诊断与鉴别诊断

根据听神经瘤的特征性位置和影像学表现，绝大多数可以确诊。当听神经瘤表现不典型或肿瘤较大时，有时需与桥小脑角区脑膜瘤、胆脂瘤和三叉神经瘤等鉴别。脑膜瘤有明显均一强化，并以宽基底与岩骨相连，与岩骨间夹角为钝角；胆脂瘤无强化，无内耳道扩大；三叉神经瘤常发生于内耳道前方岩骨尖处，可有岩骨尖破坏而无内耳道扩大，常跨颅中、后窝生长，可资鉴别。

MRI 对听神经瘤的确诊率高，CT 检查不及 MRI，尤其是对直径 $<1$ cm 局限在内耳道内听神经瘤的检出。

## 九、脑转移瘤

脑转移瘤常较见，可发生于任何年龄，发病高峰年龄 40 ~ 60 岁，约占 80%。

1. 临床与病理

临床表现主要有头痛、恶心、呕吐、共济失调、视神经盘水肿等。有时表现类似脑中风，极少数患者表现为痴呆，有少数患者无神经系统症状。

肿瘤发生脑转移的概率由高到低依次为肺癌、乳腺癌、胃癌、结肠癌、肾癌、甲状腺癌等。有少数病例查不到原发瘤。转移部位以幕上多见,约占80%,幕下占20%。大多数为多发,多位于皮髓质交界区。大部分肿瘤与正常脑组织分界清楚,肿瘤中心常发生坏死、囊变和出血,少数肿瘤内可见钙化。肿瘤周围水肿明显,水肿程度与肿瘤类型有关。肿瘤血供多数较丰富,肿瘤内的血管结构与原发肿瘤类似。转移途径以血行转移最多见,亦可为直接侵犯或经脑脊液循环种植转移。

2. 影像学表现

(1) X线表现

当转移瘤侵及颅骨时,颅骨平片可见溶骨性破坏或成骨性高密度改变。脑实质内发生转移时,脑血管造影可见颅内有大小不等棉团状染色区,局部可有血管移位。

(2) CT表现

平扫肿瘤密度不等,高、等、低、混杂密度均可。病例多为多发,肿瘤小者为实性结节,大者中间多有坏死,呈不规则环状。大多数病例有脑水肿,且多表现为很小的肿瘤却有广泛水肿,此为转移瘤的特征(图3-5-21)。

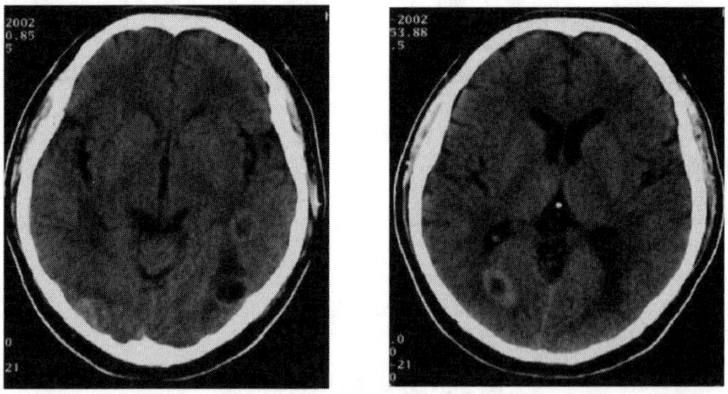

(a) 平扫

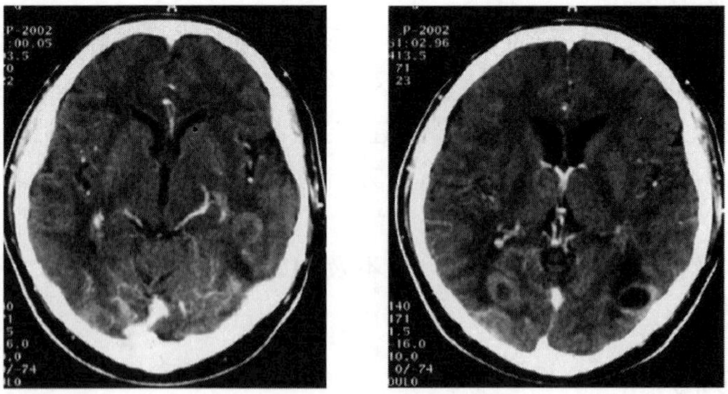

(b) 增强

(a、b)双侧幕上半球可见多个环形及结节状略高密度影,周围伴不同程度的水肿;增强后(c、d)病灶呈中年度强化,显示更清楚。

**图3-5-21　脑转移瘤**

增强扫描,绝大多数的病灶都有强化,坏死、出血区无强化。转移瘤来自肺癌常为环形强化、来自乳腺癌多为结节状强化、来自肾上腺癌主要为实性强化肿块内有小坏死灶、来自黑色素瘤通常也是实性强化肿块且 1/3 有出血,绒毛膜上皮癌伴出血也常见。

男性脑转移瘤多来自肺癌,女性则多来自乳腺癌。结节性转移多来自乳腺癌。肿瘤中心无坏死,提示恶性程度低。

癌性脑膜炎 CT 平扫仅见脑池、脑沟增宽,也可以有脑室扩大。注射对比剂后扫描,可见脑膜或室管膜强化,小脑幕也可呈不规则强化表现。常有脑实质内转移瘤。

(2) MRI 表现

肿瘤在 $T_1$WI 为低信号,$T_2$WI 为高信号。由于病理情况复杂,肿瘤信号变化较多。通常肿瘤周围水肿广泛,占位效应明显。注射 Gd-DTPA 后,肿瘤有明显强化,强化形态多种多样,如结节状、环形、花环状,有时内部还有不规则小结节。在 $T_2$WI 肿瘤表现为低信号或等信号者,多来自结肠癌、骨肉瘤、黑色素瘤。有出血的转移瘤,提示来自黑色素瘤、绒癌、甲状腺癌和肺癌等(图 3-5-22)。

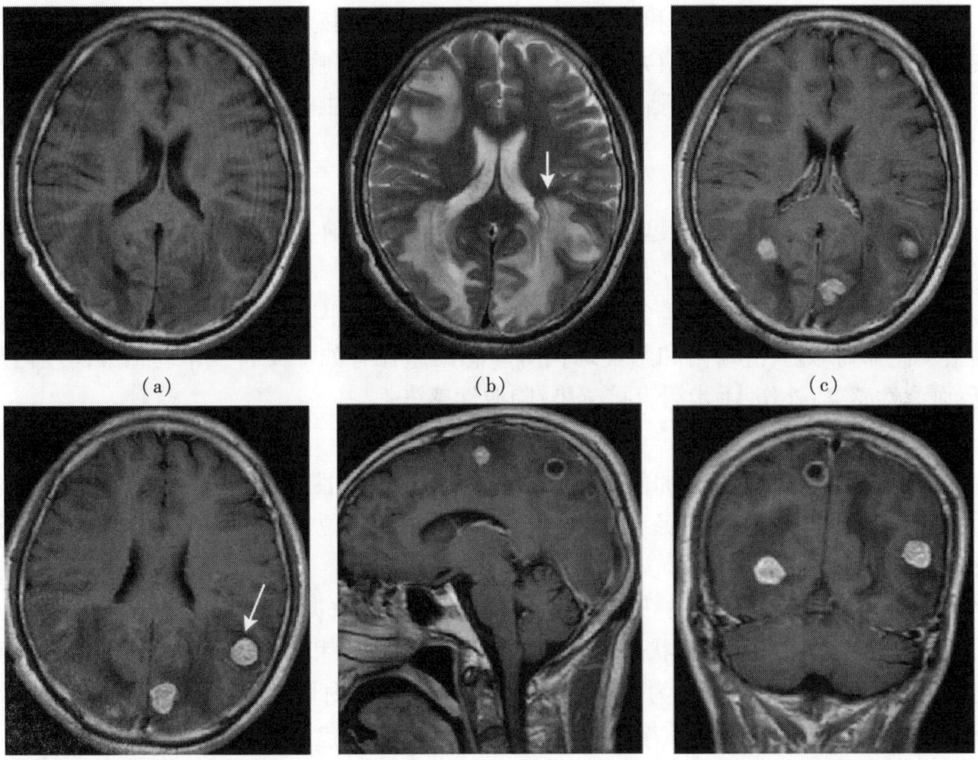

(a) (b) (c) (d) (e) (f)

幕上大脑半球多发占位。$T_1$WI(a)呈不均匀低信号,$T_2$WI(b)呈不均匀等信号,瘤周可见明显水肿;增强扫描(c-f)呈明显强化,呈"小肿瘤,大水肿"的特点。

**图 3-5-22 乳癌脑转移**

3. 诊断与鉴别诊断

多发性病灶,位于皮髓质交界区,病灶周围有明显水肿。CT 上病灶呈低、等或高密度,MRI 上,$T_1$WI 与 $T_2$WI 病灶呈等或高信号,有均匀或环状强化,则多可诊断为转移瘤,特别在身体其他部位有原发恶性肿瘤时。

应注意同其他多发病灶,如多发结核球、多中心性脑胶质瘤鉴别。单发大的转移瘤,表现多无特征,难与囊性星形细胞瘤和有囊变的淋巴瘤鉴别。

对脑转移瘤的诊断,MRI 要优于 CT,尤其是对颅底、颅顶及幕下脑干和小脑病灶的显示。特别要指出的是,MRI 双倍剂量增强检查能够发现直径仅为数毫米的病灶,这是 CT 检查难以比拟的。

## 任务6　颅内感染性疾病

引起颅内感染的病原体种类包括所有能致病的细菌、多数病毒、螺旋体、立克次体、真菌及一些寄生虫。

颅内感染性疾病有先天和后天之别。前者为妊娠期感染,后者为出生后感染。颅内感染可累及脑实质,引起脑炎或脑脓肿;累及脑膜引起脑膜炎;累及室管膜而引起室管膜炎。颅内寄生虫病包括脑囊虫病、脑包虫病、脑肺吸虫病和脑血吸虫病等。

### 一、脑脓肿

化脓性细菌进入颅内引起炎性改变,可形成化脓性脑炎、脑脓肿,两者是脑部感染发生和发展的连续过程,亦可引起脑膜炎。

脑脓肿幕上多见,颞叶居多,也可见于额、顶、枕叶;小脑脓肿少见。常见的致病菌为金黄色葡萄球菌、链球菌和肺炎球菌等。感染途径有如下 4 种:邻近感染向颅内蔓延;血源性感染;外伤、手术后直接感染;隐源性感染。

1. 临床与病理

临床表现:初期患者除原发感染症状外,一般都有急性全身感染症状。包膜形成以后,上述症状好转或消失,并逐渐出现颅压增高和局部定位征。以后可因脑疝形成或脓肿破溃而使病情突然恶化。

病理:(1) 急性脑炎期:灰质血运丰富,抵抗力强,故炎症易在白质发展,表现为白质区的水肿、白细胞渗出、点状出血(小血管栓塞和破裂)和小的软化灶。(2) 化脓期:随着坏死液化区扩大而融合为脓腔,多中心融合的脓腔内可见分隔。周围有不规则的炎性肉芽组织,相邻区有胶质增生,水肿开始减轻。(3) 包膜形成期:包膜形成与机体抵抗力和细菌毒力有关。通常在 1 ~ 2 周初步形成,4 ~ 8 周形成良好,但也有 6 ~ 12 个月包膜仍未形成者。

脓肿壁内层为炎症细胞带,中层为肉芽和纤维组织,外层是神经胶质层。脓腔内可呈液态、干酪或凝块状。脓肿破溃外溢,可形成多房脓肿。

2. 影像学表现

(1) CT 表现

急性脑炎期:表现为边界不清的低密度区,也可为不均匀的混杂密度区;增强扫描一般无强化,也可有斑点状强化;有占位效应。

化脓期和包膜形成期：平扫脓肿壁为等密度，壁可以完整也可以不完整，厚5～6 mm；约一半的病例可显示脓腔密度略低或呈水样低密度，有些脓腔内可见气液平面；水肿逐渐减退。增强扫描，脓肿内仍为低密度；化脓期脓肿壁轻度强化，一般略厚而不均匀，外缘模糊；包膜形成期，脓肿壁呈现完整、光滑、均匀、薄壁之特点且强化明显，脓肿可为圆形、椭圆形或不规则形（图3-6-1、图3-6-2）。

小脓肿：平扫显示脓肿与水肿融为一体，呈不规则低密度区，脓肿壁及腔显示模糊；增强扫描脓肿呈环状强化，少数呈结节状强化；病灶多位于幕上皮层区；占位征象轻。

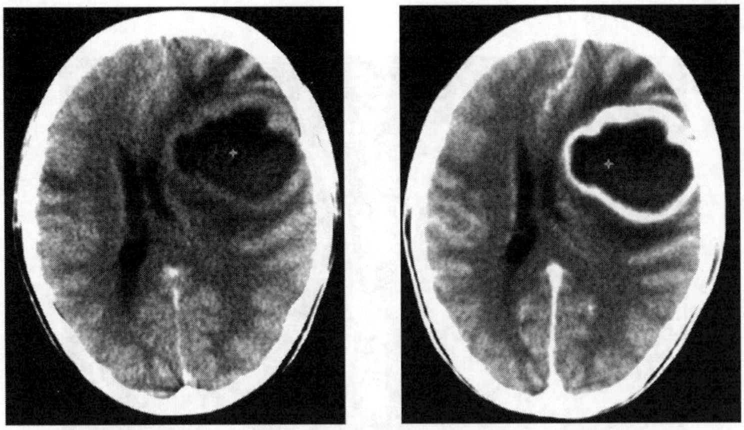

（a）平扫　　　　（b）增强

CT平扫（a）左额颞部见一环形略高密度影，其内呈低密度，占位征象明显（侧脑室及中线结构均受压向健侧偏移）；增强扫描（b）环壁明显强化，环壁光滑，腔内呈水样低密度，环壁外有低密度带环绕（病灶周围轻度水肿）。

**图3-6-1　左额颞部脑脓肿**

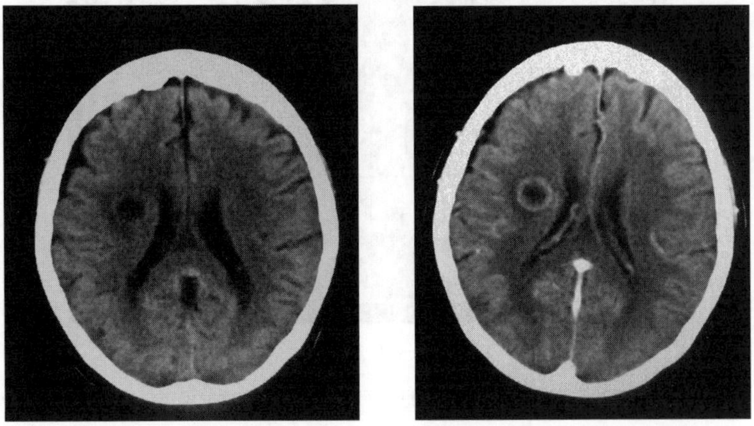

（a）平扫　　　　（b）增强

**图3-6-2　右侧脑室旁脓肿**

非典型脑脓肿：平扫只显示低密度，未显示等密度脓肿壁；脓肿壁强化不连续；部分呈环状强化，部分呈片状强化；多环重叠，或分房状强化；脓肿内有分隔。

（2）MRI 表现

急性脑炎期：脑炎初期，病变范围小，位于皮层或皮髓质交界处，$T_2$WI 呈略高信号，但需仔细辨认。病变进一步发展，范围增大，$T_1$WI 为低信号，$T_2$WI 为高信号，占位效应明显。

化脓期和包膜形成期：$T_1$WI 脓腔及其周围水肿为低信号，两者之间的脓肿壁为等信号环形间隔。$T_2$WI 脓腔及其周围水肿为高信号，脓肿壁为等或低信号。Gd-DTPA 增强，脓肿壁显著强化，脓腔不强化。脓肿壁一般光滑，无结节，但多房脓肿，可形成壁结节假象。有些脓肿亦可形成壁结节，花环状结构。DWI 检查，脓腔内为黏稠脓液，限制了水分子扩散而呈显著高信号（图 3-6-3）。

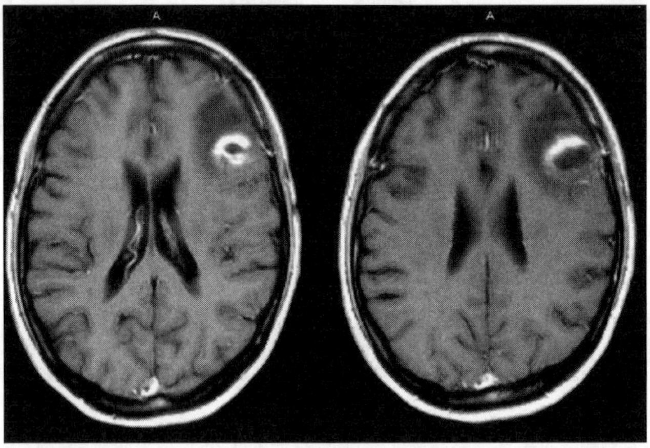


（a）初诊

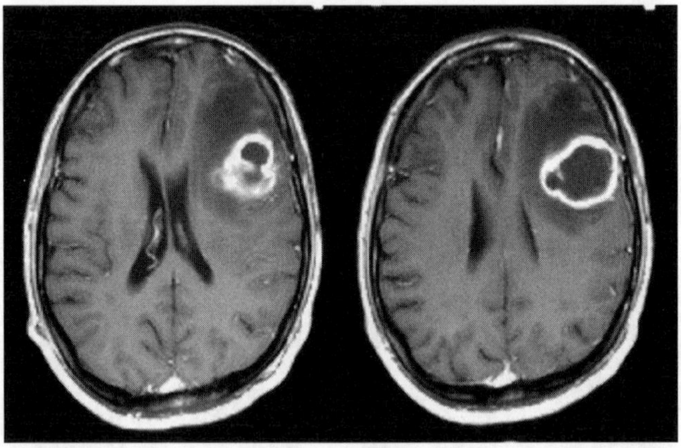

（b）5 天后复诊

示左侧额叶区病灶明显增大，脓肿壁环形强化，后者较前者更清晰明显。

**图 3-6-3　脑脓肿两次 MR 增强扫描对比**

3. 诊断与鉴别诊断

诊断要点：局部或全身感染可有颅压增高或定位体征。典型脑脓肿，CT 平扫显示等密度或环壁，也可仅见低密度区。增强扫描，环壁完整、光滑、均匀、薄壁及强化明显。

应注意非典型脑脓肿及小脓肿的特殊 CT 表现。

需与以下病症相鉴别诊断：星形细胞肿瘤、转移瘤、放射性脑坏死、脑内血肿吸收期、手术后残腔。

诊断价值比较：CT 和 MRI 对化脓性脑炎的敏感性高，特异性较差；CT 和 MRI 增强扫描对脓肿均有较高的诊断价值。磁共振功能成像还有利于脑脓肿的鉴别诊断。

## 二、颅内结核

颅内结核通常继发于肺结核或体内其他部位结核，为经血行播散所致，常发生于儿童和青年人。颅内结核可以是结核性脑膜炎、脑结核球或结核性脑脓肿，可单独发生，也可合并存在。经抗结核治疗后，结核灶可缩小、钙化，乃至完全吸收。但由于蛛网膜粘连和脑实质受损害，多有脑萎缩和脑积水后遗症。

**（一）临床表现**

1. 结核性脑膜炎

全身中毒表现、脑膜刺激征、颅压增高征象、癫痫、脑神经障碍、大脑与脑干受损的表现、意识障碍、腰穿脑脊液压力高、细胞及蛋白含量中度升高。

2. 脑结核球

与一般颅内占位表现相似，可有颅压增高及局灶定位体征。幕上结核球可出现头痛、癫痫、偏瘫、失语、感觉异常；幕下结核球呈现颅内高压和小脑功能失调的症状。

3. 结核性脑脓肿

主要表现为头痛、呕吐、发热及局限性脑炎的症状。

**（二）病理**

脑膜：有大量炎性渗出物（单核、淋巴细胞和纤维素）黏附，有时还可形成小的结核结节，主要累及软脑膜，以脑基底部的鞍上池尤为明显。亚急性或慢性期脑膜明显增厚粘连，可压迫脑神经，也可阻塞脑脊液循环通路形成脑积水。

脑实质：内有多发或单发的干酪样小结节，中心有坏死，少数有不规则软化灶。

脑结核球：常位于血运丰富的皮质内，呈结节或分叶状，大小为 2 ~ 6 cm。外围为纤维膜，中间有干酪样坏死物，少数有钙化，形成脓液者极少。周围炎性细胞少，但有星形细胞增生，有脑积水。

脑动脉炎：出现脑梗死。

结核性脑脓肿：很少见，常为多房性，大体病理与化脓性脓肿相仿，周边多为结核性肉芽组织。

**（三）影像学表现**

1. CT 表现

（1）结核性脑膜炎（图 3-6-4）

平扫显示蛛网膜下腔密度增高，以鞍上池、外侧裂池尤为明显，后期还可见点状钙化。增强扫描，上述区域可见形态不规则的明显强化，类似出血或阳性对比剂脑池造影的 CT 表现，还可以出现脑水肿、脑积水和脑梗死等。

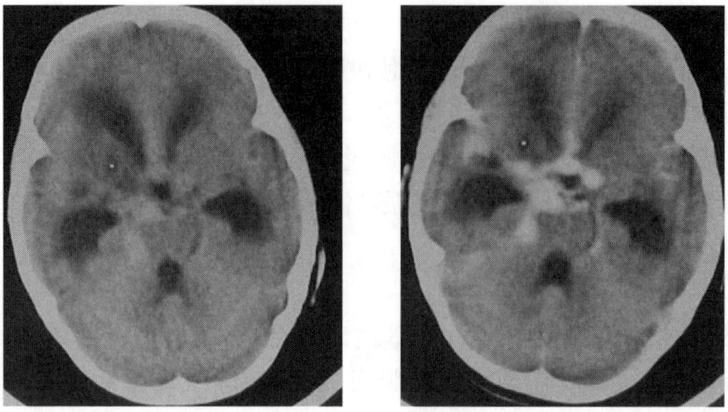

(a) 平扫　　　　(b) 增强

**图 3-6-4　结核性脑膜炎**

(2) 结核性脑脓肿(图 3-6-5)

平扫和增强扫描表现类似化脓性脑脓肿,但其内从无气体存在。

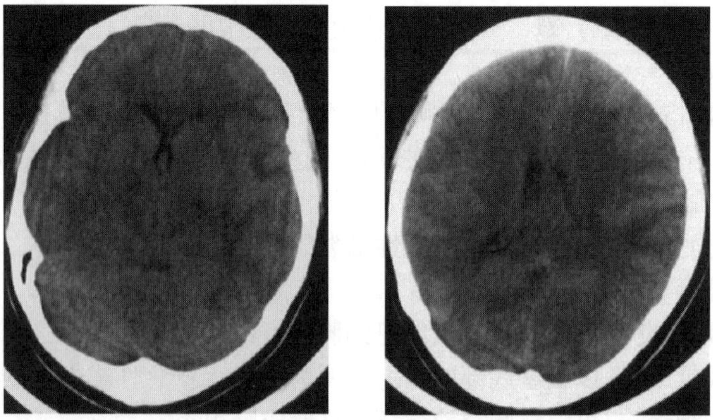

(a)　　　　(b)

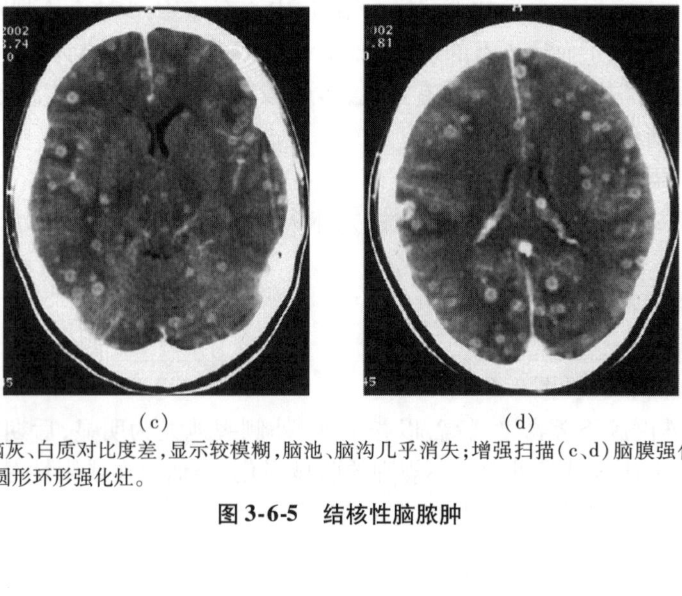

(c)　　　　(d)

(a、b)脑灰、白质对比度差,显示较模糊,脑池、脑沟几乎消失;增强扫描(c、d)脑膜强化,脑实质内散在多个类圆形环形强化灶。

**图 3-6-5　结核性脑脓肿**

病变可单发或多发,甚至广泛分布。在后者,平扫显示脑实质内多发小的等密度或低密度结节影,弥漫分布于大脑与小脑区;增强扫描结节有强化。

(3) 脑结核球

平扫为等密度、高密度或混杂密度的结节,有时结节内有钙化;周围有轻度水肿,有占位效应。

2. MRI 表现

脑膜炎以脑底部为重,视交叉池和桥前池结构分辨不清。$T_1$WI 信号增高,$T_2$WI 信号更高,Gd-DTPA 增强显示异常强化(图 3-6-6)。

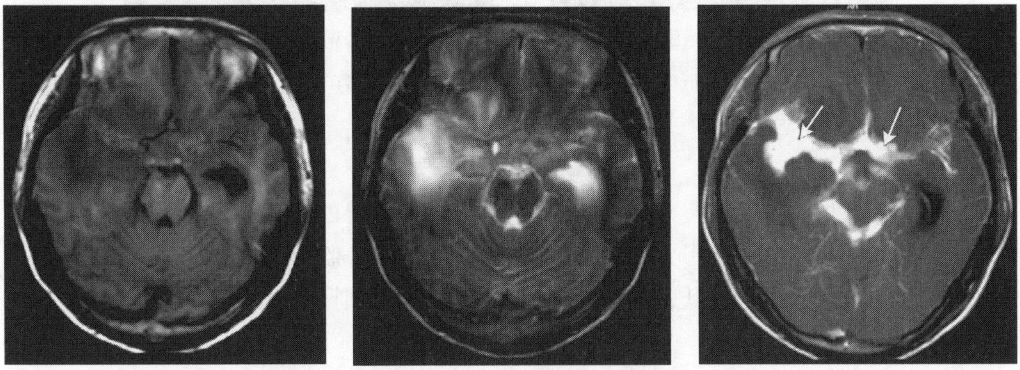

(a) (b) (c)

MRI 平扫示右额、颞叶大片异常信号区,$T_1$WI(a)呈低、等混杂信号,$T_2$WI(b)呈高、等混杂信号,病变周围脑质水肿明显;增强扫描(c)示右侧裂池、鞍上池及四叠体池区脑膜增厚、强化,呈高信号(↑),脑实质未见明显强化结节影。右侧脑室下角受压变窄,中线轻度左偏。

**图 3-6-6 结核性脑膜炎**

结核球 $T_1$WI 信号低,包膜为等信号; $T_2$WI 多数信号不均匀,包膜信号可低可高。钙化在 $T_1$WI 和 $T_2$WI 上均呈低信号(图 3-6-7)。

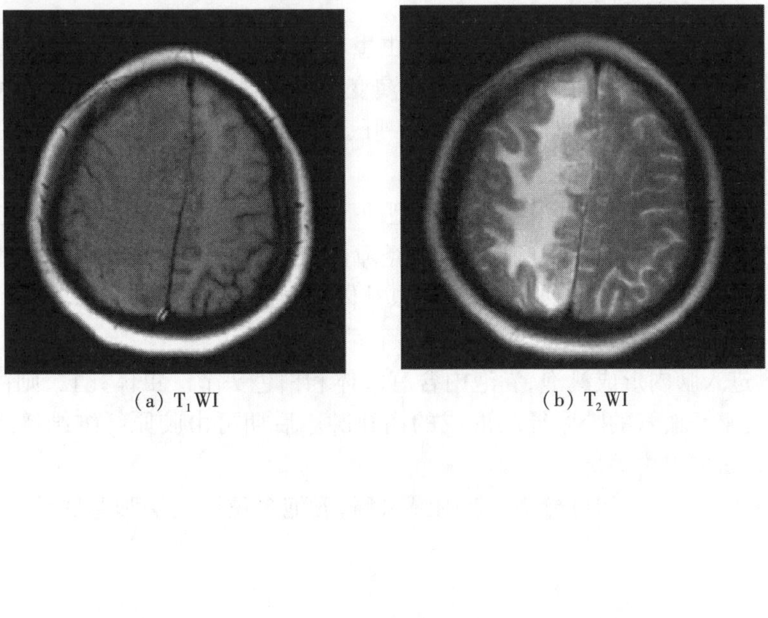

(a) $T_1$WI (b) $T_2$WI

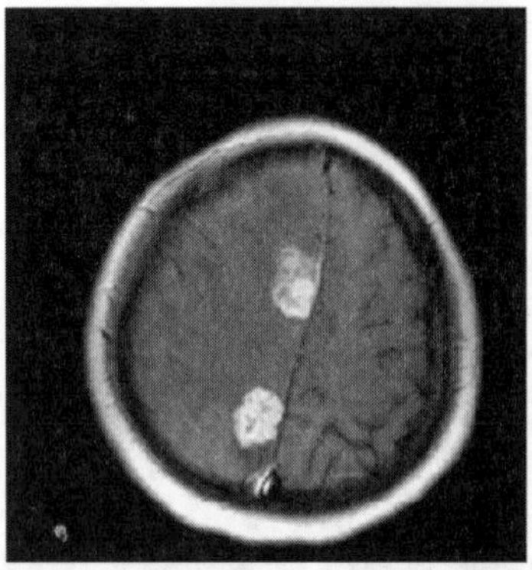

(c) $T_1$WI增强

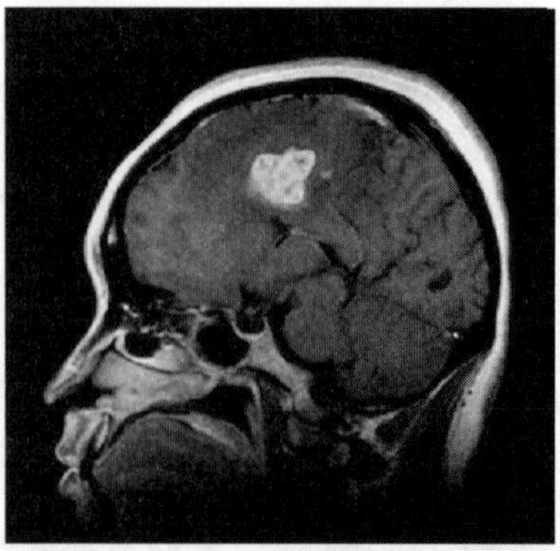

(b) $T_1$WI增强矢状面

$T_1$WI(a)示右侧顶叶大片低信号影,中线结构稍向左侧偏移；$T_2$WI(b)上呈高信号,贴近大脑镰侧见两个等信号结节;增强扫描(c、d)见两个异常强化的结节影。

**图 3-6-7　结核球**

### (四) 诊断与鉴别诊断

临床上有结核病史,缓慢发病,全身中毒症状,脑膜刺激征,脑脊液蛋白及细胞数中等程度升高,糖与氯化物降低,CT 和 MRI 表现如上所述,则可以诊断。脑底池钙化斑的出现有助于鉴别诊断。

结核球的定性诊断困难,同样必须结合临床。如出现上述影像学表现,又有结核感染的病史和临床表现,则应考虑结核球的可能。约半数的患者可无结核病史,CT 和 MRI 表现不典型时,与颅内原发瘤及转移瘤等鉴别困难。

结核性脑脓肿少见,与化脓性脑脓肿及脑肿瘤鉴别多较困难。

## 三、脑囊虫病

脑囊虫病是最常见的脑寄生虫病,全国各地均有发生。脑囊虫病又称囊尾蚴病,系猪绦虫幼虫寄生于脑部所致。

感染途径：人误食猪绦虫虫卵或猪绦虫患者呕吐时虫卵逆流入胃,在十二指肠处六钩蚴脱出钻入肠壁,经血液循环行至全身,演变为囊尾蚴。囊尾蚴寄生人体的部位依发生率高低依次为皮下组织、肌肉、脑、眼、心、肝、肺及腹膜等。

### (一) 临床表现

主要有意识障碍及精神障碍,各种类型的癫痫发作及发作后的一过性肢体瘫痪,锥体束征及锥体外系症状、小脑症状和脑神经障碍、颅高压、脑积水及强迫体位等。查体可见皮下结节,多位于头部及躯干部。囊虫补体结合试验可为阳性。

### (二) 病理

囊尾蚴进入脑内形成囊泡,囊泡内含有液体和白色头节。虫体死亡,则由炎性细胞包裹,外层是富于血管的胶原纤维形成的肉芽肿。后期可由胶原纤维结缔组织修复变成瘢痕,死亡虫体发生钙化。

根据病变的部位不同可分为：脑内囊虫病,囊泡多位于皮层和基底节,可从数个到数百个，甚至更多，表浅者凸起于脑表面 5～10 mm，但有时可形成单个大囊；脑室内囊虫病，囊泡游离或附在室管膜上，直径 10～20 mm，囊壁薄，可形成梗阻性脑积水；蛛网膜下腔内囊虫病，囊泡位于蛛网膜下腔，尤其是脑底池，有时相连如葡萄状，可形成脑膜粘连或阻碍脑脊液循环通路。

**（三）影像学表现**

1. CT 表现

（1）脑实质型

① 急性脑炎型：幕上半球广泛低密度，多位于白质，亦可散在位于皮层；全脑肿胀，脑沟窄，脑室小；增强扫描无强化。

② 多发小囊型：平扫在半球区有多发散在小圆形或卵圆形低密度影，直径 5～10 mm，其内可见小结节状致密影，为囊虫头节。病灶可分布于幕上半球，但以灰白质交界处多见。增强扫描一般无强化，周围有轻度水肿（图 3-6-8）。

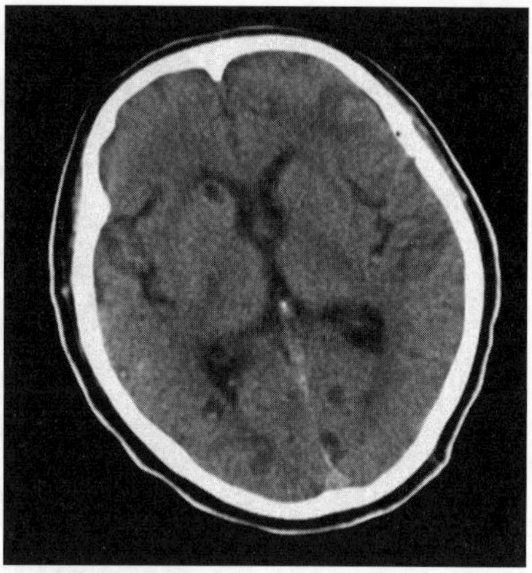

**图 3-6-8　多发小囊型**

③ 单发大囊型：系单一巨大囊尾蚴或多个囊尾蚴融合生长。CT 显示为脑内圆形、椭圆形或分叶状的低密度病灶，其内为脑脊液密度，边界清楚，无实性结节。大囊本身无强化，周边可因纤维组织增生而呈轻度环状强化。

④ 多发结节或环状强化型：平扫表现为散在多发不规则低密度影；增强扫描，低密度影出现结节。

⑤ 多发钙化型：脑实质内多发性钙化，圆形或椭圆形，直径 2～5 mm。有时仅见一片钙化，钙化周围无水肿，增强扫描无强化（图 3-6-9）。

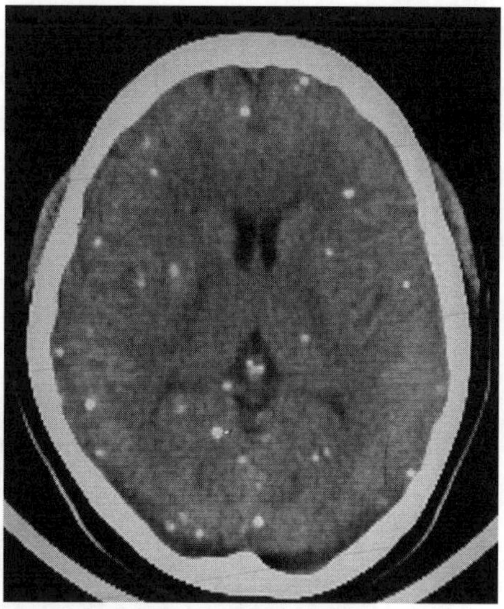

**图 3-6-9　多发钙化型**

（2）脑室型

以第四脑室多见，其次为第三脑室，侧脑室很少见。由于囊虫的囊泡密度与脑脊液相似，囊壁又薄，故 CT 扫描难以直接显示囊泡，仅表现为间接征象，脑室形态异常或者脑室局限性不对称扩大，脉络丛移位，梗阻性脑积水。有时囊泡内密度可高于脑脊液，囊壁可见环形强化或钙化。

（3）脑膜型

平扫可见下列征象：① 外侧裂、鞍上池囊性扩大，有轻度占位征象；② 蛛网膜下腔扩大、变形；③ 脑室对称性扩大。增强扫描有时可见囊壁强化或结节状强化，也可见到脑膜强化。

(4) 混合型

上述两种或两种以上类型表现同时存在(图 3-6-10)。

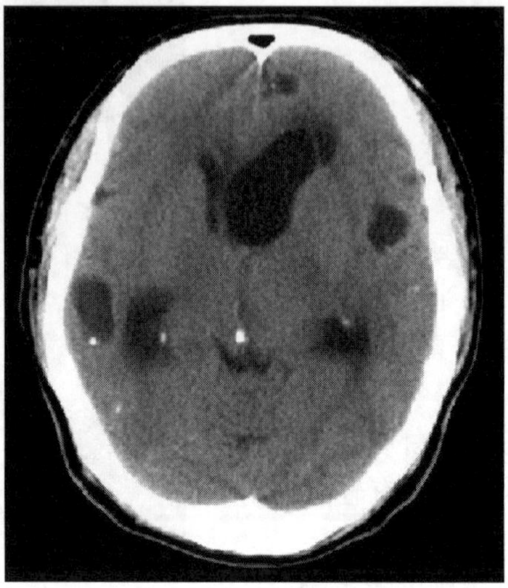

**图 3-6-10　混合型**

2. MRI 表现

脑实质型脑囊虫病 MRI 表现有一定特征，多呈圆形、大小为 2 ~ 8 mm 的囊性病变，其内有偏心的小点状影附在囊壁上，代表囊虫头节。脑囊虫存活期水肿轻。Cd-DTPA 增强，囊壁可强化，亦可不强化。囊虫死亡时，头节显示不清，周围水肿加剧，占位明显，强化环厚度增加。此时可出现白靶征，即在 $T_2$WI 上囊肿内囊液及周围水肿呈高信号，而囊壁与囊内模糊不清的头节呈低信号，低信号为囊虫逐渐纤维化、机化和钙化。黑靶征是指在 $T_1$WI 中囊肿内除有一点状高信号之外，均呈低信号(图 3-6-11)。

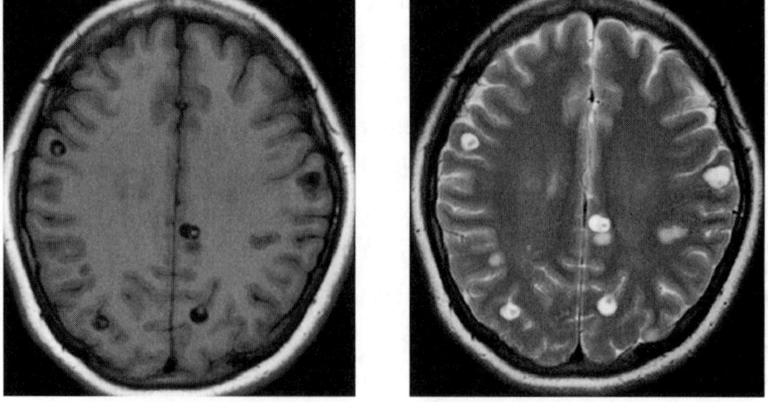

(a)　(b)

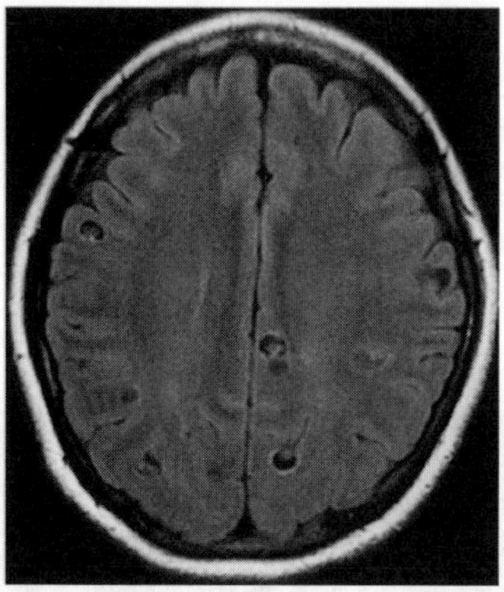

(c)

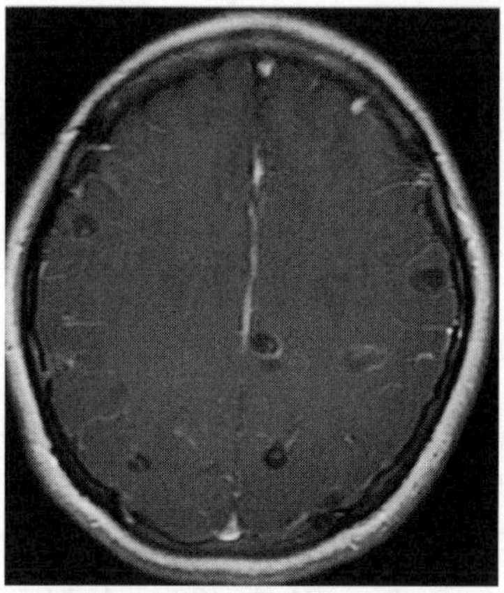

(d)

双侧幕上大脑半球皮层下多发圆形异常信号影。$T_1$WI(a)为低信号,内可见等信号头节,$T_2$WI(b)为明亮高信号,内可见点状低信号,FLAIR(c)为低信号,内可见点状高信号;增强扫描(d)病变呈环形强化,周围无明显水肿。

**图 3-6-11　脑囊虫病 MRI 表现**

位于脑室、脑池和脑沟的囊虫,大小为 2 ~ 8 mm 小圆形影,呈长 $T_1$、长 $T_2$ 信号,常见不到头节。邻近的脑实质可有光滑压迹。有的呈大囊病变,分叶状,有间隔,偶见头节位于边缘。

脑膜型脑囊虫可显示脑沟处有多发小囊,其中很多是脑沟内囊虫与脑膜粘连形成。

**(四) 诊断与鉴别诊断**

诊断要点:

(1) 临床表现多种多样,主要有癫痫发作,颅高压表现,运动障碍,精神异常和脑膜刺激征等。

(2) 有绦虫病史和皮下结节。

(3) 囊虫补体结合试验或囊虫间接血凝试验阳性。

(4) 观察 CT 及 MRI 表现。

鉴别诊断:

(1) 脑炎型需与下列病变鉴别: 多发性硬化、多发性脑梗死、皮质下动脉硬化性脑病。

(2) 单发大囊型需与下列病变鉴别: 皮样囊肿、表皮样囊肿、蛛网膜囊肿、脑穿通畸形。

(3) 多发小囊型需与下列病变鉴别: 脑转移瘤、脑脓肿。

诊断价值比较: 与 CT 相比,MRI 显示脑囊虫病的优势在于可评估囊虫存活。此外,对 CT 不易显示的部位,如脑底、眼眶等,MRI 的检出率高。

# 任务7　脊髓和椎管内疾病

## 一、脊髓和椎管正常影像表现

### (一) X线表现

脊柱常规检查位置有正位(前后位)、侧位和斜位。

正位片上(图3-7-1a),椎体呈长方形,四周围以骨皮质,轮廓光滑。椎体两侧有横突影,横突内侧可见环状致密影,代表椎弓根。在椎弓根的上下方可见上下关节突的影像。椎弓由椎弓根和椎板构成,椎板向后融合成棘突。各棘突连线在一条直线上。

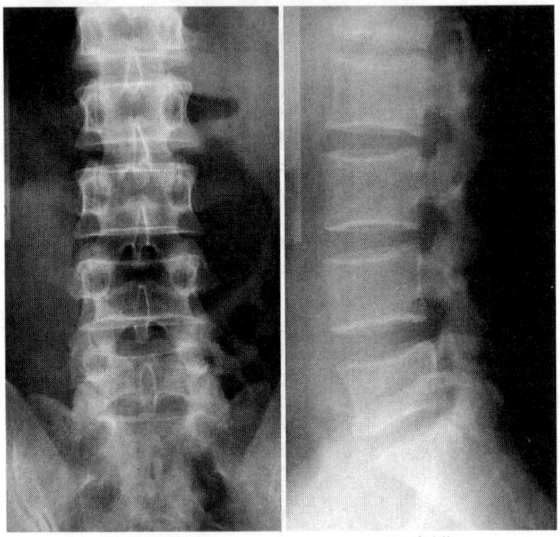

(a) 正位　　(b) 侧位

图3-7-1　腰椎正侧位

侧位片上(图3-7-1b),脊柱存在生理性弯曲,颈、腰曲向前凸,胸、骶曲向后凸。椎体亦呈长方形结构,椎弓居其后方,椎体和椎弓围成椎管,容纳脊髓,位于椎体后方,呈半透明区。上下关节突起源于椎弓根,下一个椎体的上关节突与上一个椎体的下关节突构成椎小关节。颈、胸椎的椎小关节在侧位上显示清楚,腰椎的椎小关节在正位及斜位片上显示清楚。相邻两椎体之间为椎间隙,有椎间盘居于其中,呈半透明状态。

左、右斜位片上,不同的部位显示的内容有所不同。在颈椎,主要显示椎间孔的大小形态、钩突关节及椎小关节等结构。在腰椎,则主要显示椎小关节和椎弓峡部有无不连接的情况。

### (二) CT表现

脊柱CT检查表现与扫描层面、位置有关,大致可分为通过椎弓根、椎间孔和椎间盘层面。

(1) 椎弓根层面(图3-7-2):可见椎管结构,正常椎管呈类圆、椭圆或近似三角形,由椎体、长弓根、椎板和棘突围成。各段椎管前后径不同,平均为16~17 mm、下限为11.5 mm;横径20~24 mm,下限16 mm。正常椎体骨皮质完整,椎体内可见均匀分布的稍高密度点状骨小梁影。

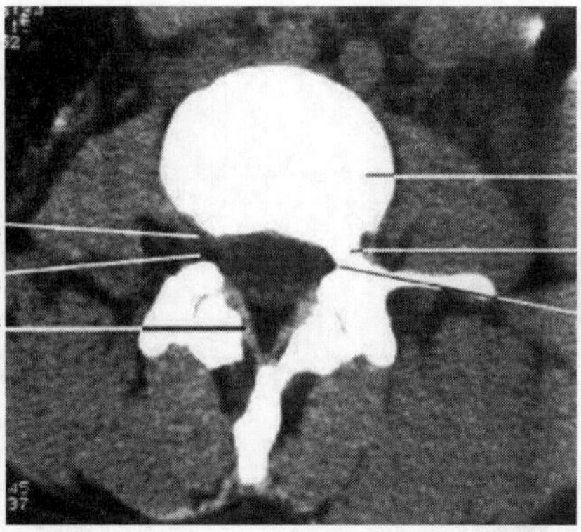


图 3-7-2 椎弓根层面

（2）椎间孔层面：椎间孔呈裂隙状位于椎管前外侧，前为椎体，后为椎小关节，上下为椎弓根，内与侧隐窝相连，有脊神经根通过。硬膜借周围脂肪显影，呈圆形或椭圆形，囊内含脊髓，平扫显示二者不可区分。神经根为直径 1 ~ 3 mm 的圆形影，位于硬脊膜囊前外方侧隐窝内。侧隐窝呈漏斗状，其前后径不小于 5 mm，内有脊神经通过。

（3）椎间盘层面：椎间盘呈软组织样密度影，CT 值为 80 ~ 120 HU，不能区分髓核和纤维环，其后方可见椎小关节及其关节面。黄韧带位于椎板和小关节突的内侧面，厚 2 ~ 4 mm，超过 5 mm 为黄韧带肥厚（图 3-7-3）。

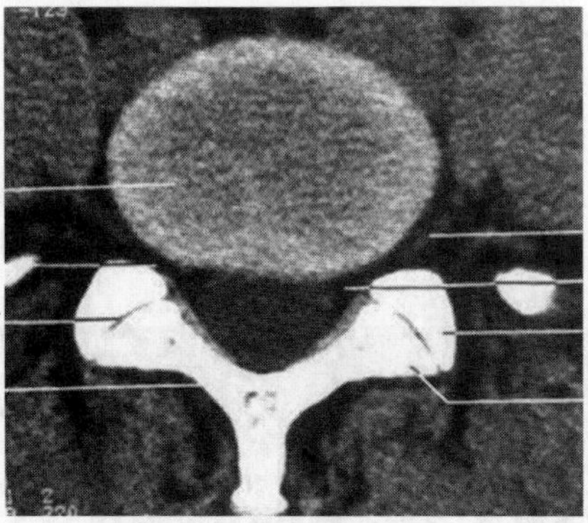


图 3-7-3 椎间盘层面

### （三）MRI 表现

1. 矢状面（图 3-7-4）

可以充分连续地显示脊髓及椎管内外的病变。在 $T_1WI$ 或 $T_2WI$，脊髓位于椎管中心呈中等信号的带状影，周围有低信号或高信号的蛛网膜下腔环绕（图 3-7-4）。

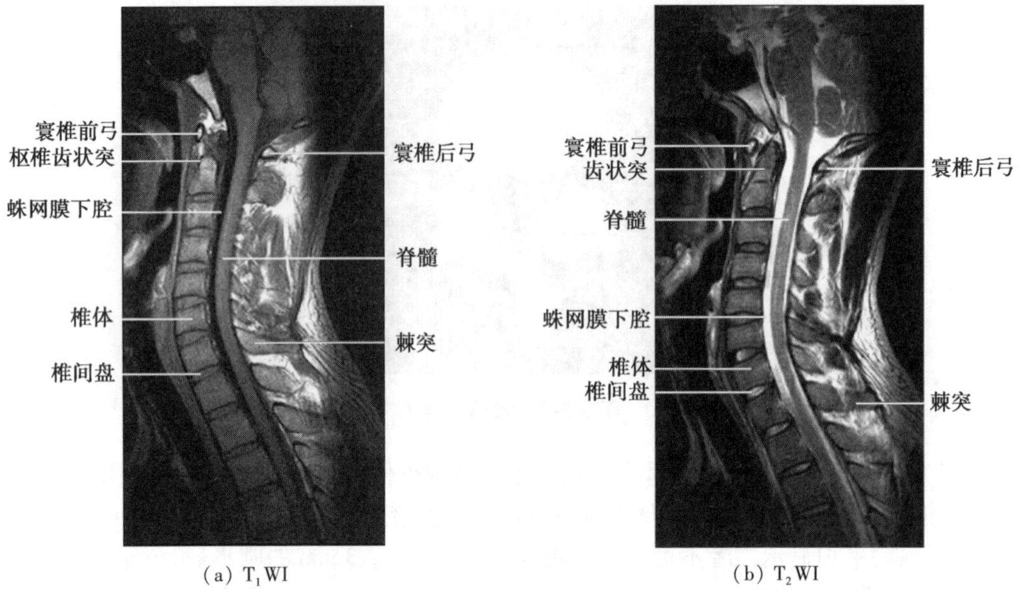


(a) $T_1WI$　　(b) $T_2WI$

**图 3-7-4　颈髓**

2. 冠状面

用于观察脊髓两侧的神经根和脊髓病变的形态，以甄别病变的部位是在髓内还是在髓外，以及病变的浸润范围。

3. 横断面（图 3-7-5）

在 $T_1WI$ 上，脊髓呈较高信号，位于低信号的蛛网膜下腔内；蛛网膜下腔周围的静脉丛、纤维组织和骨皮质均为低信号。在 $T_2WI$ 上，脊髓与脑脊液形成良好的对比，脑脊液呈高信号，而脊髓呈较低信号。横断面还可清晰显示硬膜囊及脊神经根。

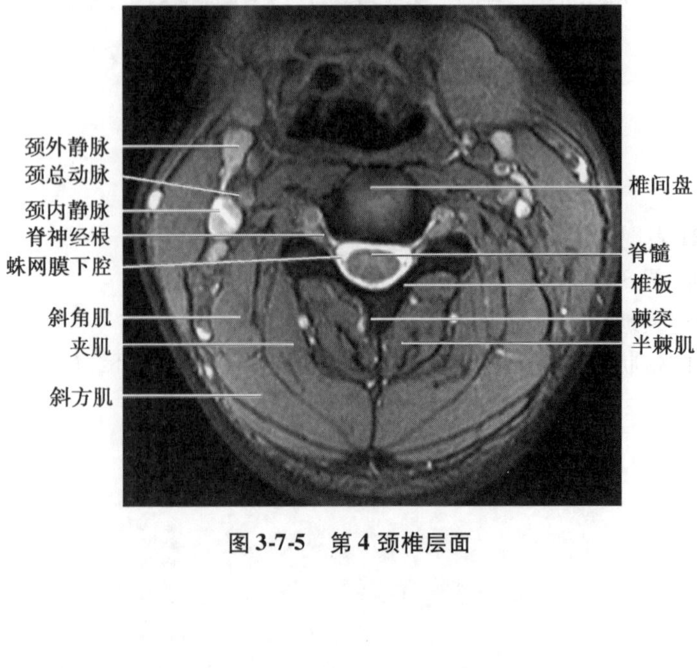


**图 3-7-5　第 4 颈椎层面**

## 二、椎管内肿瘤

椎管内肿瘤可发生在各个节段,按生长部位可分为脊髓内、脊髓外硬脊膜内和硬膜外三种,其中以脊髓外硬膜内肿瘤最为常见。平片诊断价值有限,主要靠 CT 和 MRI。在 CT 上,大部分椎管内肿瘤与其周围的正常软组织在密度上差别不大,只能根据不同肿瘤的好发部位、好发年龄、性别及一些 CT 显示的特征,如坏死后囊变、钙化和瘤内出血等来推断肿瘤的性质。MRI 是椎管内肿瘤定位和定性诊断最佳的影像学方法。

### (一) 室管膜瘤

1. 临床与病理

临床上多见于 30 ~ 70 岁人群,男性略多于女性。肿瘤生长缓慢,症状轻,就诊时常已长得较大。

室管膜瘤是最常见的髓内肿瘤,起源于中央管的室管膜细胞或终丝等部位的室管膜残留物,可发于脊髓各段,好发部位是腰骶段、脊髓圆锥和终丝。终丝的室管膜瘤易发生黏液样变,部分肿瘤可有出血,但很少引起蛛网膜下腔出血。肿瘤边界比较清楚,可发生囊变,其囊腔大小不一,可与蛛网膜下腔相通。

2. 影像学表现

(1) CT 表现

平扫可见脊髓密度均匀性降低,外形呈不规则膨大。肿瘤边缘模糊,与正常脊髓分界欠清,囊变较常见,表现为更低密度区,静脉注射对比剂后,囊变部分无强化,肿瘤实质部分轻度强化或不强化,有时可在近中央管的部位见到异常强化影。钙化比较少见。当肿瘤扩张、压迫邻近骨质时,可见椎管扩大。行 CT 脊髓造影(CTM)可见蛛网膜下腔变窄、闭塞,延迟扫描有时可见对比剂进入囊腔。

(2) MRI 表现

在 $T_1$WI 上,肿瘤呈均匀性信号减低区,其信号与邻近脑脊液信号相似,当肿瘤囊变或邻近脊髓中央管扩张时,则信号不均匀。在 $T_2$WI 上,肿瘤信号增高,由于水肿亦呈高信号,难以将肿瘤组织与水肿区分开。Gd-DTPA 增强扫描,肿瘤呈均匀强化,水肿及囊变区无强化(图 3-7-6)。腰骶部肿瘤引起蛛网膜下腔阻塞时,由于脑脊液搏动减弱,加之脑脊液内蛋白含量增加,肿瘤邻近部位蛛网膜下腔内脑脊液信号可异常增高。肿瘤切除术后,由于解剖结构的改变及术后软化灶的存在,MRI 平扫难以确定是否有残留或复发时,Gd-DTPA 增强扫描即能确定是否有异常强化的肿瘤组织存在。对比增强检查对残留和复发肿瘤的检出很敏感,表现为肿瘤有增强,而手术后改变引起的对比增强应在 2 ~ 3 个月后消退。Gd-DTPA 增强扫描还能发现未引起脊髓形态变化的小肿瘤。

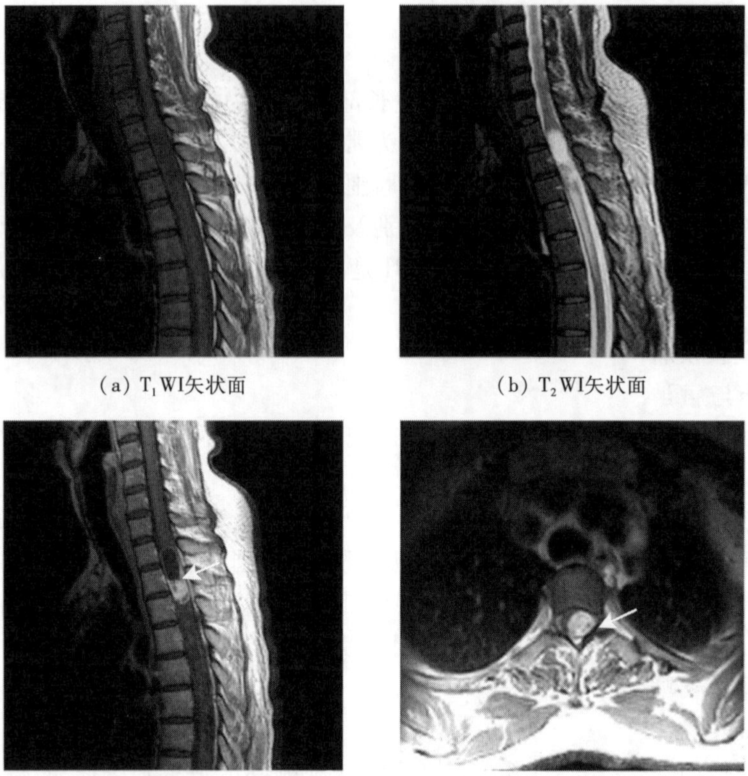

(a) $T_1$WI矢状面　(b) $T_2$WI矢状面　(c) $T_1$WI增强矢状面　(d) $T_1$WI增强横断面

$T_2$WI(b)显示椎管内高信号占位，下段脊髓中央管有扩张，$T_1$WI(a)肿瘤信号为低信号，增强扫描(c、d)肿瘤明显不均匀强化，脊髓受压向右侧移位。

**图 3-7-6　室管膜瘤**

3. 诊断与鉴别诊断

典型的室管膜瘤 CT 平扫呈低密度影，CTM 显示脊髓局灶性增粗，蛛网膜下腔狭窄，增强扫描肿瘤可轻度强化；MRI 扫描 $T_1$WI 呈均匀低信号，$T_2$WI 呈高信号，注射 Gd-DTPA 后明显强化。肿瘤无明显实性成分而以囊变为主要表现时，较难与脊髓空洞症鉴别。此外，尚需与星形细胞肿瘤、血管网状细胞瘤等其他髓内肿瘤相鉴别。

**(二) 星形细胞肿瘤**

1. 临床与病理

临床上多见于儿童，无性别差异。颈、胸段髓内肿瘤出现症状早，症状重患者就诊时肿瘤常较小，脊髓在外形上变化不大或轻度膨大。

星形细胞肿瘤为髓内肿瘤，恶性程度较脑内星形细胞肿瘤低。发病部位以胸、颈段最多见，脊髓远端和终丝较少见，病变一般局限，但可呈浸润性生长，尤其在儿童，往往累及多个脊髓节段，甚至脊髓全长。脊髓明显增粗，表面可有粗大迂曲的血管，肿瘤与正常脊髓组织无明显分界，上下两端常呈梭形，可发生囊变，有时合并脊髓空洞。肿瘤恶性程度的高低与病变范围的大小往往不成正比。

2. 影像学表现

（1）CT 表现

平扫肿瘤呈略低密度或等密度，少数可呈高密度，边界不清。增强扫描肿瘤强化不均匀，少数可见均匀强化，囊变较常见。由于水肿和肿瘤浸润，脊髓密度减低和不规则增粗，邻近蛛网膜下腔狭窄，CTM 能显示脊髓外形和蛛网膜下腔的改变。可见椎管扩大，钙化少见。

（2）MRI 表现

在 $T_1$WI 上肿瘤信号低于脊髓；在 $T_2$WI 上肿瘤信号明显增高，由于水肿的缘故，在 $T_2$WI 上显示病变范围较 $T_1$WI 大（图 3-7-7）。因病变范围较广且常合并出血、坏死、囊变，

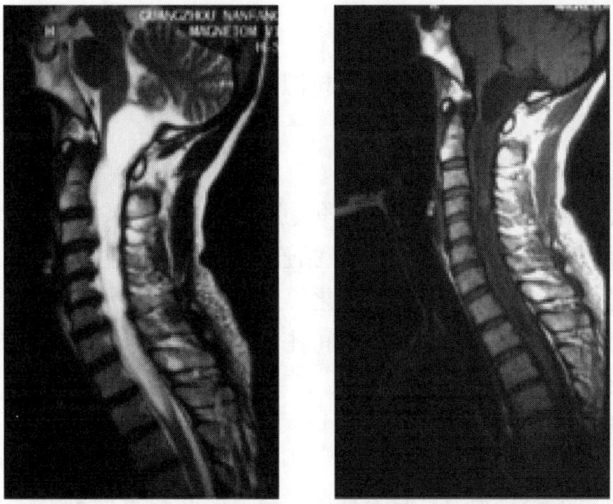

(a) $T_2$WI　　(b) $T_1$WI

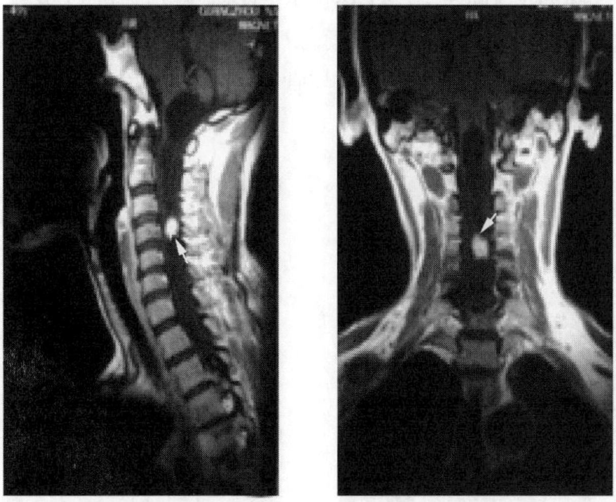

(c) $T_1$WI增强　　(d) $T_1$WI增强

病灶较长，累及整个颈髓并向下达胸第 2 水平，$T_2$WI(a)呈高信号，$T_1$WI(b)呈低信号，其内见斑片状稍高信号（颈第 3、4 水平），增强扫描（c、d）实性部分强化明显。

**图 3-7-7　星形细胞肿瘤**

其信号强度可不甚均匀，坏死和囊变表现为更长 $T_1$、$T_2$ 信号，出血在 $T_1$WI 上表现为高信号。Gd-DTPA 增强扫描，可见肿瘤实质部位明显强化，有些低度恶性肿瘤血脑屏障较完整，早期可不出现强化，但延迟后扫描，仍可见明显强化；肿瘤周围水肿及坏死、囊变区无强化。Gd-DTPA 增强扫描能确定肿瘤术后是否有残存或复发，并能发现小肿瘤。

3. 诊断与鉴别诊断

根据 CT 和 MRI 表现，结合临床表现及发病部位，髓内星形细胞肿瘤不难诊断。星形细胞肿瘤与室管膜瘤的鉴别在于前者多见于儿童，以颈、胸段最为常见，较少累及马尾和终丝，累及范围较大，伴发囊肿的机会较少；而室管膜瘤较局限，呈边界清楚的结节状，并伴广泛的囊肿。

**（三）神经鞘瘤**

神经鞘瘤为最常见的椎管内肿瘤，起源于神经鞘膜的施万细胞，故又称施万细胞瘤。

1. 临床与病理

病理上可发生于椎管的各个节段，以颈、胸段略多，呈孤立结节状，有完整包膜，常与 1 ~2 支脊神经根相连，与脊髓多无明显粘连。由于肿瘤生长缓慢，脊髓长期受压，常有明显压迹，甚至呈扁条状，伴有水肿、软化等。可发生囊变，较大的肿瘤内可有小片状出血，极少发生钙化。肿瘤从硬膜囊向椎间孔方向生长，使相应椎间孔扩大。延及硬膜内外的肿瘤常呈典型的哑铃状。

2. 影像学表现

（1）CT 表现

平扫肿瘤呈圆形实质性肿块，密度较脊髓略高，脊髓受压移位；增强扫描呈中等均一强化。肿瘤易向椎间孔方向生长，致其扩大，骨窗像可见椎弓根骨质吸收破坏，椎管扩大。当肿瘤穿过硬膜囊神经根鞘向硬膜外生长时，肿瘤可呈哑铃状外观。CTM 可清楚显示肿瘤阻塞蛛网膜下腔的部位、肿瘤与脊髓的分界及脊髓移位情况，肿瘤阻塞部位上、下方的蛛网膜下腔常扩大（图 3-7-8）。

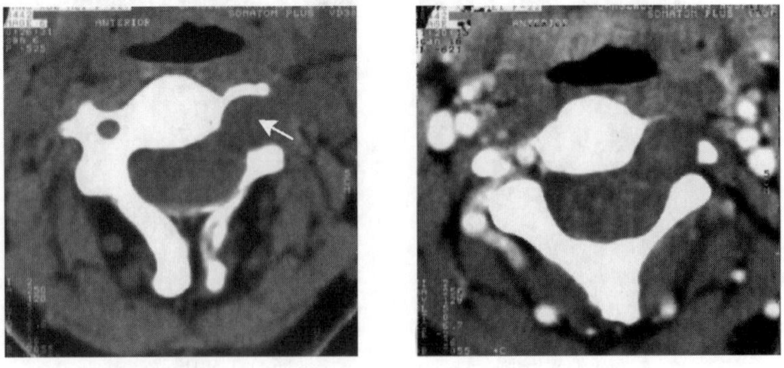

(a)　　　　(b)

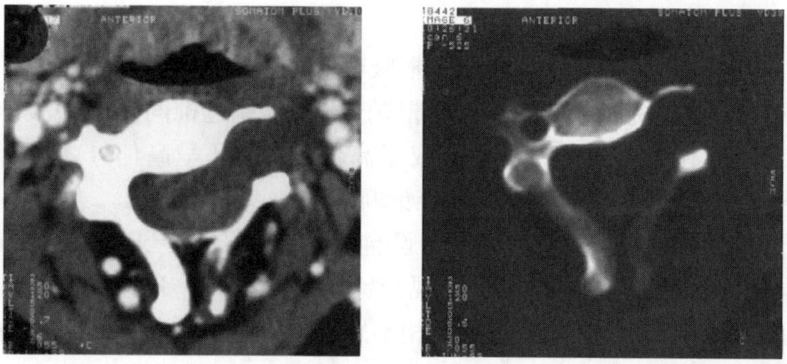

(c)　　　　(d)

CT 平扫(a)于 C2～C3 椎体平面左侧椎管内髓外硬膜下区见一哑铃形占位病变,边界尚清,密度略低于肌肉,并沿 C2 左侧椎间孔向外生长(a↑);增强扫描(b、c)病灶轻度强化,骨窗(d)见左侧椎间孔扩大,邻近骨质受推压。

**图 3-7-8　神经鞘瘤的 CT 表现**

(2) MRI 表现

在 $T_1$WI 上,肿瘤信号略高于或等于脊髓,边缘光滑,常较局限,当肿瘤较大时常同时累及数支神经根,尤以后根多见,肿瘤常位于脊髓背外侧,脊髓受压移位,肿瘤同侧蛛网膜下腔扩大。在 $T_2$WI 上肿瘤呈高信号。Gd-DTPA 增强扫描,肿瘤明显均一或不均一强化,肿瘤的边界更加清楚锐利,与脊髓分界清楚。横断面或冠状面图像能清晰观察到肿瘤穿出神经孔的方向和哑铃状肿瘤全貌(图 3-7-9)。

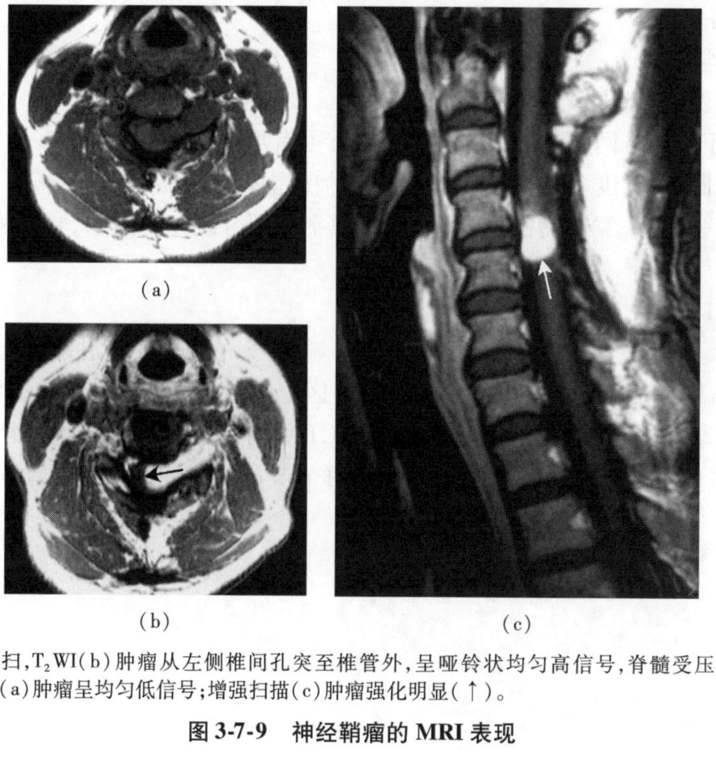

(a)　(b)　(c)

MRI 平扫,$T_2$WI(b)肿瘤从左侧椎间孔突至椎管外,呈哑铃状均匀高信号,脊髓受压向右移位(↑);$T_1$WI(a)肿瘤呈均匀低信号;增强扫描(c)肿瘤强化明显(↑)。

**图 3-7-9　神经鞘瘤的 MRI 表现**

3. 诊断与鉴别诊断

神经鞘瘤常有相应椎间孔扩大、椎弓根吸收破坏等骨质结构改变；在 CT 扫描上可见略高于脊髓密度的肿瘤，易发生于神经根鞘部位，常穿过椎间孔向硬膜外发展，呈典型的哑铃状外观。在 MRI 上，$T_1$WI 呈等或略高信号，$T_2$WI 呈高信号，Gd-DTPA 增强扫描，肿瘤显著强化，根据上述典型表现不难诊断。

但需与其他髓外硬膜内肿瘤区别：脊膜瘤密度或信号改变虽与神经鞘瘤相似，但易出现钙化，向椎间孔侵犯者较少，很少出现哑铃状改变，两者多可区别。胸段神经鞘瘤穿出椎间孔向椎旁生长时，应与纵隔肿瘤相鉴别。

**(四) 脊膜瘤**

脊膜瘤的发病率在椎管内肿瘤中居第二位，起源于蛛网膜细胞，也可起源于蛛网膜和硬脊膜的间质成分。主要发生在胸段，颈段次之，腰骶段极少。

1. 临床与病理

绝大多数肿瘤生长于髓外硬膜内，少数可长入硬膜外，通常发生在靠近神经根穿过的突起处，大多数呈圆形或卵圆形，大小不等，一般 2～3.5 cm，以单发为多，呈实质性，质地较硬，包膜上覆盖有较丰富的小血管网，肿瘤基底较宽，与硬脊膜粘连较紧，很少附着于蛛网膜，极少浸润到脊髓内。肿瘤压迫脊髓使之移位、变形，在受压部位的远端，由于血供障碍，可出现水肿、软化甚至囊变。少数脊膜瘤可发生恶变。组织学上，脊膜瘤可有多种类型，以上皮型最常见，成纤维细胞型和砂粒型次之，其他类型较少。切片中大部分可见到钙化，年龄越大，钙化率越高。临床上 2/3 以上发生于中年，高峰在 30～50 岁，女性略多。

2. 影像学表现

(1) CT 表现

最常见于胸段蛛网膜下腔后方，邻近骨质可有增生性改变，肿瘤多为实质性，较局限，椭圆形或圆形，密度多高于相应脊髓，有时在瘤体内可见到不规则钙化。增强后扫描，肿瘤中度强化。CTM 可见肿瘤部位蛛网膜下腔部分或完全阻塞，脊髓受压变细并有明显移位。

(2) MRI 表现

在 $T_1$WI 上肿瘤呈等信号，少数可低于脊髓信号，在 $T_2$WI 上肿瘤信号多有轻度增高，当肿瘤出现囊变时，其内可见高信号囊变区。Gd-DTPA 增强扫描，肿瘤显著强化，与脊髓界限清楚，可有硬膜尾征。MRI 可较 CT 更清晰显示蛛网膜下腔阻塞和脊髓受压情况，脊髓多向健侧移位，肿瘤很少超过两个节段，恶变时可突破脊膜长至硬膜外(图 3-7-10)。

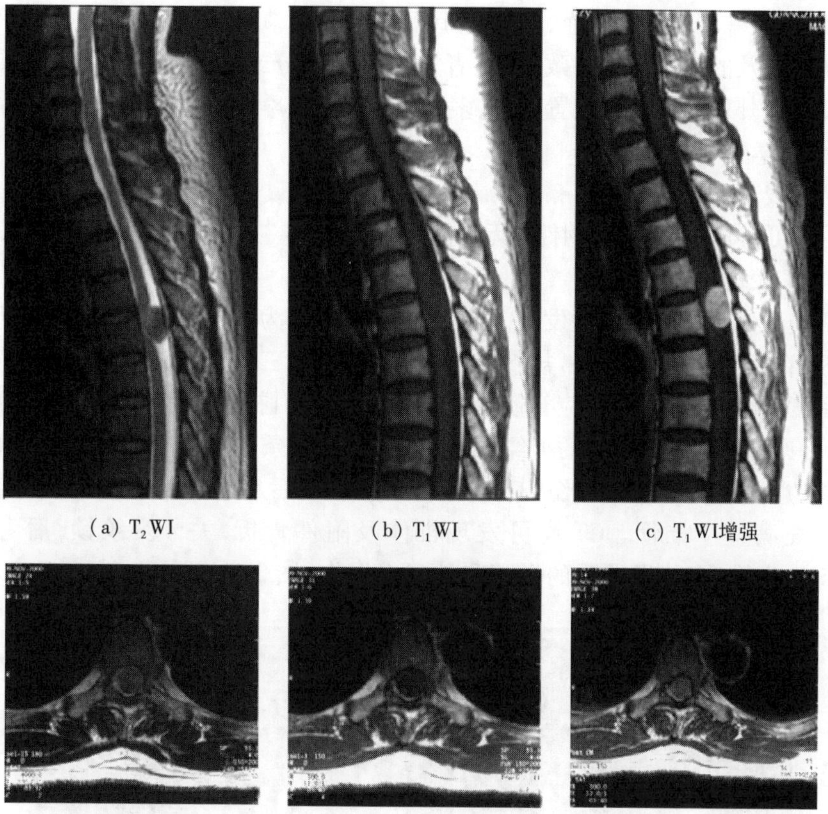

(a) $T_2WI$　(b) $T_1WI$　(c) $T_1WI$增强

(d) $T_2WI$　(e) $T_1WI$　(f) $T_1WI$增强

**图 3-7-10 胸 5 层面脊膜瘤**

3. 诊断与鉴别诊断

脊膜瘤 CT 和 MRI 表现具有一定特征性，诊断不难，但需与神经鞘瘤鉴别。脊膜瘤常发生于胸段，女性多见，本病钙化出现率高，是鉴别这两种肿瘤的主要征象之一。另外，本病很少引起神经孔扩大，哑铃形肿瘤明显少于神经鞘瘤。

## 三、脊髓外伤

脊髓外伤是一种非常严重的损伤，车祸、工伤、运动及火器伤是引发脊髓外伤的主要原因。

1. 临床与病理

临床上，脊髓损伤的早期阶段主要表现为脊髓休克，如系脊髓震荡则短期内可恢复正常，脊髓挫伤或部分断裂时，其功能不完全性恢复，完全横断时，其损伤平面以下的运动和感觉均消失。

病理上按损伤轻重程度将其分为脊髓震荡、脊髓挫裂伤、脊髓压迫或横断、椎管内血肿。脊髓震荡属最轻的类型，为短暂的脊髓功能超限抑制所致，脊髓形态一般正常。脊髓挫裂伤常伴有较严重的脊椎骨折和脱位，脊髓内可见点片状或局灶出血，常合并水肿、液化坏死及蛛网膜下腔出血,病变可上下波及数个节段,以至脊椎损伤水平可以与脊髓损伤所累及的水平不相一致,严重者脊髓可呈部分或完全断裂。神经根撕脱和硬膜囊撕裂常与外伤时上肢的位置有关,多发生于 C7 ~ C8 及 TI 神经根。

2. 影像学表现

(1) X 线表现

平片上可以显示椎体及其附件有无骨折或脱位、关节突有无绞锁、椎管内有无碎骨片等。

(2) CT 表现

脊髓震荡伤患者多无阳性发现。脊髓挫裂伤表现为髓内密度不均,有时可见点状高密度区,脊髓压迫和横断时常规扫描显示欠佳,需行三维重组和 CTM,脊髓内血肿表现为高密度,髓外血肿常使相应脊髓受压移位。CTM 对神经根撕脱和脊髓横断意义较大,前者可见对比剂溢入撕脱的神经根鞘内,呈囊状或条状高密度,硬膜囊撕裂时边缘模糊不清,严重者可见对比剂溢出至周围软组织中;后者表现为脊髓结构紊乱,高密度对比剂充满整个椎管。CT 尚可发现椎体及附件骨折,关节突绞锁,后者常见于 C4/5、C5/6 脊椎,多伴发严重的脊髓和神经根损伤(图 3-7-11)。

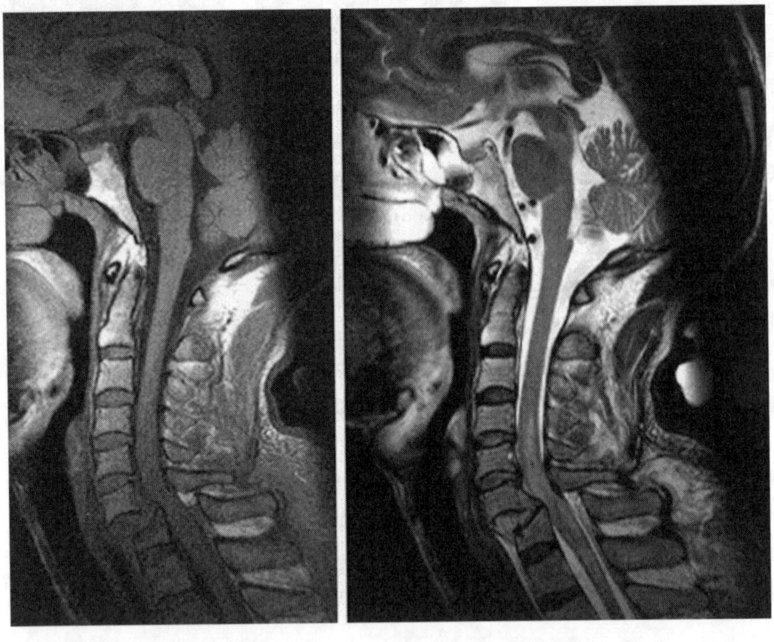

(a) $T_1WI$　　(b) $T_2WI$

矢状面示颈椎生理曲度消失,C6/7 间脱位,C6 向前滑脱,C7 椎体压迫颈髓,C4 ~ TI 脊髓略肿胀,$T_1$ 呈稍低信号、$T_2$ 呈稍高信号改变,C6 ~ C7 层面骨性椎管狭窄。

**图 3-7-11　C7 压缩性骨折并 C6 椎体向前滑脱、脊髓挫裂伤**

(3) MRI 表现

脊髓震荡多无阳性发现。脊髓挫裂伤在 $T_1WI$ 上见脊髓外形膨大,信号不均,可见低信号水肿区也可无信号异常,仅见脊髓外形改变,但 $T_2WI$ 可见不均匀高信号。合并出血时,急性期 $T_1WI$ 可正常,而 $T_2WI$ 呈低信号,亚急性期 $T_1WI$ 和 $T_2WI$ 均呈高信号。脊髓横断时,MRI 可清晰观察到脊髓横断的部位、形态及脊椎的损伤改变。$T_2WI$ 上不需使用对比剂就能直接观察到神经根撕脱和硬膜囊撕裂。脊髓挫裂伤或血肿后遗期,可形成软化灶,表现为髓内长 $T_1$、长 $T_2$ 信号病灶。

3. 诊断与鉴别诊断

根据明显的外伤史和典型的 X 线、CT 和 MRI 表现,脊髓损伤不难诊断。显示骨折和碎骨片位置,X 线和 CT 要优于 MRI,而显示脊髓受压、髓内改变和椎管内出血方面,MRI 明显优于 X 线和 CT。外伤后脊髓软化灶需与脊髓空洞症及髓内肿瘤囊变鉴别。

# 任务 8　五官及颈部常见疾病

## 一、眼及眼眶

### (一) 正常影像学表现

眼眶由额骨、筛骨、泪骨、蝶骨、颧骨、腭骨和上颌骨构成,与鼻窦、颅前窝、颅中窝毗邻。眼眶呈四棱锥形,眶前缘朝向前外,眶尖指向后内方。眼眶内有眼球及眼外肌、视神经等附属结构。

1. 正常 X 线表现

(1) 眼眶后前位: 眼前缘呈类方形,四角圆钝。眶腔内可见由蝶骨大翼及蝶骨小翼围成的眶上裂,通常两侧对称(图 3-8-1)。

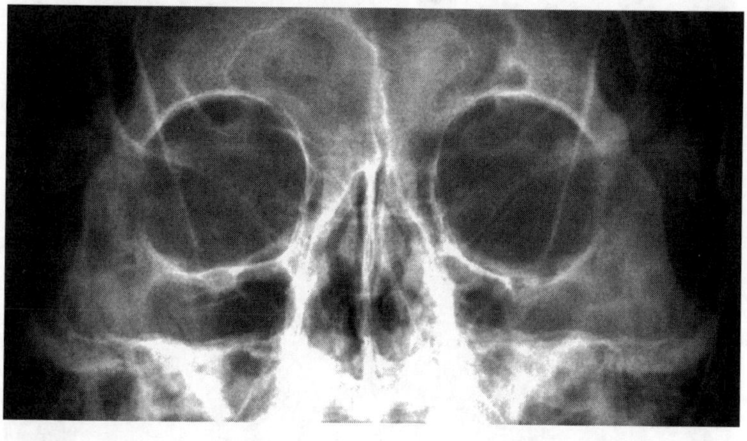

**图 3-8-1　眼眶后前位 X 线表现**

(2) 眼眶侧位: 两侧结构重叠,可观察眶顶壁、眶底壁及眶腔密度,需结合眼眶正位片观察。

2. 正常 CT 表现

常规采用横断面和冠状面扫描,层厚 3 ~ 5 mm,范围包括全部眼眶,用软组织窗观察。外伤时采用 HRCT 扫描技术，层厚 2 mm，并行骨算法重建，用骨窗观察。怀疑占位时可行 CT 增强扫描。目前，眼眶多层螺旋 CT 检查已经成为常规的影像检查技术，由于采集的数据是容积数据，可以利用计算机后处理技术实现一次采集数据后，横断、冠状和斜矢状面重组及三维重组。

眶内结构的密度不同，从而产生自然对比。CT 图像上，眶壁骨质呈高密度。球壁、泪腺、眼外肌及视神经呈等密度。晶状体呈均匀高密度，CT 值为 120～140 HU。玻璃体密度略低，眶内脂肪呈低密度。眼外肌的厚度因部位不同而变化，肌腹处较肌腱和 Zinn 总腱环（眼眶筋膜在眶尖处与颅内骨膜及硬脑膜相延续，在眶尖处增厚成一纤维环，为大部分眼外肌的起点）处厚。

眼眶横断面（图 3-8-2）可显示大部分眶内及颅中窝结构，眶内、外壁，内、外直肌，视神经显示较好，眼上静脉亦可清楚显示，但很难在同一层面完整显示上、下直肌或上、下斜肌。眶尖区可观察到眶上裂、眶下裂及视神经管。

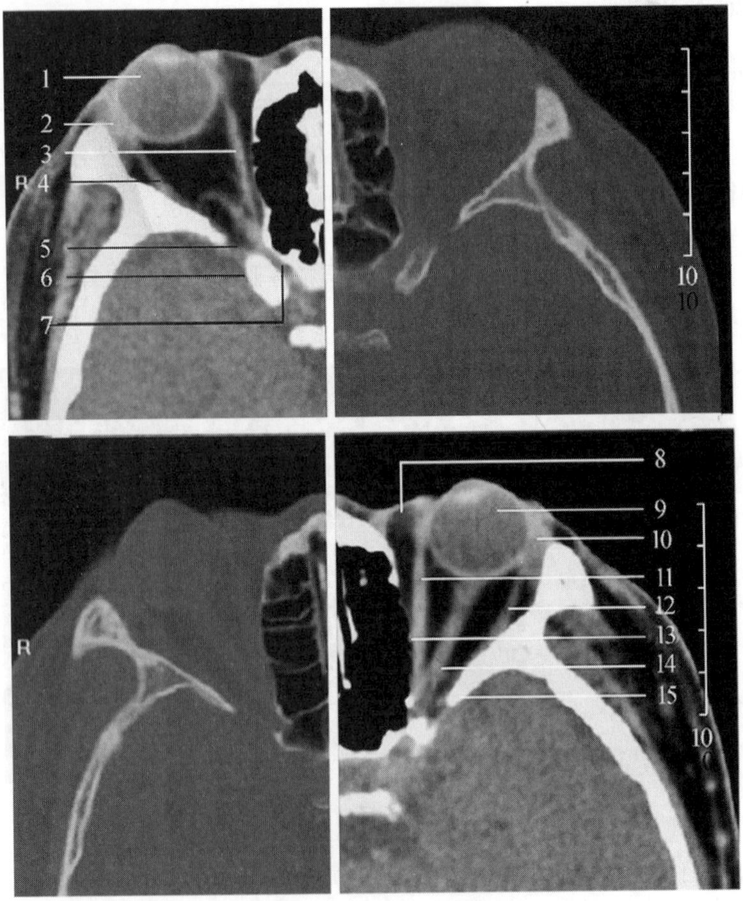


1. 眼球；2. 泪腺；3. 内直肌；4. 外直肌；5. 眶上裂；6. 前床突；7. 视神经管；8. 泪囊；9. 眼球；10. 泪腺；11. 内直肌；12. 外直肌；13. 眼眶内壁；14. 视神经；15. 眼眶外壁

**图 3-8-2　眼眶横断位**

眼眶冠状面(图 3-8-3),上睑提肌与其下的上直肌很靠近,肌腹以后很难完全区分,故合称眼上肌群。眼上静脉在其下,呈小圆形影。内直肌之上可见上斜肌。眼球赤道层面眼球与眶下壁之间可见自外上向内下斜行的下斜肌,其上靠眼球下壁可见下直肌肌腱断面。眼眶内上象限前层近眶内壁处偶见两侧对称的点状致密影,为骨化的滑车纤维软骨。眼球后层面可见 4 条直肌和上斜肌围成的肌锥内间隙,中间有视神经通过,眼动脉和其并行。眶尖区各孔、裂显示优于横断面,眶上裂及眶下裂呈“八”字形结构,眶上裂将蝶骨大翼和蝶骨小翼分开,眶下裂位于蝶骨大翼眶板与上颌骨眶板之间。视神经管由蝶骨小翼的两个根和蝶骨体围成(图 3-8-3)。

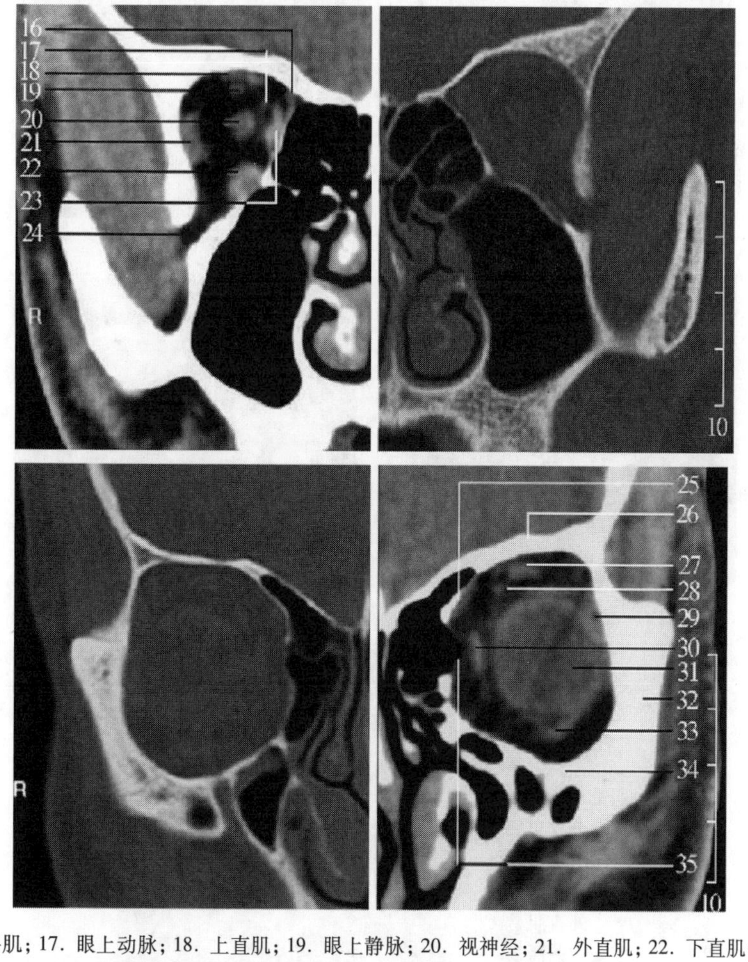


16. 上斜肌; 17. 眼上动脉; 18. 上直肌; 19. 眼上静脉; 20. 视神经; 21. 外直肌; 22. 下直肌; 23. 内直肌; 24. 眶下裂; 25. 上斜肌; 26. 眼眶上壁; 27. 上直肌; 28. 眼上静脉; 29. 泪腺; 30. 内直肌; 31. 眼球; 32. 眼眶外壁; 33. 下斜肌; 34. 眼眶下壁; 35. 眼眶内壁

**图 3-8-3　眼眶冠状位**

3. 正常 MRI 表现

MRI 图像上,眶壁骨皮质无信号,骨髓腔呈高信号。$T_1$WI 上球壁、眼外肌及视神经呈等信号，玻璃体呈低信号，晶状体呈较高信号，眶内脂肪呈高信号。$T_2WI$ 上，眼外肌信号较低，玻璃体呈高信号，晶状体呈极低信号，眶内脂肪呈稍高信号，眶内血管呈流空信号。增强扫描联合脂肪抑制 $T_1WI$ 图像上，脉络膜明显强化，但与视网膜区分不清，合称视网膜脉络膜复合体，巩膜由于含纤维结构而呈现低信号。眼外肌及泪腺均匀强化，视神经无强化。眶内脂肪由于采用压脂技术而呈低信号(图 3-8-4)。

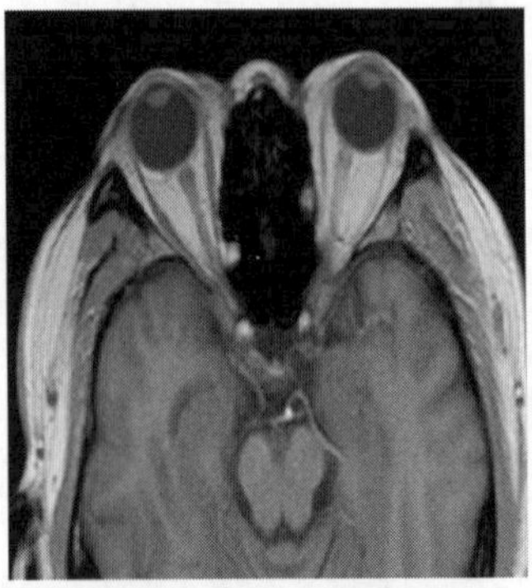
(a) 横断位$T_1WI$

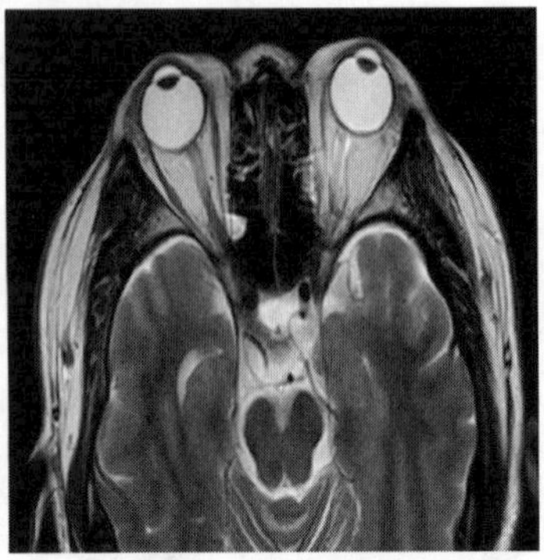
(b) $T_2WI$

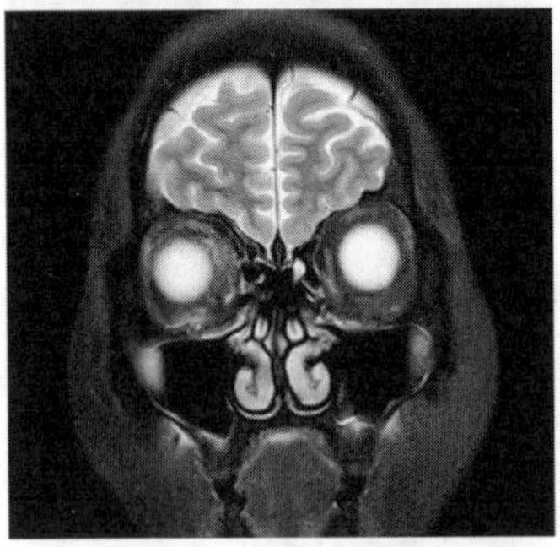
(c) 冠状位$T_2WI$压脂

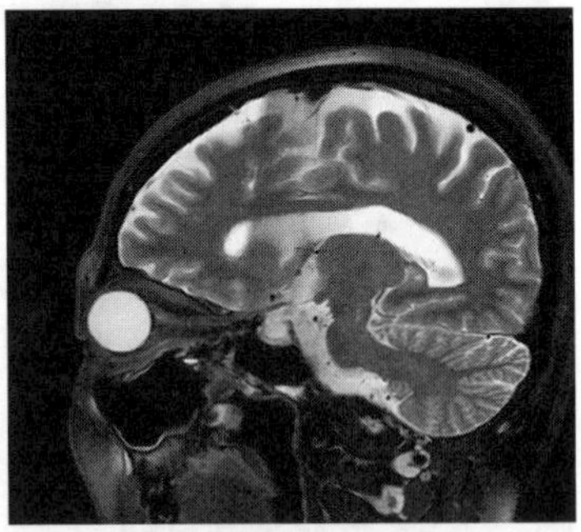
(d) 斜矢状位$T_2WI$压脂

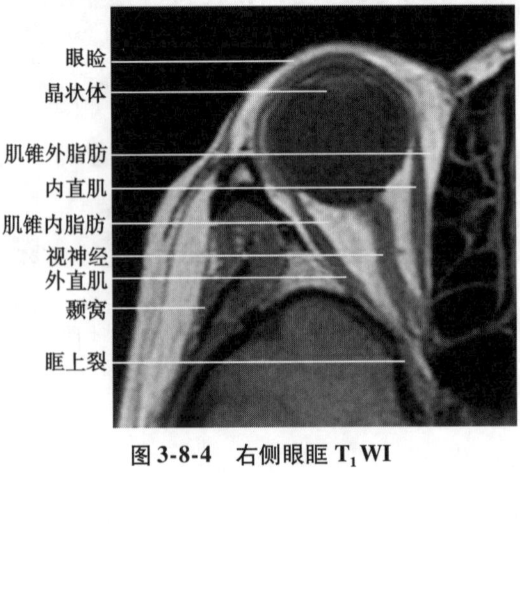


**图 3-8-4　右侧眼眶 $T_1WI$**

### （二）异常影像学表现

1. 大小与形态异常

X 线平片、CT 和 MRI 检查均可观察眼眶形态及其大小改变，以 CT 观察最为准确。眼眶增大主要见于占位性病变，眼眶一变小见于无眼球、小眼球或于婴幼儿期行眼球摘除术后；眶周病变向眶内膨隆或侵入也可使眶窝变小。眼眶变形见于先天发育畸形或骨纤维异常增殖症、额筛窦黏液囊肿等。眼球增大见于眼球占位、青光眼晚期、高度近视、巩膜葡萄肿等；眼球缩小见于先天发育畸形、眼球肿瘤放疗后等。眼外肌增粗见于炎性病变、外伤，甲状腺眶病等；眼外肌变细见于各种原因引起的眼球运动神经受损。视神经增粗见于肿瘤、炎症等；视神经变细见于视神经萎缩。

2. 密度或信号异常

X 线平片或 CT 显示眼眶密度增加是眶内占位性病变的常见表现。眶内钙化灶见于视网膜母细胞瘤、眶内静脉畸形；密度减低见于外伤后眶内积气、表皮样囊肿等。病变内钙化表现为高密度，坏死表现为低密度，病变密度不均匀提示病变构成成分复杂。

MRI 可显示眶内信号异常。眶内大部分病变呈 $T_1$WI 低信号，$T_2$WI 高信号；脉络膜黑色素瘤呈 $T_1$WI 高信号，$T_2$WI 低信号；表皮样囊肿或皮样囊肿因含脂类成分，$T_1$WI 及 $T_2$WI 均呈高信号，脂肪抑制扫描后信号强度减低；硬化性炎性假瘤或陈旧出血呈低信号。病变信号不均匀提示病变有坏死、钙化或多种成分并存。

3. 位置异常

眼球突出见于球后占位性病变，外伤后出血、甲状腺眶病及颈动脉海绵窦瘘等，体位性眼球突出见于脉管性病变。眼球内陷多见于爆裂性骨折或眶内静脉曲张。眼外肌或视神经位置异常时，可根据移位方向判断病变的位置或起源。

4. 眶壁骨质异常

骨质破坏见于眶内、眶周恶性病变或眶转移瘤。泪腺肿瘤可致泪腺窝局限性骨质吸收，使之扩大。蝶骨大、小翼骨质缺损见于神经纤维瘤病。眶骨增生可见于骨纤维异常增殖症、脑膜瘤及眶骨骨髓炎。

5. 眼眶通道异常

视神经管扩大见于视神经胶质瘤、视神经鞘脑膜瘤或神经纤维瘤病；视神经管窄小少见，可见于骨纤维异常增殖症、蝶骨嵴脑膜瘤等。眶上裂增大见于神经鞘瘤和颈动脉海绵窦瘘；眶上裂缩小见于骨纤维异常增殖症。

6. 肿块

密度中等，均匀、边界清楚光整的软组织肿块多为良性肿瘤；密度不均匀，边界不规则，提示炎性病变，如伴有骨质破坏多为恶性肿瘤。病变增强程度可以反映病变血供状态：血供丰富的病变强化明显，见于炎性病变，恶性肿瘤、血管瘤等；黏液囊肿、（表）皮样囊肿等病变缺乏血供，一般无明显强化。

7. 邻近解剖结构改变

发现眶内病变，需要注意毗邻结构，如鞍区、颅底、鼻窦是否受累，以利于眶内病变的鉴别诊断。

**（三）不同成像技术的临床应用**

影像学检查是显示与诊断眼部病变的重要方法。为获得正确诊断，必须采用规范、恰当的检查技术，以全面地显示眼眶解剖及病理改变。

X 线检查可显示眼眶形状及眶骨的改变，主要用于对某些先天畸形和眶内金属异物的判断。

CT 的应用拓宽了眼部病变的诊断范围，能显示眼球和眼眶病变的大小、位置和结构，尤其是骨质的变化，也能准确显示眼眶骨折的直接、间接征象，以及进行异物定位。

MRI 可多参数、多方位成像，对软组织病变显示优于 CT，适合诊断眼球、眼眶肿瘤和肿瘤样病变、视网膜脱离、眼肌病变及视神经病变等。

临床应用影像学检查时需注意：（1）横断及冠状位同时观察，MRI 检查还要再行斜矢状位观察（与视神经走行一致）。（2）CT 的薄层扫描，最佳层厚为 2 mm。采用软组织窗及骨窗同时观察病变情况。（3）MRI 检查应使用脂肪抑制技术，更有利于病变显示，特别是增强后 $T_1$WI 联合脂肪抑制。（4）眼眶病变一般需要增强检查，特别是动态扫描，可客观地显示病变的强化模式，有利于病变的定性诊断。（5）根据临床拟诊情况，合理、有序地选择影像学检查方法。

**（四）眼眶炎性病变**

眼眶炎性病变常见，分类方法较多。按病程分为急性、亚急性和慢性；按病原体分为细菌、真菌、病毒及原因不明的非特异性炎症；按感染途径分为外伤性、鼻窦源性、血源性等，其中以窦源性最多见。

1. 临床与病理

特发性眶部炎症常被称为炎性假瘤，目前认为是一种免疫反应性疾病。临床常见，可发生于任何年龄，男性多见，表现为急性、亚急性或慢性病程，可单侧或双侧交替发生。急性者起病急，有眼周不适或疼痛、眼球转动受限、眼球突出、球结膜充血水肿、眼睑皮肤红肿、复视和视力下降等症状，症状的出现与炎症累及的眼眶结构有关。亚急性者的症状和体征可于数周至数月内慢慢发生。慢性病例的症状或体征持续数月或数年。对特发性炎症，激素治疗有效但容易复发。

2. 影像学表现

（1）X 线表现

早期多无明显征象，病程迁延者约半数病例可涉及眶骨，致骨质破坏或增生硬化。部分患者可有慢性鼻窦炎征象。

（2）CT 表现

根据炎症累及范围分为不同类型：眶隔（眶隔为一纤维膜，其前方为眼睑，后方为眼眶）前炎型主要表现为隔前眼睑组织肿胀增厚；肌炎型（图 3-8-5a）表现为眼外肌增粗，典型者表现为单侧眼外肌和肌腱同时增粗，上直肌和内直肌最易受累；巩膜周围炎型表现为眼球壁增厚；视神经束膜炎型表现为视神经增粗，边缘模糊；弥漫型（图 3-8-5b）可累及眶隔前软组织、肌锥内外、眼外肌、泪腺以及视神经等，典型的 CT 表现为患侧眶内低密度脂肪影为软组织密度影所取代，眼外肌增粗，泪腺增大，眼外肌与病变无明确分界,视神经可被病变包绕,增强后病变强化,而视神经不强化;肿块型可见边界清楚的肿块,呈软组织密度,增强检查可见有轻、中度强化;泪腺炎型表现为泪腺增大,一般为单侧,也可为双侧。

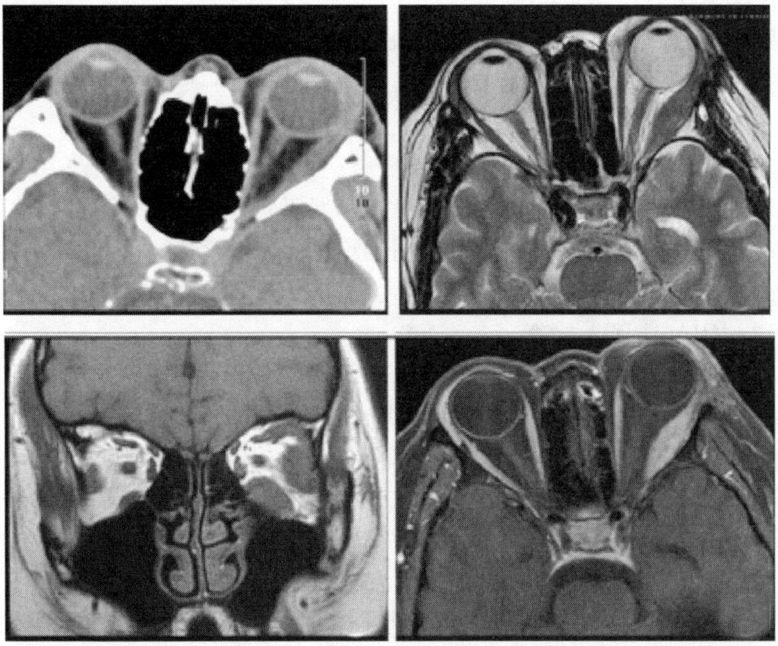

(a) 肌炎型炎性假瘤

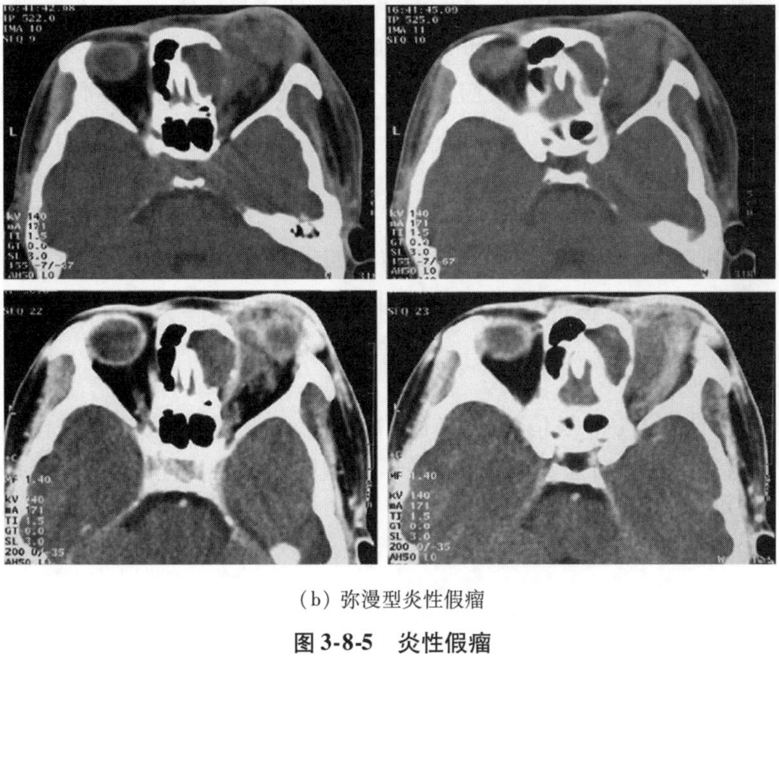

(b) 弥漫型炎性假瘤

**图 3-8-5　炎性假瘤**

（3）MRI 表现

炎性细胞浸润期，$T_1WI$ 呈等低信号，$T_2WI$ 呈高信号；纤维化期，$T_2WI$ 呈低信号，增强后中度至明显强化。

3. 影像学表现

诊断依据：泪腺增大，眼外肌肌腹和肌腱增粗，眼睑软组织肿胀增厚，眶内现异常密度或信号影、巩膜增厚、视神经增粗，具有上述任何一项并排除肿瘤后即可提示诊断。

肌炎型应与下列疾病鉴别：① 甲状腺眶病：眼外肌增粗，外形清楚，以肌腹增厚为主，肌腱附着处正常；② 淋巴瘤：眼外肌肌腹和肌腱均增厚，以眼上肌群较易受累，眼睑和眼球周围可见软组织增厚，需行活检明确诊断；③ 颈动脉海绵窦瘘：常有多条眼外肌增粗，眼上静脉增粗，同时伴海绵窦扩大，一般于颅面部外伤后发生，容易鉴别，鉴别困难时可行 MRA 或 DSA 检查。

弥漫型应与眼眶蜂窝织炎鉴别，一般蜂窝织炎的临床症状重，病程短而急，可有眶骨破坏及脓肿形成，通常眶内不形成实性肿块影。

肿块型应与内肿瘤鉴别，一般良性肿瘤多有完整包膜，淋巴瘤则边缘不规整、边界模糊，转移瘤多伴有骨质破坏。

**（五）甲状腺眶病**

1. 临床与病理

甲状腺眶病又称 Graves 病，是一种影响甲状腺眼眶软组织和四肢皮下组织的自身免疫性疾病。其中，眼征伴有甲状腺功能异常者称为 Graves 眶病，而甲状腺功能正常者则称为眼型 Graves 病。本病男女均可发生，中年女性居多。Graves 病发病缓慢，表现为上睑退缩（凝视）、迟落，部分病例产生复视、眼球突出等症状。

病理改变一般发生在眼外肌肌腹，显示有淋巴细胞和浆细胞浸润，有散在肥大细胞，肌腱部分不受炎症累及。

2. 影像学表现

（1）CT 表现

表现为眼外肌增粗，主要为肌增粗，附着于眼球壁上的肌腱不增粗，但少数也可同时累及眼肌肌腹和肌腱。最常累及下直肌，其次为内直肌、上直肌和上睑提肌，偶尔累及外直肌。

（2）MRI 表现

受累的眼外肌 $T_1WI$ 呈低信号，$T_2WI$ 呈高信号；晚期眼外肌已纤维化，在 $T_1WI$ 和 $T_2WI$ 均呈低信号。增强扫描显示，病变的早期和中期有轻度至中度强化，晚期眼外肌纤维化时则无强化（图 3-8-6）。

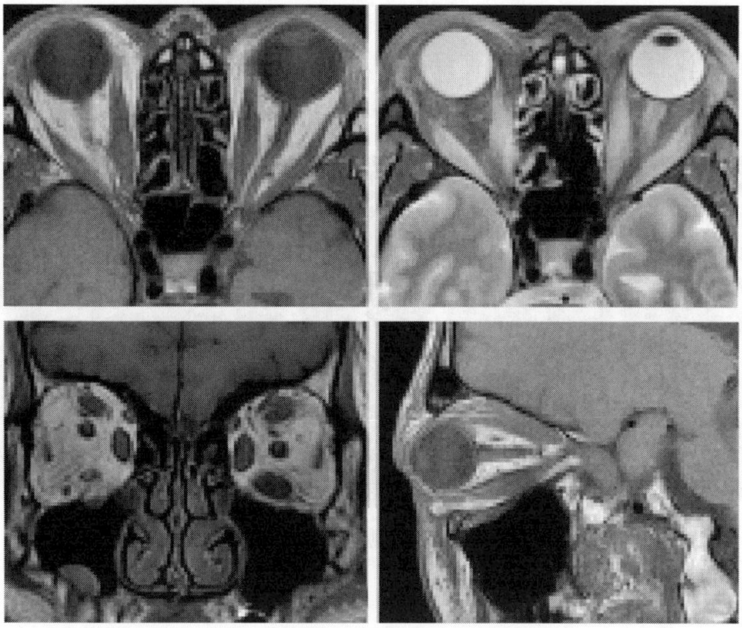

图 3-8-6 Graves 病

3. 诊断与鉴别诊断

眼球突出伴有甲状腺功能亢进时,临床即可确诊为本病。对于甲状腺功能正常的眼型 Graves 病则主要依靠影像学诊断,诊断依据为眼外肌肌腹增粗而附着于眼球壁的肌腱不增粗,常见双侧受累。CT 横断面上眼外肌增粗可显示为椭圆形肿块,易误诊为肿瘤,需行冠状面 CT 扫描加以区别。

鉴别诊断:应与肌炎型炎性假瘤和颈动脉海绵窦瘘鉴别。

**(六) 眼和眼眶肿瘤**

1. 神经鞘瘤

(1) 临床与病理

可发生于任何年龄,多见于 21 ~50 岁,无性别差异;多为良性,极少数为恶性,有时可伴有神经纤维瘤病。肿瘤生长缓慢,初期缺乏明显症状和体征;典型表现为慢性进展性眼球突出,常发生复视和斜视;如压迫视神经则引起视盘水肿或萎缩,表现为视力下降。

神经鞘瘤是 Schwann 细胞形成的一种良性肿瘤,主要起源于感觉神经(眼神经及其分支)。肿瘤为长圆形,灰白色,有完整包膜,瘤内同时包括束状型(Antoni A 型)细胞构成的实性细胞区及网状型(Antoni B 型)细胞构成的疏松黏液样组织区。

(2) 影像学表现

1) CT 表现

表现为眼球后肿块,可位于肌锥内、外间隙,以上直肌上方及泪腺区的肌锥外间隙居多,与感觉神经分布有关。其形状多为长圆形,与颅内沟通时形成哑铃形,边界清楚光整，肿瘤实质密度较低，CT 值为 35 HU 左右，其内有不规则低密度区，还可有眶骨吸收、眶腔或眶上裂扩大、视神经及眼外肌受压征象。增强检查，肿瘤呈中度强化（图 3-8-7）。

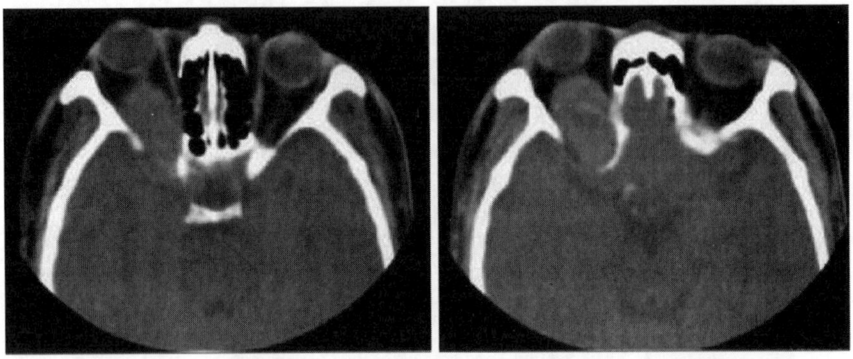

图 3-8-7　右侧球后神经鞘瘤

2）MRI 表现

肿瘤呈不均匀长 $T_1$、长 $T_2$ 信号。增强后，病变强化不均匀，实性细胞区显著强化，而疏松黏液样组织区缓慢、轻微强化。MRI 更易发现肿瘤内囊性变、向颅内侵犯等情况，结合脂肪抑制技术及多方位、多参数成像，能够更全面、准确地显示病变的影像学特点。

（3）诊断与鉴别诊断

眶神经鞘瘤是发生于眼眶肌锥内、外间隙或颅眶沟通性肿瘤，呈圆形、椭圆形或哑铃形，CT 表现为等密度，较大肿瘤可显示低密度囊变区。MRI 上实性部分呈等 $T_1$、等 $T_2$ 信号，囊性部分呈长 $T_1$、长 $T_2$ 信号，增强后不均匀强化。

本病应与海绵状血管瘤、局限性神经纤维瘤及视神经鞘脑膜瘤等鉴别：海绵状血管瘤一般不累及眶尖，故眶尖正常脂肪存在，MRI 增强扫描呈特征性的渐进性强化；局限性神经纤维瘤，CT、MRI 一般呈等密度或等信号，轻中度均匀强化；视神经鞘脑膜瘤围绕视神经生长，CT 呈等高密度，有时有钙化，MRI 呈等信号，增强后可见双轨征或袖管征。

2．海绵状血管瘤

（1）临床与病理

海绵状血管瘤因肿瘤内富有较大的血管窦，呈海绵状而得名，平均发病年龄为 38 岁，女性居多，多单侧发病，临床表现缺乏特异性，最常见的表现为眼球突出，多为缓慢、进行性眼球突出，为轴性眼球突出，且不受体位影响。近于眶尖者早期出现视力减退症状，肿瘤较大时可引起眼球运动障碍。肿瘤呈类圆形，有完整纤维包膜，切面观可见许多血窦，内由扁平的内皮细胞覆衬，间质为不等量的纤维组织。

（2）影像学表现

1）CT 表现

眶内肿块呈圆形、椭圆形或梨形，边界光整，密度均匀，CT 值平均为 55 HU；钙化少见；可见眶尖空虚征，即眶内肿瘤不侵及眶尖脂肪，使眶尖脂肪存在，表现为低密度区。动态增强扫描时，呈特征性、渐进性强化表现，需在注射对比剂的同时开始扫描，延续 3～5 min，可见肿瘤内首先出现小点状强化，其后强化面积逐渐扩大，最终形成均匀显著强化。继发征象有眼外肌、视神经、眼球受压移位、眶腔扩大等（图 3-8-8）。

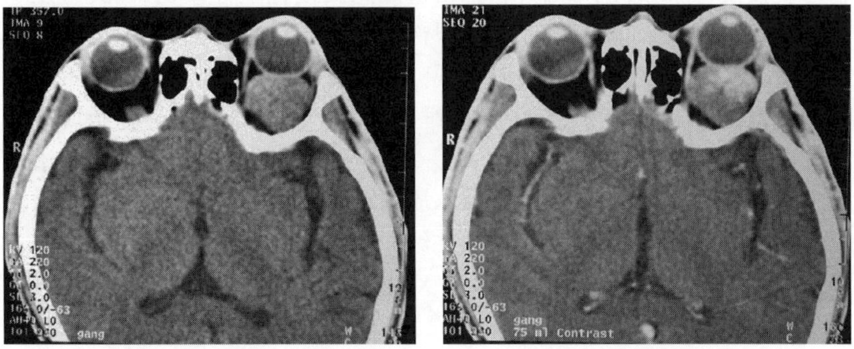

（a）平扫　　（b）增强

**图 3-8-8　海绵状血管瘤的 CT 表现**

2）MRI 表现

肿瘤呈略长或等 $T_1$ 信号，明显长 $T_2$ 高信号。在多回波序列中，随 $T_E$ 时间的延长，肿瘤信号强度增强。增强扫描可以更好地显示肿瘤的“渐进性强化”征象（图 3-8-9）。

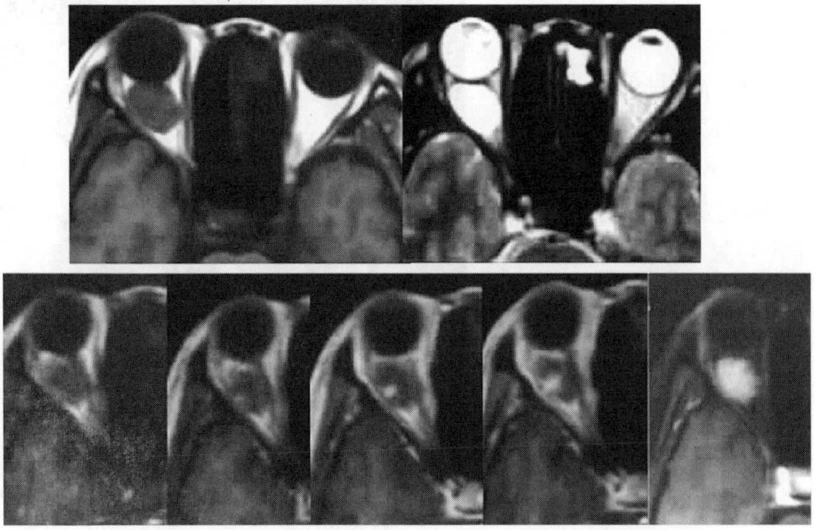

右侧眼球后方 $T_1$WI 等信号，$T_2$WI 高信号，增强扫描见渐进性强化。

**图 3-8-9　海绵状血管瘤的 MRI 表现**

（3）诊断与鉴别诊断

眶内类圆形肿块，具眶尖空虚征表现，增强呈渐进性强化特点，一般可提示诊断。

本病有独特的声像图表现，病变呈圆形或椭圆形，有晕，瘤内回声强且均匀，有中等度声衰减；压迫眼球时肿瘤轴径缩短；肿瘤内回声强而均匀是超声特征性表现。

### （七）眼部异物和眼眶骨折

1. 眼部异物

异物可直接损害眼球，也可因异物存留造成感染或化学性损伤，因此应及早对眼内各种异物进行确诊。临床有眼外伤病史，眼部疼痛，常合并其他眼外伤的症状。若并发眼内炎症则有眼部刺激症状和疼痛加剧，视力迅速下降、丧失。

按异物位置分为眼内异物、球壁异物、眶内异物。按异物种类分为金属异物及非金属异物。其中金属异物包括磁性异物，如铁、铁合金等；非磁性异物，如铜、铅、铝、不锈钢等。非金属异物主要有植物性异物，如木质、竹等非植物性异物，如骨片、水泥、玻璃、石块等。按异物吸收 X 线程度分为不透 X 线异物（阳性异物），如铁屑、矿石、铅弹等，能较完全地吸收 X 线，形成致密阴影；半透 X 线异物，如矿砂、石片及玻璃屑等，可部分吸收 X 线，形成密度较淡阴影；可透 X 线异物（阴性异物），如木屑、竹刺等，不吸收 X 线，不显影。

（1）影像学表现

1）X 线表现

金属异物或不透 X 线异物表现为高密度致密阴影，易诊断；X 线可穿透的异物不易形成影像。常规采用正侧位摄片，能显示不透 X 线异物的数量、形态、大小及其在眼眶内的位置。

2）CT 表现

用 CT 探测眶内异物，方便、无痛苦，密度分辨率高，目前已成为检测眶部异物及异物定位的主要方法之一。CT 横断面及冠状面可清晰准确地显示眶内异物的位置及数量，以及异物与眼球、眼外肌、视神经的关系。CT 对不透 X 线和半透 X 线的异物较平片敏感，可发现小至 0.6 mm 的铁、铜等金属，对铝等半透光异物，显影最小径为 1.5 mm。对一些合金、玻璃碎屑亦可发现，但对木屑、泥沙等 X 线可透性异物不易检出（图 3-8-10）。

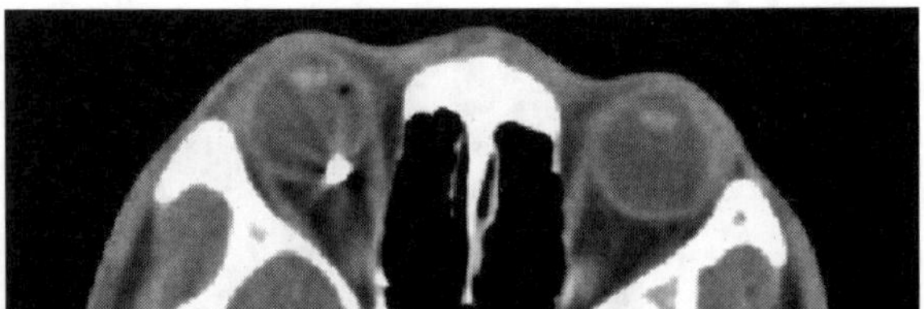

右侧眼球正后方见斑片状高密度异物影，玻璃体鼻前侧见点状低密度气体影。

图 3-8-10　眼球异物

3）MRI 表现

当怀疑眼内有金属磁性异物时，禁用 MRI 检查，以免异物移动造成二次损伤。MRI 可显示非磁性金属异物及植物性异物。因异物缺乏氢质子，MRI 上表现为无信号区。MRI 可多方向、多参数成像，显示异物位置及眶内结构与异物的关系，一般球内异物以 $T_2$WI 显示较好。

（2）诊断与鉴别诊断

超声是一种简便、迅速、无创的检查手段，能准确分辨眼内及球壁异物，但对眶内异物不敏感。CT 具有较高的密度分辨率，检出异物的敏感性和准确性优于 X 线平片，应作为常规检查方法。X 线平片是检查眼部异物的传统方法，但对透 X 线异物及较小不透 X 线异物不能显示。MRI 可显示 X 线及 CT 检查不能显示的植物性异物，对显示眼部异物的并发症优于 CT，可作为补充检查。考虑到磁性异物的危害，MRI 检查前应常规行 X 线或 CT 检查。

2. 眼眶和视神经管骨折

眼眶骨折在头部外伤中常见，视神经管骨折多见于复杂颅面部骨折或颅底骨折。根据暴力作用于眼眶的方向和力度不同，可产生眼眶不同部位的骨折及各种临床体征，临床表现为复视、眼部软组织肿胀。视神经管骨折一般表现为严重视力下降或失明。眼眶爆裂骨折是眼眶骨折的一种常见类型，指外力作用于眼部软组织，将压力传入眼内，造成较薄弱的眶内壁、下壁向外突出的骨折，而眶缘没有骨折。

（1）影像学表现

1）X 线表现

平片对眼眶下壁骨折显示较好，表现为下壁骨质不连续，上颌窦混浊，内壁骨折则出现筛窦内透光度降低。

2）CT 表现

常规采用 HRCT，能很好地显示骨性结构改变。行横断面及冠状面扫描，骨算法重建可清楚显示眶壁骨质连续性中断、明显移位或粉碎性改变。软组织算法重建可显示眶内软组织的各种变化，眼眶骨折特别是内壁及眶外壁骨折常伴有眼外肌的增粗移位，眶脂体突至鼻窦腔，急性期还伴有眶内出血、渗出征象。眼眶骨折以眶内壁、下壁骨折多见（图 3-8-11），眶顶壁及眶外壁骨折较少。诊断眼眶骨折时应注意观察骨折的部位及移位的程度，还应观察软组织改变。

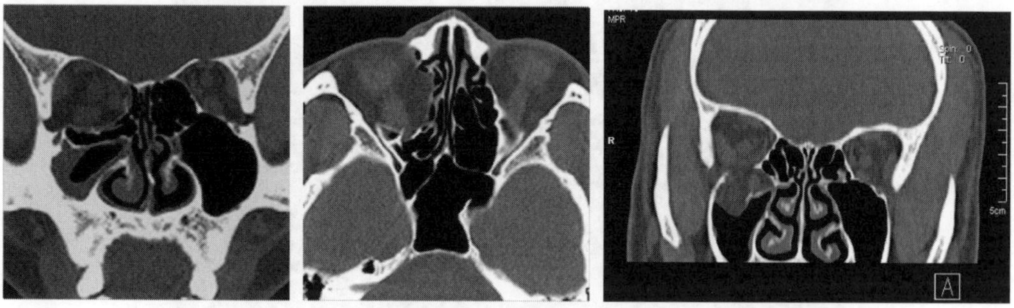


右侧眼眶内、下壁骨折，眶脂体突至鼻窦腔，右侧上颌窦腔内见软组织样密度影。

**图 3-8-11　眼眶骨折**

视神经管骨折检查应采用 HRCT 检查技术，常规行横断及冠状位扫描，横断扫描以前床突至鼻骨尖的连线为基线，冠状位扫描自眶尖至视神经管结束为止。CT 表现为视神经管骨质中断、移位，视神经管变形及继发蝶窦内黏膜增厚或积血。对视神经管骨折，只要 CT 检查方法得当，不难做出诊断。

3）MRI 表现

显示骨折主要表现为皮质低信号影连续性中断，不如 CT 敏感，但显示眶内容物继发改变及眶内容物有无疝入上颌窦或筛窦内则较直观，还可直接观察视神经情况。

（2）诊断与鉴别诊断

对于眼眶和视神经管骨折，通过影像，密切结合外伤史，一般不难诊断。在头面部外伤病例中，对眼眶和视神经管骨折要给予充分重视。

## 二、耳

颞骨分为 5 个部分。以骨性外耳道为参照点，鳞部位于外耳道上方，乳突部位于外耳道后方，鼓部和茎突部位于外耳道下方，岩部位于外耳道内侧。

### （一）正常影像学表现

1. 正常 X 线表现

按乳突小房发育程度分为气化型、板障型、硬化型和混合型。气化型乳突气房发育良好，清晰透明；板障型乳突气房较小但较均匀；硬化型无气房发育，乳突致密；混合型兼有板障型和气化型特点。

2. 正常 CT 表现

常规应用 HRCT（图 3-8-12、图 3-8-13），层厚 1 mm，间距 1 mm，连续扫描，并联合应用横断面和冠状面 CT 扫描。横断面以听眶上线为基线，冠状面基线垂直硬腭，可见到下列结构。

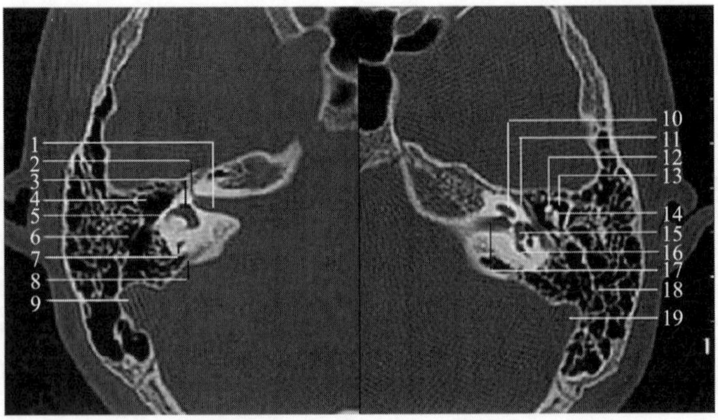


1. 内耳道；2. 面神经管迷路段；3. 前庭；4. 上鼓室；5. 外半规管；6. 乳突窦；7. 后半规管；8. 前庭导水管；9. 乙状窦；10. 耳蜗；11. 面神经管鼓室段；12. 锤骨；13. 上鼓室；14. 砧骨；15. 前庭；16. 后半规管；17. 内耳道；18. 乳突气房；19. 乙状窦

**图 3-8-12 颞骨 HRCT 横断位**

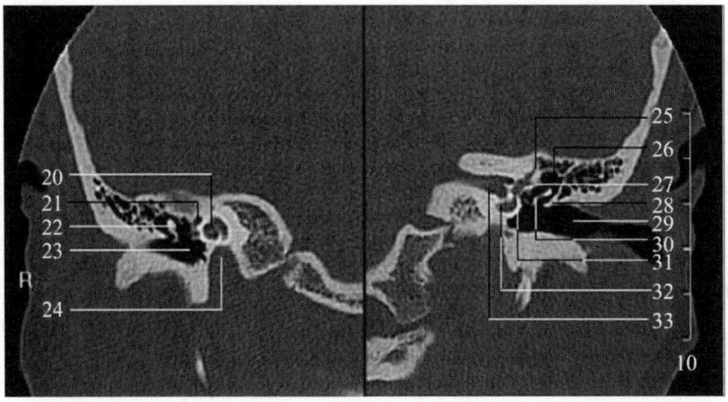


20. 耳蜗；21. 面神经膝部；22. 听小骨；23. 鼓膜；24. 颈内动脉管；25. 上半规管；26. 上鼓室；27. 外半规管；28. 鼓室盾板；29. 外耳道；30. 听小骨；31. 前庭窗；32. 后半规管；33. 内耳道

**图 3-8-13　颞骨 HRCT 冠状位**

骨性外耳道：为宽大管状低密度影，管壁光滑，可略有起伏，中耳和外耳骨壁的联合部可见骨棘。骨棘间可见线样软组织密度影，为鼓膜。鼓室盾板为外耳道上壁内侧与上鼓室外壁交界处之骨嵴，是上鼓室胆脂瘤首先破坏之处，冠状面 CT 显示清楚。

鼓室：形状不规则，大致可以看成是具有 6 个壁的立方形腔隙。外壁由鼓膜及上鼓室的外壁构成，将鼓室与外耳道隔开；内壁又称迷路壁，主要由鼓岬构成；上壁即鼓室盖，借此与颅中窝相隔；下壁又称颈静脉壁，前下方为颈动脉管，有颈动脉通过，下方为颈静脉窝，容纳颈静脉球；前壁又称咽鼓颈动脉壁，上部有骨膜张肌半管及位于其内的鼓膜张肌，下方为咽鼓管的鼓室口；后壁又称乳突壁，上宽下窄，凹凸不平。

听小骨：CT 上锤骨及砧骨均能显示清楚。冠状面上锤骨与砧骨均呈由外上向内下斜行方向，锤骨在前，砧骨在后。横断面上鼓室层面锤骨头与砧骨体形似冰淇淋蛋卷，其间横行的透亮线为锤砧关节。砧骨体向后变细变尖，为砧骨短脚，砧骨长脚斜向内后下，末端为豆状突，与内侧的镫骨头形成砧镫关节。

乳突窦入口及乳突窦：乳突窦入口是上鼓室向后延伸的含气管道，自窦入口向后膨大的含气腔为乳突窦。横断面 CT 在同一层面上即可显示上鼓室、乳突窦入口、乳突窦 3 个含气腔自前向后连通，上鼓室中心有听小骨。

面神经管：面神经自内耳道底镰状嵴前上出内耳道进入颞骨岩部，于耳蜗内上缘上方膝状神经节（第一膝）换元后进入面神经管迷路段，此段在横断面 CT 显示为耳蜗外缘前外的低密度管道，面神经管鼓室段沿鼓室内壁上缘前庭窗之上向后外行，达外半规管前脚下缘，横断面 CT 显示沿鼓室内壁前后走行的管道，此段骨壁可不完整，为正常变异；面神经继而向下屈曲 90°～125°（第二膝），沿鼓室后外壁下行，为乳突段，最后出茎乳孔进入腮腺，横断面上此段在面神经隐窝外后，在冠状面上面神经管乳突段在后半规管之下。

前庭：呈类圆形或椭圆形含液腔，最大径 3.2 mm，有骨壁包绕，骨壁上有前庭窗和半规管的开口。

半规管：3 个半规管均位于前庭后方，为 2/3 环的骨管，各有一端膨大为壶腹，上半规管与后半规管的非壶腹端合并成一总脚，故有 5 个开口与前庭相通。

耳蜗：其骨迷路呈蜗牛状，正常有 2.5～2.75 周，骨质致密，横断面上可见中央的蜗轴。

耳蜗水管：为自耳蜗向内后行的管道，开口于岩骨内后缘。

前庭水管：前庭后方的管道，开口呈喇叭状，横径正常不超过 2 mm，仅外口可见于岩骨后缘、后半规管内侧，不与总脚相通。

内耳道：呈管形、壶腹形和喇叭形，两侧对称，前后径及垂直径多在 4～6 mm，冠状面可见底部之镰状嵴。

颈动脉管、颈静脉孔及颈静脉窝。

3. 正常 MRI 表现

鼓室骨壁、听小骨及其中气体均无信号，在 $T_2$WI 表面黏膜呈稍高信号的线状影，借此可显示中耳腔轮廓，同样，乳突气房也可由黏膜勾画出泡状结构。乳突部内的骨髓，$T_1$WI 显示为高信号。内耳骨迷路亦无信号，其中的内耳膜迷路于 $T_2$WI 上呈稍高至高信号。薄层扫描或内耳水像可显示膜性耳蜗、前庭、半规管、及内耳道内的神经等结构。

面神经和前庭蜗神经，在 $T_1$WI 均呈中等至稍高信号，与脑白质信号强度相似。脑脊液在 $T_1$WI 为低信号，$T_2$W1 为高信号，内耳道段脑神经由于脑脊液的衬托，可显示其各自分支，以横断面薄层扫描联合斜状面重建显示较好。在内耳道上部层面，面神经居前，前庭神经在后，两者平行，直达内耳道底；内耳道下部层面，耳蜗神经居前，直至耳蜗底部，前庭下神经居后，外侧与前庭相接。正常时，这些神经表现为两侧对称，粗细均匀的 $T_2$ 低号线状影，增强扫描无强化（图 3-8-14）。

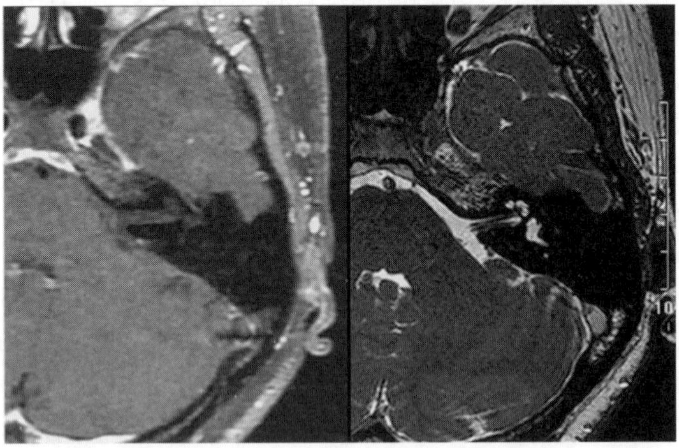

(a) $T_1$WI　　(b) $T_2$WI

显示外耳道、鼓室及乳突气房含气呈低信号，内耳膜迷路及内耳道呈长 $T_1$、长 $T_2$ 信号，$T_2$WI 内耳道内可见神经呈条带状低信号。

**图 3-8-14　MR 横断面**

**（二）异常影像学表现**

1. 异常 X 线表现

乳突气房异常，气化型乳突气房浑浊，密度增高，间隔吸收、模糊不清，代表小房内气体被吸收、黏膜充血、水肿或小房内有渗出液，为急性炎症的表现，如间隔破坏常说明有脓肿形成。中耳与鼓室异常，鼓室浑浊、密度增高，边缘模糊、听骨不清代表黏膜充血、水肿；上鼓室增大与乳突窦区相连，周围环以硬化带提示为胆脂瘤。对称性与位置异常，先天性外耳道闭锁时，显示患侧颞骨、面骨发育较小。如有乙状窦前位、鼓室盖低位、导血管高位等，应引起手术者的注意。咽鼓管透明度异常，正常在颏顶位为透明的细带状，如结构不清、变淡或不显示，说明其中气体被吸收，提示咽鼓管鼻咽腔开口阻塞。岩骨、内耳结构异常，内耳结构局限性密度增高常提示耳硬化症。内耳结构失去正常形态则提示为内耳畸形、缺如。岩骨、内耳道口破坏、扩大或消失，可见于听神经瘤，也可见于脑膜瘤和胆脂瘤。由于颞骨结构较细微复杂，平片上结构重叠较多，仅能显示较大结构，对病变的定位、定量及定性诊断均有一定限度。

2. 异常 CT 表现

① 颞骨结构与形态异常。外耳与中耳的先天性畸形，可表现为骨正常结构和形态的改变，如外耳道狭窄、闭锁，听小骨畸形、融合，鼓室腔狭窄等。内耳的先天性畸形，可表现为前庭半规管及耳蜗的结构异常、内耳道狭窄等。内耳道单侧或双侧扩大提示内耳道占位性病变，常见于听神经瘤。② 颞骨骨质异常。CT 可以清晰地显示有无骨质破坏，及其骨质破坏的部位、范围及分界，以及骨破区内有无软组织密度的肿物。乳突窦与乳突气房异常、乳突窦与乳突气房的发育与密度异常，是急性和慢性中耳乳突炎症和胆脂瘤所造成的改变之一。③ 骨质连续性异常。颞骨骨折时可表现为平行（纵行）或垂直于（横行）岩骨的骨折线，有时合并听骨链脱位及面神经管骨折。

3. 异常 MRI 表现

信号异常。鼓室骨壁、听小骨及其中气体等 MRI 均无信号，如鼓室内积液、积血或有炎症、肉芽肿、新生物及胆脂瘤，可出现异常 MRI 信号。结构异常。内耳畸形在内耳水成像中显示结构异常。听神经瘤表现为内耳道内等信号占位病变及向脑桥小脑角蔓延。中耳乳突炎的并发症，如硬膜外脓肿、乙状窦栓塞性静脉炎等均可在 MRI 上显示。

**（三）不同成像技术的临床应用**

X 线检查对于显示中耳乳突内有无慢性炎症及胆脂瘤、先天性发育异常与变异有一定价值，但对较小的胆脂瘤、未引起骨质改变的内耳道肿瘤难于显示。X 线检查由于结构重叠，分辨能力差，目前已较少应用。

HRCT 是耳部最理想的检查方法，横断面与冠状面结合能提供丰富的信息。采用曲面重组、三维成像或仿真内镜技术可更加直观准确地观察解剖结构及与病变的关系。目前 HRCT 已成为耳部病变的常规检查技术。

MRI 对于内耳道肿瘤有重要诊断价值，尤其是局限在内耳道的微小听神经瘤。目前常应用薄层重 $T_2WI$ 序列，行内耳水成像以显示内耳道内神经及膜迷路形态，明确有无内耳畸形及微小听神经瘤。对于炎性病变及肿瘤性病变宜首选 CT 检查，疑有颅内侵犯或血管受侵时应进一步行 MRI 检查。

传导性耳聋的重点检查部位是外、中耳，应首选 CT；混合性耳聋的检查部位是中耳与内耳迷路，仍首选 CT；感音性耳聋病因复杂，先天性者以内耳为重点，可首选 CT，进一步确诊需 CT 结合 MRI 检查，此外还应重点观察脑干和颞上回；怀疑听神经瘤者应首选 MRI，重点观察桥小脑角区及内耳道。

**（四）中耳乳突炎和胆脂瘤**

1．急性化脓性中耳乳突炎

（1）临床与病理

主要表现有耳痛、听力减退及耳鸣、鼓膜穿孔、耳溢液，初为血水样，后为黏液脓性，若并有乳突炎则乳突部皮肤肿胀、潮红，乳突尖有明显压痛，此外，尚伴有全身症状如发热、头痛等。

急性化脓性中耳乳突炎是中耳黏膜的急性化脓性炎症，化脓性细菌多由咽管侵入鼓室，病变常涉及鼓室、咽鼓管和乳突。本病为常见病，好发于儿童，主要致病菌为肺炎链球菌、流感嗜血杆菌、葡萄球菌等。

（2）影像学表现

1）X 线表现

局限于鼓室和乳突窦的炎症，在汤氏位或颅底位像上，仅见病侧鼓室和乳突窦区密度增高，气体消失。炎症扩散至已气化的乳突时，气房密度均匀增高。

2）CT 表现

见乳突气房密度增高，气房隔骨质吸收，密度减低。鼓室、乳突窦内积脓，表现为密度增高，有时可见液平。颅后窝薄层增强 CT 可显示颅内并发症（图 3-8-15、图 3-8-16）。

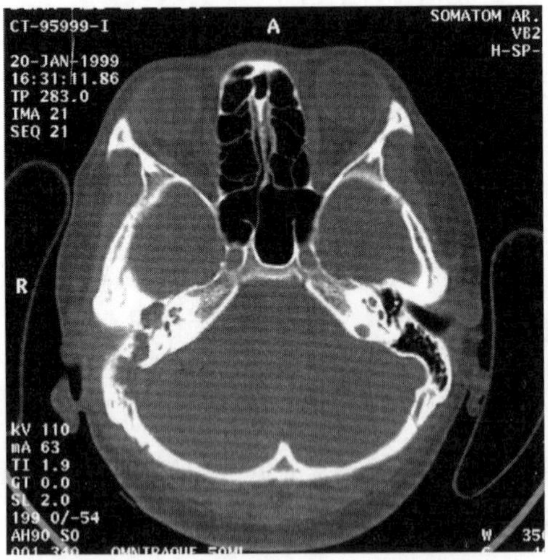


图 3-8-15　右侧中耳乳突炎（软组织窗）

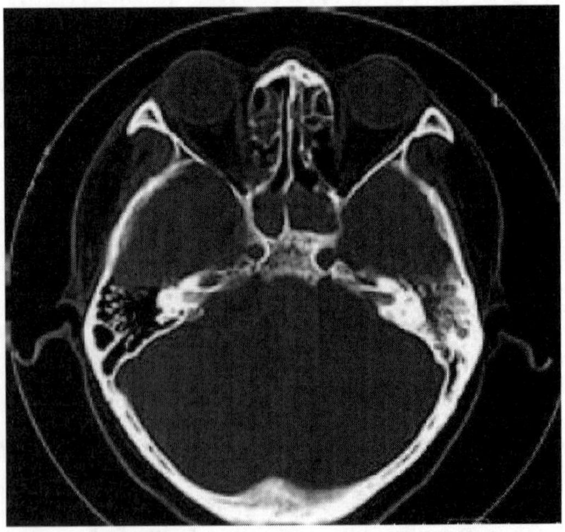

图 3-8-16　左侧中耳乳突炎（骨窗）

3）MRI 表现

可见中耳腔积液，气液平面，乳突气房信号增高，表现为点片状等 $T_1$、长 $T_2$ 信号。

如果为积血，则 $T_1WI$ 及 $T_2WI$ 均为高信号。MRI 显示颅底及颅后窝清晰，无骨伪影，是显示颅内并发症的最佳检查方法。

（3）诊断与鉴别诊断

急性化脓性中耳乳突炎临床一般可做出诊断，CT 及 MRI 检查的目的主要是了解骨质破坏程度及颅内并发症情况。

2. 慢性化脓性中耳乳突炎

（1）临床与病理

慢性化脓性中耳炎为中耳黏膜的慢性化脓性炎症，多源于未消散的急性或亚急性中耳炎，持续的中耳渗液导致一系列中耳组织学及生物化学的改变；少数无急性感染病史者，可由低毒性感染而导致。常与慢性乳突炎合并存在。

慢性化脓性中耳乳突炎分为 3 型：

① 单纯型：最常见，致病菌多由咽鼓管反复进入鼓室，导致慢性化脓性感染，故又称咽鼓管鼓室型。此型中，若炎症病变主要局限于鼓室黏膜层，黏膜充血增厚，亦称黏膜型。临床上有间歇性的外耳道流脓，呈黏液性或黏液脓性，脓量多少不一，一般无臭味。鼓膜穿孔为中央性，周围常有残存鼓膜。耳聋为传导性，一般不重。

② 肉芽肿型：又称坏死型或骨疡型，多见于气化差的板障型或硬化型乳突，此型组织破坏较广泛，炎症侵入骨质深部，造成听骨及乳突窦周围骨质坏死，但范围一般比较局限，同时有肉芽组织或息肉形成。临床多有持续性流脓，并有臭味，偶带血丝，为肉芽组织或息肉所致，鼓膜紧张部可有较大穿孔，该处无残余鼓膜，鼓室内可见肉芽组织和黏稠的脓液，其他症状同单纯型。

③ 胆脂瘤型。

（2）影像学表现

1）X 线表现

单纯型可见乳突气房透光度减低，气房间隔骨质增厚，结构模糊，有时在较大气房中可见黏膜增厚影，乳突气房外围骨质有明显增生征象。

2）CT 表现

单纯型可显示听小骨骨质吸收、破坏，鼓室黏膜增厚，乳突窦或较大的气房黏膜增厚。气房间隔及周围骨质增生，表现为气房间隔增粗，密度增加，无骨质破坏。肉芽肿型可见听骨破坏，严重者可致听骨链中断、破碎，上鼓室、乳突窦入口和乳突窦可见骨壁破坏、模糊，密度增加，其中的肉芽组织显示为高密度软组织影，增强扫描因肉芽组织富于血管可有强化（图 3-8-17）。

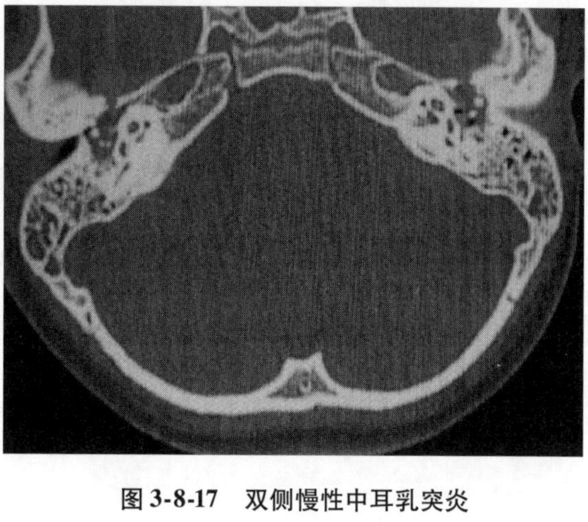

**图 3-8-17 双侧慢性中耳乳突炎**

3）MRI 表现

与脑灰质相比，炎性肉芽组织在 $T_1$WI 多数为等信号或稍高信号，$T_2$WI 多为高信号，增强扫描有强化（图 3-8-18）。

（3）诊断与鉴别诊断

结合临床病史及体征，用常规平片即可做出诊断，但 HRCT 检查可显示平片不能显示的软组织病变，对骨质改变也较平片显示得更清楚，目前为首选的检查方法。但 MRI 对骨质破坏显示不敏感。

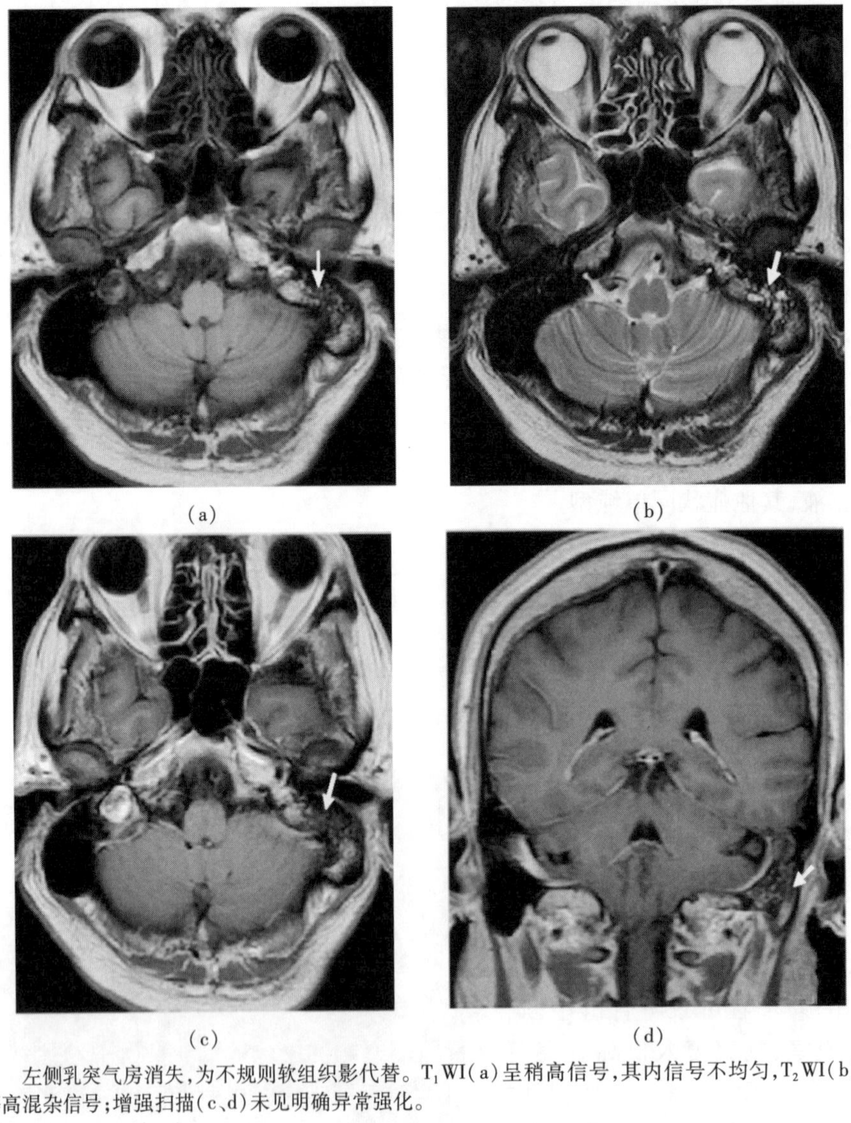

（a）（b）（c）（d）

左侧乳突气房消失，为不规则软组织影代替。$T_1$WI（a）呈稍高信号，其内信号不均匀，$T_2$WI（b）呈等高混杂信号；增强扫描（c、d）未见明确异常强化。

**图 3-8-18　左侧慢性中耳乳突炎并胆脂瘤**

肉芽肿型中耳乳突炎需与胆脂瘤型中耳乳突炎及中耳良恶性肿瘤鉴别：一般胆脂瘤骨质破坏较肉芽肿型严重，有上鼓室、乳突窦入口及乳突窦明显扩大，但早期胆脂瘤乳突窦腔尚无明显扩大时与肉芽肿型中耳乳突炎不易区别；中耳癌好发于中年以上患者，骨破坏边缘呈不规则虫蚀样，且临床有耳流血，同侧面瘫症状，但早期难与本病鉴别。

3. 胆脂瘤

（1）临床与病理

胆脂瘤，亦称表皮样瘤，并非真性肿瘤，为中耳乳突腔内的角化复层鳞状上皮团块，属慢性中耳炎类型之一。临床表现为长期持续性耳流脓，脓量多少不等，但有特殊恶臭。多数为混合性耳聋，听力损失较重。检查显示鼓膜松弛部或紧张部后上方有边缘性穿孔，从穿孔处可见鼓室内有灰白色鳞屑状或豆渣样无定型物质，奇臭。

本病为外耳道上皮经鼓膜穿孔处移行长入鼓室，然后脱落堆积成团，形成胆脂瘤。肉眼观本病呈白色牙膏样或豆腐渣样，由角化上皮和胆固醇混合组成，典型表现为上皮呈葱皮样层状堆积。多数发生在硬化型或板障型乳突，上鼓室是最常见发病部位，其发展途径为上鼓室、乳突窦入口及乳突窦，然后长入乳突。

（2）影像学表现

1）CT 表现

上鼓室、乳突窦入口及乳突窦内软组织密度肿块影，合并骨质破坏，乳突窦入口、鼓室腔扩大，边缘光滑并有骨质增生硬化。CT 值不能与肉芽肿鉴别，但胆脂瘤本身无增强，仅其周围炎性肉芽组织有强化环，而肉芽肿则可有强化。其他征象有听骨链破坏，鼓室盾板坏，严重者可破坏乙状窦壁、鼓室乳突窦盖、半规管及面神经管等结构（图 3-8-19）。

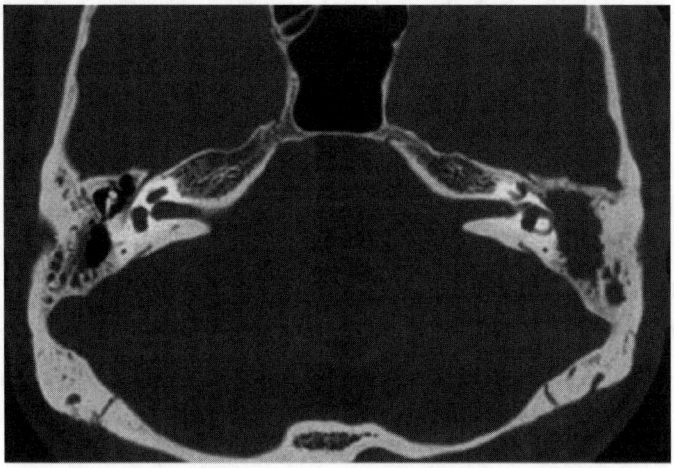

左乳突硬化型，左侧上鼓室及乳突窦腔扩大成椭圆形，内充满高密度影。

**图 3-8-19 中耳乳突炎伴胆脂瘤**

2）MRI 表现

胆脂瘤在 $T_1$WI 上的信号与肌肉相似而低于组织，不均匀者为多，$T_2$WI 上信号高。注射 Gd-DTPA 加强后胆脂瘤本身不强化，其周围的肉芽组织可强化。

(3) 诊断与鉴别诊断

可选用 CT 或 MRI 检查。横断面结合冠状面 HRCT 检查应为首选,可显示较轻微骨质破坏,显示胆脂瘤从上鼓室、乳突窦入口至乳突窦的发展顺序,明确有无并发症。MRI 对胆脂瘤的显示不如 CT 敏感,但对颅并发症,如硬膜外脓肿、乙状窦血栓性静脉炎和脑脓肿等颇为敏感。

本病需与下列病变鉴别:(1) 胆固醇性肉芽肿,炎性肉芽肿:胆脂瘤 $T_1$WI 上呈中等信号,$T_2$WI 为高信号,增强扫描不强化;胆固醇性肉芽肿 $T_1$WI 及 $T_2$WI 均可出现高信号,增强扫描无强化;炎性肉芽肿有强化,肉芽肿型中耳炎虽有上鼓室和乳突窦骨质吸收,但无窦腔膨大。(2) 中耳癌:中耳癌骨质破坏以中耳腔为中心向周围发展,骨质破坏呈虫蚀样且强化明显;胆脂瘤破坏腔边缘光滑锐利,增强扫描无强化。(3) 真性胆脂瘤:发生在岩乳突部的真性胆脂瘤为一边缘锐利的空腔,有时似乳突部孤立的大气房,与本病相似。不同之处在于它们多发生在乳突窦区以外,无上鼓室和乳突窦入口部的扩大,鼓膜嵴完整无缺,结合临床表现,不难区别。

## 三、鼻和鼻窦

鼻腔是顶窄底宽的不规则腔,通常分为鼻前庭和固有鼻腔。鼻前庭位于鼻腔前下,鼻尖和鼻翼的内面。固有鼻腔具有内、外、顶、底壁及不完整的后壁。内壁即鼻中隔,由筛骨垂直板、犁骨、腭骨和四边形软骨构成;鼻腔外侧壁由多骨构成,表面极不平整。外侧壁上有 3 个或 4 个呈阶梯状排列的鼻甲,从下往上递次缩小 1/3。其中,特别要强调的是窦口鼻道复合体,它是在广泛开展鼻内镜手术后,由 Naumann 提出的一个新的解剖概念,包括上颌窦自然开口、筛漏斗、半月裂孔和中鼻道,是额窦、上颌窦和前筛窦的共同引流通道。底壁即口腔的顶,前 2/3 由上颌骨腭突、后 1/3 由腭骨水平板构成。鼻腔顶壁最狭窄,由筛骨筛板构成,与颅前窝相邻。鼻腔后壁不完整,为后鼻孔上方的蝶骨体前壁。

鼻窦是鼻腔周围颅骨内一些开口于鼻腔的含气空腔,共 4 对,左右排列。额窦是位于额骨两骨板之间的不对称的一对窦腔,额窦的形状和大小极不恒定。额窦通过额隐窝引流到中鼻道。筛窦位于筛骨体内,分为前、后组筛房,前筛窦数量多但较小,引流入中鼻道,后筛窦引流入上鼻道。筛窦可形成额筛泡、蝶上筛房、筛上颌气房、鼻丘气房、鼻甲气房等各种变异。上颌窦是最大的鼻窦,多数两侧对称,上颌窦顶形成眶底,后壁较窄,构成翼腭窝的前界,内侧壁构成鼻腔的外侧壁,下部为骨性,上部的骨缺损区为囟门部,上颌窦开口于囟门部的前上方。蝶窦位于蝶骨体内,还可延伸至蝶骨大翼、小翼和翼突,蝶窦开口于前壁,引流入蝶筛隐窝。

### (一) 正常影像学表现

1. 正常 X 线表现

(1) 鼻骨侧位

鼻骨呈由后上向前下斜行的条状连续骨影,顶端以鼻额缝与额骨相接,下端因与不显影的软骨相连,而呈游离缘。

(2) 华氏位

鼻窦内含气体,与周围结构形成鲜明对比。窦内黏膜一般不易显示。黏膜下骨质呈纤细的线状影,包绕于窦腔周围。上颌窦显示呈三角形,两侧对称,内侧壁较光滑,顶壁在眶下壁下方呈凹面向上的致密影。顶壁与内制壁夹角区可见后组筛窦投影。眶下缘下方可见扁圆形的眶下孔。窦腔外侧的致密线影是前壁和后外侧壁的切线投影。上唇和鼻翼可投影于上颌窦下部形成阴影,轮廓光滑,不要误认为息肉。鼻中隔为纵行致密带影,位于中线。上鼻甲不易显示,中鼻甲骨片垂直,下鼻甲骨片弯曲,鼻甲黏膜可由气体衬托出。

(3) 柯氏位

可显示额窦的形状和大小。额窦多呈扇形,透亮度略高于眼眶,两侧多不对称,大小形态差别较大。筛窦投影于两眶之间,呈多房状,透亮度高于眼眶,前组与后组无明显界限。

2. 正常 CT 表现

一般采用 HRCT 检查(以层厚 1 mm 或 2 mm 扫描,采用骨算法重建),横断及冠状面需同时观察。肿瘤性病变要进行软组织重建成像。对某些血供丰富的病变或肿瘤,以及疑有眼眶或颅内侵犯时,则需行增强扫描。螺旋 CT 仿真内镜可清楚显示鼻腔和鼻窦的开口及鼻腔的黏膜面。

HRCT 能够清楚地显示正常解剖及其变异,是鼻内镜手术的路径图,每例患者术前均应仔细观察鼻窦的正常结构及变异,以减少手术并发症(图 3-8-20)。

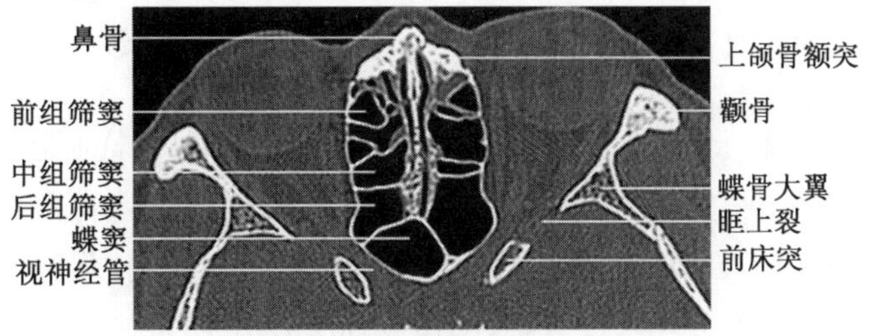


(a) 横断位

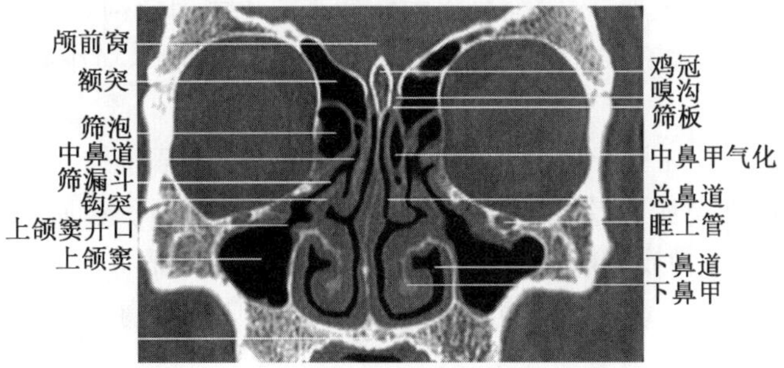


(b) 冠状位

**图 3-8-20 鼻和鼻窦的 HRCT 表现**

3. 正常 MRI 表现

鼻窦 MRI 检查时，横断面 $T_1WI$ 和 $T_2WI$ 为基本扫描序列，冠状面和矢状面扫描对于某些病变是必需的；增强扫描有助于判断病变范围，了解病变血供情况，有利于诊断和鉴别；气体及骨皮质表现为无信号，因此，对鼻窦及颅底诸结构的骨质显示不佳，但 MRI 对软组织的分辨率高，能直接显示黏膜、肌肉、间隙、血管、神经等结构（图 3-8-21）。

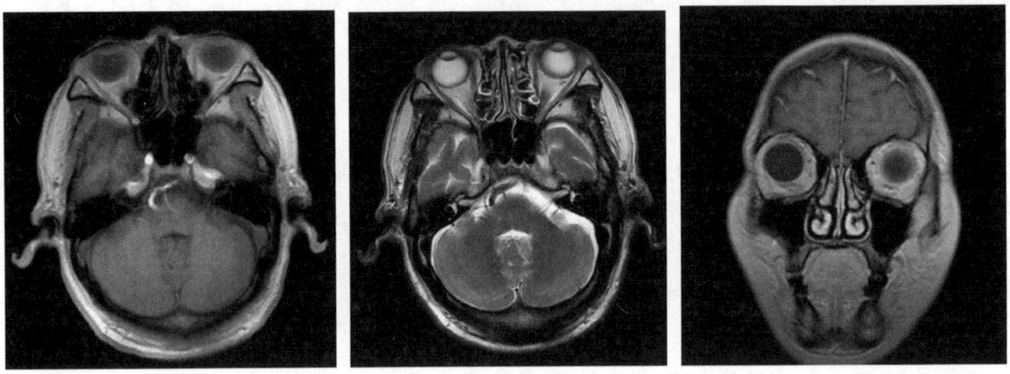

(a) $T_1WI$　　(b) $T_2WI$　　(c) $T_1WI$ 冠状位

**图 3-8-21　鼻和鼻窦的 MRI 表现**

### （二）异常影像学表现

黏膜增厚：正常状态下，黏膜呈细线状或不能显示。黏膜增厚在 HRCT 上显示为中等密度条带影，MRI 上则显示为长 $T_2$ 高信号，常见于各种鼻窦炎性病变。

肿块：软组织肿块时，若密度中等、均匀，边界清楚光整，呈轻中度强化，多为良性肿瘤；无强化或周边强化者，提示为黏膜或黏液囊肿；密度不均匀，边界不规则，且明显强化的病变多为恶性肿瘤；密度高而近似于骨密度者，提示为骨瘤或骨化性纤维瘤。

窦腔积液：表现为窦腔内液体密度或信号影，可见液-气平面，常见于急性炎症、外伤出血等。窦腔内充满液体时，CT 上不易与肿瘤或囊肿相区别，此时可行增强检查，液体不强化而肿瘤强化；或行 MRI 检查，其间信号强度有所不同。

窦腔形态、大小异常：鼻窦窦腔个体发育差异很大，要注意辨别。窦腔增大多提示病变原发于鼻窦或窦口阻塞；窦腔缩小提示病变来源于窦周结构。

鼻腔大小、形态异常：鼻腔狭小或闭塞见于先天发育畸形、鼻甲黏膜肥厚、鼻息肉及各种鼻腔肿瘤。

骨质异常：骨质破坏见于各种恶性肿瘤、急性炎症、真菌感染及部分良性肿瘤。骨质增生见于长期慢性炎症、骨纤维异常增殖症、成骨性转移瘤。骨质中断、移位、粉碎见于外伤骨折、手术等。骨质吸收见于炎性病变或部分良性肿瘤。

邻近解剖结构改变：鼻和鼻窦病变易累及眼眶、颅底、颅内、口腔及鼻咽部，引起上述部位的形态、密度、信号或骨质异常。

### （三）不同成像技术的临床应用

近年来，鼻内镜检查和活检能早期诊断出各种鼻部病变，但不能清楚地观察病变范围和周围的继发性改变，而影像学检查则能准确显示病变的范围及其周围结构受累情况。影像学检查不仅在术前评估病变时发挥重要作用，而且还能评价治疗效果和作为随访的依据。因此，凡怀疑鼻腔和鼻窦病变均应行影像学检查。

X线平片检查主要显示骨质改变与含气空腔的变化，或软组织内的异常钙化、骨化、气体或不透X线的异物，目前已趋于淘汰。

HRCT为鼻腔、鼻窦病变的常规首选检查技术，能清楚显示鼻腔、鼻窦解剖结构及变异，在鼻窦尤为重要，还可确切显示病变的密度、大小、形态、部位及范围；增强扫描则可增加软组织病变的诊断信息。肿瘤性病变时需行软组织重建。

MRI为CT的重要补充检查技术。检查应采用多方位扫描，一般同时行增强检查，如果病变累及脂肪较多的部位如翼腭窝、眼眶等，同时采用脂肪抑制技术，可更好地显示病变范围。MRI检查有助于鉴别肿瘤与炎症、黏液囊肿、黏膜囊肿或潴留的分泌物；增强检查能清楚地显示病变侵犯范围。MRI与CT检查的联合应用，将有利于提高鼻腔、鼻窦病变诊断的准确性。

**（四）鼻窦炎性病变**

1. 鼻窦炎

（1）临床与病理

临床表现主要为鼻塞、流脓涕、头痛和感染鼻窦的压痛及全身症状。鼻镜检查见鼻甲肥大、中鼻道或嗅裂有分泌物或脓液。慢性期可见中鼻甲息肉样变和鼻息肉。

鼻窦炎多继发于急性鼻炎或上呼吸道感染，也可为变态反应的继发感染或邻近器官炎症的扩散。其中，上颌窦炎的发病率最高。鼻窦炎常为多发，若一侧或双侧鼻窦均发病者，称单或双侧性全组鼻窦炎。

（2）影像学表现

1）X线表现

急性期表现为窦腔密度增高，坐或立位水平投照可见窦腔内有液平面，借助腔内气体可显示黏膜增厚。慢性期黏膜肥厚更加明显，沿窦壁呈环形密度增高影，也可呈凸凹不平的息肉状；黏膜下皮质白线消失，邻近骨壁增厚硬化；也可为骨壁吸收，白线模糊不清。

2）CT表现

急性期显示鼻甲肥大，鼻腔、鼻窦黏膜增厚，如黏膜水肿显著则可呈分叶状息肉样肥厚。窦内分泌物潴留，呈现液-气平面，可随体位变动。平扫，分泌物呈低密度或与黏膜密度类似，有时可见坏死组织呈片状较高密度影，增强后黏膜明显强化，可与低密度分泌液区别。慢性期常见窦壁骨质硬化增厚或骨质吸收（图3-8-22）。

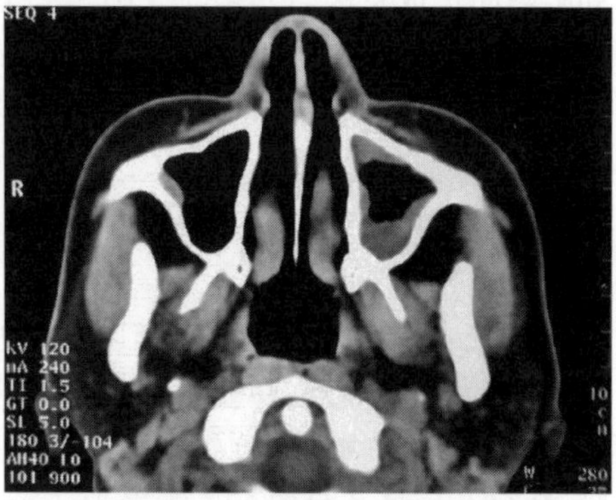


双侧上颌窦黏膜增厚，以左侧明显。

**图3-8-22　双侧上颌窦炎CT表现**

3）MRI 表现

增厚的黏膜 $T_1$WI 呈等信号，$T_2$WI 呈高信号。急性期窦腔内渗出液为浆液，含蛋白等有形成分较少，$T_1$WI 呈低信号，$T_2$WI 呈高信号；若蛋白含量较高，则 $T_1$WI 呈等或高信号，$T_2$WI 呈高信号（图 3-8-23）。

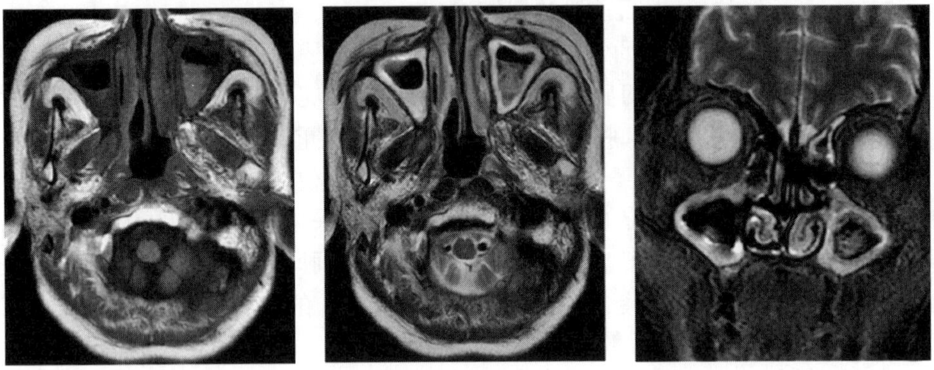

(a) (b) (c)

双侧上颌窦黏膜不规则增厚，$T_1$WI（a）呈稍高信号，$T_2$WI（b、c）呈明显高信号，窦壁骨质未见破坏。

**图 3-8-23　双侧上颌窦炎 MRI 表现**

（3）诊断与鉴别诊断

根据临床表现，结合影像学所见窦腔混浊、积液，黏膜增厚和骨壁改变，诊断并无困难。

2. 鼻息肉

（1）临床与病理

临床症状视息肉大小、部位不同而异，有持续性鼻塞、嗅觉减退、闭塞性鼻音及头痛、分泌物增多等鼻窦炎症状。堵塞咽鼓管口部时，有耳鸣和听力障碍。鼻镜检查可见表面光滑、灰色或淡红色如荔枝肉样半透明肿物，柔软无痛，一般无出血。

息肉为一种常见病，可单独发生于鼻腔或鼻窦，或两者同时发生。病因倾向于变态反应和鼻黏膜的慢性炎症。慢性鼻炎、鼻窦炎及脓性分泌物长期刺激使黏膜发生水肿和肥厚而形成息肉。其多见于筛窦和上颌窦，且易进入鼻腔，双侧多见。过敏性息肉主要见于下鼻甲及嗅区，后鼻孔息肉则以感染性为主。

（2）影像学表现

1）X 线表现

鼻腔可见软组织充塞，或窦腔混浊，密度增高。

2）CT 表现

鼻腔或鼻窦内见软组织密度影，边缘光滑，局限于鼻窦者，多见于上颌窦，密度均匀，有蒂为典型表现；鼻窦炎伴鼻息肉时，鼻息肉多起自筛窦和上颌窦，可见鼻窦黏膜增厚、窦腔内分泌物及鼻腔软组织肿块，增强检查呈轻度线条状强化，代表包绕鼻息肉的黏膜；鼻窦及后鼻孔息肉多见于青少年，常来自上颌窦，见同侧鼻腔与上颌窦有软组织影相连，窦口和鼻腔增宽。当息肉充满窦腔时，窦壁呈膨胀性改变，偶可见骨质吸收或硬化（图 3-8-24）。

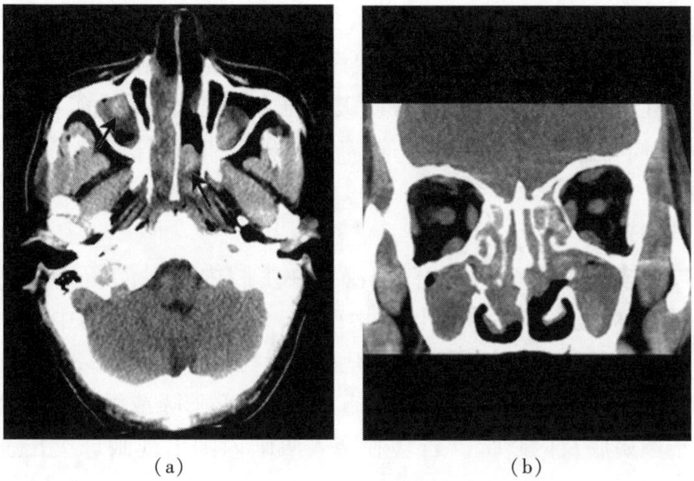

CT 平扫，横断面(a)及冠状面(b)显示双侧上颌窦、筛窦黏膜增厚，窦腔密度增高，鼻腔及双侧上颌窦内可见多个结节状高密度影，密度较均匀，窦壁骨质未见破坏。

**图 3-8-24　副鼻窦炎并双侧鼻腔及上颌窦息肉**

3）MRI 表现

鼻息肉 $T_1WI$ 呈中等信号，$T_2WI$ 呈高信号，增强不强化或呈线条状轻度强化。若为出血性息肉，则 $T_1WI$ 及 $T_2WI$ 信号混杂，由于息肉内有增生的血管，增强扫描有不同程度的强化(图 3-8-25)。

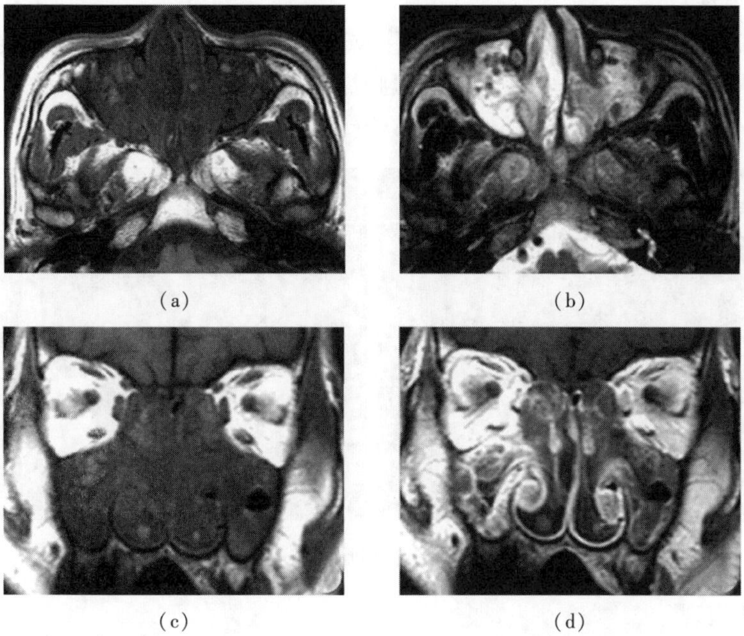

$T_1WI$(a、c)呈不均匀等、低信号；$T_2WI$(b)呈高信号，内可见散在小结节样信号；增强扫描(d)示不均匀强化。

**图 3-8-25　双侧上颌窦及鼻腔炎症伴息肉形成**

（3）诊断与鉴别诊断

本病需与鼻腔恶性肿瘤、内翻性乳头状瘤、上颌窦炎、囊肿、鼻咽部纤维血管瘤等进行鉴别。一般恶性肿瘤浸润性生长且骨质破坏征象明显；纤维血管瘤增强后有明显强化；内翻性乳头状瘤与息肉不易鉴别，一般需结合鼻镜和病理检查。

3．黏液囊肿

（1）临床与病理

黏液囊肿以前多认为由窦口堵塞，分泌物在窦腔内大量潴留所致，故又称潴留囊肿。近年来有报告称，无窦口堵塞仍可发生此病，乃因黏膜分泌物中蛋白含量过高，引起的一系列生物化学和免疫反应所致。本病多发生于筛窦或额窦，也见于蝶窦，单侧多见，早期无任何症状，增大后压迫窦壁可引起疼痛、局部膨隆或触及有弹性肿块，额窦及筛窦者分别位于额窦底及内眦部。若囊肿突入眼眶内则出现眼球突出、眼球移位及视力障碍等。

囊肿壁即为鼻窦黏膜，囊内液体一般为淡黄色稀薄浆液、棕褐色稠厚黏液或咖啡色混有血样物质，如感染成为脓性，则称脓囊肿。黏液大量潴留压迫窦壁，以致窦腔膨胀，窦壁变薄。

（2）影像学表现

1）X 线表现

窦腔透亮度减低、混浊，窦腔膨大，窦腔骨壁菲薄，囊肿进一步增大或继发感染可致窦壁骨吸收、破坏，甚至完全消失。

2）CT 表现

典型表现是窦腔膨大，骨壁变薄、外移或部分消失，腔内密度较低且均匀，轮廓规则，增强检查囊内无强化，若边缘环状增强则提示囊壁感染。筛窦黏液囊肿常侵入眼眶致眼球突出、移位，眼外膜及视神经受压移位（图 3-8-26）。

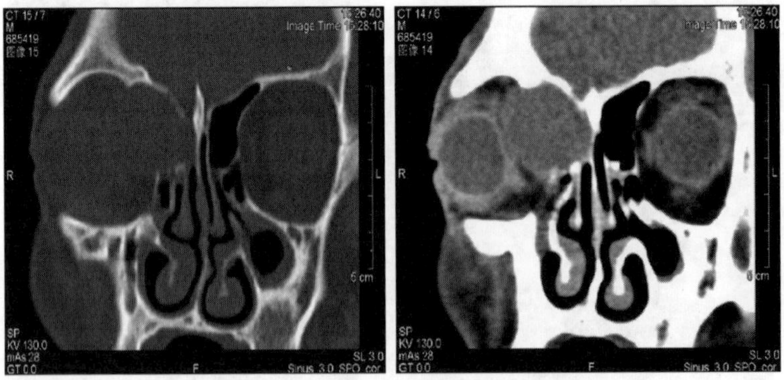

**图 3-8-26　右侧筛窦黏液囊肿**

3）MRI 表现

囊内液体信号取决于囊液中的蛋白含量，黏蛋白少、水分多，则 $T_1WI$ 呈中低信号，$T_2WI$ 呈高信号；黏蛋白较多时，$T_1WI$ 及 $T_2WI$ 均呈中等或高信号；若水分吸收而囊内分泌物十分黏稠时，$T_1$WI 及 $T_2$WI 均呈低信号（图 3-8-27）。

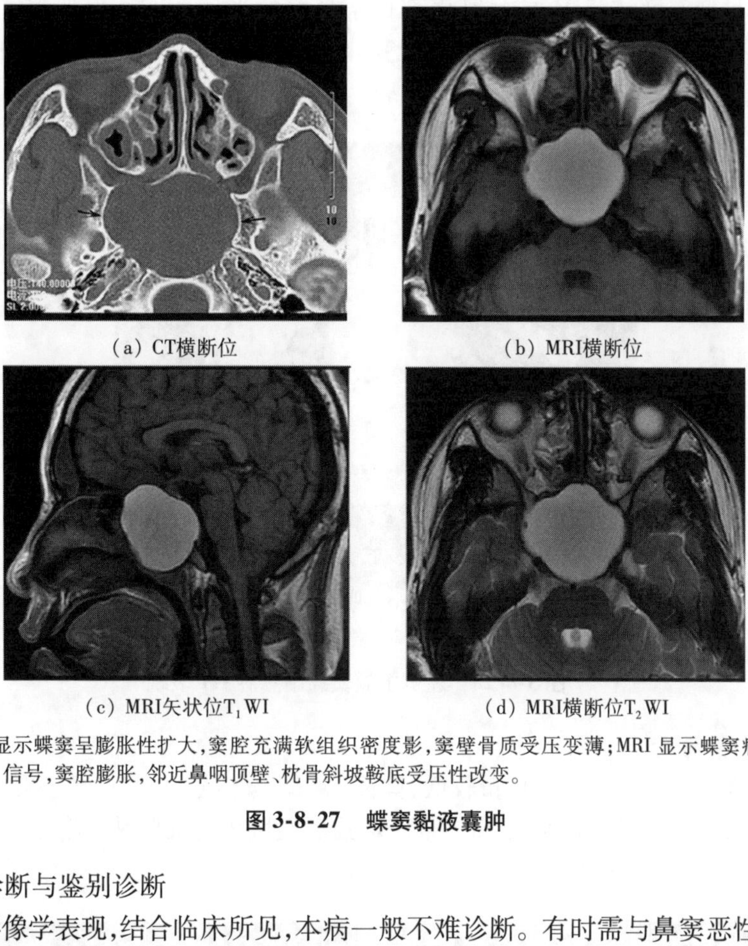

（a）CT横断位　（b）MRI横断位

（c）MRI矢状位$T_1$WI　（d）MRI横断位$T_2$WI

CT 显示蝶窦呈膨胀性扩大，窦腔充满软组织密度影，窦壁骨质受压变薄；MRI 显示蝶窦病变呈短 $T_1$、长 $T_2$ 信号，窦腔膨胀，邻近鼻咽顶壁、枕骨斜坡鞍底受压性改变。

**图 3-8-27　蝶窦黏液囊肿**

（3）诊断与鉴别诊断

根据影像学表现，结合临床所见，本病一般不难诊断。有时需与鼻窦恶性肿瘤鉴别，后者骨壁呈侵蚀性破坏，广泛而不规则，窦腔扩大不如囊肿明显，病程短且常有鼻出血。

4. 黏膜囊肿

（1）临床与病理

黏膜囊肿包括黏液潴留囊肿及浆液囊肿（黏膜下囊肿）。前者为黏膜腺体分泌物在腺体内潴留而形成；后者为黏膜下积液，即渗出的浆液在黏膜下层结缔组织内的潴留。本病平时无症状，常偶然发现，偶有头痛，有时囊肿自行破溃从鼻腔中流出黄色液体。

黏液潴留囊肿多见于上颌窦，可单发或多发，一般较小，囊肿即为扩大的腺腔，很少充满窦腔，囊内为浆液或黏液；黏膜下囊肿位于上颌窦内，单发或多发，可双侧发生，常呈基底部位于窦底的半球形或球形物，无明显囊壁上皮，属假性囊肿。

（2）影像学表现

1）X 线表现

窦腔内见半圆形软组织影，边缘光滑锐利，骨壁和黏膜多无异常，随访观察可见增大或缩小。

2）CT 表现

窦腔内见低密度结节影，或呈基底部位于窦壁的半球形或球形低密度影，密度均匀，水样密度，边界清楚、锐利；增强扫描无强化，表面黏膜可有轻度强化，一般较小不充满实腔（图 3-8-28）。

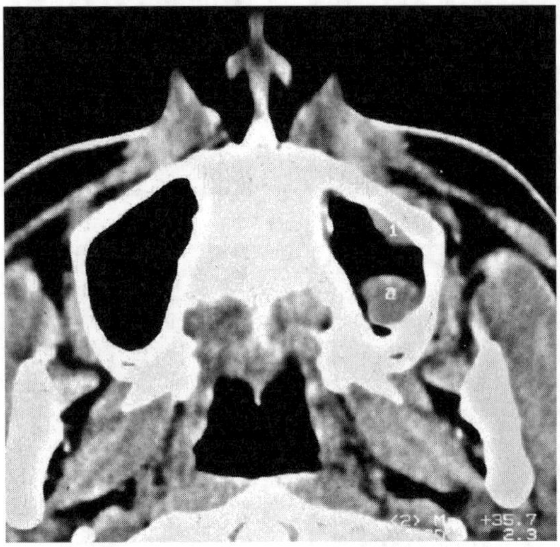

**图 3-8-28　左侧上颌窦黏膜囊肿 CT 表现**

3）MRI 表现

黏膜下囊肿因渗出液含蛋白量较低，呈长 $T_1$、长 $T_2$ 信号，信号一致。黏液潴留囊肿 $T_1WI$ 呈略低或中等信号，$T_2WI$ 呈高信号。增强后囊肿内部无强化，覆盖于囊肿表面的黏膜呈线状强化（图 3-8-29）。

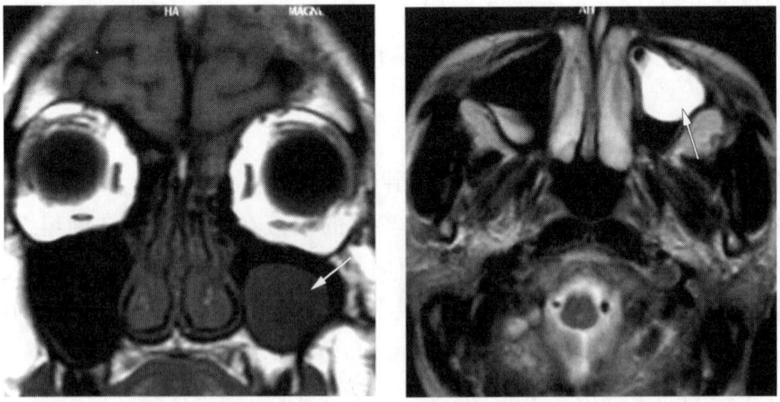

（a）　　（b）

左侧上颌窦内可见一类圆形异常信号影（↑），自上颌窦的底壁向上突入窦腔，其内信号均匀，冠状面 $T_1WI$（a）呈略低信号，横断面 $T_2WI$（b）呈高信号，边缘光滑锐利；右侧上颌窦外侧梭形略高信号影为局部黏膜增厚。

**图 3-8-29　左侧上颌窦黏膜囊肿 MRI 表现**

（3）诊断及鉴别诊断

多发性黏膜囊肿易明确诊断。单发性者需与鼻息肉鉴别。

**（五）鼻和鼻窦肿瘤**

1. 内翻性乳头状瘤

（1）临床与病理

内翻性乳头状瘤为常见的良性肿瘤，男性多见，常发生于40～50岁，临床表现有鼻塞、流涕、鼻部出血、失嗅、溢泪等。病理属良性肿瘤，但常复发，且可侵犯骨质，少数可发生恶变。

乳头状瘤是以上皮明显增生及其下结缔组织少量增殖为特征的赘生物，是一种真性上皮肿瘤，分为外生型和内翻型两类，前者少见，后者多见，特点是增生的上皮团块向水肿的基质内倒生。病变呈息肉样，好发于鼻腔侧壁，特别是中鼻甲游离缘，常侵入筛窦和上颌窦。病变术后复发率较高，少数病例可恶变。

（2）影像学表现

1）X线表现

局限于鼻腔内者显示鼻腔软组织影增加；较大时可致鼻中隔移位，鼻中隔和鼻腔侧壁骨质被吸收、破坏，鼻窦多有阻塞性炎症而致窦腔密度增高；如邻近的窦壁发生骨质吸收、破坏，应考虑恶变可能。

2）CT表现

见鼻腔或鼻窦内软组织密度肿块，呈乳头状，密度均匀，增强后轻度强化，可发生骨质吸收、破坏或骨质增生，如发生恶变，骨质破坏更加明显。复发者同时显示鼻腔鼻窦术后改变。肿瘤阻塞鼻窦开口时引起继发性鼻窦炎改变，CT平扫一般不容易区别肿瘤与继发炎性改变，此时可行增强扫描，实性肿块部分有强化改变。肿瘤增大后可侵入眼眶或颅前窝。肿瘤迅速增大，骨质破坏明显时，应考虑有恶变可能（图3-8-30）。

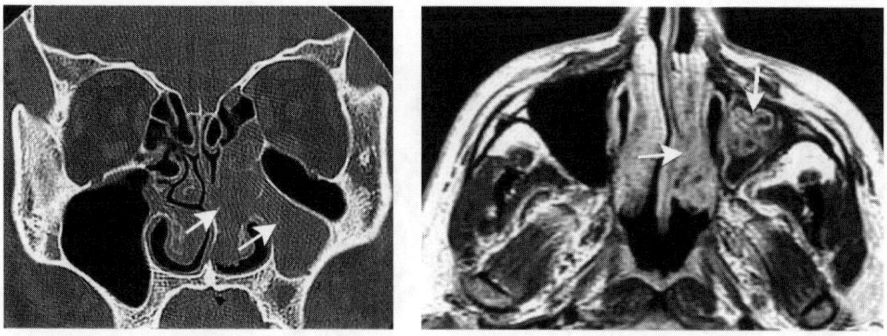

（a）　　　　（b）

CT冠状面骨窗（a）显示左侧中鼻道软组织影，与破坏的中、下鼻甲和钩突分界不清，上颌窦口扩大；MRI增强后横断面（b）显示中鼻道和延伸至上颌窦的病变不均匀强化，上颌窦内的肿块呈“脑回状”强化。

**图3-8-30　左侧内翻性乳头状瘤**

3）MRI 表现

肿块 $T_1$WI 呈等信号，$T_2$WI 呈混杂等、高信号，增强后病变不均匀强化，呈现脑回状，具有特征性。

（3）诊断与鉴别诊断

CT 与 MRI 是主要的影像学检查方法，横断面及冠状面可明确显示肿瘤侵犯范围。MRI 增强扫描可显示典型的强化特点。

本病需与鼻窦炎及息肉鉴别，后者多双侧发病，一般无骨壁破坏；还需与鼻血管瘤鉴别，后者增强后明显强化。恶变后需与筛窦、上颌窦及鼻腔恶性肿瘤鉴别。

2. 上皮性恶性肿瘤

（1）临床与病理

上皮性恶性肿瘤是鼻腔鼻窦常见的恶性肿瘤。早期临床症状比较隐匿，且缺乏特异性，包括鼻塞、血涕、头痛、面部肿胀不适等，与慢性炎症难于鉴别，因此不易发现。晚期则可出现面部畸形、肿胀，侵犯牙槽骨时引起牙痛、牙齿松动；侵犯眼眶时引起突眼、复视、充血、运动受限；侵犯翼腭窝时引起张口困难；侵犯颞下窝及翼内外肌时引起三叉神经痛，面部感觉障碍；侵及颅内时则引起相应神经系统症状及体征。

病理上包括鳞状细胞癌、腺癌、腺样囊性癌等，以鳞状细胞癌最常见。

（2）影像学表现

1）X 线表现

鼻腔或窦腔内出现软组织团块影，晚期可见骨质破坏。

2）CT 表现

① 软组织肿块：一般密度均匀，肿块较大时可有液化坏死，部分肿瘤还可见钙化，如腺样囊性癌；② 侵袭性生长：直接侵犯邻近结构，如眼眶、翼腭窝、颞下窝、面部软组织甚至颅内等；③ 骨质破坏：明显或虫蚀状骨质破坏，但骨质破坏并非恶性上皮性肿瘤所特有，良性肿瘤或炎性病变有时也可见骨质吸收、破坏；④ 中度或明显强化，根据其强化程度及分布特点，在一定程度上有助于定性诊断及鉴别诊断；⑤ 生长迅速，肿瘤中心常有坏死液化灶（图 3-8-31）。

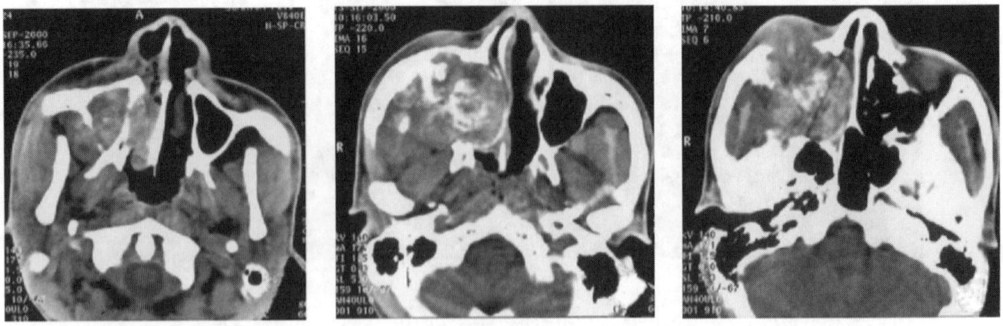

(a) (b) (c)

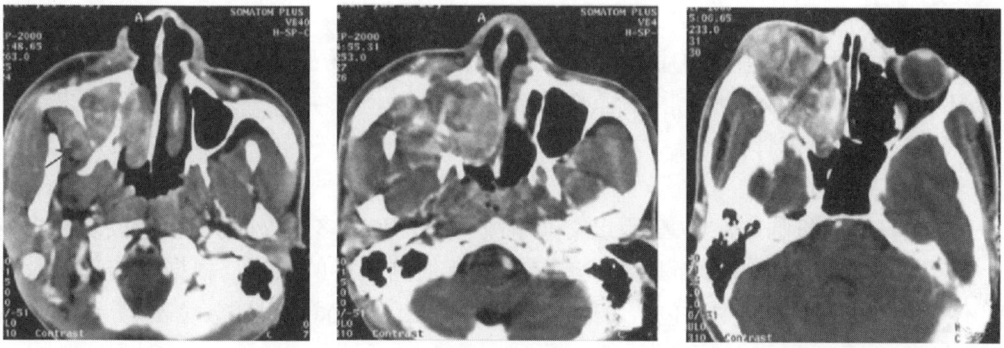

（d）　　（e）　　（f）

CT 平扫（a ~ c）示右侧上颌窦内软组织肿块，密度不均匀，内有钙化、囊变；增强扫描（d ~ f）表现为不均匀性强化，向上侵犯眼眶，向内侵犯鼻腔及筛窦，向后侵入翼腭窝、颞下窝，诸窦壁骨质呈溶骨性破坏。

**图 3-8-31　右侧上颌窦癌 CT 表现**

3）MRI 表现

肿瘤 $T_1WI$ 呈低至中等信号，$T_2WI$ 呈等或高信号，信号均匀或不均匀，窦内伴有潴留的分泌物或炎症时，炎症和分泌物表现为长 $T_1$、长 $T_2$ 信号。增强后肿瘤强化，强化可不均匀，潴留的分泌物不强化。病变可直接破坏窦壁向窦外蔓延（图 3-8-32）。

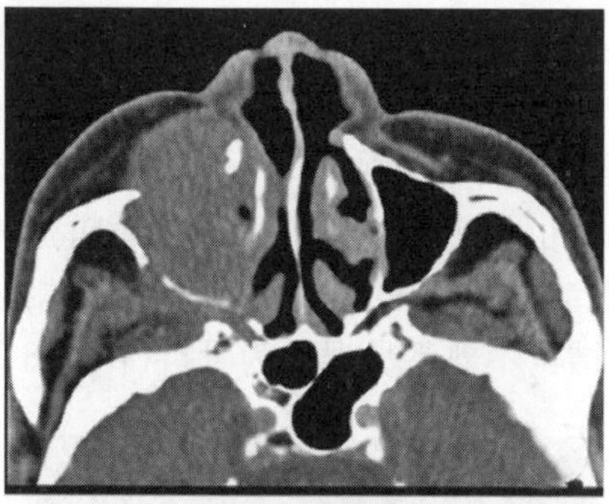

（a）CT横断位

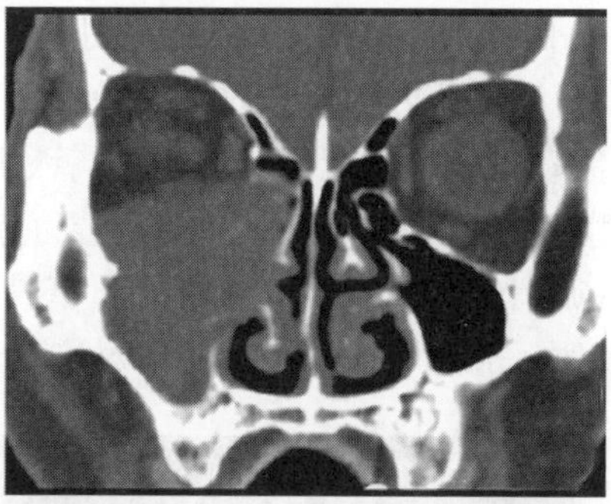

（b）CT冠状位

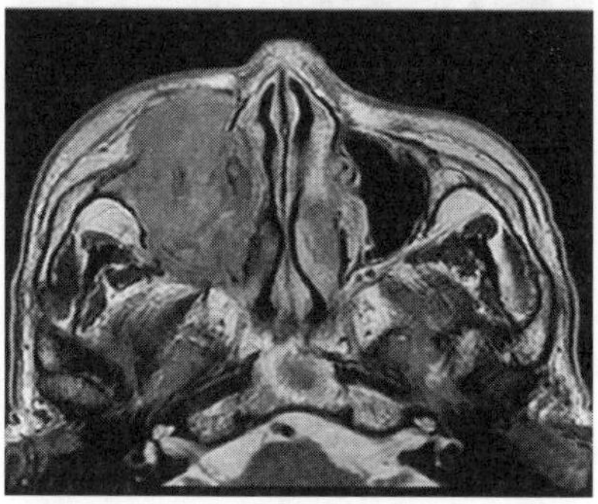

（c）MRI横断位$T_2WI$

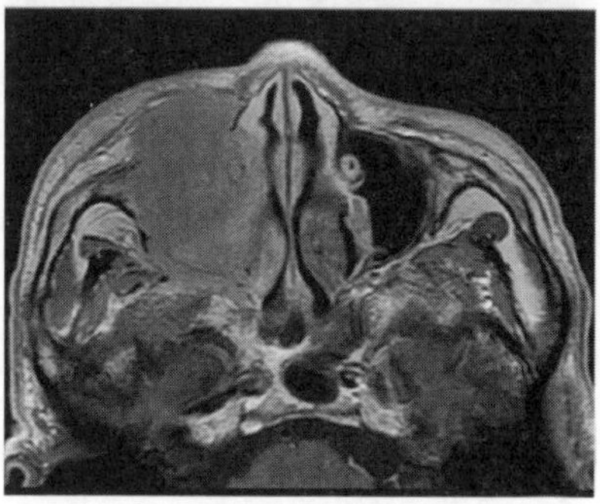

（d）增强MRI横断位$T_1WI$

CT 显示（a ~ b）右侧上颌窦内软组织肿块，累及右侧面颊部、眼眶、筛窦及翼腭窝，上颌窦壁骨质破坏；MRI 显示病变（c）呈等长混杂 $T_2$ 信号，增强后（d）病变不均匀轻度强化，上颌窦骨壁骨质破坏，信号中断。

**图 3-8-32　右侧上颌窦癌 CT 和 MRI 表现**

（3）诊断与鉴别诊断

囊腔鼻窦上皮性恶性肿瘤需与内翻性乳头状瘤、真菌感染、黏液囊肿等鉴别。此外，还需与鼻部恶性肉芽肿、淋巴瘤、血管瘤等鉴别。

**（六）鼻和鼻窦骨折**

1. 临床与病理

鼻和鼻窦骨折临床常见，病因以交通事故、暴力、坠落多见，外伤往往造成复合多发骨折，及时、准确、全面地诊断是选择治疗方法及估测预后的依据。根据受伤部位及程度不同，症状有所不同，主要包括面部青紫肿胀、鼻出血、脑脊液鼻漏、鼻塞、鼻部变形及感觉异常。

2. 影像学表现

（1）X 线表现

平片可见骨质中断、移位，窦腔密度增高。

（2）CT 表现

HRCT 能客观显示外伤后鼻和鼻窦诸骨骨质的细微改变，为常规首选检查方法。三维重组技术有助于显示骨折及移位情况。

① 鼻骨区骨折：CT 表现鼻骨、上颌骨额突、骨性鼻中隔骨质中断或（和）移位，以鼻骨骨折最多见，泪骨骨折常累及泪囊窝，骨缝分离增宽或（和）错位；软组织肿胀增厚。可伴发额骨、筛骨、上颌骨及眼眶等处骨折。

② 上颌窦骨折：CT 表现为窦壁骨质中断、移位，上颌窦内积血，黏膜肿胀增厚等改变。上颌窦上壁骨质菲薄，又有眶下管、眶下沟走行，为骨质薄弱区，最易骨折；上颌窦前、外侧壁位于表浅部位，为外伤后着力点，骨折也不少见。单纯上颌窦骨折少见，多伴有鼻骨、筛骨或颧骨骨折。诊断上颌窦骨折时，需与下列几种正常解剖结构相区别，即眶下沟、眶下管，后齿槽神经沟等，对这些解剖结构不熟悉易误诊为骨折（图 3-8-33）。

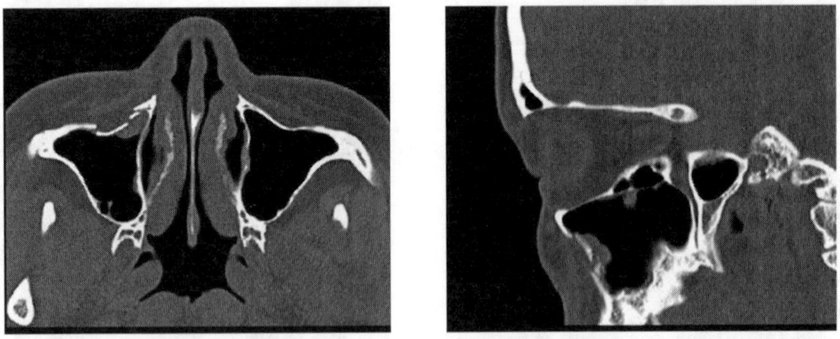

（a）CT横断位　　（b）CT矢状位MPR重组

右侧上颌窦前壁多处骨质中断，并可见游离骨片，右侧眶下管受累，邻近窦腔黏膜增厚。

**图 3-8-33　右侧上颌窦前壁骨折**

③ 额窦骨折：多发生在额窦前壁。骨折分为单纯性及复杂性骨折。单纯性骨折指额窦前壁线性骨折；复杂性骨折指前壁、后壁或（和）底壁多处骨折并陷入窦腔内，可同

时累及筛板和造成硬脑膜损伤,发生硬脑膜撕裂时,形成脑脊液鼻漏。诊断额窦骨折时,注意与眶上切迹变异鉴别。

④ 筛窦骨折:常见骨折部位在筛骨纸板或筛板处。筛骨纸板骨折多呈向中心线弧形凹陷,使筛房变形;筛板骨折实际为颅前窝底的骨折,常伴有额叶损伤或形成脑脊液鼻漏。

⑤ 蝶窦骨折:蝶窦与垂体、视交叉、脑桥、海绵窦、颈内动脉、展神经、上颌神经、视神经管、眶上裂等主要结构毗邻,骨折易引起严重的临床表现,预后多不良。平片不易发现骨折,CT 使蝶窦骨折发现率明显提高。蝶窦骨折多伴有蝶窦内密度增高或黏膜增厚。蝶窦骨折损伤颈内动脉时可导致颈内动脉海绵窦瘘,除骨折征象外,还表现为海绵窦扩大,眼上静脉扩张。

⑥ 脑脊液鼻漏:CT 横断面及冠状面可显示筛板、额窦、蝶窦骨折情况,并可显示颅内积气。脑池造影 CT 扫描可以显示漏口位置。

(3) MRI 表现

$MR_I$ 检查,骨折线常难以显示,但能清楚显示窦腔内黏膜反应性肿胀和积液、积血,表现 $T_1WI$ 呈中等信号,$T_2WI$ 呈高信号,窦腔内出血则信号混杂。水成像技术可以发现脑脊液鼻漏的位置。

3. 诊断与鉴别诊断

结合外伤史,利用 CT 易于明确骨折诊断。诊断时须注意与神经血管沟和骨缝等相鉴别,不要误认为骨折线。

## 四、咽

咽是上宽下窄、前后扁平略呈漏斗状的纤维肌性管道结构。上起自颅底,下达第 6 颈椎平面,在环状软骨下缘续接食管。咽的前壁不完整,自上而下分别通入鼻腔、口腔和喉腔,后方借疏松结缔组织连于椎前筋膜,两侧有颈部的血管和神经。咽以软腭和会厌游离缘为界分为鼻咽、口咽、喉咽 3 部分,它是呼吸道和消化道的共同通道。

鼻咽又称上咽,位于颅底与软腭之间,多以骨性结构为支架,结构紧密,除软腭外,其余各壁不能做大幅度活动,故鼻咽腔的大小较恒定,前后径约 2 cm,高约 4 cm。鼻咽前壁经后鼻孔与鼻腔相通,向下与口咽部连续;顶壁以纤维膜紧贴于蝶骨体及枕骨基底部;后壁呈垂直状,由斜坡及第 1、2 颈椎组成;侧壁左右对称,由肌肉及筋膜组成,两侧壁在下鼻甲后端之后约 1 cm 处有咽鼓管咽口,它是咽鼓管进入鼻腔的通道,也是咽颅底筋膜前部分的一个缺口。咽口上方有一隆起部分称咽鼓管圆枕,其后上方与咽后壁之间有一凹陷,称咽隐窝。鼻咽顶部和后壁移行相连,呈倾斜的圆拱形,常合称顶后壁,此壁黏膜下有丰富的淋巴组织,称咽扁桃体,即腺样体,在婴幼儿较为发达,6 ~ 7 岁后开始萎缩。

口咽又称中咽,位于软腭与会厌上缘之间,通常所谓的咽部即指此区。后壁平对第 2、3 颈椎,前方经咽峡与口腔相通,侧壁由软腭向下分出两腭弓,居前者为舌腭弓,居后者为咽腭弓,两弓之间为扁桃体窝。

喉咽又称下咽,位于会厌上缘与环状软骨下缘之间。后壁平对第 3 ~ 6 颈椎,为口咽后壁的延续；前面自上而下有会厌、杓会厌襞和杓状软骨所围成的入口，称喉口，与喉腔相通。喉口两侧各有两个较深的隐窝名为梨状窝，此处为异物易停留处。两侧梨状窝之间与环状软骨板后方的间隙称环后隙，吞咽时喉口关闭，梨状窝呈漏斗形张开，引导食物经环后隙进入食管。

**（一）正常影像学表现**

1. 正常 X 线表现

目前临床中还采用的平片检查为鼻咽侧位像，它主要观察鼻咽顶后壁、咽后壁、颈前组织、软腭、舌根、会厌及咽腔气道。侧位平片显示鼻咽腔为含气空腔，顶壁软组织厚度平均 4.5 mm，后壁 3.5 mm，儿童因腺样体肥大，厚度不应超过 8 mm。

2. 正常 CT 表现（图 3-8-34）

CT 扫描为咽部常用的影像学检查方法，较有价值，螺旋 CT 可采用横断面 1 ~ 2 mm 层厚扫描，同时摄软组织窗及骨窗进行观察，重建间隔小于或等于扫描层厚的 50%。对肿瘤病变患者应行增强 CT 检查以提高诊断准确性，并利用多平面重组技术观察病变范围及与周围重要组织结构的关系。

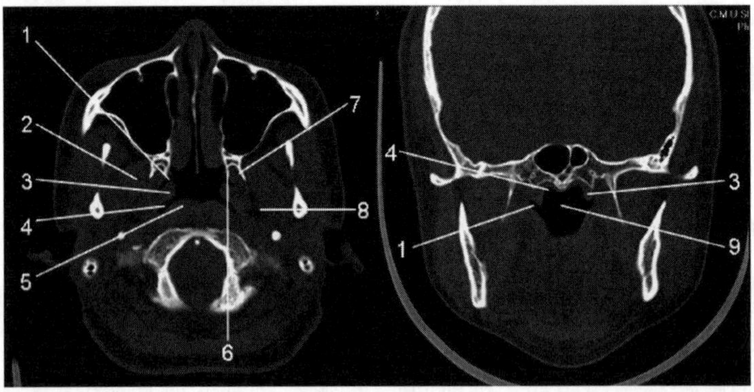


1. 咽鼓管咽口；2. 翼内肌；3. 咽鼓管圆枕；4. 咽隐窝；5. 头长肌；6. 翼内板；7. 翼外板；8. 咽旁间隙；9. 鼻咽腔

**图 3-8-34　正常 CT 表现**

鼻咽腔在不同层面中形态各异，咽鼓管圆枕层面是较典型的横断面，两侧壁半圆形隆起为咽鼓管圆枕，其前方含气凹陷为咽鼓管咽口，后方较宽的斜行裂隙为咽隐窝。鼻咽腔后壁由双侧头长肌构成，其正中为咽缝，为 3 对咽缩肌附着处，头长肌前方黏膜下为咽后间隙所在。

口咽横断面前界为软腭与舌根部，两侧壁由扁桃体及咽缩肌构成，CT 上二者密度相仿，无法区分，侧壁外侧为咽旁间隙。咽后壁为头长肌和颈椎椎体，其后方为咽后间隙。由于咽旁与咽后间隙内均含脂肪组织，CT 表现为低密度。

喉咽环绕在喉腔外，包括梨状窝、环后隙和咽后壁。在会厌谿底横断面，双侧杓会厌襞将喉腔与梨状窝分隔开，正常梨状窝为类圆形，大小和形态基本对称。在相当于声带横断面，环后隙的厚度不超过 1 cm，其后方有一含气腔隙，腔隙的后方为咽后壁，咽后壁的后方为咽后间隙。

3. 正常 MRI 表现

MRI 所见与 CT 相似，但组织分辨率明显优于 CT，有助于观察病变侵犯范围，利于肿瘤分期。MRI 能直接显示黏膜、肌肉、间隙、血管、神经等结构。$T_1WI$ 上，黏膜、肌肉呈等信号，筋膜呈低信号，脂肪呈高信号；$T_2WI$ 上，黏膜、脂肪呈高信号，肌肉呈较低信号（图 3-8-35）。

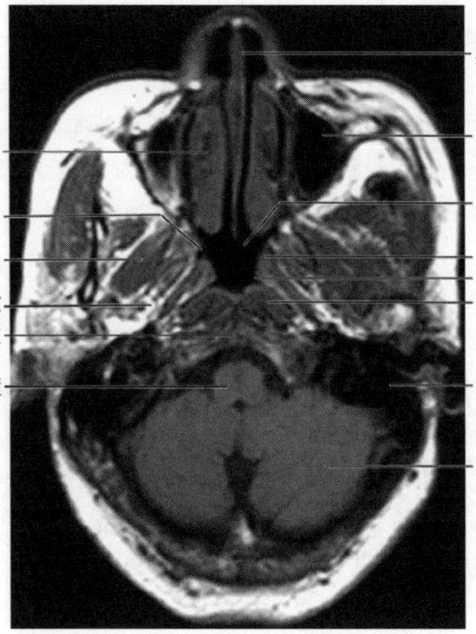


图 3-8-35 咽部 MRI 横断位 $T_1WI$

## （二）异常影像学表现

1. 咽腔狭窄或闭塞

咽腔狭窄或闭塞常见于肿瘤、外伤等，平片、CT、MRI 均可观察咽腔形态改变。

2. 咽壁增厚或不对称

咽壁增厚或不对称可见于炎症、肿瘤。平片上咽后壁脓肿、肿瘤可见软组织增厚。脓肿形成时可见液平，肿瘤表面可凹凸不平。炎症常表现为弥漫性软组织增厚，肿瘤表现为局限性软组织增厚。

3. 增强扫描

脓肿壁强化而中心液化区不强化，肿瘤则可呈现不同程度强化。

4. 颅底骨质改变

鼻咽部恶性肿瘤可引起颅底骨质的溶骨性破坏，轻者孔道增大，重者整个骨块消失。少数病变可见颅底骨质增生。

5. 颈椎骨质改变

咽后壁脓肿可由颈椎结核引起，此时可见颈椎骨质、椎间隙及椎旁软组织的改变。

6. 咽旁间隙受累

正常咽旁间隙两侧对称，其位置和形态的改变有助于肿瘤定位：来源于鼻咽部肿瘤，咽旁间隙向外移位；咀嚼肌间隙或腮腺深叶的占位病变，咽旁间隙向内或前内移位。颈动脉间隙内血管的移位方向，对鉴别肿瘤的部位和性质也有帮助：淋巴结增大使血管向内前或内后深部移位；迷走神经源性肿瘤，常发生于颈动脉和颈内静脉之间，使其向两侧分离；交感神经源性肿瘤，常推挤这些血管共同向前外方移位；颈动脉体肿瘤位于颈动脉分叉处，可使颈内动脉与颈外动脉分离，并有受压变形。

**（三）不同成像技术的临床应用**

咽侧位和颅底位X线片可以显示含气咽腔及咽壁情况，如咽后壁软组织有无增厚，颅底骨质有无破坏，但对咽侧壁病变及软组织改变较难显示。平片仅适用于咽部炎症、腺样体肥大和咽异物的诊断。梨状窝造影检查则可显示正常梨状窝结构及异常改变。

CT具有高空间分辨率和高密度分辨率，还可观察细小的骨性结构改变，是咽部有价值和常用的影像检查方法。

MRI对软组织有优良的分辨率，对了解肿瘤病变的侵犯范围和分期帮助较大，但对骨质改变和钙化的检出不敏感。

常规X线检查常难以区分正常咽部结构与病变。CT和MRI可清晰显示咽部深层正常解剖结构，对病变部位、范围、与毗邻关系、颈部淋巴结的改变均可提供丰富的诊断信息。MRI在病变定性方面优于CT，可作为CT检查的补充手段。利用螺旋CT横断面图像可进行多平面重组（MPR），对咽部病变行多方位观察；还可通过图像后处理技术获得咽部仿真内镜影像，为临床提供无创的类似于内镜所见资料。

**（四）咽部肿瘤**

1. 鼻咽血管纤维瘤

（1）临床与病理

鼻咽血管纤维瘤为鼻咽部最常见的良性肿瘤，发病原因不明，好发于10～25岁青年男性，故又称男性青春期出血性鼻咽血管纤维瘤，典型症状为反复鼻腔和口腔出血，出血量多少不一。

肿瘤起源于枕骨斜坡底部、蝶骨体及翼突内侧的骨膜，向下突入鼻咽并向前生长，经后鼻孔进入同侧鼻腔。内镜检查示瘤体大小不一，呈类圆形、椭圆形或不规则形，表面为粉红色、暗红色，可有扩张的血管。病理上肿瘤由丰富的血管组织和纤维组织基质构成，血管壁薄，缺乏弹性，易引起大出血，较大的肿瘤可以压迫（或破坏）邻近骨质，侵入鼻窦、眼眶、翼腭窝，故本瘤虽属良性，但具有侵袭性。此外，肿瘤增大后可能影响周围器官产生相应症状，如渗出性中耳乳突炎、突眼、复视、视力障碍、面部畸形、头晕、头痛等。

（2）影像学表现

1）X线表现

血管造影时，肿瘤染色多明显，供血动脉增粗。肿瘤主要由颌内动脉供血，瘤体较大时咽升动脉或对侧颌内动脉参与供血，若进入颅内亦可有颈内动脉海绵窦段的分支参与供血。血管造影有助于了解肿瘤的供血情况，并可同时行超选择性动脉栓塞，使肿块缩小,以减少术中出血。

2)CT 表现

能准确显示肿瘤部位、形态及邻近结构受侵情况。平扫可见鼻咽顶部密度较均匀的软组织肿块,与肌肉组织分界不清,鼻咽腔变形,可见周围骨质受压及破坏。肿瘤侵犯范围可非常广泛,侵犯翼腭窝者最为常见,亦可破坏颅底骨质进入海绵窦,甚至脑内。增强后病变显著强化,其 CT 值可超过 100 HU。冠状面扫描有助于显示肿块向颅内蔓延情况(图 3-8-36)。

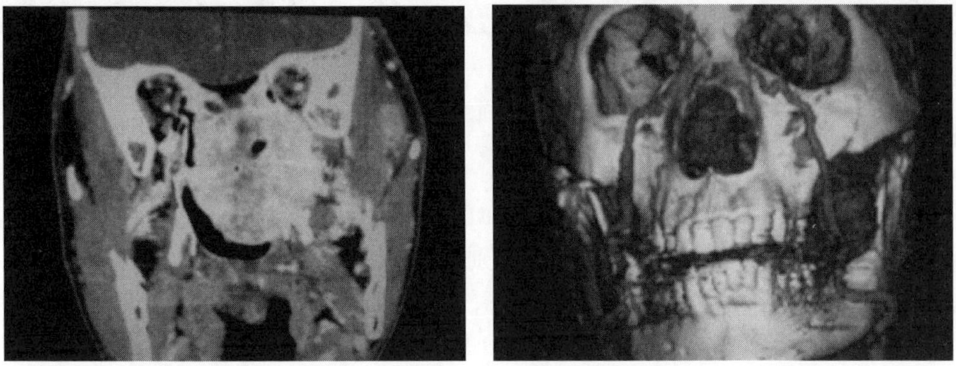

(a) CT 增强冠状位 (b) CT-VR 重建

**图 3-8-36 纤维血管瘤(CT)**

3)MRI 表现

肿瘤在 $T_1$WI 呈中等或稍高信号,$T_2$WI 呈明显高信号,内部可掺杂低信号,与肿瘤富含血管及其与纤维成分比例有关。瘤内血管因流空效应可呈点条状低信号,称为椒盐征,此征象对诊断鼻咽纤维血管瘤具有特征性。增强扫描肿瘤明显强化,流空的血管影增强后显示得更为清楚。MRI 对肿瘤向深部侵犯范围显示优于 CT,对骨质破坏显示逊于 CT(图 3-8-37)。

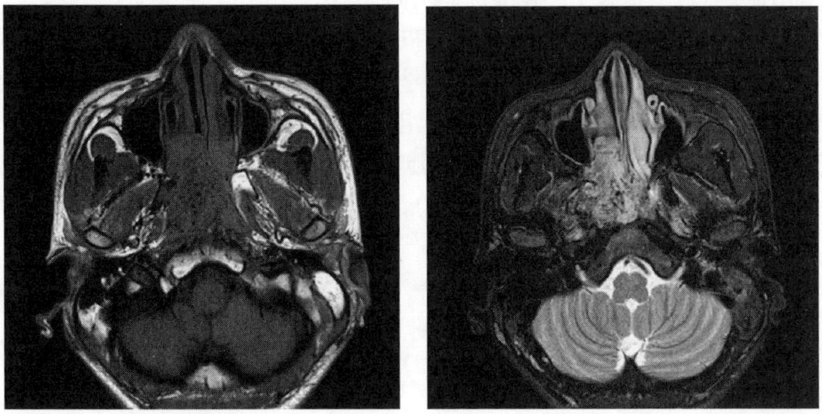

(a) $T_1$WI (b) $T_2$WI

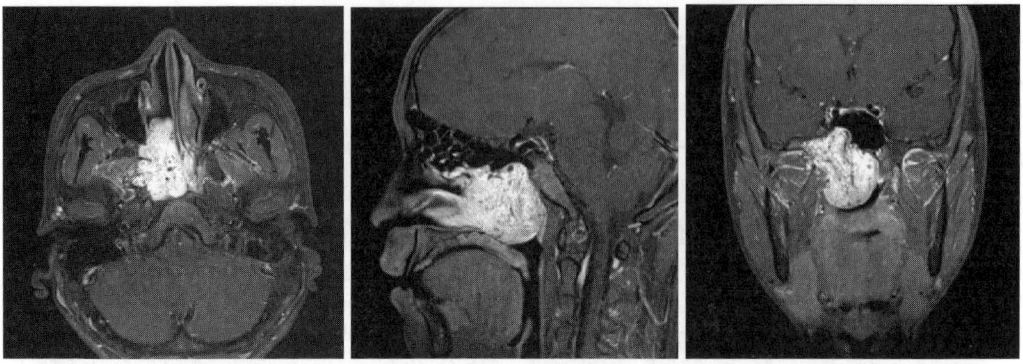

（c）增强横断位　（d）矢状位　（e）冠状位

**图 3-8-37　纤维血管瘤的 MRI 表现**

（3）诊断与鉴别诊断

主要影像学检查为 CT 和 MRI 扫描，MRI 为首选检查方法，增强扫描有助于诊断。

本病在临床及影像上主要与鼻咽癌鉴别。后者多发生于中年人，影像检查见鼻咽部浸润性肿块，边界不清，也可向周围侵犯，骨质破坏明显；肿瘤在 $T_1$WI 多呈低、中信号，$T_2$WI 呈中、高信号，增强扫描呈轻中度强化，与鼻咽血管纤维瘤不同，颈部淋巴结肿大常见，往往为初诊的首发症状。

2．鼻咽癌

（1）临床与病理

鼻咽癌是我国高发恶性肿瘤之一，最常发生于中年人，但也可见于儿童及青少年，男性多见。已知的发病因素有种族遗传、EB 病毒感染及环境致癌因素。本病早期症状较隐匿，中、晚期鼻咽癌因肿物的侵犯范围不同而表现各异。患者在就诊时往往以颈部淋巴结肿大为首发症状，其他临床症状：回缩性血涕、鼻塞、鼻出血等鼻部症状，晚期可有耳鸣、单侧听力减退或丧失等症状。肿瘤侵犯神经可引起声音嘶哑、吞咽困难等咽喉部症状，以及头痛、面麻、舌偏斜、眼睑下垂、复视等神经症状。鼻咽镜检查肿瘤呈紫红色，触之易出血；实验室检查 EB 病毒抗体增高。

鼻咽癌绝大多数起源于呼吸道柱状上皮，分为鳞癌、腺癌、泡状核细胞癌和未分化癌。本病好发于鼻咽隐窝和顶壁。鼻咽腔是一个解剖复杂的腔隙，与头面部各腔隙相通，与颈部重要间隙相邻，并有丰富的淋巴组织，因此鼻咽癌的蔓延途径独特。鼻咽癌发展可分为上行型（向上侵及颅底骨质及脑神经）、下行型（淋巴结转移）和上下行型（兼有颅底、脑神经侵犯和颈部淋巴结转移），局限于鼻咽部者为局限型。

（2）影像学表现

1）CT 表现

CT 表现依肿瘤大小及其侵及范围而异（图 3-8-38）。

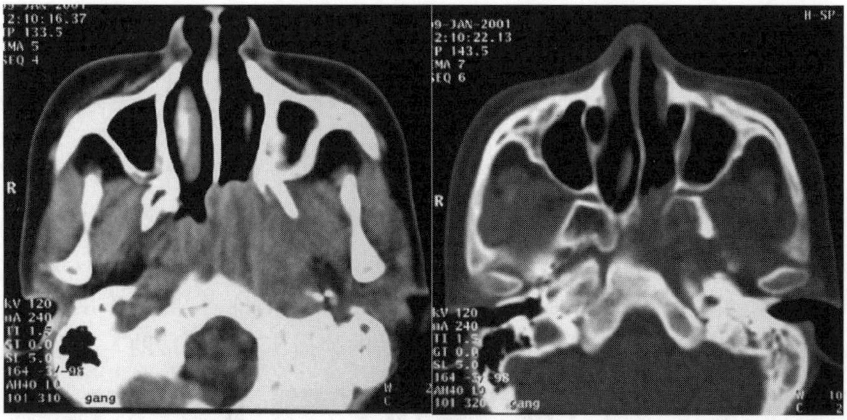


**图 3-8-38　左侧鼻咽癌**

① 咽隐窝变浅、消失：鼻咽癌好发于咽隐窝，早期在黏膜生长，可引起咽隐窝变浅、闭塞，失去正常的对称外观。

② 鼻咽侧壁增厚：肿瘤向黏膜下浸润生长致黏膜增厚，包括咽鼓管圆枕增厚、僵直、表面不光整，咽鼓管咽口狭窄或闭塞。

③ 鼻咽腔内软组织肿块：中、晚期可见明显软组织肿块，平扫多为等密度，以咽隐窝为中心突入鼻咽腔，致鼻咽腔不对称、狭窄或闭塞。肿物与颈部肌肉密度大致相仿，一般无钙化或囊变，多呈浸润性生长，与周围组织分界不清。

④ 颅底骨质破坏：鼻咽癌可沿神经、血管周围间隙蔓延，致使颅底骨性孔、道扩大或破坏，好发于卵圆孔、破裂孔、颈动脉管、蝶骨大翼等，向后发展可破坏颈静脉孔，向顶部发展可破坏斜坡、蝶骨等。

⑤ 颅内侵犯：常累及海绵窦、颞叶、桥小脑角等处。冠状面增强扫描显示较好。

⑥ 增强扫描：肿块可见不同程度的强化，多为轻、中度强化，密度不均匀，可帮助与正常组织区分。

⑦ 淋巴结转移：鼻咽癌早期即可有淋巴结转移，咽后淋巴结是首先转移的淋巴结，其他常见转移部位为颈深及颈后三角区淋巴等，多呈等密度，增强扫描轻中度强化，内部密度多均匀，可有小低度区。

⑧ 继发表现：由于癌肿侵蚀咽鼓管咽口，使中耳腔压力降低，腔内积液，导致分泌性中耳炎；当癌肿导致鼻窦引流不畅时，可伴发鼻窦炎症或积液。

2）MRI 表现

由于 MR2 对软组织分辨率高，因而能够清楚显示肿瘤的范围（图 3-8-39）。

① 肿瘤的信号：肿瘤在 $T_1$WI 多呈低、中信号，$T_2$WI 呈中、高信号，增强扫描后病灶呈轻、中度强化。增强检查有利于显示病灶范围、侵犯程度及与周围组织结构的关系，可清楚显示黏膜下肿瘤并有助于鉴别诊断。

② 颅底骨质破坏：表现为低信号的骨皮质不完整或髓质高信号脂肪消失。MRI 显示茎突、翼板等小的骨结构破坏不及 CT，但显示斜坡、岩骨尖等骨松质改变优于 CT。

③ 颅内侵犯：MRI 冠状面最易显示肿瘤自鼻咽部向颅内侵犯情况。增强扫描后颅

内病灶强化较明显,更易显示颅内侵犯范围。

④ 颈部淋巴结转移:在 $T_1WI$ 呈低或略低信号,$T_2WI$ 呈高信号,中央液化坏死灶信号更高,MRI 可显示 CT 不能发现的咽后外侧淋巴结。

⑤ MRI 对放疗后的评价:放射治疗是鼻咽癌行之有效的治疗方法。放疗早期(3 个月内)常可见黏膜肿胀、咽隐窝消失、变平及鼻窦、乳突炎症,后期(半年后)由于纤维化、瘢痕,可出现萎缩征象,表现为鼻咽腔扩大,咽隐窝变深,肌肉萎缩、变性,黏膜萎缩。肿瘤 $T_2WI$ 呈高信号,而纤维化呈低信号,增强扫描后前者呈轻、中度强化,而后者无强化。此外,MRI 检查对于了解鼻咽癌放疗后的脑损伤有很大帮助。

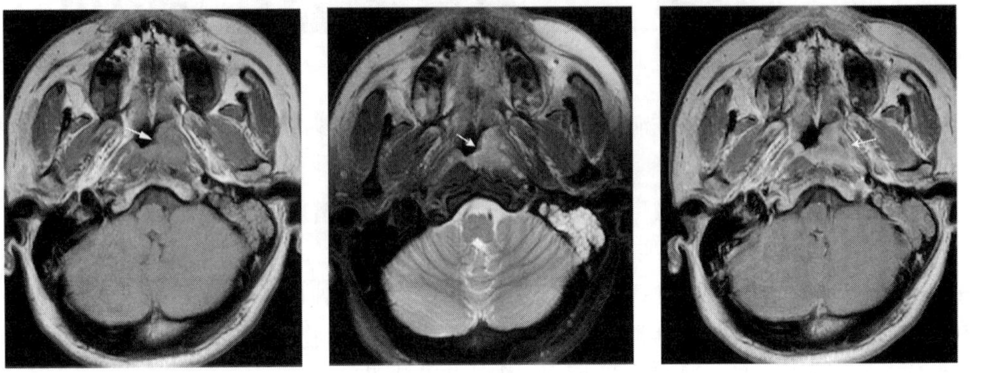

(a) (b) (c)

鼻咽左侧壁软组织肿块。$T_1WI$(a)肿块呈均匀等信号,$T_2WI$(b)呈稍高信号;增强扫描(c)肿块中度均匀强化。左侧咽隐窝及咽骨管咽口消失,左侧腭帆张肌及腭帆提肌受压向外侧推移,左侧头长肌受累;左侧乳突小房信号增高。

**图 3-8-39 左侧鼻咽癌伴同侧中耳乳突炎**

(3) 诊断与鉴别诊断

X 线平片对鼻咽癌诊断价值不大,由于密度分辨率低、颅底与鼻咽结构重叠,不能显示深部软组织的浸润,也不能显示受累淋巴结,已被 CT、MRI 取代。MRI 可作为首选检查方法,因为其组织分辨率高,显示肿瘤侵犯范围及病变沿神经和软组织的延伸情况要优于 CT。

临床中遇有鼻咽部肿物的患者,多能经鼻咽镜下活检而获得明确的病理诊断。影像学检查的主要目的在于了解肿瘤向深部浸润的范围,明确肿瘤分期及协助制订治疗计划。由于鼻咽癌是最常见的鼻咽部肿瘤,影像学检查发现鼻咽部病变时应首先考虑鼻咽癌,此外还需与下述疾病鉴别。

鼻咽血管纤维瘤:常见于男性青少年,有多次鼻出血病史,影像检查见鼻咽部软组织肿块,多伴有骨质改变,有时与鼻咽癌相似。但前者为压迫性骨吸收、破坏,多有骨质变形;后者为侵蚀性骨质破坏、消失。增强扫描时,鼻咽血管纤维瘤明显强化,而鼻咽癌仅轻、中度强化。MRI 扫描,$T_2WI$ 肿瘤呈高信号,内部可掺杂低信号,呈椒盐征,与鼻咽癌不同。

腺样体肥大:腺样体是位于鼻咽顶部的淋巴组织,腺样体肥大表现为鼻咽顶壁和后壁软组织对称性增厚,病变密度均匀,咽隐窝受压变窄,不累及下方肌肉,亦无骨质破坏。CT 和 MRI 的 $T_1WI$ 不能鉴别淋巴样组织及其下方肌肉，$T_2WI$ 淋巴组织呈高信号，肌肉呈低信号，对比明显，易于鉴别。

鼻咽邻近结构的肿瘤：如鼻窦及鼻腔的恶性肿瘤、脊索瘤及咽旁间隙肿瘤等，明确肿瘤部位并了解相关肿瘤特点，通常诊断不难。

**（五）咽后间隙感染和脓肿**

中耳、鼻腔、鼻窦、口腔、咽喉部炎症直接蔓延或涉及相关淋巴结，可导致颈深部间隙感染或形成脓肿。由于病变位于颈部肌肉的深面，引流不畅，且局部血管丰富，可引起菌血症或败血症，严重时可危及生命。咽部感染主要包括咽后及咽旁间隙感染和脓肿，临床检查多表现为相应组织的红肿，脓肿形成后有局部软组织肿胀、波动感，常伴有颌下及颈深组淋巴结肿胀。咽部脓肿有典型的临床表现，影像学定性诊断不难，由于颈部间隙相互通连，上达颅底，下至纵隔甚至后腹膜，影像学检查时需注意观察病变蔓延的范围。

1. 临床与病理

咽后间隙位于脏器间隙后方，颈动脉间隙内侧，椎前间隙的前方，在颈深筋膜的中层与深层之间，自颅底延伸至纵隔达气管隆突水平，是颈部病变扩散至胸部的通道。咽后间隙内含物主要为咽后组淋巴结及脂肪，咽后间隙感染常常由于感染引流入咽后淋巴结，产生淋巴结炎，最后破溃入咽后间隙所致，亦可继发于异物、手术、外伤等。咽后脓肿为咽后间隙的化脓性炎症并积脓所致，分为急性与慢性两种。

2. 影像学表现

（1）X 线表现

颈部侧位平片表现为椎前及咽旁软组织肿胀，气道变窄，颈椎僵直、正常生理弯曲消失，骨质破坏。如脓肿与咽腔相通，则可显示有气-液平面，如为产气杆菌感染，肿胀的软组织内可见气体影（图 3-8-40）。

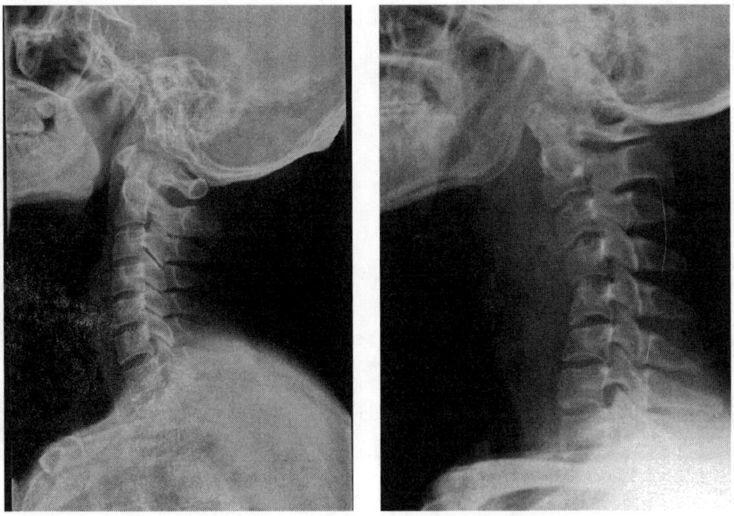

（a）正常　　（b）咽部脓肿（咽后壁明显增厚）

**图 3-8-40　咽后间隙感染和脓肿**

（2）CT 表现

表现取决于炎症的发展阶段。颈前软组织弥漫性增厚伴脂肪间隙消失，提示蜂窝组织炎；若肿胀软组织内有水样低密度区，边缘模糊，咽腔不对称，应考虑有脓肿形成；增强扫描，脓肿壁及周围软组织强化，液化坏死区不强化。脓肿形成会产生占位效应，咽后壁可向前移位，有时脓肿内可见到少量气体。感染还可引起相邻椎间隙椎间盘炎和邻近椎体的侵蚀破坏。若椎前脓肿由结核所致则可伴有钙化，脓肿壁一般较厚，且可伴有骨结核表现，如颈椎骨质破坏、变形，椎间隙消失等（图 3-8-41）。

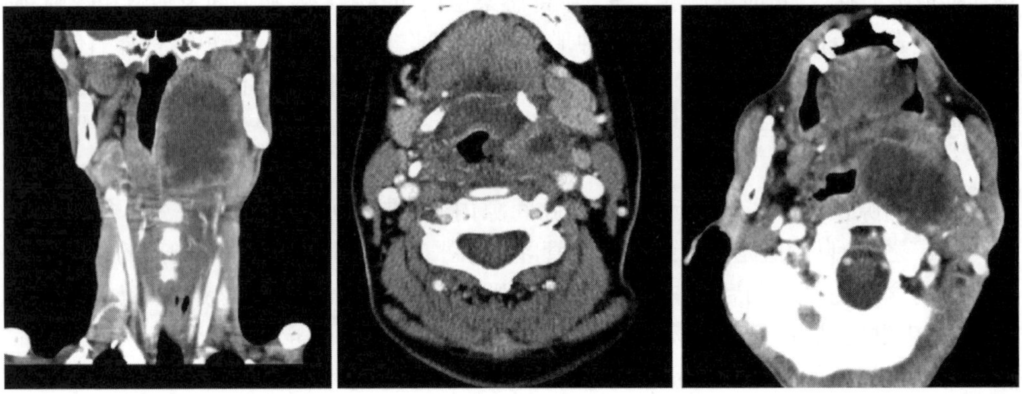

(a) (b) (c)

**图 3-8-41　咽旁间隙脓肿，其内见液化坏死**

（3）MRI 表现

蜂窝组织炎时 $T_1$WI 上咽后间隙正常高信号脂肪为炎症低信号所取代，脓肿形成后随脓液组成的成分，$T_1$WI 可表现为低、等、高多种信号特点，$T_2$WI 多呈高信号，脓肿壁为略低信号，并可见病灶周围水肿。增强后蜂窝组织炎可略有强化，而脓肿壁强化，内容物无强化（图 3-8-42）。

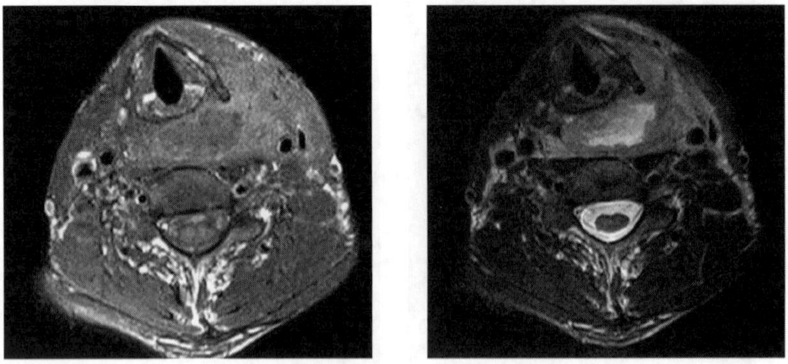

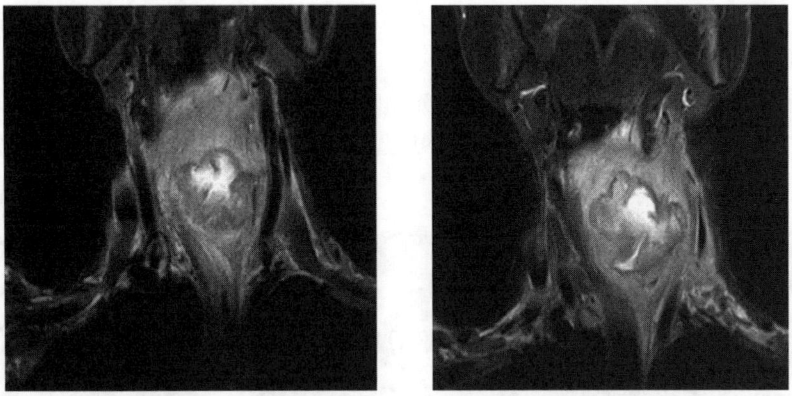

咽部偏左侧见一肿块影，$T_1WI$ 呈等低信号，$T_2WI$ 见大片高信号水肿带，其内见环形等信号的脓肿壁影，病灶内见高信号的液化坏死现象。

**图 3-8-42　咽后间隙蜂窝组织炎**

3．诊断与鉴别诊断

咽后间隙感染和脓肿的主要检查方法为 X 线颈部侧位平片、CT、MRI。颈部平片可明确颈部感染的存在，但不能可靠定位及确定感染的范围；CT 和 MRI 检查能明确病变的部位及感染的范围，亦可鉴别咽后化脓性淋巴结炎合并咽后间隙水肿与真性咽后脓肿。由于扫描时间短、费用低且密度分辨率高，CT 扫描是评价咽后壁脓肿的常规检查方法，尤其对不合作需要镇静的婴幼儿。

**（六）咽部异物**

咽部异物常为不慎咽下鱼刺、骨片、果核所致，小儿咽部异物发生率较高，多由小儿进食不慎或将异物放于口内玩耍误吞所致。异物发生部位多在口咽部，常见于扁桃体、舌根、会厌谿、梨状窝，亦可发生于喉咽部，发生在鼻咽部较少见。

咽部异物的诊断要结合病史和临床症状，患者常有误咽病史，临床常表现为咽下疼痛、吞咽困难、唾液增多；亦可表现为单侧扁桃体或扁桃体周围炎症、脓肿反复发作，颈部包块、甚至大出血等。异物附近咽部多有触痛，一般用间接或直接喉镜、鼻咽镜检查等明确诊断。部分咽部异物可因唾液积存、黏膜肿胀而诊断困难，影像学检查有助于判断异物的位置。

1．影像学表现

（1）X 线表现

对于不透 X 线的异物，如金属异物、义齿、碎骨片等，可用 X 线颈部正侧位片检查，有助于定位，但需与喉软骨钙化、韧带钙化、颈椎骨质增生等鉴别，可行透视下转动体位动态观察。对于可透 X 线异物或密度较低、较小（如鱼刺等）的异物，则需吞钡透视以判定异物在咽部的位置。检查时要重点观察梨状窝和颈段食管，一般异物局部易有钡剂存留，经反复吞咽后，固定于局部的钡剂常可显示异物的外形。当异物较小时，需要在钡剂中掺入少量棉絮，借助钡棉勾挂来显示异物位置。如异物位于下咽，吞咽时钡剂分流入两侧梨状窝，故正位片食管入口上方的咽部异物停留在环后区两侧，而当异物位于颈段食管则钡剂停留在中线上,以此可与颈段食管异物鉴别。

(2) CT 表现

薄层扫描可清晰准确地显示不透光和半透光异物的位置、大小、形态及数量(图 3-8-43);对透光性异物则检不出,但可显示异物周围肉芽肿反应(图 3-8-44)。

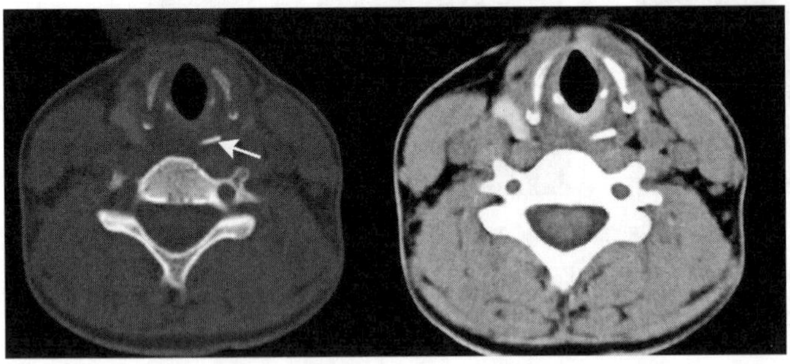

图 3-8-43 咽部左侧条状高密度异物影

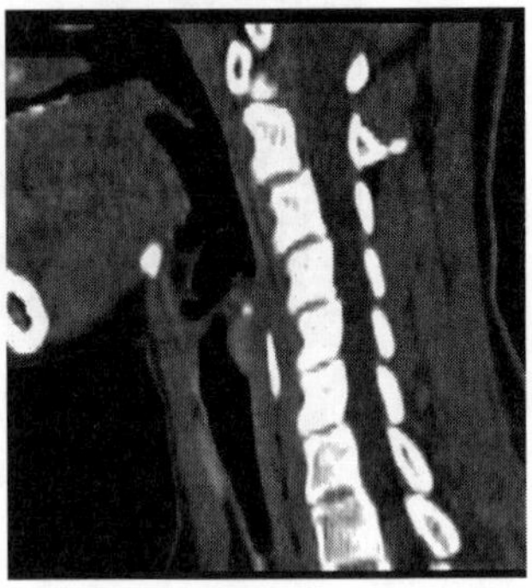

图 3-8-44 异物及周围肉芽肿反应

2. 诊断与鉴别诊断

本病结合病史,不难诊断。但 X 线检查时需注意:(1) 正常喉软骨钙化,主要是甲状软骨和环状软骨后缘或杓状软骨基底部的钙化,易误诊为喉咽部异物。(2) 正常梨状窝、会厌,也可存留少量钡剂,一般两侧对称,饮水或反复吞咽后可以消失,应注意鉴别。(3) 局部刺伤也可附着钡剂,但经反复吞咽后消失,且局部触痛不明显。(4) 气道异物,正位时气管和食管重叠,侧位时气管居前,食管位于其后,可判断异物位置。

**(七) 腺样体肥大**

1. 临床与病理

腺样体又称咽扁桃体或增殖体,为鼻咽部淋巴组织,约在出生后 6 ~ 12 个月开始发育,2 ~ 10 岁为其增殖旺盛期,10 岁以后开始萎缩,至成年则大部分消失。腺样体因多次炎症刺激可发生病理性增生,称腺样体肥大,多见于儿童,常与慢性扁桃体炎合并存在。

腺样体位于鼻咽顶壁和后壁的交界区。儿童鼻咽腔狭小,肥大之腺样体常堵塞后鼻孔和咽鼓管咽口,可出现听力减退和耳鸣,有时可诱发分泌性中耳炎,常并发鼻炎和鼻窦炎,说话时有闭塞性鼻音,睡时有鼾声,常张口呼吸。

2. 影像学表现

(1) X 线表现

X 线鼻咽部侧位平片,见鼻咽顶壁与后壁软组织局限增厚,表面柔软光滑(图 3-8-45)。

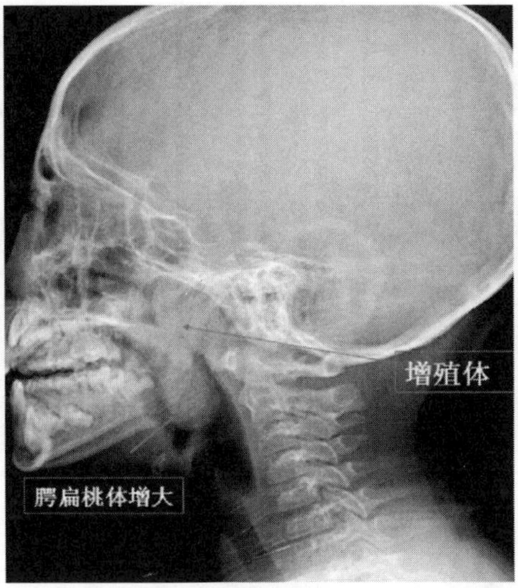


**图 3-8-45　腺样体肥大**

（2）CT 表现

CT 横断面表现为鼻咽顶壁与后壁软组织增厚，一般为对称性，表面可不平，平扫呈软组织密度，增强扫描有强化，与周围邻近软组织结构界限不清。MSCT 鼻咽腔矢状面重组图可显示鼻咽腔气道局限狭窄。腺样体肥大时颅底骨质无破坏，伴发中耳炎、乳突炎及鼻窦炎时则出现相应改变（图 3-8-46）。

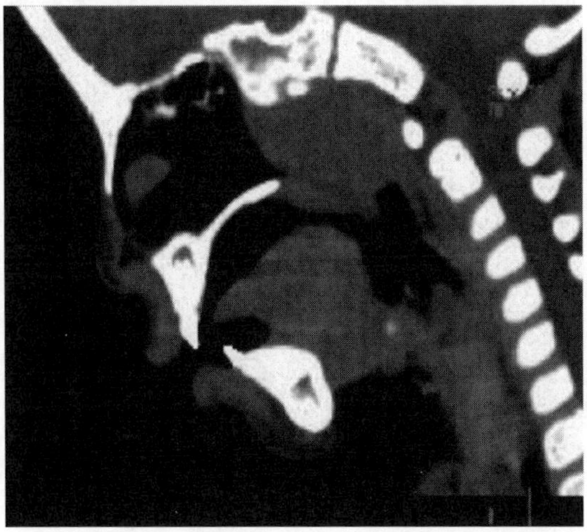

显示鼻咽腔顶后壁软组织明显增厚，密度均匀，局部气道明显变窄

**图 3-8-46　MSCT 三维重建矢状面图像**

（3）MRI 表现

MRI 矢状面可清楚地显示鼻咽顶后壁腺样体的肥大程度及鼻咽腔的狭窄程度，腺样体肥大，$T_1$WI 呈等信号或略高信号，与黏膜信号等同，$T_2$WI 呈较高信号（图 3-8-47）。

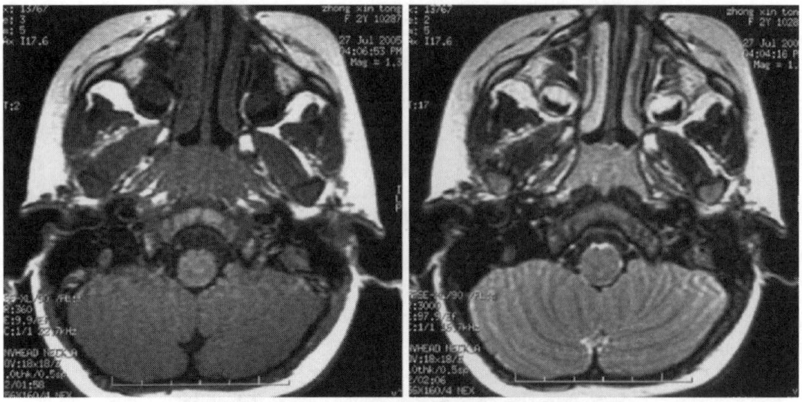

图 3-8-47　MRI 横断面显示腺样体肥大

3．诊断与鉴别诊断

综合影像所见及临床症状和鼻镜检查不难诊断。MRI 软组织分辨率高，矢状面结合横断面能清楚显示腺样体肥大的范围。MSCT 鼻咽腔重组图可直观显示气道狭窄情况。本病需与鼻咽部炎症及鼻咽血管纤维瘤鉴别，前者多表现为鼻咽部软组织广泛弥漫性肿胀，而后者常有大量鼻出血史，且瘤体明显强化，常侵犯邻近组织结构。

## 五、喉

喉是呼吸道的一部分，又具有发音功能。其位于颈前正中部，上界为会厌游离缘，在成人相当于第 3 颈椎水平，下端为环状软骨下缘，相当于第 6 颈椎椎体下缘平面。喉以软骨为支架，并由肌肉、韧带、纤维组织膜连接而成，表面覆有黏膜及皱襞，借助软骨关节及肌肉的活动完成其生理功能。喉软骨主要有 9 块，包括不成对的甲状软骨、环状软骨、会厌软骨和成对的杓状软骨、小角软骨及楔形软骨；肌肉分为内、外两组，均为横纹肌。喉部的主要供血动脉为甲状腺上动脉的喉上动脉和环甲动脉，静脉与动脉伴行；神经来自喉上神经和喉返神经的喉下神经，两者均为迷走神经分支；淋巴组织的分布在不同部位有明显差别，声门上区淋巴丰富，声带及声门下区淋巴较少。喉内间隙有会厌前间隙及声门旁间隙。喉腔上起自喉口与喉腔相通，下止于环状软骨下缘，与气管腔续连。喉腔内被覆黏膜，在喉腔中段，两侧黏膜自前至后向喉腔中央游离，形成两对皱襞，上一对为室皱襞（假声带），下一对为声皱襞（真声带）。临床上常以声带为界，将喉腔分为声门区、声门上区和声门下区 3 部分：声门区包括两侧声带与声门裂；声门上区指声带上缘以上的喉腔，包括会厌、杓会厌皱襞、杓状软骨、室带和喉室；声门下区为声带下缘至环状软骨下缘。

### （一）正常影像学表现

1．正常 X 线表现

喉部 X 线平片是最基本的检查方法，常用的位置是颈部侧位。随着 CT、MRI 技术的发展，喉部正位断层像已逐步被 CT、MRI 取代。常规颈部侧位平片，在下颌骨的下方有一条状骨结构——舌骨，该骨上方有叶片状的软骨结构，为会厌软骨。会厌软骨分为前上面的舌面和后下面的喉面。会厌的舌面与舌根交接处即会厌谿,正常会厌谿的高度应在舌骨平面以下,如超过舌骨平面即视为异常,常为会厌前间隙有炎症或肿瘤所致。在会厌柄后部可见一梭形透光腔隙为喉室,喉室上界为室带游离缘,喉室下界为声带游离缘。声带游离缘以下 1 cm 范围的软组织为声门区,声带下缘至环状软骨下缘的范围为声门下区,该区呈倒漏斗形,上宽下窄,前壁距甲状软骨下缘的软组织不应超过 2 ~ 3 mm,后壁为椎旁软组织,较厚,一般不超过 10 mm。环状软骨上缘的后端可见弧形软组织为杓状软骨所在。其上端与会厌软骨游离缘间有一自上而下略凹陷的黏膜皱襞为杓会厌皱襞。在正常成年男性颈部侧位片中,舌骨位于第 2 颈椎椎间隙平面,喉室位于第 5 颈椎范围内,幼儿和女性位置可略高。

2. 正常 CT 表现

喉部 CT 平扫应包括会厌——声门下区,采用横断面 3 ~ 5 mm 层厚连续扫描,选择软组织窗观察,必要时加大窗宽,利于显示声带及喉室情况。CT 冠状重组及仿真喉镜对显示声带及喉室更直观,应合理应用。不同层面和不同窗技术可分别观察会厌、喉前庭、杓会厌皱襞、梨状窝、假声带(室带)、喉室、真声带(声带)、声门下区的形态结构;同时显示舌骨、甲状软骨、杓状软骨、环状软骨的位置、形态及其相互关系,喉旁间隙的形态与密度及喉外肌肉、血管、间隙等结构。喉部增强检查时,黏膜发生强化。

CT 及 MRI 检查已广泛用于临床,故熟悉喉部断面结构解剖十分重要。在此,以 CT 横断面影像为基础,辅以典型的冠状面及矢状面 CT 图像,叙述正常喉部的影像解剖。

(1) 横断面像(图 3-8-48)

舌骨体上层面:最前方弧形骨结构为下颌骨体部,其后为口底肌肉及舌根部。两侧圆形点状软骨密度影为舌骨小角。舌根后方有一弧形软骨为会厌的游离缘,其前方空隙为会厌谿,会厌谿之间为舌会厌正中皱襞,后方空隙为喉入口,两侧壁为咽侧壁软组织。喉前、外侧软组织为颌下腺,后外侧为颈动脉间隙,咽后壁后方脂肪间隙为咽后间隙,颈椎前方的软组织为椎前软组织,包纳颈长肌和头长肌。

舌骨体层面:前方倒"U"形舌骨体及大角,年轻人因骨骺致舌骨体及大角间骨分离,舌骨体前缘附有舌骨上肌群。舌骨和会厌间在中央可见舌会厌皱襞,将会厌谿分为左、右两部分,会厌后方为喉入口。会厌两侧向后内侧延伸的软组织结构为杓会厌皱襞。

甲状软骨切迹层面:前端可见"八"字形甲状软骨板的上缘,中央缺损为甲状软骨切迹。会厌体与舌甲膜间低密度区为会厌前间隙,会厌两侧向后呈弧形软组织皱襞为杓会厌皱襞,该皱襞的外侧间隙为梨状窝上部,梨状窝后外侧由舌甲膜及咽缩肌组成。杓会厌皱襞内侧的椭圆形空隙为喉前庭。梨状窝与喉前庭由杓会厌皱襞分开,形成分隔的腔隙。

甲状软骨中段层面(假声带层面):两侧甲状软骨板已完全结合呈倒"V"形。喉腔后壁可见左、右各一,类三角形、高密度结构,为杓状软骨的上部。两侧壁内缘为室带,室带前段有时可见缺损,这是喉室部分显示所致。室带与甲状软骨板间有一低密度间隙为喉旁间隙,主要为脂肪构成。

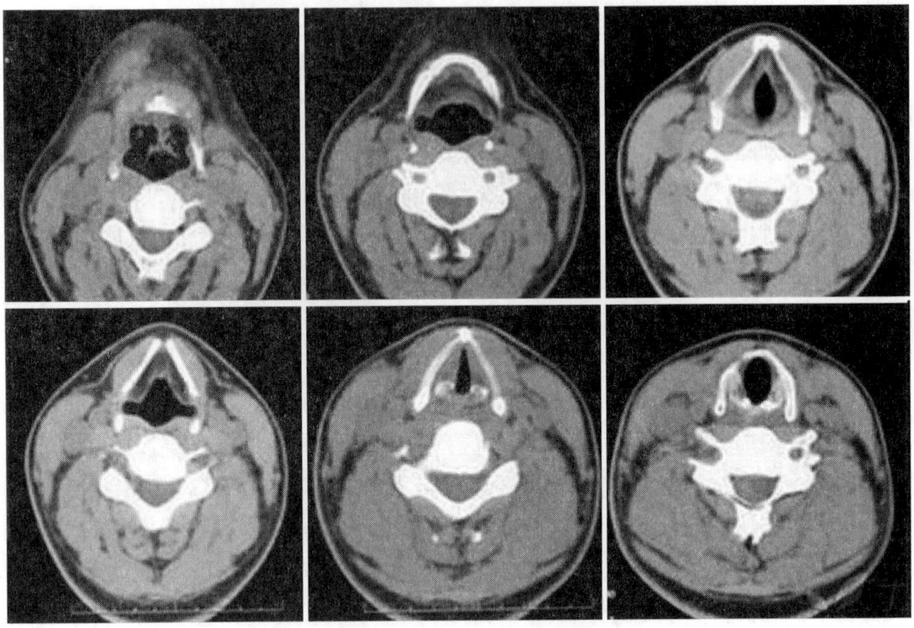

图 3-8-48　喉部 CT 横断面

甲状软骨下段层面(声带层面)：该层面甲状软骨形态与假声带层面相仿，但后端出现环状软骨部分的背板及其前方的三角形杓状软骨的底部结构，其前角为声带突，外侧角为肌突。自杓状软骨声带突至甲状软骨交角间的软组织为声带，声带内缘呈平直状，声带与甲状软骨板间低密度条形区为喉旁间隙，主要由环甲肌构成，表现为较低的软组织密度。两侧声带间三角形空隙为声门裂，两侧声带前端会合处称前联合，该处在甲状软骨交角后的正常软组织厚度为 1 ~ 2 mm，后端为后联合。

声门下区层面：两侧甲状软骨板下部“八”字形软骨逐渐消失，而环甲膜由向下连接的环状软骨前弓所取代，最终气道由完整环状软骨所包绕。声门下气道呈椭圆形，前后径大于横径，腔面光滑。

(2) 冠状面像

冠状面正中层面像，自上而下可以清楚地显示假声带、喉室、真声带及其两侧的喉旁间隙。假声带的上方可区分杓会厌皱襞和会厌，真声带的下方为声门下区。软骨结构自上而下分别为舌骨、甲状软骨、杓状软骨和环状软骨。

(3) 矢状面像

典型的喉矢状面像(正中偏外侧层面)自上而下的软组织为舌根、会厌、杓会厌皱襞、假声带、真声带、在舌根与会厌之间为会厌谿，真假声带之间的含气腔隙为喉室。

3. 正常 MRI 表现

使用颈部线圈，SE 序列，行喉部矢状面、横断面和冠状面的 $T_1WI$ 及横断面和冠状面 $T_2WI$ 扫描，厚度 3 ~ 5 mm。增强扫描时行横断面、矢状面、冠状面 $T_1WI$ 扫描。喉软骨在未钙化前在 $T_1WI$、$T_2WI$ 呈中等信号，钙化后呈不均匀低信号；喉肌 $T_1WI$ 和 $T_2WI$

均呈偏低均匀信号；喉黏膜在 $T_1WI$ 呈中等信号，$T_2WI$ 呈明显高信号；喉旁间隙在 $T_1WI$ 和 $T_2WI$ 均呈高信号影；喉前庭、喉室和声门下区、会厌谿和梨状窝含气则均呈极低信号。

**（二）异常影像学表现**

1. 形态学改变

声门区结构可出现肿胀，也可出现破坏、消失，或有真假声带分辨不清、软组织增厚或肿块，以及气道狭窄等。局限性正常结构消失、紊乱而边界清楚者常为良性病变。广泛性结构消失、紊乱而边界不清者多为恶性病变。软组织增厚或肿块表面不光滑而伴有黏膜破坏者多为恶性病变。

2. 密度和信号改变

囊性病变表现为低密度或长 $T_1$、长 $T_2$ 信号，实性病变表现为软组织密度或等 $T_1$、长或稍长 $T_2$ 信号。

3. 对称性与位置变化

喉部左右对称，真声带、假声带、喉室及声门下间隙的任何不对称、歪曲、变形均为病理征象。喉内或喉外病变可引起整个喉部移位。

4. 喉软骨的破坏

喉软骨破坏是诊断肿瘤的一个重要征象，表示肿瘤已广泛浸润。CT 表现为骨质破坏或消失；MRI 表现为 $T_1WI$ 上喉软骨中出现异常信号或高信号骨髓中出现中、低信号。

5. 功能改变

可以扩张、活动的正常部位变僵硬，或不同呼吸相检查均不显示活动，表明肿瘤浸润、固定。这是区别肿瘤性与非肿瘤性病变的重要征象。

6. 喉部周围脂肪间隙的改变

恶性肿瘤可侵犯喉旁间隙，CT 表现为低密度的脂肪消失，代之以等或略高密度的软组织影，MRI 表现为正常脂肪高信号中出现等信号软组织影。

**（三）不同成像技术的临床应用**

喉镜为临床上的主要检查方法，借助喉镜几乎能观察喉内所有结构的表面改变及活动状况，能诊断大部分的喉内肿瘤，喉镜下活检能明确病变的性质。然而，喉镜难以观察肿瘤的黏膜下蔓延、软骨侵犯及病变与周围结构的关系，因此需要影像学检查进行评价。

X 线颈部侧位平片仅能显示喉部病变大体外观和范围、喉软骨情况、声门下区的改变、颈前软组织、椎前软组织和颈椎的大致情况，对喉部疾病显示及诊断能力有限。

CT 检查无创、快速、准确，已成为喉部疾病的一种基本检查手段，特别是多层螺旋 CT（MDCT），由于扫描速度提高，其能在数秒内完成对整个喉部的扫描，而避免了呼吸运动产生的伪影，并能获得较高质量的重组图像，不仅能对病变进行整体的观察，而且能较直观地观察到病变的部位、深部浸润及其周围毗邻情况，越来越受到放射科和耳鼻喉科医生的重视。多层螺旋 CT 提供的多种图像后处理方法包括多平面重组（MPR）、表面遮盖显示（SSD）、CT仿真内镜（CTVE），在喉部的诊断中有其独到的优点。它不仅对喉部正常解剖的显示较常规轴位像更加清晰全面，同时也为临床医生提供了更加直观的图像，有助于病变的定位、定性和临床治疗方案的选择，是轴位像的有益补充。

MRI对软组织病变的显示具有无法比拟的优越性，可清楚显示病变的大小、范围及其向周围侵犯的情况，并了解相邻血管、神经是否被包绕、推移或侵犯，在一定程度上还可判断病变组织的成分，有助于病变的诊断和分期，帮助临床确定治疗方案；MRI对病变术后随访和评估有无复发也有重要价值，应作为常规检查方法。然而，MRI对钙化及骨化病变显示较差，且扫描时间较长，易受吞咽运动的影响。

**（四）喉部恶性肿瘤**

1. 临床与病理

主要临床症状有声音嘶哑、呼吸困难、咽喉痛、喉部不适等，发生溃烂者常有咽喉痛和痰中带血等症状。临床上喉癌症状还与肿瘤部位有关：声门上型癌早期仅有喉部异物感，咽部不适，中晚期出现咽喉痛，痰中带血，声嘶；声门型癌主要症状为声嘶，肿瘤较大时可有血痰、喘鸣、呼吸困难；声门下型癌早期无明显症状，中晚期可见血痰、呼吸困难。

喉癌约占全身恶性肿瘤的2%，好发于50～60岁，30岁以下少见。男性发病率远高于女性。喉癌常见于嗜烟酒者，声带过度疲劳，慢性喉炎，暴露于粉尘、石棉或电离辐射也与喉癌的发病有关。

组织学上以鳞癌最常见，而腺癌、未分化癌及肉瘤等少见。

早期出现乳头状结节，继而向黏膜下及周围组织浸润，使受累组织增厚、变形或发生溃疡；晚期可向喉外发展，破坏喉软骨，常经淋巴道转移至颈部、纵隔淋巴结，亦可经血道转移至肺、肝骨和脑等器官。

根据肿瘤发生的解剖部位分为：（1）声门上型癌，发生于会厌、室带、喉室及杓会厌皱襞等处；（2）声门型癌，发生于声带的喉室面；（3）声门下型癌，发生于声带下缘至环状软骨下缘之间；（4）贯声门癌主要侵犯喉旁间隙，并跨越两个喉解剖区，易向深层侵犯，破坏软骨，为喉癌的晚期表现。

2. 影像学表现

喉癌的影像学检查的价值在于确定肿瘤的范围、与周围重要结构的关系及评价有无颈部淋巴结转移。

（1）CT表现

CT平扫可见肿瘤部位软组织不规则增厚和肿块，以及由此而产生的喉腔变形和功能异常，但无法区分肿瘤与正常肌肉组织，两者皆为中等密度。肿块表现为边界欠清、形态不规则的等、高密度灶，若瘤内坏死、液化，则呈低密度，周围可有水肿及软组织浸润；增强扫描后肿块有不同程度的强化。

① 声门上型喉癌：表现为会厌游离缘或杓会厌皱襞软组织增厚或结节样肿块。会厌前间隙和喉旁间隙受侵，表现为低密度的脂肪消失，代之以等密度或略高密度的软组织影。室带、喉室癌肿表现为低密度区被高密度组织取代（图3-8-49）。

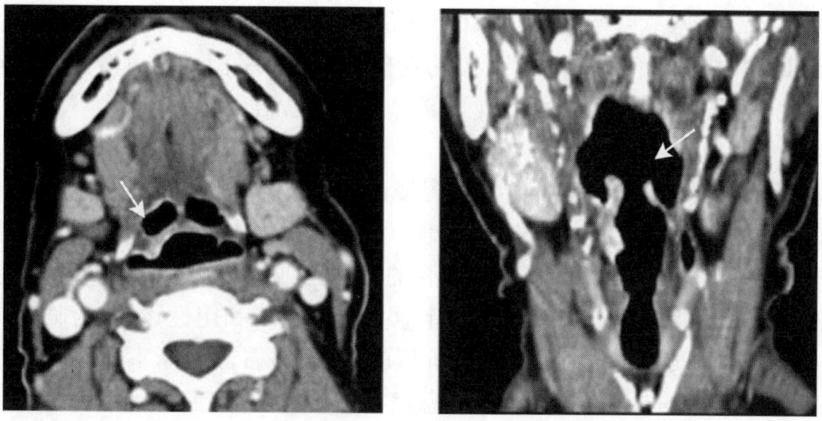

(a)　　(b)

CT 横断面及冠状面(a)显示,会厌右侧增厚,并可见结节状突起,增强扫描(b)肿瘤明显强化。

**图 3-8-49　声门上型喉癌**

② 声门型喉癌:早期局限于声带内,仅见两侧声带不对称,一侧声带毛糙、增厚或局限的软组织结节,肿瘤易侵犯前联合,然后向对侧声带浸润,前联合厚度正常不超过 2 mm,超过即为受累表现,并可由此向前破坏甲状软骨。甲状软骨破坏表现为软骨增生、硬化,骨髓腔变窄、消失,或局部骨质中段(图 3-8-50)。

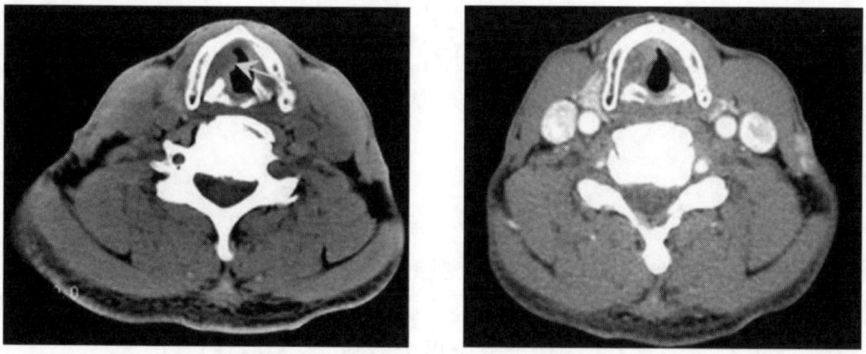

(a)　　(b)

CT 平扫(a)显示右侧声带明显增厚,形成软组织肿块,增强后(b)强化明显。

**图 3-8-50　右侧声门型喉癌**

③ 声门下型癌:原发声门下型癌极少见,若声带下气管与环状软骨间,其内侧面软组织厚度大于 1 mm,或出现软组织块影,则提示异常。

④ 贯声门癌:为喉癌晚期表现,肿瘤累及声门区及声门上区。声带和室带多同时受侵,伴周围软组织广泛浸润及颈部淋巴结转移。

(2) MRI 表现

肿瘤在 $T_1WI$ 表现为与肌肉相似的等信号或略低信号,坏死区信号更低;在 $T_2WI$ 呈稍高信号,坏死的组织信号更高。增强后肿瘤呈不同程度强化。MRI 对鉴别软骨有无受侵有一定的帮助,喉软骨受侵时 $T_1$WI 呈低信号,$T_2$WI 呈中、高信号,应用脂肪抑制技术的增强 MRI 扫描有助于早期软骨受侵的发现。MRI 多平面成像可清楚显示各型肿块的范围及侵犯情况,不需增强即可发现颈部增大的淋巴结。

3. 诊断与鉴别诊断

本病多见于中老年男性,临床上有声音嘶哑、呼吸困难及喉咽痛表现。临床医师依据喉镜和活检,对喉癌做定性诊断并不困难。但喉镜只能观察黏膜表面,对黏膜下层浸润及向喉周围扩散情况却无法了解;对喉腔的隐匿区或喉镜因肿瘤阻塞不能达到的部位,则无法观察。影像学检查可以做出一定意义上的定位和定性诊断,为临床制订治疗方案(如放疗和喉部分切除术等)提供有价值的依据,但影像诊断不能区别肿瘤的组织学类型,甚至肿瘤较小时难与良性肿瘤或息肉鉴别。此外,它们对于甚小的肿瘤或单纯黏膜下浸润不能显示,对肿瘤与水肿的鉴别,也有一定困难。

## 六、口腔颌面

### (一) 正常影像学表现

1. 正常 X 线表现

牙分牙冠、牙根与牙颈 3 部分。牙体内透明腔为牙髓腔,内有牙髓。牙髓腔在牙冠部分称为髓室,牙根部分称为根管,根尖处有根尖孔。

牙根周围的颌骨组织为牙槽骨,为骨松质结构,表面覆有的骨皮质较为致密。牙槽骨容纳牙根的陷窝,称为牙槽窝,边缘光滑、清晰,呈致密线影,称为硬骨板。相邻两个牙槽窝之间的牙槽骨为牙槽间隔,其突起部分称牙槽嵴顶。牙根与牙槽骨硬骨板之间的线状透明影为牙周膜影,厚度均匀一致,正常为 0.2 ~ 0.5 mm,根尖部稍厚。

2. 正常 CT 表现

腮腺位于下颌骨后,胸锁乳突肌前,上至颅底,位于乳突尖和颞颌关节之间,下至下颌角,是茎突前咽旁间隙内的重要器官。腮腺是脂肪性腺体组织,CT 图像上呈低密度,低于周围的肌肉密度,但高于皮下、颞下窝及咽旁间隙内的脂肪。在腮腺实质内的血管能清楚显示,尤其在增强后 CT 图像上显示更为清楚(图 3-8-51)。

颌下腺位于舌骨的外上,颌下腺较腮腺小而致密,一般不含脂肪,密度与肌肉相近或略低。

颞颌关节由颞骨的关节凹与下颌骨的髁状突构成,CT 可理想地显示双侧关节的骨性结构和周围组织。三维 CT 可以直接观察颞颌关节的空间关系。

牙及颌骨采用 HRCT 技术,可以清楚地显示牙及颌骨的骨质结构,特别是可以清楚地显示牙根与牙槽骨、牙根上颌窦的关系。通过颌骨曲面重组技术可以整体观察颌骨和牙的结构及相互关系,HRCT 正逐步取代传统 X 线检查。

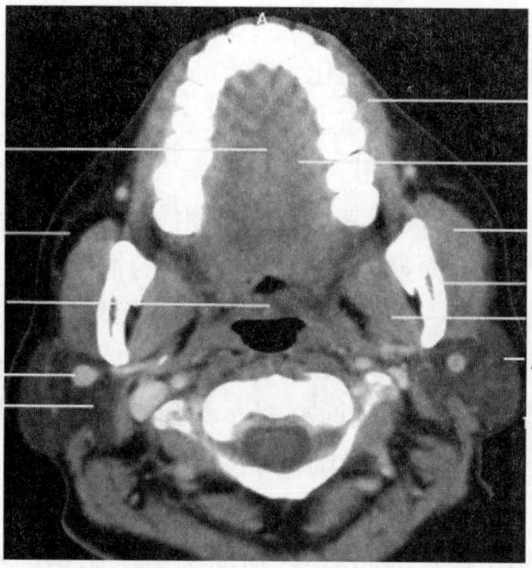


图 3-8-51　腮腺 CT 横断面

3. 正常 MRI 表现

腮腺富含脂肪，$T_1WI$、PDWI 及 $T_2WI$ 图像上均呈高信号，而周围肌肉组织信号要相对低得多。下颌后静脉腮内的部分呈圆形点状的无信号区，面神经则呈相对低信号，MRI 图像上有时能分辨。腮腺导管在正常情况下不能显示。

**（二）异常影像学表现**

1. 异常 X 线表现

牙与牙周组织的改变：表现为牙齿萌出时间、形态和结构的异常。牙周病变可见牙根与牙槽骨间隙的变化，牙槽骨的增生、吸收或破坏。

下颌骨骨质结构的改变：骨质结构模糊、破坏可见于牙根炎症或颌骨肿瘤。

颞颌关节形态与功能的改变：颞颌关节脱位与颞颌关节功能紊乱时可见颞颌关节间隙的异常增宽，髁状突与下颌关节窝的相对关系发生改变。颞颌关节功能紊乱与颞下颌关节强直时，在张、闭口位投照可见关节活动度受限。颞颌关节类风湿关节炎时则可见关节面变得毛糙模糊等。

2. 异常 CT 表现

涎腺腺体形态、大小和密度的变化：借此可以判断病变的部位及蔓延范围，鉴别良性肿瘤与恶性肿瘤，以及明确腮腺外肿瘤的侵犯。良性肿瘤的 CT 特征是肿块多呈类圆形，边缘光整，密度均匀，其中血管瘤有明显强化。恶性肿瘤的形态多不规则，边界模糊，密度不均匀，肿块内常有出血、坏死或囊变，常侵犯周围软组织及脂肪间隙，颅底骨质破坏及淋巴结转移。

颞颌关节的变化：颞颌关节形态改变见于下颌及颅面骨发育障碍。骨质的改变见于类风湿颞颌关节病变，以及肿瘤或化脓性炎症造成的髁状突骨质破坏。外伤骨折可引起骨质连续性中断。

3. 异常 MRI 表现

颞颌关节的改变：包括关节盘的移位与信号改变，髁状突及关节面下骨质的信号改变,关节腔内积液造成的信号改变。MRI 可显示颞颌关节功能紊乱的运动异常改变,MRI 增强扫描则可显示病灶的异常强化。

腮腺的改变:包括腺体大小、形态、信号的改变及其周围结构的位置与信号的改变。

**(三)不同成像技术的临床应用**

X 线检查可用于牙齿及牙周病变、颌骨和颞颌关节病变的观察。普通平片上结构影像重叠较多;全景体层可全面显示牙齿和牙槽骨的情况。

CT 对于涎腺病变的发现、诊断及其范围确定等均有重要价值。临床提示为炎症时,如急性弥漫性腮腺肿大、疼痛,首选的检查方法是 CT;对于反复发作的、亚急性的、轻度的疼痛和较软的腮腺和颌下腺肿物,提示为感染性或非感染性病变,可选择 CT 或超声。对于软组织病变,CT 增强扫描则可增加诊断信息,常用于区分囊性与实性病变、富血管与乏血管病变。

腮腺内含有脂肪,MRI 显示为高信号,与周围组织结构的对比鲜明。MRI 可作为检查口腔颌面部肿物时的首选检查方法,可以很好地显示肿块的形态,故也可作为 CT 替补的手段。一般认为,对于儿童和青少年的炎性病变和位置表浅的病变应先行超声检查,而对深部的肿块应使用 MRI。此外,MRI 还可对颞颌关节病变提供可靠的诊断信息。MRI 显示解剖结构清晰,可很好地观察颌面部病变的大小、形态、部分、范围,对引起器官形态和信号改变的疾病均有可能做出诊断。

**(四)牙源性囊肿**

牙源性囊肿发生于颌骨内,与成牙组织或牙有关,可分为以下 3 种:(1)根端囊肿,较常见,多见于成年人,是由于根尖慢性炎症,形成含有上皮的根尖肉芽肿,中央发生变性坏死,周围组织液不断渗出,逐渐形成囊肿,亦称根尖周囊肿。如根尖肉芽肿在拔牙后未做处理仍残留在颌骨内形成囊肿则称残余囊肿。(2)角化囊肿,来源于原始牙胚或牙板残余,有人称之为始基囊肿。角化囊肿有典型的病理表现,囊壁为复层鳞状上皮,囊内为白色或黄色的角化物或油脂样物质。(3)含牙囊肿,又称滤泡囊肿,发生于牙冠或牙根形成之后,在残余釉上皮与牙冠面之间出现液体渗出而形成含牙囊肿。可来自一个牙胚(含一个牙)或多个牙胚(含多个牙)。

牙源性囊肿多发生于青壮年,可发生于颌骨任何部位。根端囊肿多发生于前牙,角化囊肿好发于下颌角附近,含牙囊肿多发生在上颌尖牙或下颌后磨牙区。囊肿生长缓慢,早期无自觉症状,若继续生长则骨质逐渐向周围膨胀形成面部畸形,较大囊肿因骨板极薄,压之可有乒乓球感觉,压迫神经则可产生疼痛。

1. 影像学表现

(1)X 线表现

平片上表现为圆形或卵圆形囊状透光区,轮廓清晰,边缘光滑锐利,周围绕以致密白线。含牙囊肿,囊内含有牙齿,牙冠位于囊内,牙根位于囊外;根端囊肿在口腔内可发现深龋齿、残根或死髓牙。

(2)CT 表现

表现为颌骨内圆形或椭圆形低密度区,CT 值常在 20 ~ 45 HU;病灶轮廓清晰,边缘光滑整齐;周围骨质密度常表现增高,为骨质增生硬化所致(图 3-8-52)。

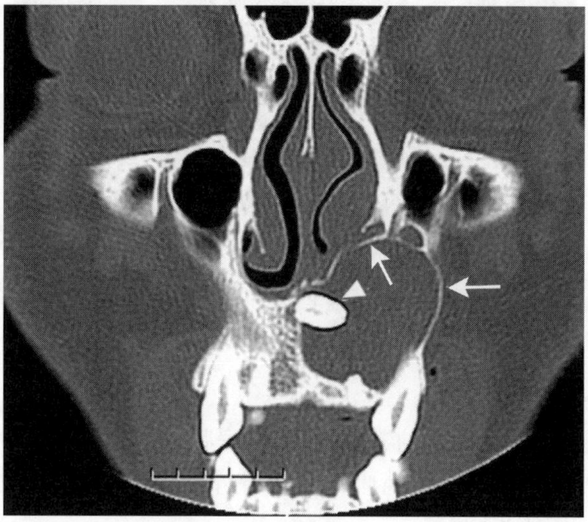

CT 冠状面骨窗显示上颌骨左侧单房的椭圆形囊性低密度肿块,周围有高密度的硬化边缘(↑),囊肿含一枚牙齿(▲),牙冠朝向囊腔中央,囊肿内侧壁包绕牙颈。

**图 3-8-52　牙源性囊肿 CT 表现**

(3) MRI 表现

囊肿在 $T_1WI$ 呈低信号,$T_2WI$ 呈高信号。

2. 诊断与鉴别诊断

影像学检查是诊断牙源性囊肿的有效方法,结合病史及临床表现多可明确诊断。

**(五) 成釉细胞瘤**

成釉细胞瘤又称造釉细胞瘤或齿釉细胞瘤,是上皮性牙源性颌骨肿瘤,为最常见的牙源性良性肿瘤,多见于青壮年,男性略多于女性。大多数发生于下颌骨的磨牙区和升支。肿瘤生长较缓慢,早期无症状,增大时引起颌面部变形,肿块按之有乒乓球感,病区可有牙齿松动、移位或脱落,合并感染时出现疼痛及瘘管。

肿瘤主要来源于残余的牙板和造釉器,少数来自牙源性囊肿或口腔黏膜上皮。瘤体包绕在膨胀的骨性空腔内,空腔的边缘常为致密的骨质,瘤体的边缘或内部可有牙齿。

1. 影像学表现

(1) X 线表现

平片示下颌角及升支内类圆形单房或多房状透光区,囊壁边缘常不规整,呈半月形切迹,周围包绕一层致密的骨质硬化带。肿瘤内常有间隔而呈多房状,为诊断本病的主要依据,少数可呈蜂窝状或单房状。肿瘤较大时常引起颌骨膨大,瘤内可含有牙齿或未发育完全的牙齿结构,邻牙因肿瘤挤压而倾斜移位或脱落(图 3-8-53)。

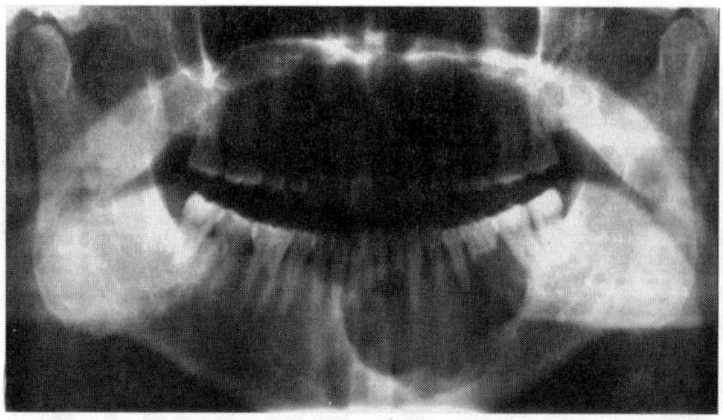

下颌骨左侧单房椭圆形骨破坏区，边缘不规整，呈半月形切迹，周围包绕一层致密的骨硬化带。

**图 3-8-53　成釉细胞瘤**

（2）CT 表现

肿瘤呈低密度与等密度混合的囊状区，为多房状、蜂窝状或单房状。因肿瘤膨胀生长，致颌骨膨大，皮质变薄。CT 可清晰地显示骨外软组织肿块影。增强扫描显示病灶实性部分明显强化（图 3-8-54）。

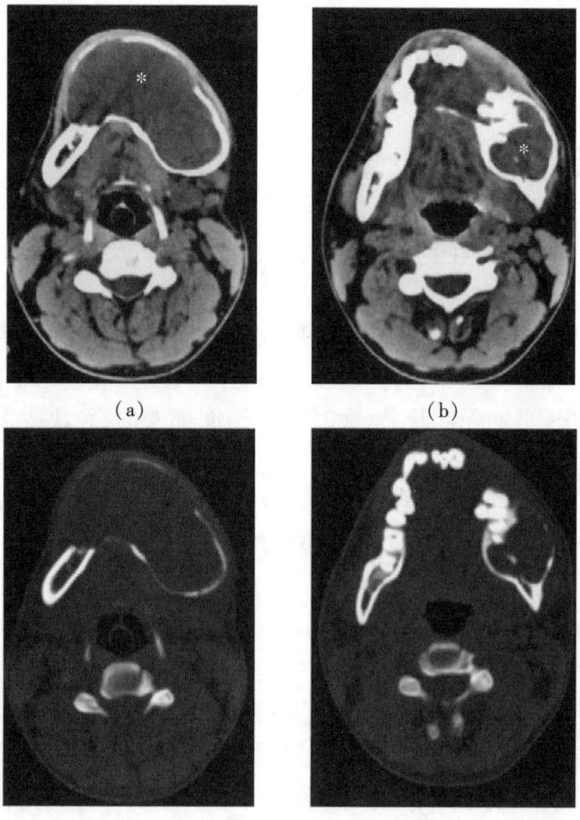

（a）　（b）　（c）　（d）

CT 平扫（a、b）示下颌骨膨胀，呈均匀较低密度（＊），骨窗（c、d）示囊壁周围骨壁破坏，皮质变薄。

**图 3-8-54　下颌骨造釉细胞瘤**

(3) MRI 表现

病灶信号不均匀，在 $T_1WI$ 上呈低信号，在 $T_2WI$ 上呈高、低混杂信号。增强扫描病灶实性部分强化（图 3-8-55）。

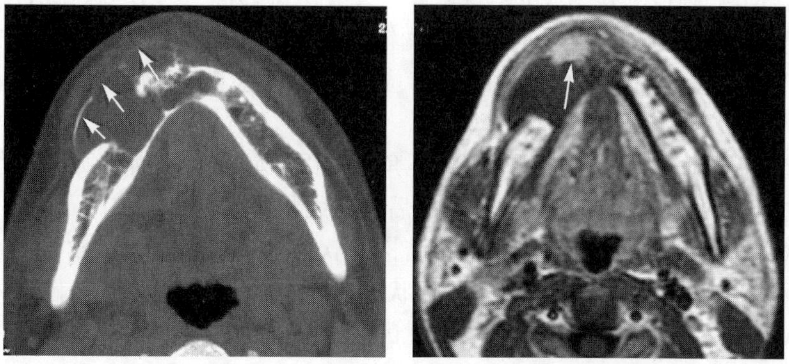

(a)　　　　　　　　　　　　(b)

（a）示右侧下颌骨体及磨牙区多房的囊性病变，颌骨皮质受压变薄，以唇颊侧膨胀明显；MRI 增强扫描（b）示壁结节明显强化。

**图 3-8-55　右侧下颌骨成釉细胞瘤**

2. 诊断与鉴别诊断

含牙的单房造釉细胞瘤需同含牙囊肿鉴别，一般前者常呈分叶状，边缘多有切迹，牙槽骨侧骨壁可被吸收。多囊的造釉细胞瘤与多囊的牙源性囊肿不易鉴别，需行组织学检查才能诊断。下颌骨巨细胞瘤也呈蜂窝状改变，需与蜂窝状造釉细胞瘤鉴别，但前者不侵蚀牙根，蜂窝大小相对整齐、均匀，间隔纤维比较规则。

## 七、颈

颈部上界为下颌骨下缘、下颌角至乳突的连线、上项线及枕骨隆凸；下界为胸骨上切迹、胸锁关节、锁骨和肩峰至第 7 颈椎棘突的连线。颈部前方以胸锁乳突肌前缘为界，前方为颈前部，其后方至斜方肌前缘为颈外侧部，被斜方肌被覆的部分称为颈后部（项部）。

### （一）正常影像学表现

1. 正常 X 线表现

颈部侧位像，显示颅底及颈椎骨结构清楚，在充气的咽喉与气管影的衬托下，可见软组织轮廓。颈椎前方的软组织与上方的枕骨斜坡下的软组织相连续。咽后壁为上下连续的直线，不应有局部隆起。寰椎前缘至第 2～4 颈椎前缘的软组织厚度应大体相等。食管入口以下的软组织的厚度，约为相应椎体前后径的 3/4 左右。

2. 正常 CT 表现

CT 可以显示颈部的骨性结构，在筋膜和组织间脂肪组织的衬托下，可以区分肌肉及其他软组织结构。颈部淋巴结呈软组织密度，类圆形或卵圆形，正常时短径小于 5 mm。

颈部不同层面CT表现各异，以下叙述颈部各典型层面正常CT表现。

舌骨平面：舌骨呈半环形，颌下腺位于舌骨前外侧，若颈部过伸，颌下腺也有可能不显示。舌骨后方可显示会厌谿、舌根、会厌软骨和梨状窝的上部。舌骨的后外侧是颈血管鞘内血管，动脉管径小，位置偏内，静脉管径大，位置偏外。颈内动脉在前，颈外动脉在后；颈内静脉在后，颈外静脉在前且位于胸锁乳突肌表面。甲状软骨上角是成对的钙化结构，位于颈血管鞘内侧。含气的梨状窝位于甲状软骨上角和喉前庭之间。最前面是舌骨下带状肌。

甲状软骨板平面：甲状软骨呈弓形或三角形。甲状软骨后外侧为颈血管鞘，两侧甲状软骨板之间是喉前庭，两侧甲状软骨体的后内是梨状窝。

环状软骨平面：是颈部唯一完整环状结构的软骨，后方为软骨板，软骨弓在前。后部的软骨板较宽，前部的软骨弓窄，因此环状软骨不能在所有层面上均显示完整的环形。环状软骨板的后外是甲状软骨下角，甲状腺的上极也出现于这一水平。甲状腺内侧是环状软骨，外侧和后外是颈内静脉和颈动脉。

甲状腺体部平面：气管两侧可见甲状腺，因富含碘而密度较高。喉返神经和甲状腺下动脉有时也可出现于甲状腺下极附近的气管食管沟内。食管位于气管与颈椎之间。静脉注射对比剂后，甲状腺显著强化。

甲状腺下平面：颈静脉两侧常不对称，是正常现象，一侧且常为右侧可显著增粗。胸锁乳突肌向中央斜行。甲状旁腺CT一般不能显示，但如果显示下甲状腺动脉和静脉，则提示下甲状旁腺的位置，该动脉位于甲状腺下极后方与颈长肌前方之间的脂肪间隙内。

3. 正常MRI表现

颈部皮下脂肪在$T_1$WI和$T_2$WI呈高信号，肌肉呈中低信号，含气管道无信号。颈前脏器区的喉、气管、食管和甲状腺可清晰显示。喉部软骨$T_1$WI和$T_2$WI一般呈均匀的等信号；但30岁以后，出现黄骨髓的中央部分则呈高信号，骨化部分呈低信号。甲状腺$T_1$WI较周围肌肉信号稍高，$T_2$WI表现为高信号。颈血管鞘内血管，由于流空效应而呈低信号，其中颈内静脉由于慢血流，亦可呈高信号。横断面可清晰显示血管断面，矢状面有时可显示整条血管。颈深淋巴结$T_1$WI呈等信号，$T_2$WI呈均匀的稍高信号，信号均匀，注射Gd-DTPA不强化。

**（二）异常影像学表现**

1. 异常X线表现

颈椎骨质与椎间隙的改变：椎体骨质的破坏可见于骨肿瘤、骨结核。颈椎骨关节退行性变可引起椎体边缘的骨质增生、椎间隙变窄。

软组织的改变：咽、喉、椎体及椎前软组织的炎症、肿瘤及淋巴增生可造成软组织的增厚，局部有脓肿或并发产气菌感染时，软组织内可见气体或液平。颈椎骨关节退行性变除引起椎体边缘的骨质增生、椎间隙变窄外，颈前或颈后软组织内可见钙化。

2. 异常CT表现

病变部位：对于确定病变性质非常重要。发生于颈前甲状腺区的病变，多来源于甲状腺，如甲状腺囊肿、弥漫性甲状腺肿、甲状腺腺瘤和腺癌，以及来源于甲状旁腺的腺瘤等。位于颈外侧区的病变有腮裂囊肿、淋巴管瘤、颈动脉瘤、颈动脉体瘤、颈静脉球瘤、神经鞘瘤或神经纤维瘤、淋巴结转移等。颈后区的病变较少见，可为颈椎骨质的病变，如结核及其在颈后区形成的脓肿、动脉瘤样骨囊肿、骨巨细胞瘤及骨母细胞瘤等。神经源性肿瘤常呈哑铃状，部分位于椎管内，部分位于椎管外，伴有椎间孔扩大。

病变的密度：对于区分囊性与实性肿物有重要价值。增强扫描对于区分病变为血管病变与非血管病变、富血供病变与少血供病变也有重要作用。

3. 异常 MRI 表现

颈部结构形态与大小的改变：许多病变可引起组织器官形态与大小的变化。如甲状腺腺瘤可出现局限性甲状腺增大，结节性甲状腺肿或甲状腺炎则表现为甲状腺弥漫性增大。

异常肿块：颈部原发性肿瘤与转移性淋巴结增大，均可表现为颈部异常信号肿块。

颈部脂肪间隙的受压与推移：组织器官的增大与异常肿块均可造成相邻脂肪间隙的受压与推移，脂肪组织在 MRI 图像上显示为高信号，通过脂肪间隙的变化，易于对病变的大小、形态与侵犯范围做出准确的评价。

病变的信号表现：良性肿瘤多信号均匀，恶性肿瘤常信号不均匀且与周围结构分界不清。囊性病变 $T_1$WI 呈低信号，$T_2$WI 呈高信号。肿瘤出血则常在 $T_1$WI 上出现高信号。

**（三）不同成像技术的临床应用**

对于颈部病变，X 线检查可显示骨质的变化及软组织有无增厚和异常的钙化、骨化和气体，还可观察气管有无受压移位或变窄。对于甲状旁腺腺瘤，X 线检查虽然不能发现瘤体本身，但可发现甲状旁腺激素分泌过度造成的骨质改变。

CT 对于颈部疾病的诊断有很高的价值，可以发现和诊断颈部血管性病变、甲状腺病变和甲状旁腺病变。此外，对于显示颈部淋巴结的转移，确定肿瘤的侵犯范围与分期等亦有重要的价值。

由于 MRI 可清楚显示解剖结构并具有很高的组织分辨率，因而对较小的甲状旁腺肿瘤较为敏感，并可区别甲状腺的实性肿瘤与囊肿，胶样囊肿与出血囊肿，甲状腺肿瘤手术后改变是水肿、纤维化抑或肿瘤复发，后者 Gd-DTPA 增强显示明显强化。在脂肪信号的衬托下，能够显示颈部软组织的轮廓和界限，显示臂丛神经的走行，这对于诊断臂丛神经的病变有重要价值。

**（四）颈部淋巴结病变**

1. 颈淋巴结转移瘤

（1）临床与病理

颈部恶性肿瘤中 20% 为原发肿瘤，80% 为转移性肿瘤，其中转移瘤的 80% 来源于头颈部恶性肿瘤，20% 来源于胸腹部肿瘤。颈部淋巴结转移主要分布于颈内静脉区、胸锁乳突肌周围淋巴结。其中多为鳞状细胞癌转移，主要来自口腔、鼻窦、喉及咽等处癌瘤，腺癌则多来自甲状腺癌及涎腺、鼻腔肿瘤。而原发于胸、腹腔恶性肿瘤的颈部淋巴结转移以腺癌居多，多来自乳腺、胃肠道等部位肿瘤，常为锁骨上区淋巴结转移。临床表现为颈外侧区及锁骨上窝淋巴结肿大，质硬、无痛、多发、固定是其特点。多数患者有原发肿瘤史，少数患者可不知原发肿瘤而以颈部肿块就诊。

（2）影像学表现

CT 和 MRI 表现：可以显示正常的颈部淋巴结，判断淋巴结有无转移的标准主要是淋巴结的大小，一般直径大于 1.5 cm 者可视为转移，1.0 cm 以下者为阴性，而 1.0 ~ 1.5 cm者则为可疑。但需指出，少数的炎症反应性淋巴结肿大，直径可以在 1.5 cm 以上，而少数直径小于 1 cm 的淋巴结镜下可发现转移。鳞状细胞癌的淋巴结转移很容易发生中心坏死，即使转移的淋巴结很小。如果淋巴结大小在正常范围，但有中心坏死亦应先考虑转移瘤（图 3-8-56）。

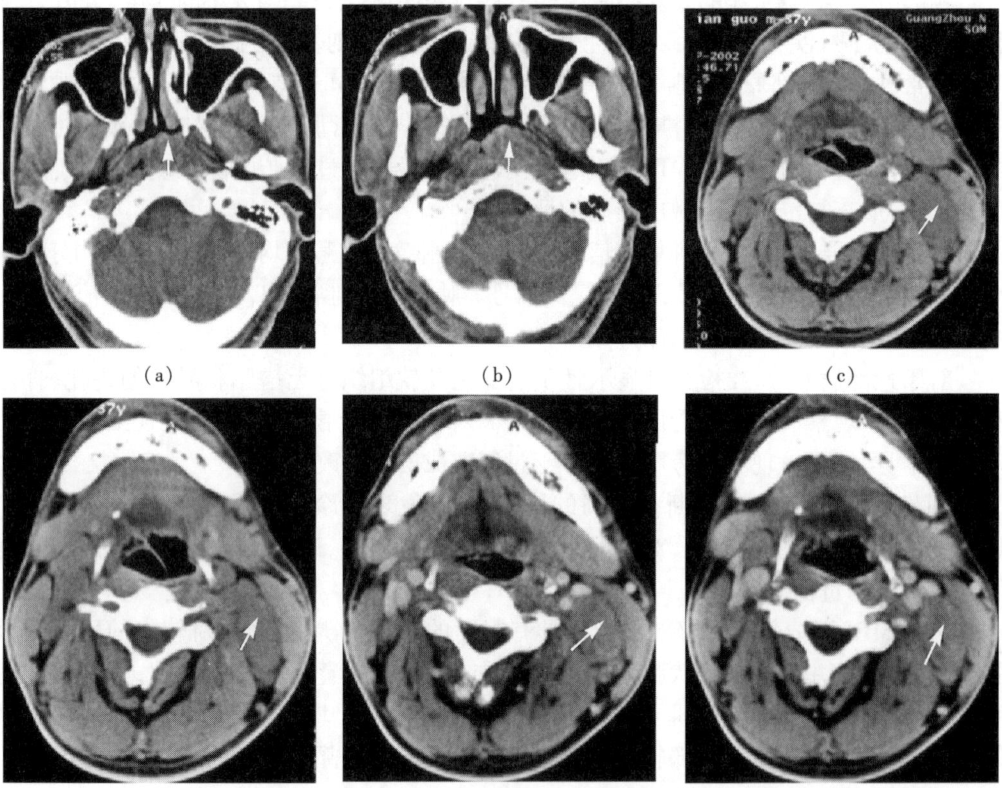


（a）（b）（c）

（d）（e）（f）

CT 扫描（a、b）示鼻咽腔明显狭窄，鼻咽左侧壁及后壁增厚形成软组织肿块，左侧咽隐窝消失，双侧颈动脉鞘区、颈静脉后方可见肿大淋巴结，平扫（c、d）呈等密度，增强（e、f）后淋巴结转移，与颈部血管分界清楚。

**图 3-8-56　鼻咽癌伴左侧淋巴结转移**

CT 检查，颈部淋巴结转移常表现为乳突下区、颌下区、颈动脉间隙内多发大小不等类圆形软组密度肿块，边缘清楚或不清楚，可以融合而呈分叶状，直径可达 3 ~4 cm。增强扫描病灶呈轻度强化，与血管区分明显；无坏死者密度均匀，中央坏死液化时呈环形强化，环壁厚，不规则。淋巴结转移的结外延伸可侵犯颈静脉引起静脉癌栓，或侵犯颈部其他结构。

MRI 检查，转移淋巴结在 $T_1WI$ 上呈等信号或略低信号，与邻近脂肪组织对比明显，在 PDWI 及 $T_2WI$ 像上呈等信号或高信号，与邻近肌肉组织对比清楚，血管在 $T_1WI$ 及 $T_2WI$ 呈均匀低信号，可与之鉴别。信号是否均匀取决于其内有无坏死囊变等。增强扫描后未坏死的淋巴结呈均匀中等度强化，而坏死囊变的淋巴结呈不规则环形强化。

（3）诊断与鉴别诊断

淋巴结转移需与淋巴结结核、淋巴瘤及神经鞘瘤等鉴别，明确原发瘤病史有利于鉴别。正电子发射计算机体层扫描（PET）在发现淋巴结转移瘤方面具有很高的敏感性和特异性。

2. 颈部淋巴瘤

（1）临床与病理

颈部淋巴瘤是指原发于颈部淋巴结的恶性肿瘤，包括霍奇金与非霍奇金淋巴瘤。颈部淋巴瘤为青年人颈部淋巴结肿大常见原因之一。可为一侧或双侧性，以双侧多发、散在淋巴结肿大多见，病灶稍硬，无压痛，可推动，以后相互融合，生长迅速，患者可有不规则发热、消瘦等症状，还可有其他部位淋巴结肿大和（或）肝脾肿大等。

（2）影像学表现

CT 和 MRI 表现：颈部单或双侧多发淋巴结肿大，可融合成较大团块，CT 呈低密度，$T_1WI$ 呈等信号或略低信号，$T_2WI$ 呈高信号，较小病灶表现均匀，较大的病灶可有不规则坏死，但较少见，增强扫描病灶呈轻度强化。

3. 诊断与鉴别诊断

本病诊断主要依赖于穿刺活检或手术病理证实，CT、MRI 可提示诊断并可显示肿大淋巴结的数目及范围。

颈部淋巴瘤需与颈部淋巴结转移、淋巴结结核鉴别。淋巴结转移瘤与淋巴瘤单凭影像学表现不易鉴别，需结合临床病史及体征。结核病灶偏小，增强扫描多为环形强化，患者全身情况较好等，与淋巴瘤不难鉴别。

**（五）颈动脉体瘤**

1. 临床与病理

临床表现为颈部无痛性肿物，可压缩，与皮肤无粘连。颈交感神经受压时，可出现 Horner 征。少数患者压迫肿块时还可发生晕厥、血压下降和心搏减缓。

颈动脉体瘤也称非嗜铬性副神经节瘤，是化学感受器肿瘤的一种，常见于颈总动脉分叉部，多见于青壮年，女性多于男性。肿瘤质地中等，有包膜，表面光整，切面呈红褐色，有丰富的滋养血管。

2. 影像学表现

（1）CT 表现

肿瘤平扫表现为椭圆形软组织密度肿块，边界清楚、规则。增强扫描后有明显的强化，CT 值可达 90～130 HU，肿瘤边界更加清楚。肿瘤常推移颈内外动脉，使之分离，造成两动脉之间距离增大。颈动脉 CTA 的三维重组图像上，可见颈总动脉分叉处上方的颈内、外动脉之间距离增加和形态呈杯状表现的特征（图 3-8-57）。

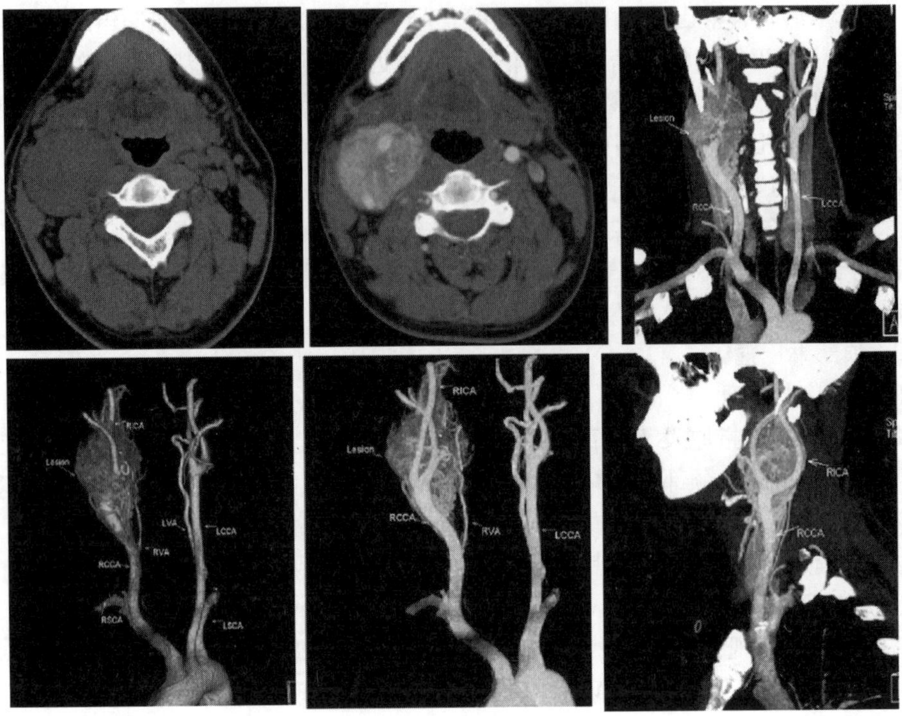


图 3-8-57　右侧颈部脉体瘤

（2）MRI 表现

可清楚显示肿瘤的准确位置和全貌。肿瘤 $T_1$WI 呈中等信号，$T_2$WI 呈高信号。注射 Gd-DTPA 有明显增强。因肿瘤血管丰富，有时可见 $T_1$WI 及 $T_2$WI 点状和条状迂曲的低信号影，为本症的特征。MRA 可清楚显示颈部血管的推移情况。

3. 诊断与鉴别诊断

颈动脉间隙软组织肿块，增强后首先考虑本病。颈动脉造影对诊断有重要价值，但其为有创性检查。CT 与 MRI 对肿瘤及其血管的关系显示甚佳，MRI 优于 CT，是本病的主要检查方法。超声方便、迅速、无创伤，但声像图缺乏特异性。

本病需与颈动脉间隙内的神经鞘瘤、血管瘤等鉴别。一般前者血管不甚丰富，增强后强化程度不如颈动脉体瘤明显，且病灶较大时，可有囊变坏死；后者钙化率较高，有时可见肿瘤内静脉石为其特征。

**（六）甲状腺肿瘤**

1. 临床与病理

甲状腺肿瘤多发于 20～40 岁的女性，表现为甲状腺区肿物，可引起声音嘶哑、呼吸困难，恶性肿瘤约半数左右发生颈部淋巴结转移而表现为淋巴结肿大。

良性甲状腺肿瘤主要为腺瘤，占甲状腺肿瘤的 60%。恶性甲状腺肿瘤中绝大部分是癌，很少是肉瘤。甲状腺癌的组织学类型主要有乳头状、滤泡状、髓样、巨细胞和许特耳细胞型，以甲状腺乳头状癌最多，其次为滤泡状癌和髓样癌。

2. 影像学表现

（1）CT 表现

腺瘤表现为圆形、类圆形境界清楚的低密度影。癌则表现为形态不规则、边界不清楚的不均匀低密度影，其内可有钙化及更低密度的囊变、坏死区，病变多与周围组织分界不清，常有颈部淋巴结肿大。腺瘤不强化或轻度强化，癌则呈不均匀明显强化，转移淋巴结多呈环状强化（图 3-8-58）。

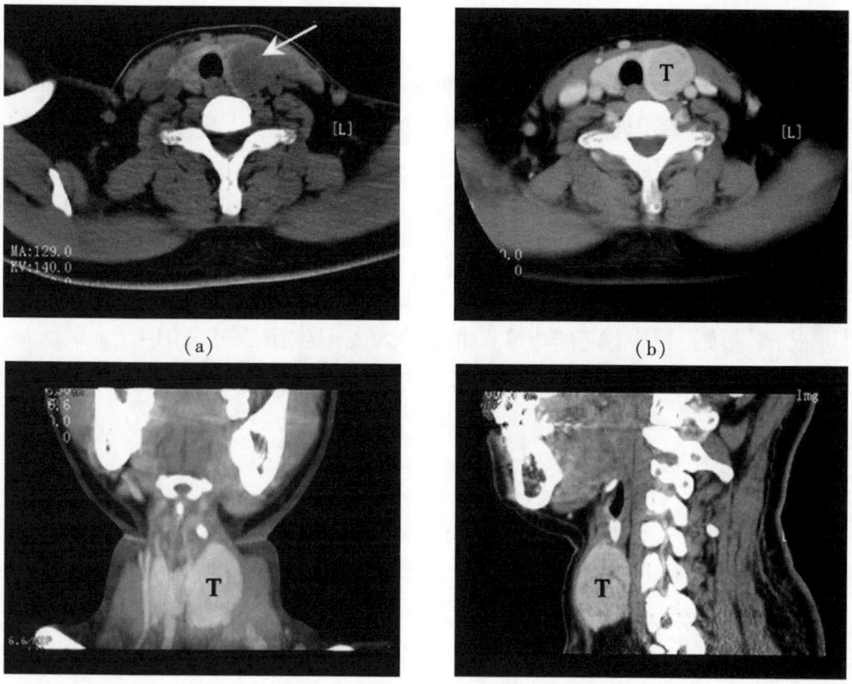


（a）（b）（c）（d）

CT 平扫（a）示左侧甲状腺体积增大，其内可见类圆形低密度病灶（↑），边缘光滑，密度均匀，与正常甲状腺组织分界较清，增强扫描横断面（b）、冠状面（c）及矢状面（d）显示病灶强化明显。

**图 3-8-58　左侧甲状腺腺瘤**

对于已确诊为甲状腺癌的患者，CT 可以显示甲状腺癌是否侵犯喉、气管和食管，发现有无气管或食管旁淋巴结转移，判断喉返神经是否受累，也可显示颈部或上纵隔有无淋巴结转移。

（2）MRI 表现

在 $T_1$WI 上，腺瘤呈境界清楚的低、等或高信号结节，滤泡型腺瘤内因胶样物多而呈高信号；腺癌呈境界不规则的低、中等信号。在 $T_2$WI 上，腺瘤和腺癌均呈高信号。

3. 诊断与鉴别诊断

CT 和 MRI 检查时，就甲状腺肿物本身而言，没有可靠的征象能区别良性与恶性，如果有所属淋巴结肿大，喉返神经麻痹、甲状软骨或其他喉软骨破坏等表现，则有利于诊断恶性。钙化不是鉴别良、恶性肿瘤的依据。

# 参考文献

[1] 柏树令,应大君. 系统解剖学[M]. 北京：人民卫生出版社,2013.
[2] 王振宇,徐文坚. 人体断面与影像解剖学[M]. 北京：人民卫生出版社,2010.
[3] 李萌,樊先茂. 医学影像检查技术[M]. 第3版. 北京：人民卫生出版社,2014.
[4] 孙存杰,周学军. 医学影像检查技术[M]. 上海：第二军医大学出版社,2013.
[5] 王鸣鹏,秦维昌. 医学影像检查技术：CT检查技术卷[M]. 北京：人民卫生出版社,2012.
[6] 王骏,甘泉. 医学影像技术[M]. 镇江：江苏大学出版社,2008.
[7] 周进祝,李彩娟. 超声诊断学[M]. 北京：人民卫生出版社,2014.
[8] 白人驹,张雪林. 医学影像诊断学[M]. 北京：人民卫生出版社,2010.

# 一、颅　骨

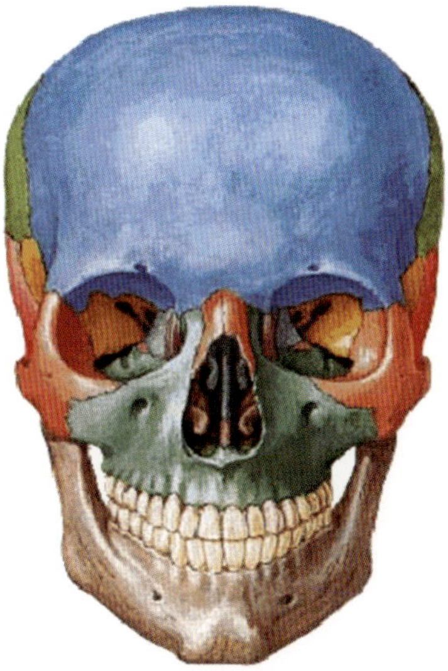

颅骨正面观

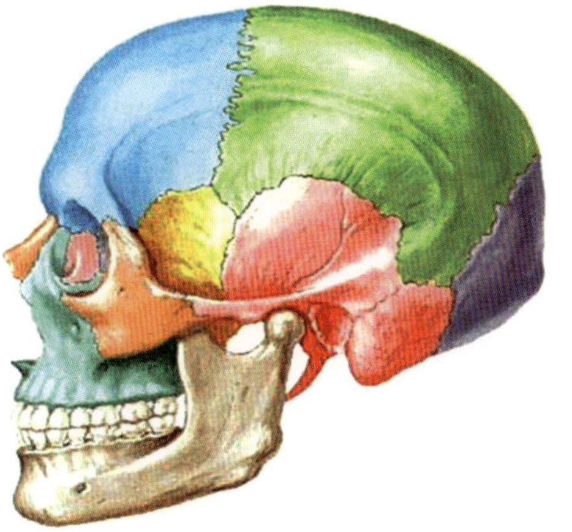

颅骨侧面观

# 二、甲状腺横断面

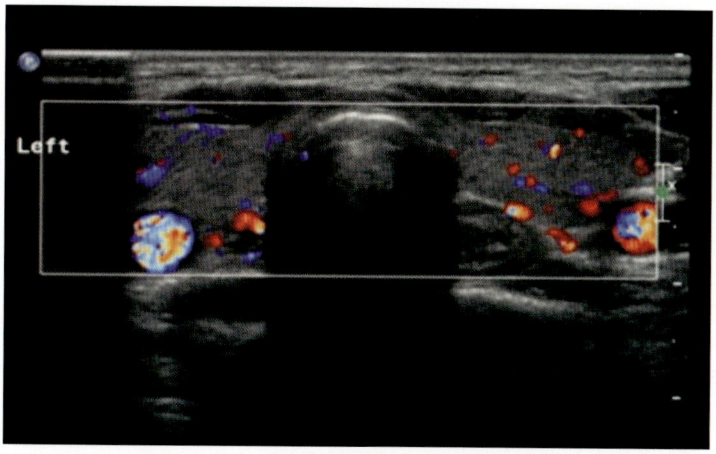


图 2-7-4　正常甲状腺彩色多普勒血流图

# 三、头部横断位解剖

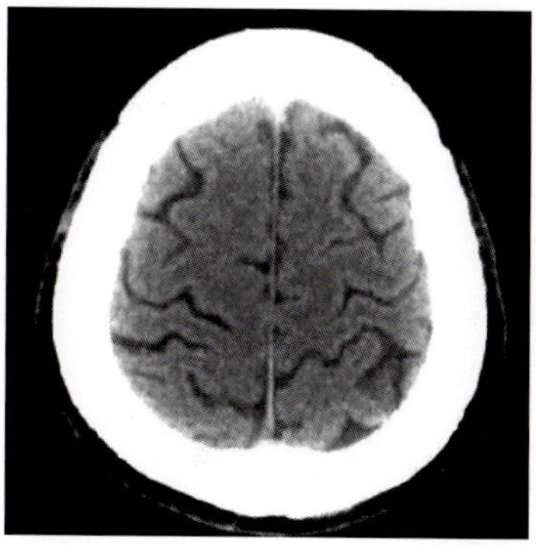

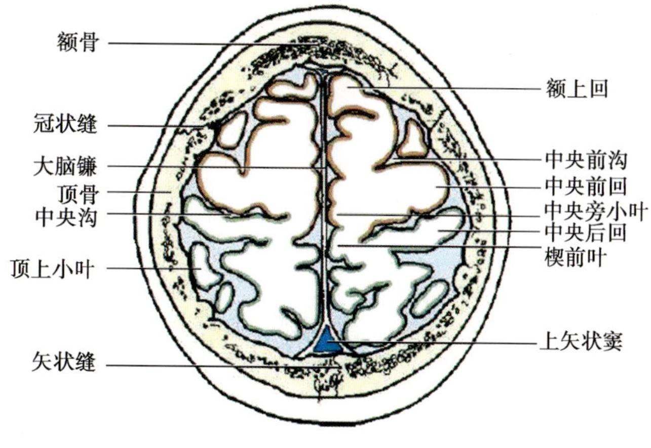

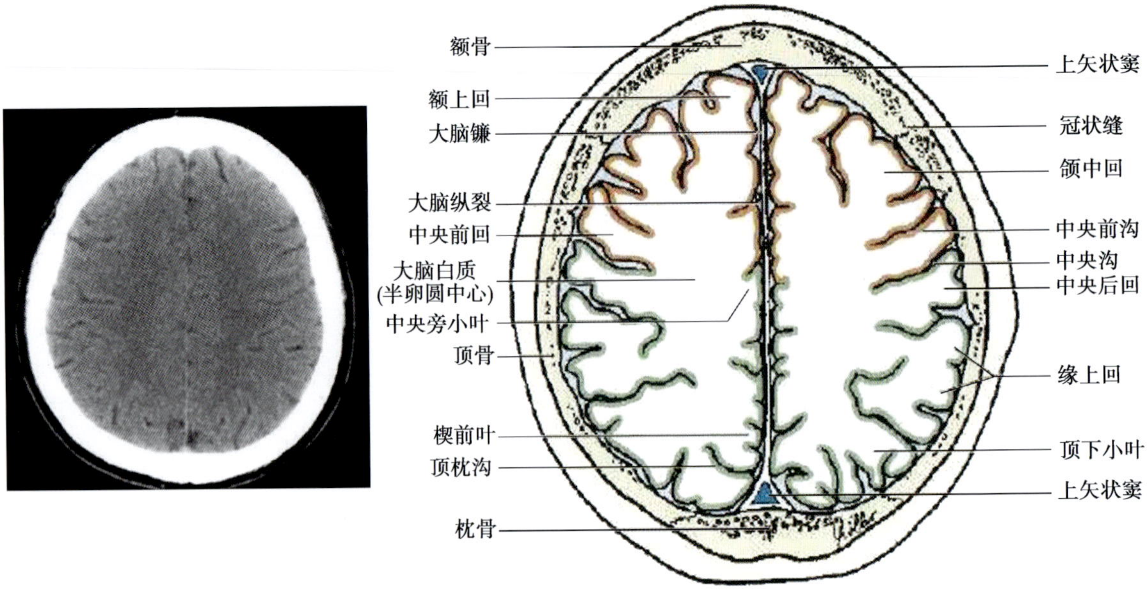
额骨
额上回
大脑镰
大脑纵裂
中央前回
大脑白质
(半卵圆中心)
中央旁小叶
顶骨
楔前叶
顶枕沟
枕骨
上矢状窦
冠状缝
额中回
中央前沟
中央沟
中央后回
缘上回
顶下小叶
上矢状窦

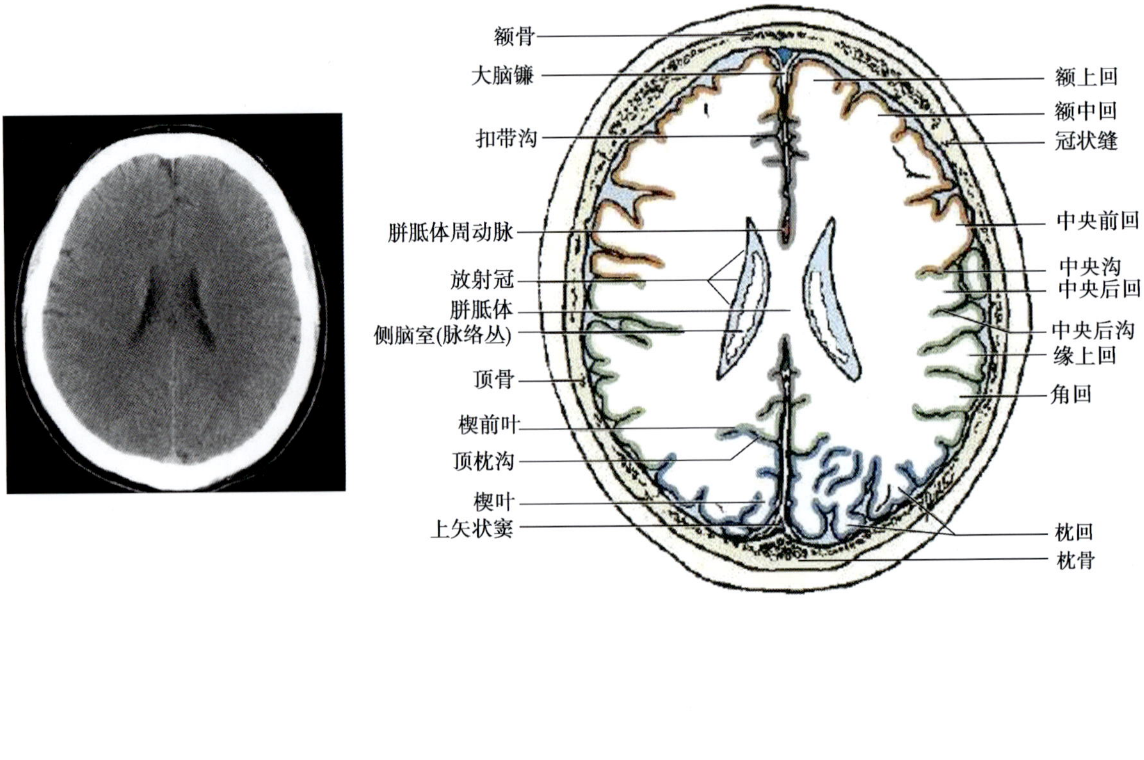
额骨
大脑镰
扣带沟
胼胝体周动脉
放射冠
胼胝体
侧脑室(脉络丛)
顶骨
楔前叶
顶枕沟
楔叶
上矢状窦
额上回
额中回
冠状缝
中央前回
中央沟
中央后回
中央后沟
缘上回
角回
枕回
枕骨

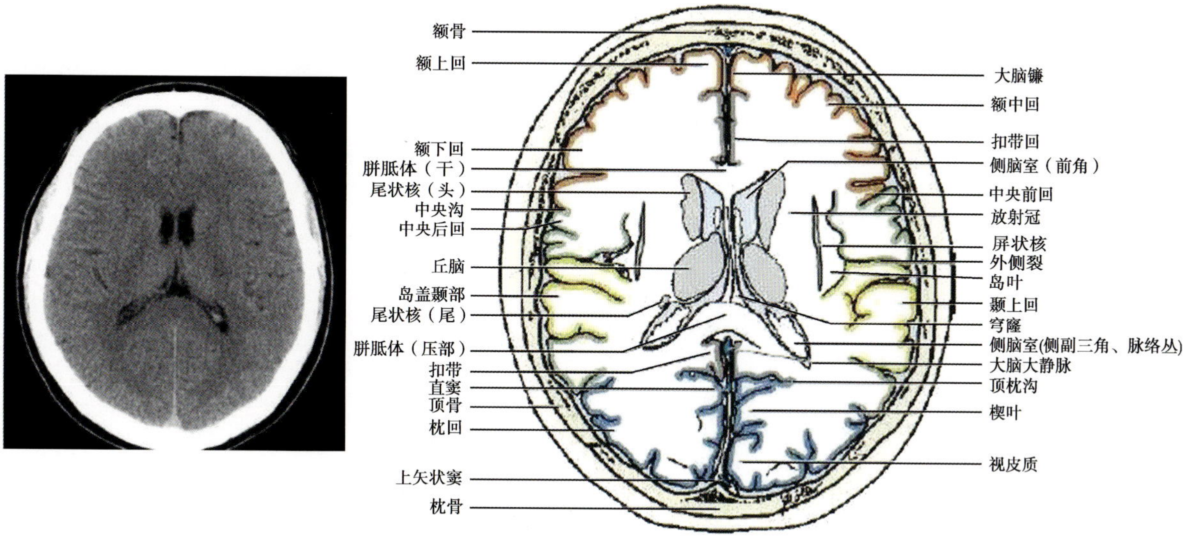
额骨
额上回
额下回
胼胝体（干）
尾状核（头）
中央沟
中央后回
丘脑
岛盖颞部
尾状核（尾）
胼胝体（压部）
扣带
直窦
顶骨
枕回
上矢状窦
枕骨
大脑镰
额中回
扣带回
侧脑室（前角）
中央前回
放射冠
屏状核
外侧裂
岛叶
颞上回
穹窿
侧脑室(侧副三角、脉络丛)
大脑大静脉
顶枕沟
楔叶
视皮质

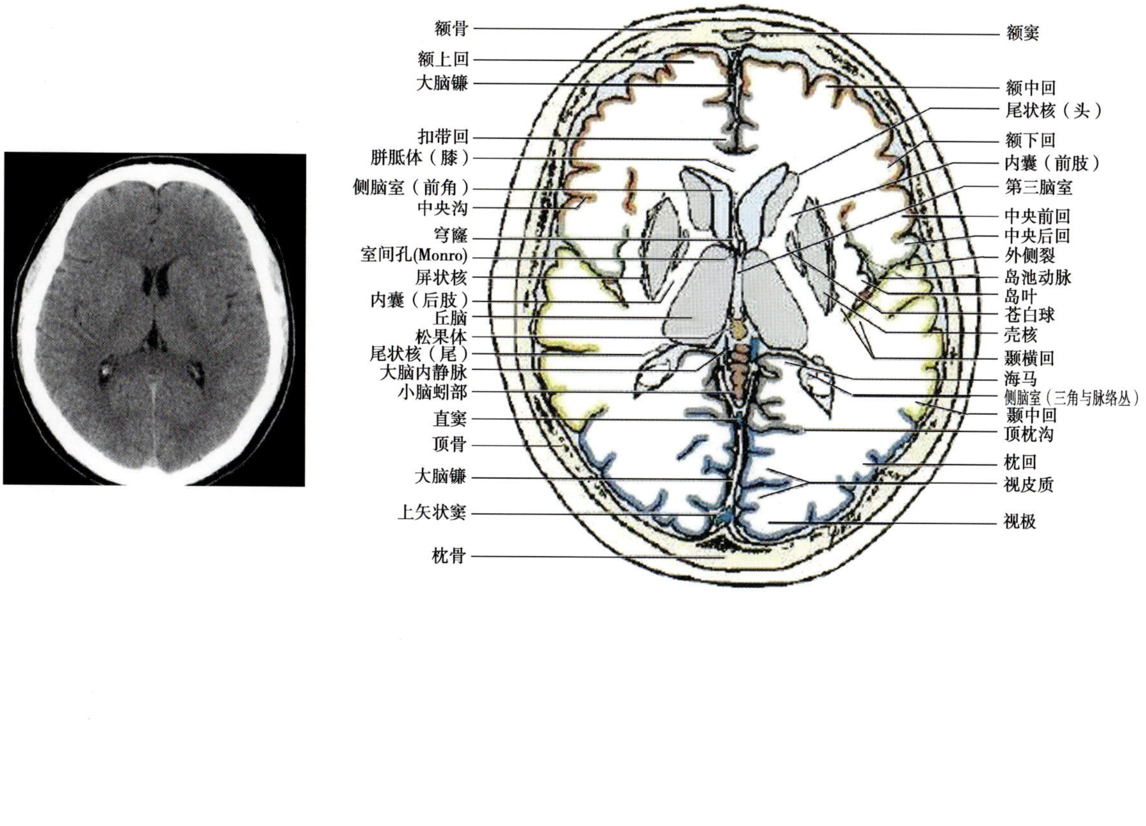
额骨
额上回
大脑镰
扣带回
胼胝体（膝）
侧脑室（前角）
中央沟
穹窿
室间孔(Monro)
屏状核
内囊（后肢）
丘脑
松果体
尾状核（尾）
大脑内静脉
小脑蚓部
直窦
顶骨
大脑镰
上矢状窦
枕骨
额窦
额中回
尾状核（头）
额下回
内囊（前肢）
第三脑室
中央前回
中央后回
外侧裂
岛池动脉
岛叶
苍白球
壳核
颞横回
海马
侧脑室（三角与脉络丛）
颞中回
顶枕沟
枕回
视皮质
视极

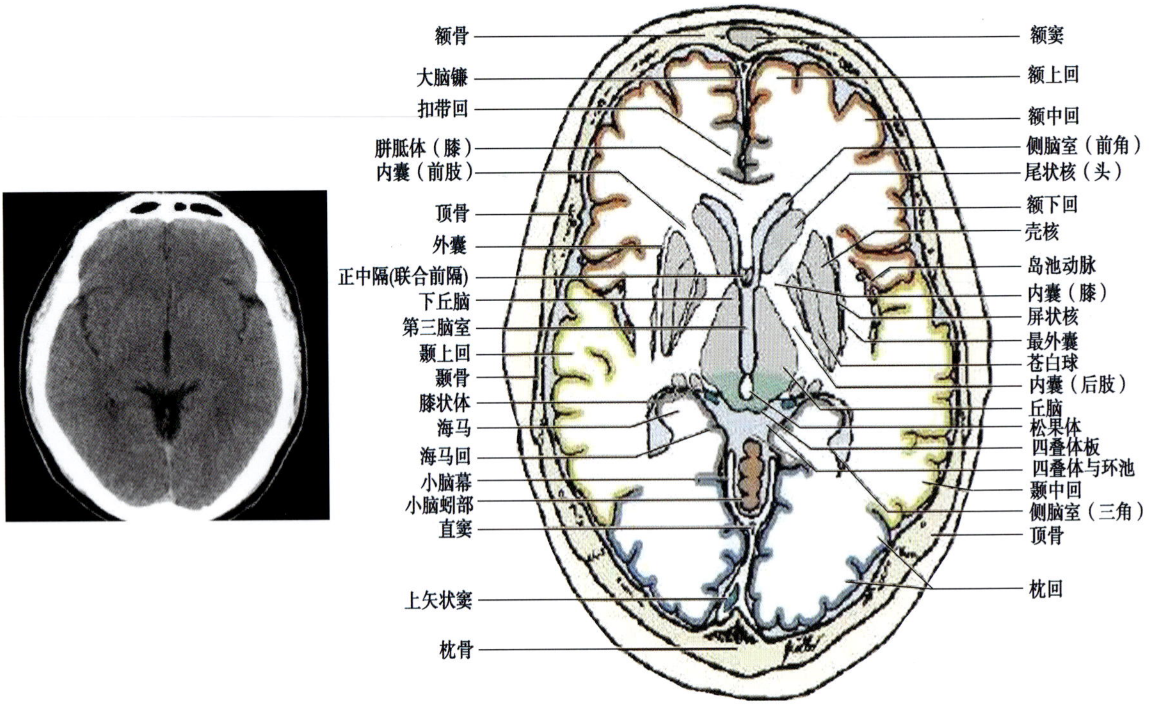

额骨
大脑镰
扣带回
胼胝体（膝）
内囊（前肢）
顶骨
外囊
正中隔(联合前隔)
下丘脑
第三脑室
颞上回
颞骨
膝状体
海马
海马回
小脑幕
小脑蚓部
直窦
上矢状窦
枕骨
额窦
额上回
额中回
侧脑室（前角）
尾状核（头）
额下回
壳核
岛池动脉
内囊（膝）
屏状核
最外囊
苍白球
内囊（后肢）
丘脑
松果体
四叠体板
四叠体与环池
颞中回
侧脑室（三角）
顶骨
枕回


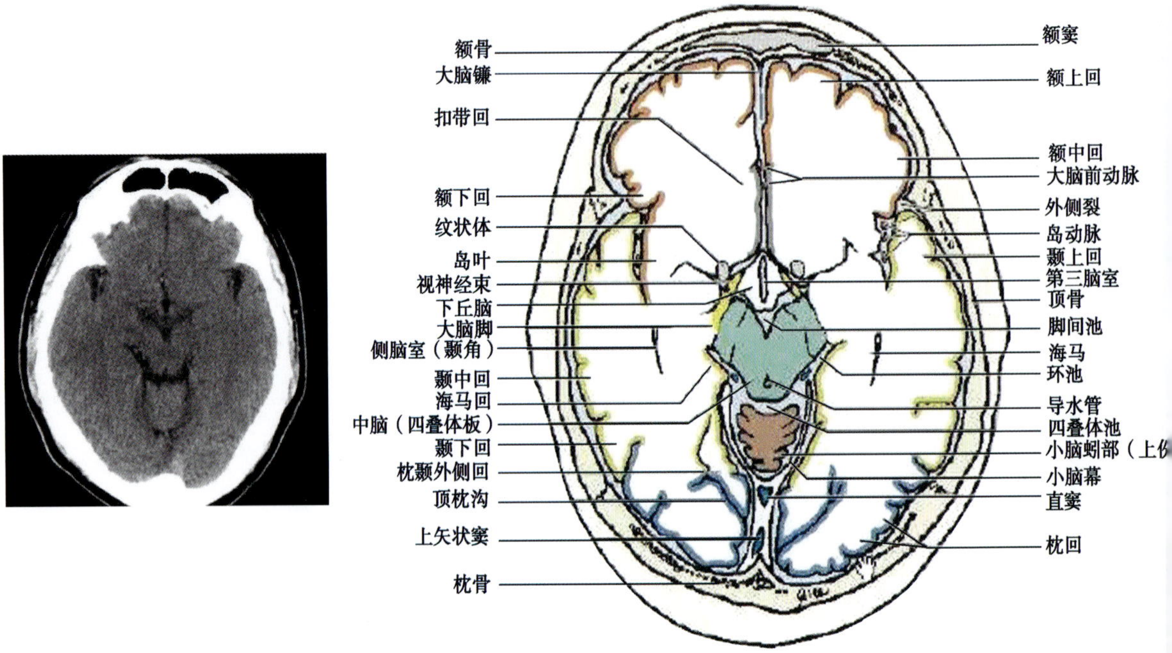

额骨
大脑镰
扣带回
额下回
纹状体
岛叶
视神经束
下丘脑
大脑脚
侧脑室（颞角）
颞中回
海马回
中脑（四叠体板）
颞下回
枕颞外侧回
顶枕沟
上矢状窦
枕骨
额窦
额上回
额中回
大脑前动脉
外侧裂
岛动脉
颞上回
第三脑室
顶骨
脚间池
海马
环池
导水管
四叠体池
小脑蚓部（上
小脑幕
直窦
枕回

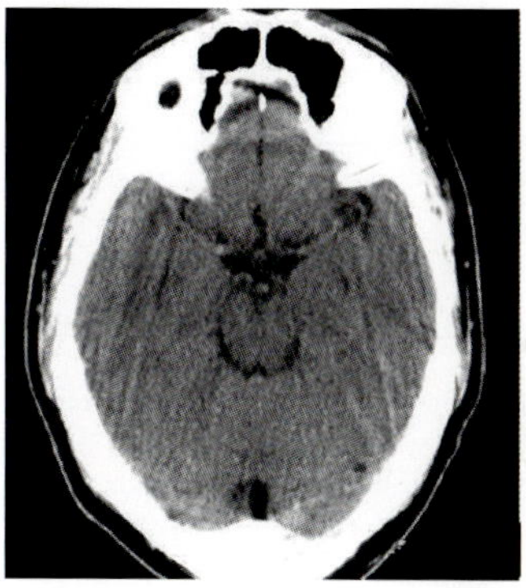

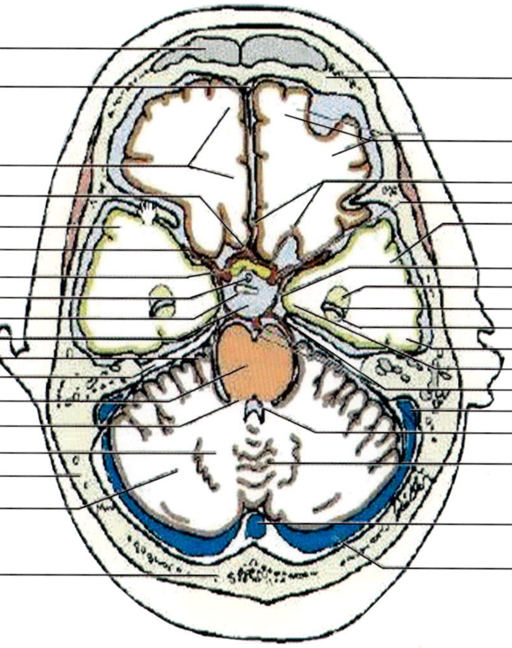
额窦
大脑镰
直回
前交通动脉
颞上回
大脑中动脉
视交叉
垂体柄
鞍背
基底池
大脑后动脉
小脑幕
脑桥
小脑脚中份
齿状核
颞骨
小脑半球
枕骨
额骨
眶回
大脑前动脉
颈内动脉
颞中回
后交通动脉
杏仁体
侧脑室颞角
海马
颞下回
海马回
基底动脉与动脉沟
乙状窦
第四脑室
小脑蚓部上份
窦汇
横窦

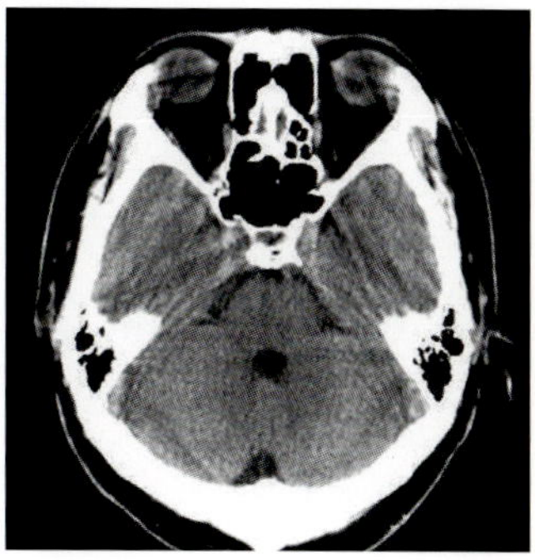

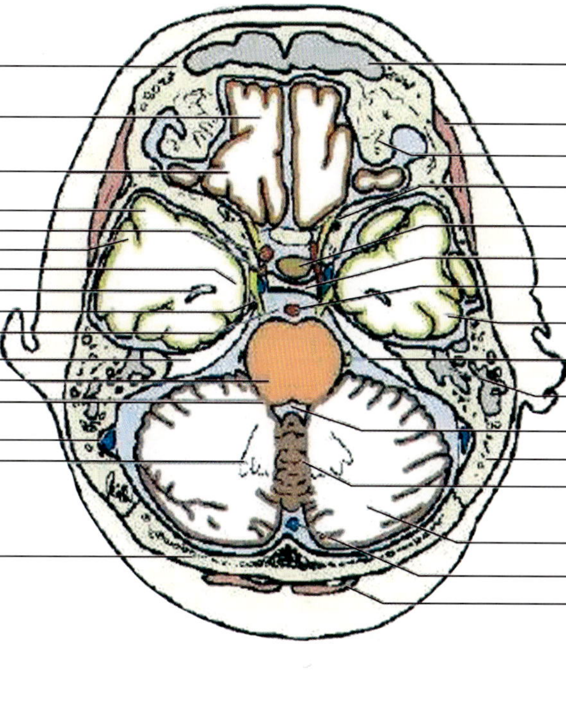
额骨
直回
眶回
颞上回
颈内动脉
颞中回
海马回
侧脑室颞角
三叉神经
脑桥池
小脑幕
脑桥
小脑脚
乙状窦
齿状核
枕骨
额窦
颞肌
眶底
视神经
垂体
鞍背
基底动脉
颞下回
滑车神经
乳突小房
第四脑室
颞骨
小脑蚓部
小脑半球
枕大池
头半棘肌

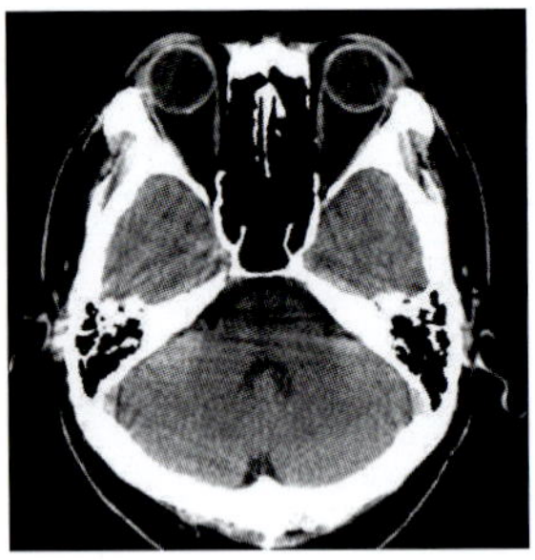

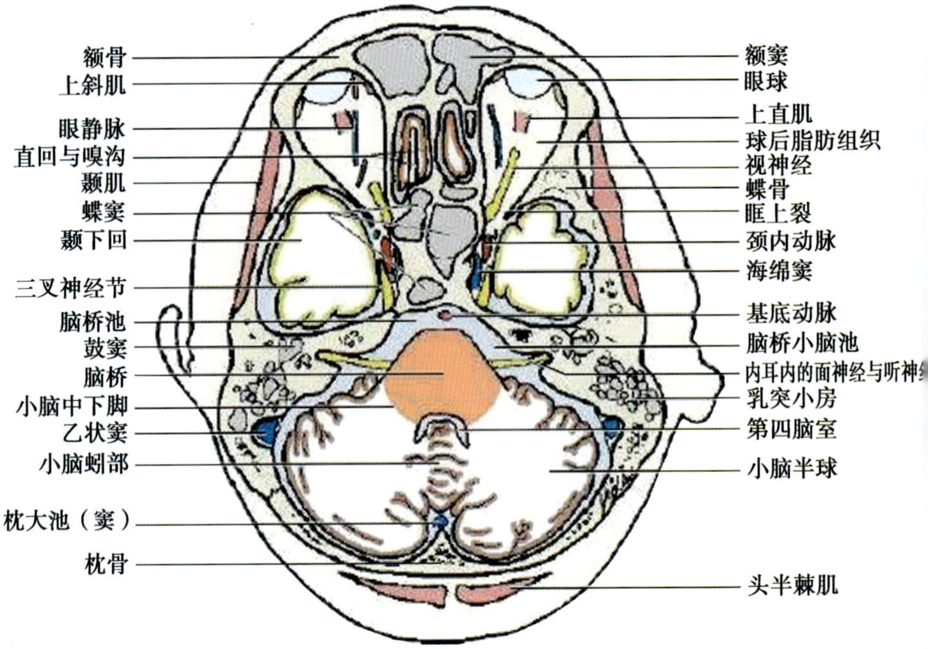

额骨
上斜肌
眼静脉
直回与嗅沟
颞肌
蝶窦
颞下回
三叉神经节
脑桥池
鼓窦
脑桥
小脑中下脚
乙状窦
小脑蚓部
枕大池（窦）
枕骨
额窦
眼球
上直肌
球后脂肪组织
视神经
蝶骨
眶上裂
颈内动脉
海绵窦
基底动脉
脑桥小脑池
内耳内的面神经与听神
乳突小房
第四脑室
小脑半球
头半棘肌


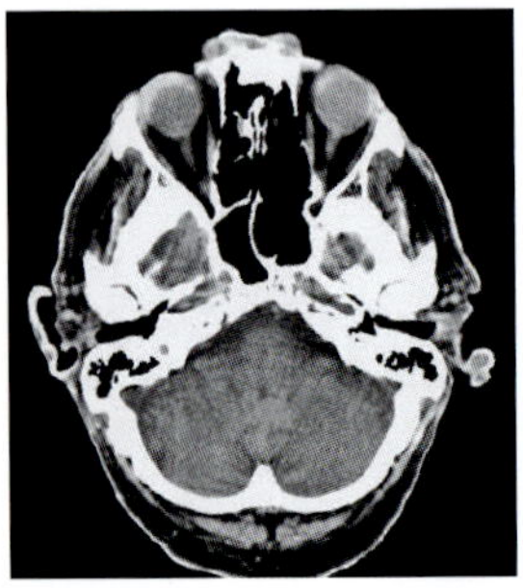

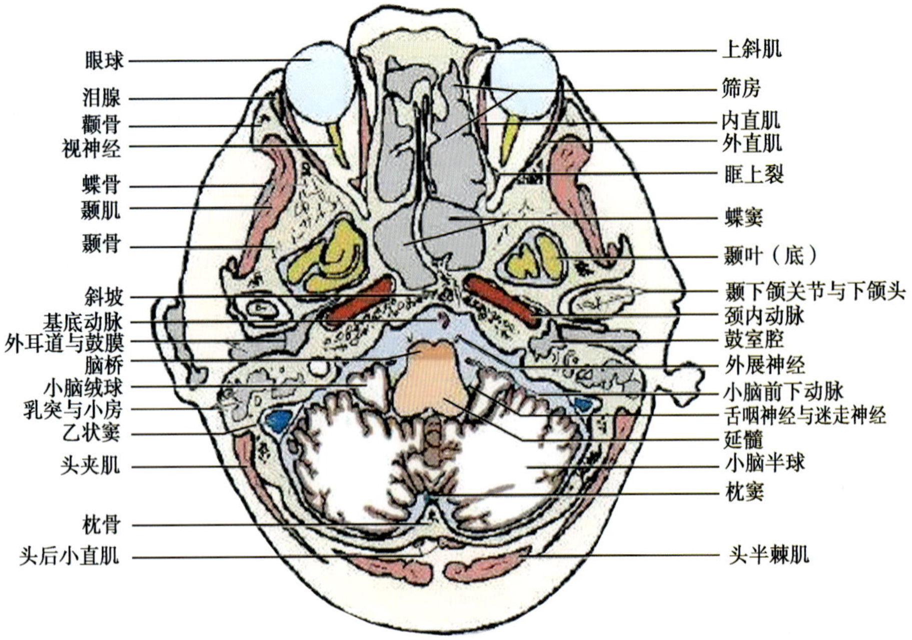

眼球
泪腺
颧骨
视神经
蝶骨
颞肌
颞骨
斜坡
基底动脉
外耳道与鼓膜
脑桥
小脑绒球
乳突与小房
乙状窦
头夹肌
枕骨
头后小直肌
上斜肌
筛房
内直肌
外直肌
眶上裂
蝶窦
颞叶（底）
颞下颌关节与下颌头
颈内动脉
鼓室腔
外展神经
小脑前下动脉
舌咽神经与迷走神经
延髓
小脑半球
枕窦
头半棘肌

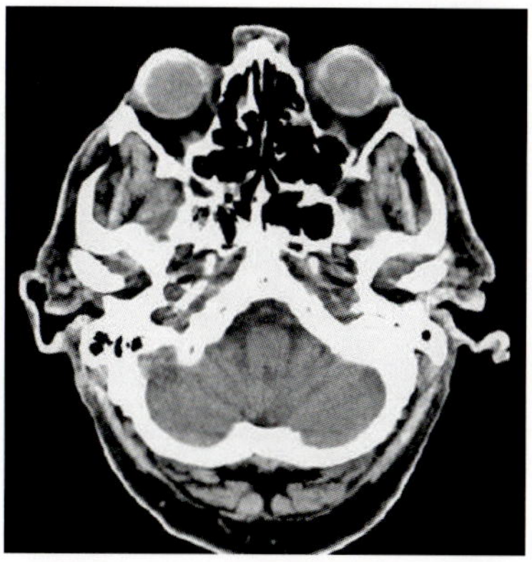

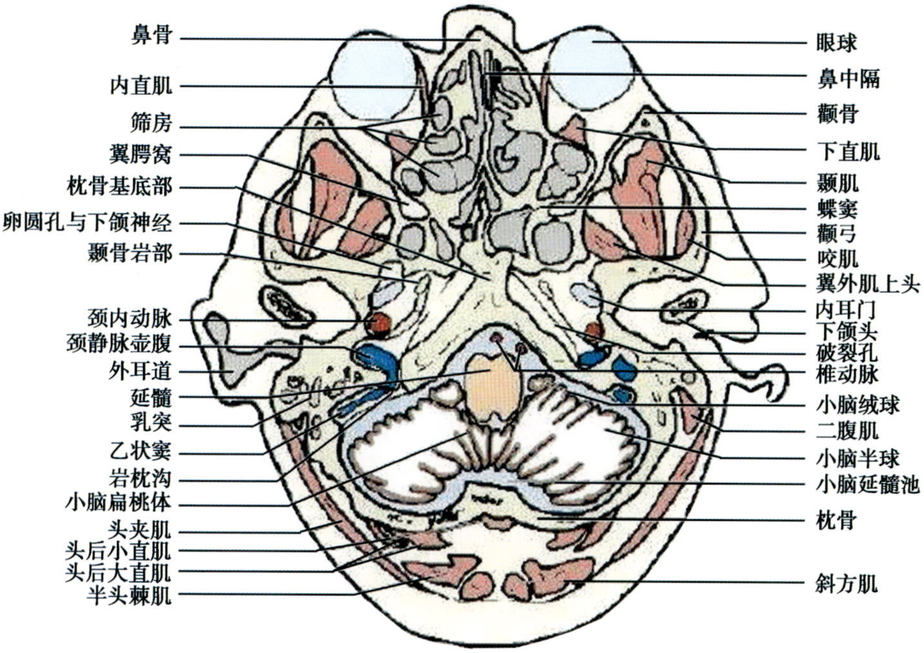
鼻骨
内直肌
筛房
翼腭窝
枕骨基底部
卵圆孔与下颌神经
颞骨岩部
颈内动脉
颈静脉壶腹
外耳道
延髓
乳突
乙状窦
岩枕沟
小脑扁桃体
头夹肌
头后小直肌
头后大直肌
半头棘肌
眼球
鼻中隔
颧骨
下直肌
颞肌
蝶窦
颧弓
咬肌
翼外肌上头
内耳门
下颌头
破裂孔
椎动脉
小脑绒球
二腹肌
小脑半球
小脑延髓池
枕骨
斜方肌

## 四、脑血管解剖

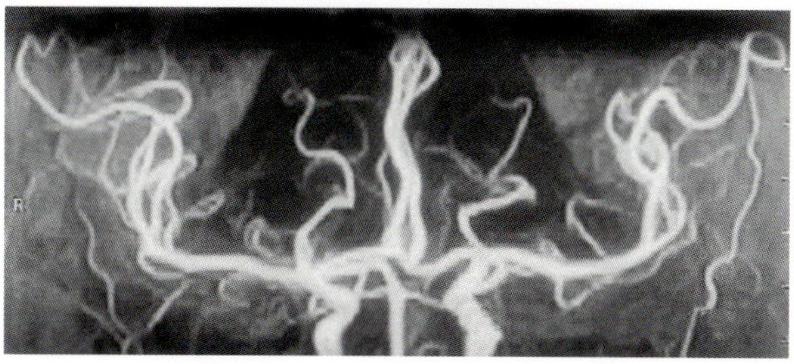

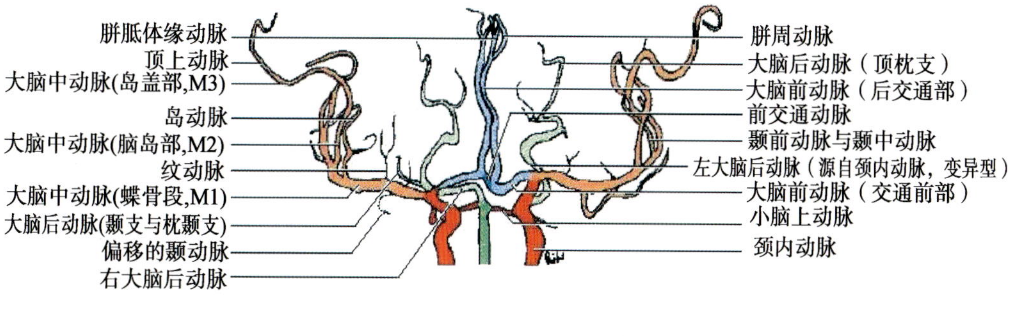
胼胝体缘动脉
顶上动脉
大脑中动脉(岛盖部,M3)
岛动脉
大脑中动脉(脑岛部,M2)
纹动脉
大脑中动脉(蝶骨段,M1)
大脑后动脉(颞支与枕颞支)
偏移的颞动脉
右大脑后动脉
胼周动脉
大脑后动脉（顶枕支）
大脑前动脉（后交通部）
前交通动脉
颞前动脉与颞中动脉
左大脑后动脉（源自颈内动脉，变异型）
大脑前动脉（交通前部）
小脑上动脉
颈内动脉

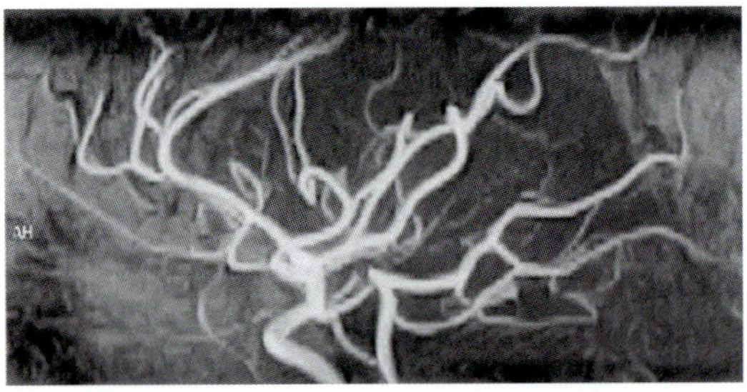

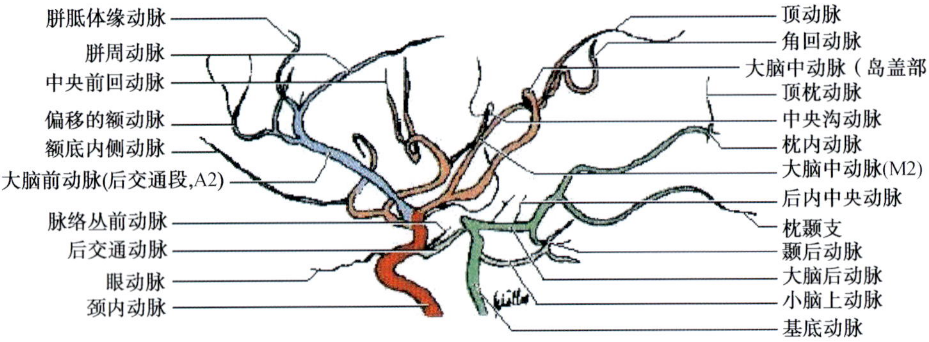

胼胝体缘动脉
胼周动脉
中央前回动脉
偏移的额动脉
额底内侧动脉
大脑前动脉(后交通段,A2)
脉络丛前动脉
后交通动脉
眼动脉
颈内动脉
顶动脉
角回动脉
大脑中动脉（岛盖部）
顶枕动脉
中央沟动脉
枕内动脉
大脑中动脉(M2)
后内中央动脉
枕颞支
颞后动脉
大脑后动脉
小脑上动脉
基底动脉


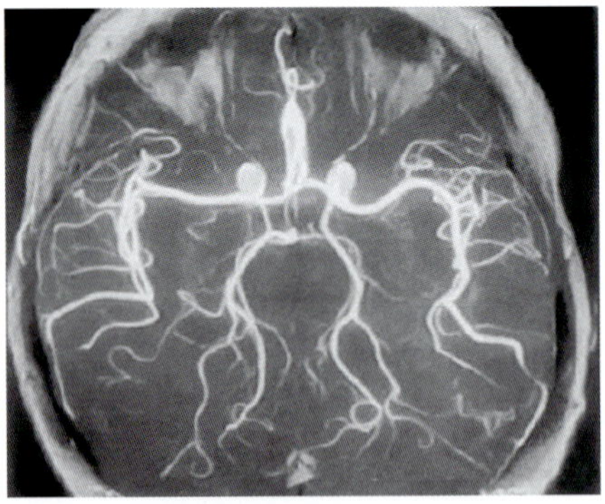

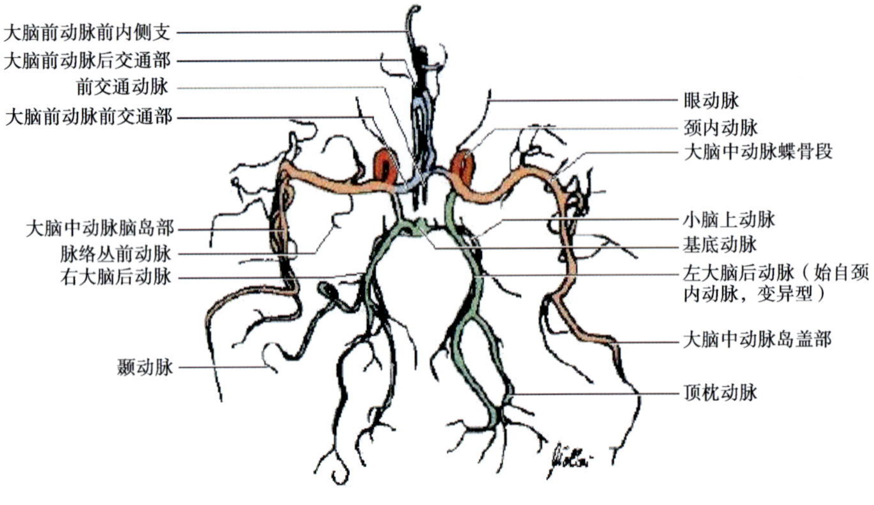

大脑前动脉前内侧支
大脑前动脉后交通部
前交通动脉
大脑前动脉前交通部
大脑中动脉脑岛部
脉络丛前动脉
右大脑后动脉
颞动脉
眼动脉
颈内动脉
大脑中动脉蝶骨段
小脑上动脉
基底动脉
左大脑后动脉（始自颈内动脉，变异型）
大脑中动脉岛盖部
顶枕动脉

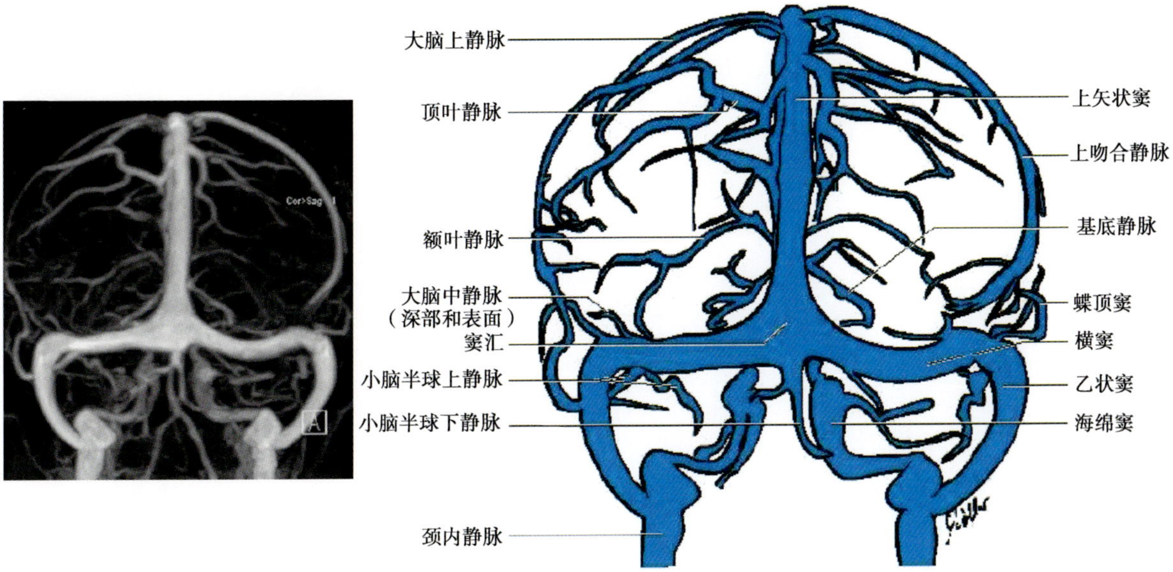
大脑上静脉
顶叶静脉
额叶静脉
大脑中静脉
（深部和表面）
窦汇
小脑半球上静脉
小脑半球下静脉
颈内静脉
上矢状窦
上吻合静脉
基底静脉
蝶顶窦
横窦
乙状窦
海绵窦

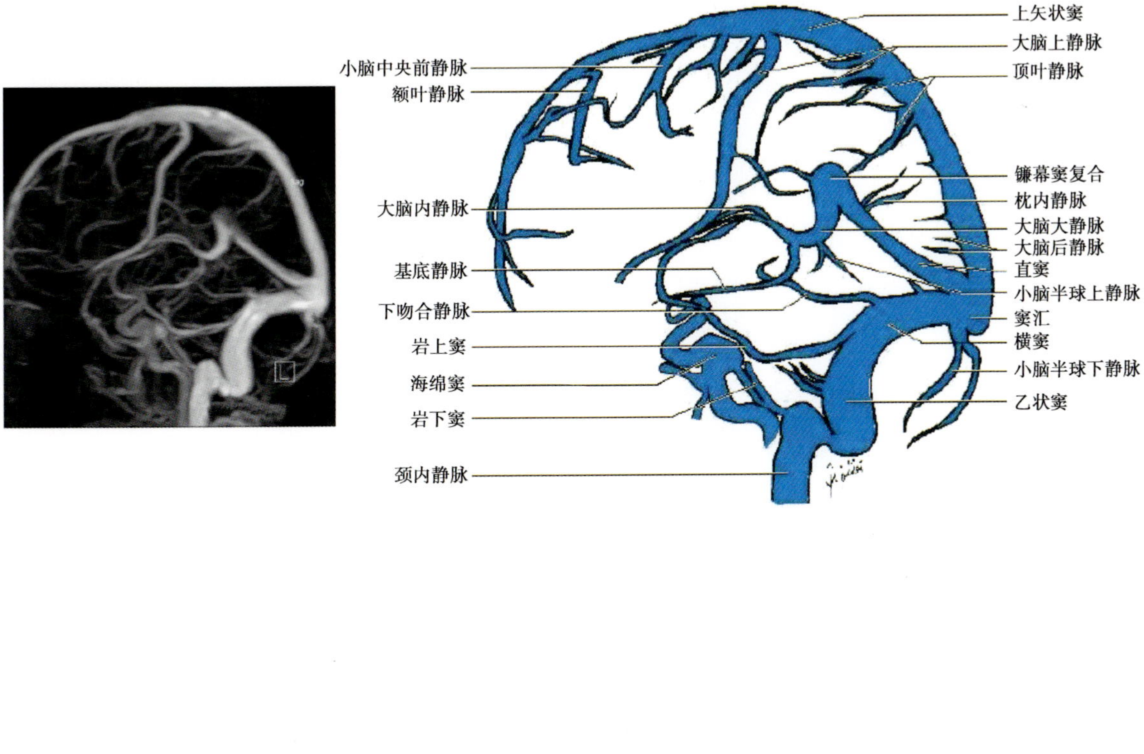
上矢状窦
大脑上静脉
小脑中央前静脉
顶叶静脉
额叶静脉
镰幕窦复合
枕内静脉
大脑内静脉
大脑大静脉
大脑后静脉
基底静脉
直窦
小脑半球上静脉
下吻合静脉
窦汇
岩上窦
横窦
小脑半球下静脉
海绵窦
乙状窦
岩下窦
颈内静脉

## 五、脑梗死责任血管判定

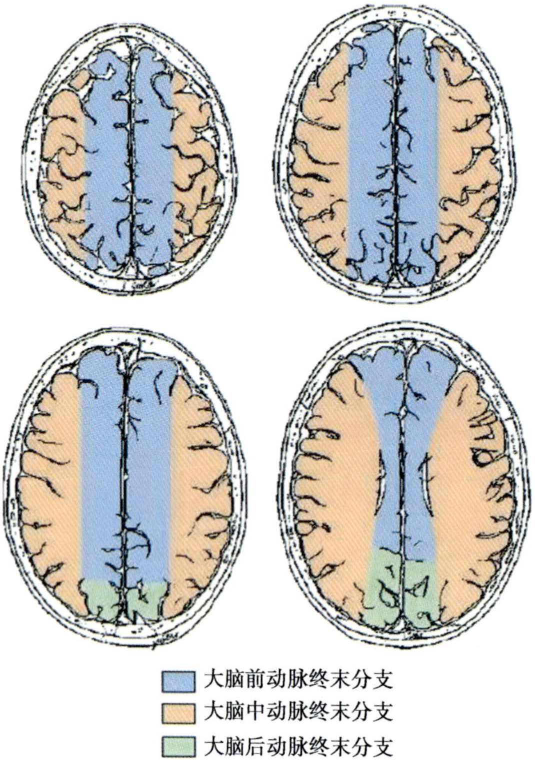

大脑前动脉终末分支
大脑中动脉终末分支
大脑后动脉终末分支


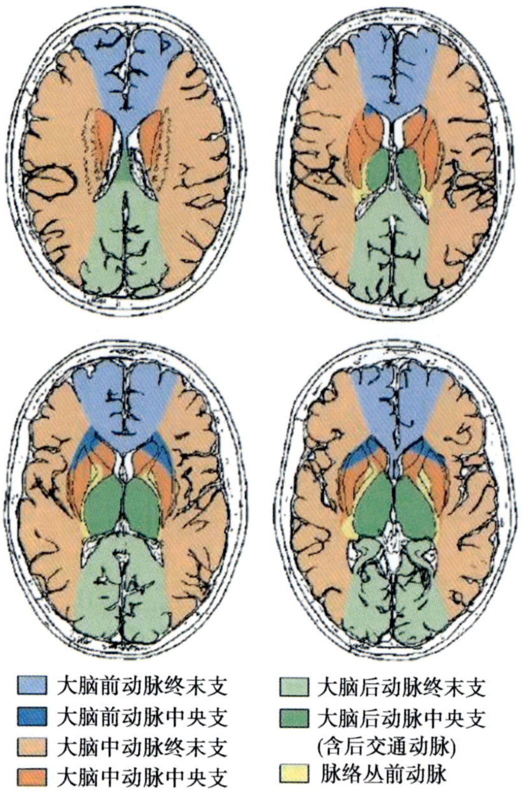

大脑前动脉终末支
大脑前动脉中央支
大脑中动脉终末支
大脑中动脉中央支
大脑后动脉终末支
大脑后动脉中央支
(含后交通动脉)
脉络丛前动脉


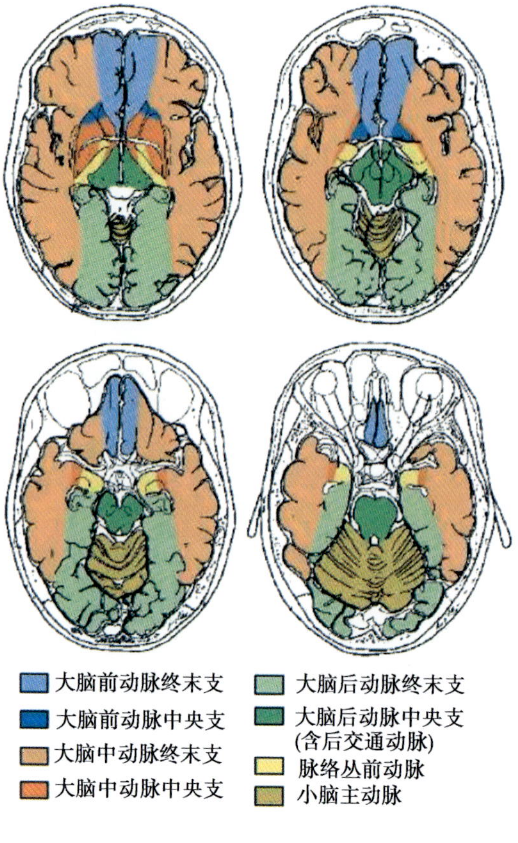

大脑前动脉终末支
大脑前动脉中央支
大脑中动脉终末支
大脑中动脉中央支
大脑后动脉终末支
大脑后动脉中央支
(含后交通动脉)
脉络丛前动脉
小脑主动脉

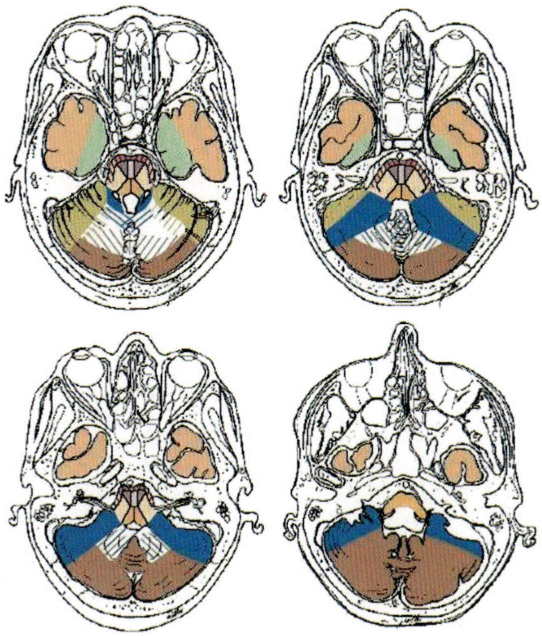

大脑中动脉终末支

大脑后动脉终末支
基底动脉：浅动脉
脑干中动脉
短周动脉
长周动脉

基底动脉：中央动脉
前内侧
前外侧
外侧
背侧
小脑上动脉
小脑前下动脉
边缘区
小脑后下动脉

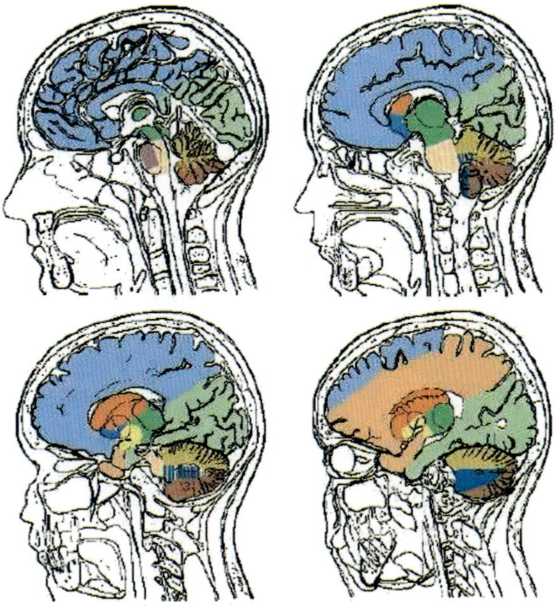

**大脑前动脉**
终末分支
中央支(纹状体动脉)
**大脑中动脉**
终末分支
中央支(纹状体动脉)
**大脑后动脉**
终末分支
中央支(含后交通动脉)

**基底动脉**
前内与前外侧旁正中支
周围动脉与侧面及背侧旁正中支
小脑上动脉
小脑前上动脉
分界区
小脑后下动脉

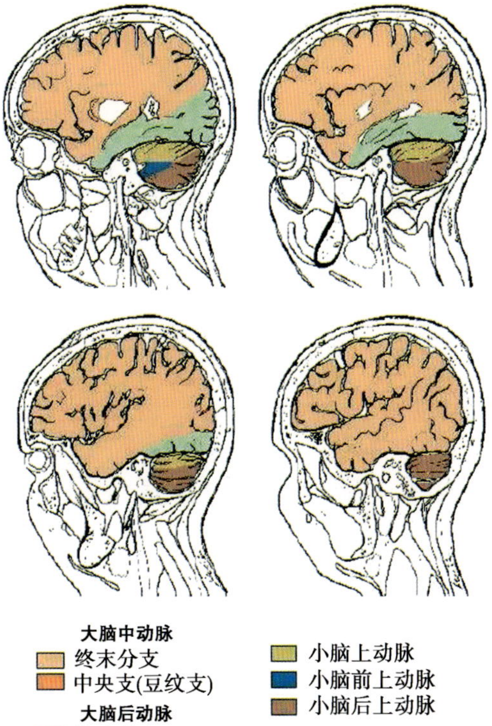

**大脑中动脉**
终末分支
中央支(豆纹支)
**大脑后动脉**
终末分支
脉络膜前动脉

小脑上动脉
小脑前上动脉
小脑后上动脉

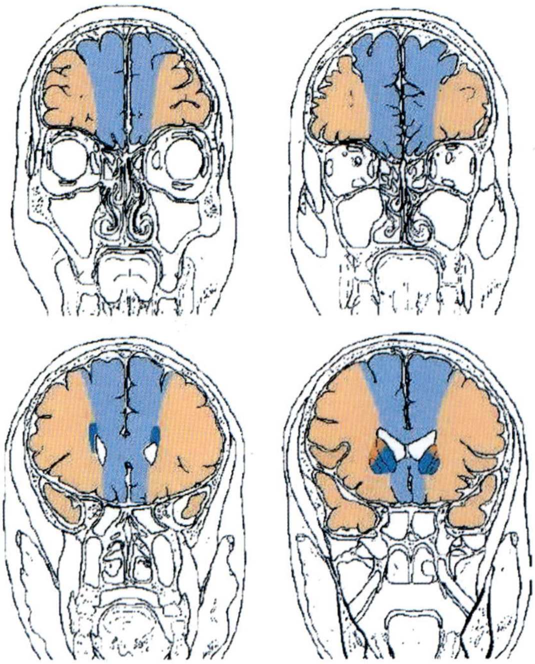

**大脑前动脉**

- 终末分支
- 中央支

**大脑中动脉**

- 终末分支
- 中央支

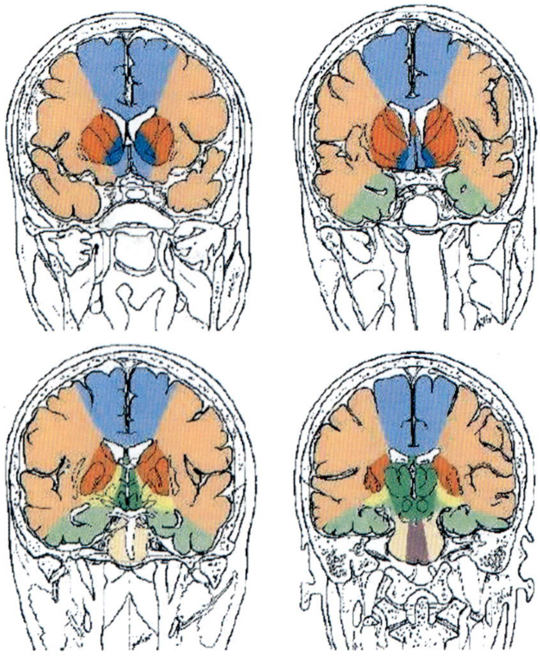

**大脑前动脉**

- 终末分支
- 中央支(纹状体动脉)

**大脑中动脉**

- 终末分支
- 中央支(纹状体动脉)

**大脑后动脉**

- 终末分支
- 中央支(含后交通动脉)
- 脉络丛前动脉

**基底动脉**

- 前内侧与前外侧旁正中支
- 周围动脉与外侧及运端旁中支

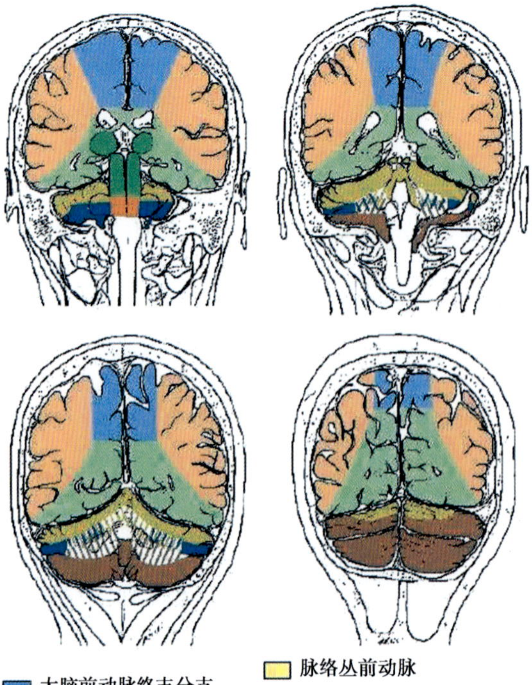

- 大脑前动脉终末分支
- 大脑中动脉终末分支

**大脑后动脉**

- 终末分支
- 中央支(含后交通动脉)
- 脉络丛前动脉

**基底动脉**

- 周围动脉与外侧及背侧旁正中支
- 小脑上动脉
- 小脑前下动脉
- 边界区
- 小脑后下动脉